JN273909

実践
病理組織細胞診染色法
カラー図鑑
〈第三版〉

監修　三浦妙太　　監修・編著　畠山重春

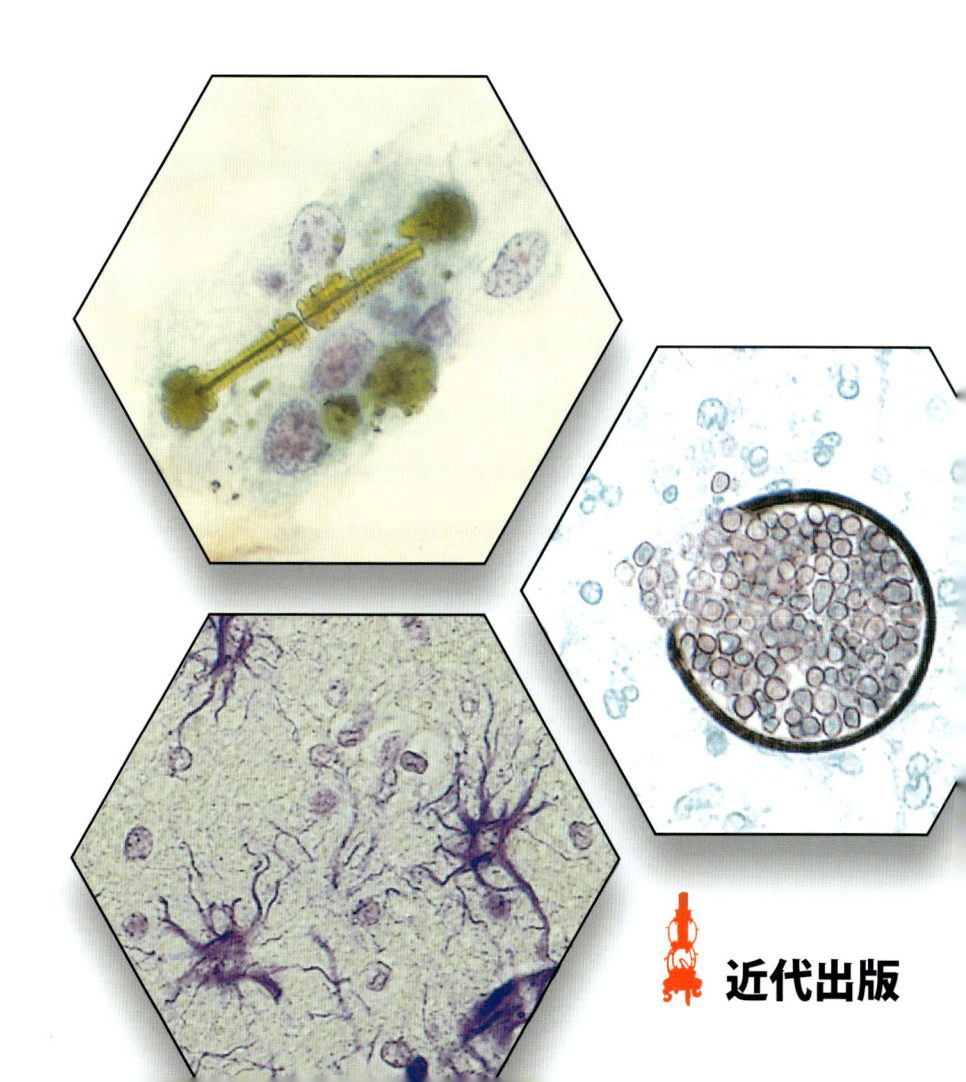

近代出版

執筆者一覧

監修
三浦妙太
前　東邦大学医学部教授

監修・編著
畠山重春
サイパソリサーチセンター（CPR）代表

執筆（五十音順）
小松京子
日本大学医学部付属板橋病院病理部

塩田　敬
埼玉医科大学短期大学臨床検査学科教授

末吉徳芳
順天堂大学大学院医学研究科細胞病理

畠山重春
サイパソリサーチセンター（CPR）代表

渡辺明朗
前　メルク㈱試薬・ライフサイエンス事業部

協力者一覧（五十音順）

阿部　仁
慶応義塾大学医学部病理学教室

和泉智子
サイパソリサーチセンター

磯崎岳夫
東芝病院病理

内田晴吉
北里大学附属保健衛生専門学院

岸本浩次
昭和大学藤ケ丘病院組織化学研究室

北村隆司
昭和大学藤ケ丘病院病理

木村　明
北里大学附属保健衛生専門学院

黒田清一
サイパソリサーチセンター

福田正彦
日本細胞病理ラボラトリー管理科

第一版　監修者序文

　病理組織染色の技術には100年以上の歴史があり，この間に幾多の病理組織染色法の著書が組織病理学の進歩に寄与してきたが，そこに記載された通りに染色技術を行っても望ましい結果を得られないことが多かった．さらに近年における日常検査への免疫組織学的方法の導入は，特に通常のホルマリン固定，パラフィン包埋標本からでも形態学的所見に加えて機能的変化の把握をも可能にし，病態解析には必要欠くべからざる技法の一つとなった．このような機能面も考慮した複雑な病態の解析には見やすい良好な標本の作製が第一条件である．

　本書は責任編集者の畠山重春氏が中心になり，執筆者各位が繁忙の中で検査目的に沿った染色のコツとポイントに重点を置き，カラー図譜を多用して目標物を具体的に示し，鏡検の現場で即時に利用できることを心掛けて解説したものである．そのため，染色の原理・原則についてはできるだけ簡素に記載してある．

　これから病理技術を学ぼうとする学生諸君や技師各位の座右とされ，見やすい良い標本作製の一助となれば幸いである．

　1993年5月

三浦妙太

改訂版　監修者序文

　改訂増補という理想的な姿で改訂版が刊行されることになった．現場に携わる技師の立場に立った執筆者の熱意が，多くの方々に伝わった結果と解釈している．
　初版に満足することなく，より充実した参考書とすべく加筆した本書は，病理技術を学ぼうとする医療技術者に，さらに広く受け入れられるものと期待する．

　1998年11月

監修者　三浦妙太
監修・編著者　畠山重春

第一版　まえがき

　病理組織細胞像から病態像を把握する基本には染色の良否が大きく関与しており，旧くから染色技術に関する本が多数出版されている．しかし"水洗して余分な色素を落とす"などといった時間的な意味において病理業務を経験した者でなければ理解に苦しむような抽象的表現が少なからず見うけられる．臨床検査技師学校や実習病院で技師教育に携り，また自分で試みたことのない染色に取組んだ経験から，"初心者が，読んで，見るだけ"で染色を実施でき，かつ失敗した時に原因をすぐに把握できる『染色の手引き』のような本はできないものだろうかと常々考えていた．数年前からの構想を具体化し，ようやく出版されたのが本書である．

　本書の対象は主に臨床検査技師を志す学生，新しく病理検査に従事した臨床検査技師，そして病理業務に興味をもつ多くの医療技術者である．これらの人々が理解できることを目的としているため，経験豊富な技師にはずいぶん丁寧過ぎる内容と感じられるかもしれない．しかし，本書に従って過去に経験のない染色を試みる際には，底に流れる意図をご理解いただけるものと信じている．一般病理技術に加え，現在日常業務に取り入れられ市民権を得ている酵素抗体法の各方法，および今後普及するであろうin situ hybridization（ISH）法など，最新の病理技術をも収めてあるほか，染色理論についても詳述してあるため，病理検査室でも十分役立つものと確信している．

　ところで，標本作製上，その過程が単純であればあるほど"その人のもつ技術力が強く反映される難しい染色"であると痛感している．一例として，組織標本では脳のホルツァー染色，細胞診ではメイ・ギムザ染色があげられよう．染色過程を読む限りでは所要時間も短く，簡単な方法と思えるが，真に美しく，目的を十分に満たした標本に遭遇する機会は実に少ないのが実情である．本書のそのあたりの心配りを汲みとっていただければ幸いである．

　また，染色標本は当然のことながら，染色前操作としての固定，脱水，包埋，薄切の全行程が理想的に処理された組織でなくては望む結果を得ることはできない．本書では，前操作の詳細には触れていないが，染色に影響する共通の注意点を記述してあるので，必ず基本的注意事項の項を熟読後，必要に応じて各染色法を参照してほしい．

　執筆は，病理組織，細胞診業務を日常専門に行い，それぞれ豊富な経験をもつ方々にお願いした．限られた時間にもかかわらず"初心者を対象とするが，高度な内容もわかりやすく盛り込んだものを"という無理な注文をさせていただき，申しわけなく思っている．まだまだ不備な点も多々あろうかと思うが，改訂の機会が与えられた暁には内容を再吟味し，さらに充実したものにすることを目標にしている．なお，本書において"アルコール"は"エチルアルコール（エタノール）"を意味する．また，顕微鏡写真の倍率はすべて対物レンズの倍率で表示したことをお断りしておく．

1993年5月

編集責任者　畠山重春

改訂版　まえがき

　初版を世に出してから，早いもので5年が経過した．本書は臨床検査技師をめざす学生，および，病理・細胞診検査業務に従事して問もない，いわば，病理技師の初心者を主対象に刊行したと初版に記載した．したがって，記述に際しては，"軽く水洗"などという抽象表現を避け，とくに時間に関しては，可能な限り具体的に表示することを心がけた．また，付説には，日常使用する固定液，緩衝液の作製法に加え，元素周期律表なども盛り込み，通常業務のほとんどが，本書1冊で賄えるという，ほぼ満足した内容に仕上げることが出来た．その結果，従来の病理染色法に関する成書とはかなり趣が異なり，濃い内容のわりには平易で理解し易い本として，広く迎え入れられたようである．嬉しい誤算は，病理経験の比較的豊富な，いわば第一線で日常の病理業務を担っている技師の方々から，"使用しています"という多くの声が寄せられたことで，感謝とともに，驚きであった．

　今回の版では読者の希望も加味し，改訂増補版として内容を再吟味したところ，かなりの増頁となってしまった．新規の一つは，病理標本でときおり遭遇するアーチファクトについて理解を深めたことである．アーチファクトはその具体例をカラー写真で豊富に表示し，その原因と対策を明白にした．本項は，末吉徳芳氏が長年の経験から全力を注がれ完成したものである．二つ目は，筆者が担当し，細胞診検査の実務内容として細胞像を追加した．病理を学ぶ学生が，在学中に一度は経験してほしい各検査試料中の代表的細胞像を明示し，細胞診の実習書としても，初版以上に身近な参考書となるようにした．これに伴い，書名も「細胞」を「細胞診」と改題した．渡辺明朗氏には試薬の取り扱いを追加執筆していただいた．なお，進歩の著しい酵素抗体法では内容の一部変更・追加を行った．その他にも染色法の追加，写真の幾つかの差し替えなど，実用書としてより一層の充実を図ることが出来たと考えている．

　事情により，発行元を近代出版に変更しての再発行となったが，初版の出版社（HBJ出版局）のご理解と近代出版の全面的なご協力により，予想よりも低価格に仕上がったことに安堵している．

　最後になりましたが，無理なお願いにもかかわらず出版を快くお引き受けいただきました，近代出版菅原律子社長の本書への暖かい理解無くして，改訂版としての日の目を見ることは出来なかった．また我が儘な要求に応じてくれたうえ，実務面で苦労を惜しまず，短期間に出版できるよう心がけて下さった小林栄三氏のご努力も忘れることが出来ない．御両人に心から感謝申し上げます．

　病理技術の進歩の一助となることを願って

1998年11月

監修・編著者　畠山重春

第三版　まえがき

　1993年の初版以来14年、1998年の改訂版から10年が経過しようとしているこの機会に第三版が発行される運びとなりました。企画した者として当初予想を越える長年にわたる発行は大きな喜びであります。初版発行時は病理技術を学ぶ臨床検査学科の学生を主対象としましたが、思いもよらなかったのは現役の病理業務に従事している技師の購入も多かった点であり、改訂版が刊行されるに至った理由の一つであります。このように多くの方々の支えがあって今回、第三版の計画が立案されたといえます。

　何しろ染色技術は地味に見られがちであります。しかしながら、従来からのオーソドックスな組織や細胞診標本染色法に大きな変化は見られないものの、現在においても数多くの技師が日常業務の合間に工夫を重ね染色技術の改良がなされ発展しています。特に著しいのは免疫染色の進歩であり、様々な抗体が開発され日進月歩の一途をたどっております。

　第三版においては時代の流れに相応しい内容であるための再確認を行い、染色法や写真の追加に加え、記述の見直し、改訂作業を加えました。読者がより理解しやすいよう重要点を明示し、写真以外にも本文のカラー化を図ったことであります。これにより、やや専門家向きの趣があった印刷内容がより身近になり、理解しやすくなったという印象を感じて頂けたならば嬉しい限りであります。

　執筆技師はいずれも病理技術の専門家であり、一級臨床病理技術士の有資格者ですが、例外は染色技術にも詳しいため初版から神経組織を担当した塩田　敬医師（病理専門医、細胞診専門医）であります。いずれにしろ執筆陣の基本精神は病理検査に対して興味を抱いている学生や技師の中から、技術を大切にして、より深い探求心をもつ一人でも多くの技師が育って欲しいという一念に支えられています。本書を活用するなかでその精神が多少なりとも伝わるならば幸いであります。

　最後になりましたが、本書が長期間表舞台に顔出ししていられるのは、近代出版　菅原律子社長の深いご理解のおかげであります。また、第三版を担当された関田晋吾氏は幾度も私のところへ出向いて下さり、わがままな意見も聞いて頂きました。ご両人に深く感謝申し上げます。本書が今後さらに長年月にわたり病理組織標本作製現場における愛用書となることを願ってやみません。

　　2008年1月

監修・編著者　畠山重春

目　次

染色に関する基本的注意　*xv*

第1章　一般染色法（畠山）　*1*
      A．ヘマトキシリン・エオジン染色　*1*

第2章　結合組織の染色法　*5*
      A．膠原線維の染色法（畠山・黒田）　*5*
        1．アザン染色（変法）　*5*
        2．マッソン・トリクローム染色　*8*
        3．ワンギーソン染色　*13*
      B．弾性線維の染色法（畠山）　*15*
        1．ワイゲルトの弾性線維染色法（前田変法）　*16*
        2．ビクトリア青染色　*18*
      C．弾性線維・膠原線維同時染色法（畠山）　*20*
        1．エラスチカ・ワンギーソン染色　*20*
        2．ビクトリア青・ワンギーソン染色　*23*
      D．細網線維（格子線維・好銀線維）の染色法（畠山）　*26*
        1．渡辺鍍銀法（変法）・過ヨウ素酸酸化細網線維鍍銀法（畠山・川名変法）　*26*
      E．腎糸球体基底膜の染色を主な目的とした染色法（畠山）　*31*
        1．過ヨウ素酸メセナミン銀染色　*31*

第3章　多糖類の染色法　*36*
      A．単純多糖類（グリコーゲン）の染色法（畠山）　*36*
        1．過ヨウ素酸シッフ染色　*36*
        2．α-アミラーゼ消化・PAS染色　*39*
      B．酸性粘液多糖類の染色法（畠山）　*40*
        1．アルシアン青染色（pH2.5）　*40*
        2．高鉄ジアミン-pH2.5アルシアン青染色（HID-AB法）　*43*
        3．pH2.5アルシアン青-PAS重染色法　*45*
        4．トルイジン青染色（大野法）　*47*
      C．中性粘液の染色法（末吉）　*48*
        1．過ヨウ素酸シッフ染色　*48*
        2．マイヤーのムチカルミン染色（Southgate変法）　*52*
      D．アミロイドの染色法（末吉）　*55*
        1．コンゴー赤染色（Highman変法）　*55*
        2．チオフラビンT染色　*59*

第4章　核酸の染色法（末吉）　*62*
      A．フォイルゲン反応　*62*
      B．メチル緑・ピロニン染色（ウンナ・パッペンハイム染色）　*63*

第5章　内分泌細胞の染色法（畠山）　67
　　　A．グリメリウス染色　67
　　　B．フォンタナ・マッソン染色　70
　　　C．ヘルマン・ヘレルストローム法（好銀性染色）　72
　　　D．ゴモリのアルデヒドフクシン染色　74

第6章　神経組織の染色法（塩田）　78
　　　A．髄鞘とニッスル物質の染色法　81
　　　　1．クリューバー・バレラ染色　81
　　　B．神経組織の鍍銀法　85
　　　　1．ボディアン染色（AFIP変法）　85
　　　　2．パラフィン切片のためのビルショウスキー染色（平野法）　88
　　　　3．その他の鍍銀法　90
　　　C．アストログリアの染色法　92
　　　　1．ホルツァー染色　92

第7章　脂肪の染色法（末吉）　96
　　　A．オイル赤O染色（Lillieの方法）　97
　　　B．ズダンⅢ染色　100
　　　C．ナイル青染色（Cainの方法）　102
　　　D．リン脂質の染色法（酸ヘマティン法）　104

第8章　組織内病原体の染色法　107
　　　A．一般細菌染色法（末吉）　107
　　　　1．グラム染色（Hucker-Conn法）　107
　　　　2．グラム染色（テーラー〈Taylor〉法）（畠山・黒田）　110
　　　B．抗酸菌の染色法（末吉）　112
　　　　1．チール・ネルゼン染色（Fite法）　112
　　　　2．ローダミンB・オーラミン重染色・蛍光法（Truantの方法）　115
　　　C．スピロヘータの染色法（末吉）　117
　　　　1．ワルチン・スターリー染色（Kerr変法 AFIP改良法）　117
　　　　2．蛍光抗体補体法　119
　　　　3．酵素抗体法　122
　　　D．真菌の染色法（畠山）　123
　　　　1．グロコット染色　123
　　　　2．グリドリー染色　127
　　　　3．過ヨウ素酸シッフ染色（PAS染色）　130
　　　E．HBs抗原の染色（畠山・黒田）　130
　　　　1．ビクトリア青染色　130
　　　　2．オルセイン染色　131

第9章　組織内金属・無機物の証明・染色法（畠山）　134
　　　A．鉄の証明法　134
　　　　1．ベルリン青（プルシアン青）反応　134
　　　　2．ターンブル青反応（テイルマン・シュメルツァー法変法）　136
　　　B．カルシウムの証明法　137
　　　　1．コッサ反応　137
　　　C．銅の染色法（畠山・黒田）　139

　　　　　1．パラジメチルアミノベンチリデンロダニン法　*139*
　　　　　2．ルベアン酸法　*141*

第10章　生体内色素の証明法（末吉）*143*

　　　A．メラニン色素　*144*
　　　　　1．マッソン・フォンタナ法（MF法）　*144*
　　　　　2．漂白法（過マンガン酸カリウムシュウ酸法）　*147*
　　　　　3．DOPA反応　*148*
　　　B．胆汁色素の証明法　*150*
　　　　　1．スタインのヨード反応　*150*
　　　　　2．グメリン法　*152*
　　　C．消耗性色素の証明法　*155*
　　　　　1．アルデヒドフクシン法　*155*
　　　　　2．耐酸性フクシン法　*157*
　　　　　3．ナイル青・硫酸塩法　*158*
　　　　　4．シュモール反応　*160*

第11章　組織内血液細胞の染色法（畠山）*164*

　　　A．ギムザ染色　*164*
　　　B．骨髄顆粒球系細胞のためのダイレクトファーストスカーレット4BS（DFS）染色法　*166*

第12章　線維素の染色法（畠山）*168*

　　　A．リンタングステン酸・ヘマトキシリン染色（前田変法）　*168*

第13章　細胞診標本のための染色法（畠山）*172*

　　　A．パパニコロウ染色　*172*
　　　B．造血器系細胞の染色法　*178*
　　　　　1．メイ・グリュンワルド・ギムザ染色（変法）　*178*
　　　　　2．ギムザ染色　*181*
　　　C．過ヨウ素酸シッフ染色　*182*
　　　D．ジアスターゼ（α-アミラーゼ）消化・PAS染色　*184*
　　　E．pH2.5アルシアン青（酢酸アルシアン青）染色　*185*
　　　F．メチル緑・ピロニン染色（ウンナ・パッペンハイム染色）　*187*
　　　G．細胞診に利用されるその他の染色法　*188*
　　　H．各科領域の細胞診　*190*

第14章　酵素抗体法（小松）*198*

　　　A．パラフィン切片で検出可能な対象と臨床的意義　*198*
　　　B．癌関連抗原　*199*
　　　C．癌遺伝子と癌抑制遺伝子　*201*
　　　D．ホルモン関連物質　*203*
　　　E．病原体関連抗原　*205*
　　　F．その他　*205*
　　　　　1．細胞増殖因子（癌遺伝子の中に含まれる）　*205*
　　　　　2．サイトケラチンの応用　*206*
　　　　　3．分子標的療法と酵素抗体法　*207*
　　　G．各方法の注意点，原理，染色法　*207*
　　　　　1．各染色法の注意点　*207*
　　　　　2．各染色法の試薬調整作製法　*207*

　　　　　3．各方法の原理と染色方法　211
　　　H．結果と解釈　223
　　　I．一次抗体の保存法　224

第15章　染色理論（渡辺）　232
　　　A．カラーインデックス　232
　　　　　1．カラーインデックスナンバー　232
　　　　　2．カラーインデックス一般名　232
　　　B．ヘマトキシリン・エオジン染色　237
　　　　　1．ヘマトキシリン　237
　　　　　2．エオジン　239
　　　C．染色結果に影響を与える因子と染色のポイント　240
　　　　　1．固定　240
　　　　　2．染色液のpH値　241
　　　　　3．染色液の色素濃度と切片の厚さ　243
　　　　　4．染色時間と染色温度　243
　　　　　5．水洗と分別　243
　　　D．色素の安定性と保存　243
　　　E．染色液の安定性と保存　244
　　　　　1．温　度　244
　　　　　2．密　栓　244

第16章　付　説（畠山・渡辺）　245
　　　A．固定液の種類　245
　　　　　1．ホルマリンを主体にした固定液　245
　　　　　2．アルコールを主体にした固定液　246
　　　　　3．ピクリン酸を用いる固定液　246
　　　　　4．重金属を用いる固定液　247
　　　　　5．組織化学や酵素抗体法で用いられる固定液　247
　　　B．酵素抗体法で用いられる代表的緩衝液　248
　　　C．緩衝液の種類とpHおよび染色における役割　249
　　　　　1．緩衝液の原理　249
　　　　　2．緩衝液の種類と特性　250
　　　　　3．緩衝液の選択　252
　　　　　4．緩衝液調製上の注意事項　252
　　　　　5．緩衝液の保存　253
　　　　　6．緩衝液の染色における役割　253
　　　D．各種緩衝液の作り方　254
　　　E．代表的脱灰法　258
　　　F．単位互換・対応表　258
　　　G．アルファベット表現表　260
　　　H．元素周期律表　261
　　　I．試薬の保管と廃棄処理　263
　　　　　1．保　管　263
　　　　　2．廃液処理　265

第17章　付　図（アーチファクト）（末吉）　269

索　引　285

染色に関する基本的注意

1. 固定＊・脱水・包埋が良好な組織で，薄切が適切になされている標本であること．

　　　　　最も広く用いられるのはホルマリン固定液であるが，本溶液に長時間浸した組織は染色性の著しい低下を示す．解剖例を切り出しまでに3週間〜1カ月，あるいはそれ以上放置する施設では，美麗で良好な染色標本を望むのは難しい．その場合，切片自体（目的pHの緩衝液に浸す）や，染色液のpHを調整したり，染色液の濃度，染色時間を工夫する必要がある．

　　　　＊成書では10％ホルマリン（ホルマリン原液－37％ホルムアルデヒド溶液－の10倍希釈液，すなわち3.7％ホルムアルデヒド濃度溶液）との記載が多いが，近年，固定効果がより良好であるとの理由から，20％のホルマリン濃度を用いる施設が増加している．

　　　　　目的の染色に適した厚さの薄切切片であることが条件となる．一例をあげるなら，腎の糸球体基底膜観察を大きな目的としているPAM（過ヨウ素酸メセナミン銀）染色では，1〜2μm切片でないと染色目的を十分に表現する標本を得るのが難しい．また均一な厚さの切片でないと染色濃度に差が生じ，ムラのある標本となる．

2. 切片が各液（水洗操作，染色液など）に馴染んでいること．

　　　　　初心者や実習生でしばしば目につくのが，水洗した切片をそのまま染色液へ"単にポン"と入れて置く光景である．アルコールから水へ，あるいは水洗した切片を染色液へなど，異なった種類の液に切片を浸す場合は，必ず液中で5〜6回は染色カゴ，あるいはスライドガラスを静かに上下し，その液に均等に十分に切片を馴染ませた後，必要時間静置する．具体的には脱パラフィンした後の水洗，そして染色液へ標本を浸した直後である．この操作を完全に行わないと染色ムラを生じ，美麗な標本を得ることはできない．

　　　　　染色液から出した切片を水洗する場合：水洗の最初はスライドガラスを数回水中で上下し，余分な色素を速やかに切片上から除去し必要時間静置する．ヘマトキシリン液などでは染色後，水洗槽にただポンと入れて置くと，切片あるいは切片以外に付着している余分な染色液が十分に洗い流されず，コントラストの悪い染色性となる．

3. 染色液の使用期限，劣化具合に細心の注意を払うこと．

　　　　　染色液には，作製後一定期間熟成させなくてはならないもの，使用期間の限られるものが多い．特に免疫酵素抗体法に使用する抗体などは，非特異反応防止のためにも，保存法，使用期限に注意する．日常使用される染色液は，染色枚数によって劣化具合が大きく異なるため，染色試薬の使用限度，染色可能枚数を把握しておくのが望ましい．染色液の交換日を容器に記載しておくことにより，誰もが客観的にある程度使用期限を把握できる．何人もの技師がいる施設ではぜひとも実行すべきであろう．日常注意深い観察をしている技師は，染色性のわずかな変化から液の交換時期を判断できるものである．

4．決して染色途中で切片を乾燥させないこと．脱水を完全に行うこと．

　　　　　　　　脱パラフィンは通常キシロールで行い，その後切片に水を馴染ませるためアルコールを通し水洗するが，この段階では，薄切された切片は"まる裸"でスライドガラスに乗っていることになる．その後さまざまな染色液や試薬の中を通過し，いわゆる化粧操作（染色）が施されるわけである．染色の終了した切片は封入されて初めて鏡検標本として完成することになる．この封入操作が終わるまでは，切片の乾燥は厳禁である．

　　　　　　　　染色が完了した切片はアルコールで脱水し，キシロールを通して封入するが，アルコールによる脱水，キシロールでの脱アルコール操作を完全にすることが大切である．さもないと標本の早期退色につながる．最後のアルコールやキシロールはモレキュラー・シーブスで100％にしておくこと．キシロール系列は各槽を3〜5分ずつ十分に通し，アルコールを完全に除去する．

5．その他の染色前に必要な操作

　　　　　　　　解剖材料や血液成分の多い組織など，ホルマリン色素沈着の考えられる組織標本は，脱パラフィンしてからカルダセヴィッチ法ないしベロカイ法でホルマリン色素を除去して染色に進め，鏡検時の邪魔にならないようにする．

6．染色標本は丁寧に取り扱うこと

　　　　　　　　カゴに入れた切片をガシャガシャと無雑作に取り扱うと，切片がスライドガラスから剥離する原因になる．染色カゴの上下操作は約1秒間隔で行う癖をつけておくとよい．特に細胞診標本は粗雑な操作が原因で塗抹面から細胞が剥がれ，コンタミネーションを生じやすい．細胞診標本を組織標本とともに同じ技師が染色する施設では，日頃から丁寧な操作を心掛ける習慣をつけるべきである．

7．脱パラフィンや染色時間は温度差によって異なる

　　　　　　　　脱パラフィンに際して心得ておくべきことは，キシレンに浸す時間は温度条件により異なることである．寒い時期，室温の暖まらない時間帯はキシレン槽を37℃に加温しておき5分程浸すとよい．また時々染色カゴを上下して振盪すると速く脱パラフィンが完了する．ヘマトキシリンなどの染色液も一般には温度が高いと染色時間が速まる．

　　※脱パラフィン用キシレン
　　　最初の1〜2槽は約37℃に温めておき，各2〜3分浸すと脱パラフィンが完全に行われる．
　　※脱パラフィン操作とは
　　　キシレン3〜4槽通した後，純アルコール3槽，90％アルコール，70％アルコール各1槽を通し，水洗するまでの操作をいう．

8．脱水，透徹，封入

　　　　　　　　脱水には無水エタノールを用いている．透徹操作はキシレンにて行い，アルコール除去のためキシレン槽を3〜5槽用意する．

第1章
一般染色法

A. ヘマトキシリン・エオジン染色
Hematoxylin Eosin (H.E.) stain

目 的　　組織構造全体の把握を目的とする概観用染色．したがって組織標本の最も基本的で重要な染色法である．

原 理　　ヘマトキシリンの酸化により生じたヘマチンが媒染剤の金属部分と錯体を形成し正に帯電すると，負に帯電した核のリン酸基と結合する．また正に帯電している細胞質や結合組織は負に帯電しているエオジンと結合すると考えられている．

準備試薬　　[カラッチのヘマトキシリン使用例]
ヘマトキシリン $C_{16}H_{14}O_6$
カリウムミョウバン $AlK(SO_4)_2 \cdot 12H_2O$
ヨウ素酸ナトリウム $NaIO_3$
グリセリン $C_3H_8O_3$
エオジンY $C_{20}H_6Br_4Na_2O_5$
アルコール C_2H_5OH
氷酢酸：CH_3COOH
（必要に応じて炭酸リチウム Li_2CO_3，あるいは濃アンモニア NH_4OH，塩酸 HCl）

試薬の調製　　1．カラッチのヘマトキシリン液 ☞ 1
ヘマトキシリン　1g（2g，3g）
蒸留水　800ml
カリウムミョウバン　50g
ヨウ素酸ナトリウム　0.2g（0.4g，0.6g）
グリセリン　200ml

ヘマトキシリンとヨウ素酸ナトリウム量を2倍，3倍に増やしたものを，それぞれ2倍，3倍カラッチ液という．

①200〜300ml用三角フラスコでヘマトキシリン1gを約100mlの蒸留水に溶解する（溶けにくい時は温めるが，煮沸はしない．あらかじめ10mlの純アルコールでヘマトキシリンを溶解後，蒸留水に溶かしてもよい）☞ 2
②2,000ml用の大きなコルベンに残りの蒸留水（約700ml）を入れ，乳鉢で細かく砕いたカリ

ウムミョウバン 50g を加えて振盪し，スターラーで完全に溶解して①液を混和する．
③ヨウ素酸ナトリウム 0.2g を混合後，グリセリン 200ml を加える．作製後直ちに使用できる．分別は必ずしも必要ではない．

2．1.0％エオジン・アルコール液原液

エオジンY　1g
蒸留水　20ml
95％アルコール　80ml
上記を混合溶解する．

使用液：原液を 80％アルコールで 3〜5 倍に希釈し，この希釈液 100ml に対し氷酢酸を約 0.5ml 加える．

3．0.5％（または 1.0％）塩酸アルコール溶液

70％アルコール　99.5ml（または 99ml）
濃塩酸 0.5ml（または 1ml）
上記を混和する．

4．飽和炭酸リチウム液

炭酸リチウム　1g
蒸留水　100ml
上記を混合溶解する．

使用液：蒸留水で約 20 倍に希釈する．

固　定	中性緩衝ホルマリン液または 10〜20％ホルマリン液
薄　切	2〜7 μm ☞ 1

染色方法		
脱パラ・水洗	step 1	：脱パラフィン，流水水洗　2〜3 分
核染色	step 2	：カラッチのヘマトキシリン液（2〜3 倍カラッチ液）　3〜10 分
水洗	step 3	：流水水洗　30〜60 秒
分別		必要ならば 0.5〜1.0％塩酸アルコールで分別（その後水洗）
色出し	step 4	：飽和炭酸リチウム希釈液にて色出し　1〜2 分 ☞ 3
水洗	step 5	：流水水洗　3〜5 分
		鏡検し，核クロマチンは濃く明瞭に染色され，核質は抜けていることを確認する．
親和	step 6	：95％アルコール　15〜30 秒
対比染色	step 7	：エオジン染色液　1〜3 分
	step 8	：90〜95％アルコールで分別　各 5〜10 回出入 ☞ 4
脱水	step 9	：純アルコール，無水アルコール（2 槽）で脱水　各 2〜3 分
	step 10	：無水アルコール・キシレン等量液（またはキシレンに直接）　2〜3 分
透徹	step 11	：キシレン（3 槽以上）　各 2〜3 分
封入	step 12	：封入

染色結果	核：青紫色〜青藍色
	細胞質，膠原線維，筋線維：桃色

浮腫性部や未熟線維細胞の胞体：淡い桃色
赤血球：濃い桃赤色
硝子質：桃色
胃の壁細胞，腸のパネート細胞の胞体：顆粒状に濃桃色
石灰化部：紫黒色
粘液：淡い紫色

注意点

☞ 1：2 μm前後の薄い切片では2～3倍カラッチのヘマトキシリンがよい．薄い切片では通常分別は必要ない．細胞密度の高い組織（リンパ節，脾臓，腫瘍組織など）は薄く薄切し，大きな細胞により構成されたり，細胞密度の低い組織（筋組織，脂肪組織，中枢神経等）では4～7 μmに薄切すると染色性がよい．

☞ 2：2倍，3倍カラッチではそれぞれ20ml，30mlのアルコールに溶かす．

☞ 3：水洗だけ，あるいは微温湯に浸して色出ししてもよいが，水道水中の消毒用塩素濃度が高い地域では水洗による色出しは避けた方がよい．特に冬場は水温も低く，色出しされる前に切片の周辺から脱色が始まる．少なくとも都内の水道水は10分の流水洗で明らかに脱色がみられるため，著者らの施設では炭酸リチウム希釈液（飽和炭酸リチウムを約20倍希釈）を用いている．

☞ 4：エオジン後のアルコールは分別という大切な役割をもつ．脱色されにくい時は軽く水洗し，70%アルコールから通す．一般に低濃度アルコールではエオジンが脱色されやすい．脱色が速い時は純アルコールで直接分別する．

付 記

●**Mayerのヘマトキシリン液**
ヘマトキシリン　1g
蒸留水　1,000ml
カリウムミョウバン AlK$(SO_4)_2$・$12H_2O$　50g
（アンモニウムミョウバンでも可）
ヨウ素酸ナトリウム $NaIO_3$　0.2g
抱水クロラール CCl_3CHO・H_2O　50g
結晶クエン酸 $C_6H_8O_7$・$2H_2O$　1g

①200～300ml用の三角フラスコを用い，ヘマトキシリン1gを約100mlの蒸留水に溶解（溶けにくい時は温めるが，煮沸はしない．あらかじめ10mlの純アルコールにヘマトキシリンを溶かしてもよい）．

②2,000mlの三角フラスコに残りの蒸留水約900mlを入れ，乳鉢で細かく砕いたカリウムミョウバン50gを振盪し，スターラーで完全に溶解後，①液を混和．

③ヨウ素酸ナトリウム0.2gを混和後，抱水クロラール50g，結晶クエン酸1gを加える．作製後直ちに使用できる．分別は不要．

●**その他のヘマトキシリン液**

Harrisのヘマトキシリン（172頁参照），Gillのヘマトキシリン（172頁参照）などがあるが，前者は水銀が含まれているため排水処理の問題があり，使用されなくなっている．後者は組織標本に使用している施設は少なく，細胞診のパパニコロウ染色の項でふれる．

●**1.0%エオジン水溶液原液**
エオジンY（Bでも可）　1g
蒸留水　100ml
上記を混合溶解する．
使用液：蒸留水で3～5倍に希釈し，必要に応じて氷酢酸を1～2滴加える．

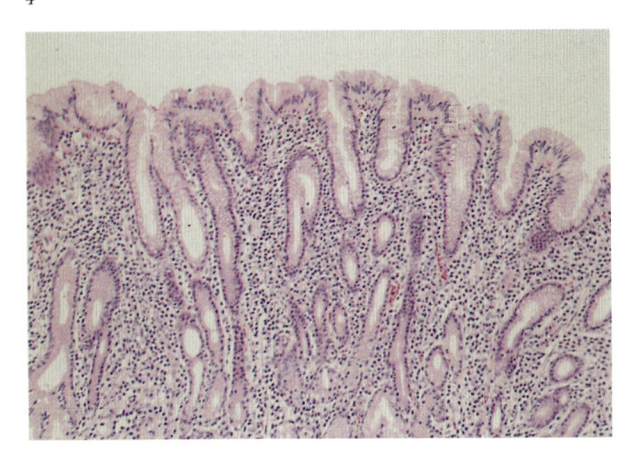

CP 1：胃の手術材料（×10）．3倍カラッチのヘマトキシリン液使用，3μm切片．分別なし．核が明瞭に青藍色．赤血球は鮮やかな橙赤色調に染色される．

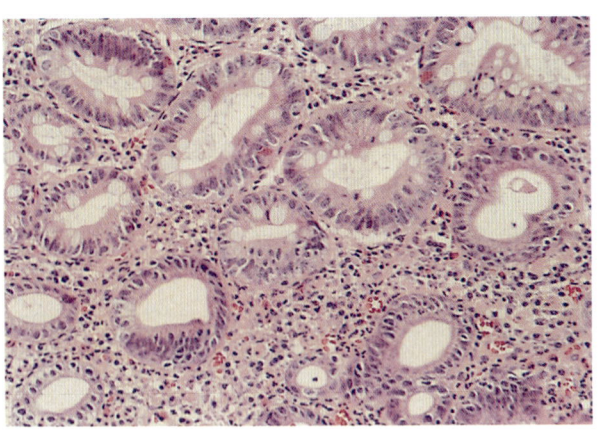

CP 2：胃生検（×40）．3倍カラッチのヘマトキシリン液使用，3μm切片．分別なし．

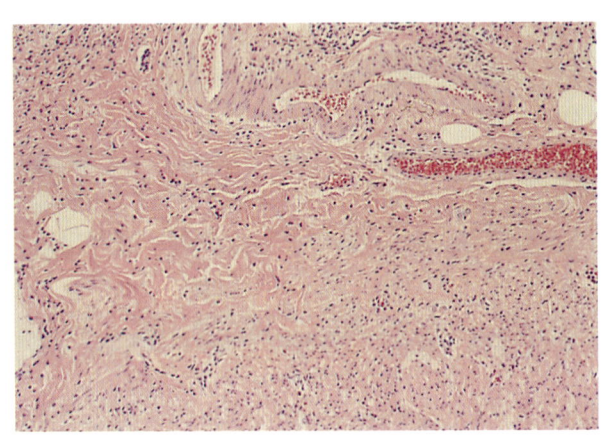

CP 1：胃の間質（×10）．3倍カラッチのヘマトキシリン液使用，3μm切片．分別なし．エオジンの色調に注目．赤血球は鮮やかな橙赤色調に染色され，結合組織は赤血球よりも淡く濃淡が表現される．

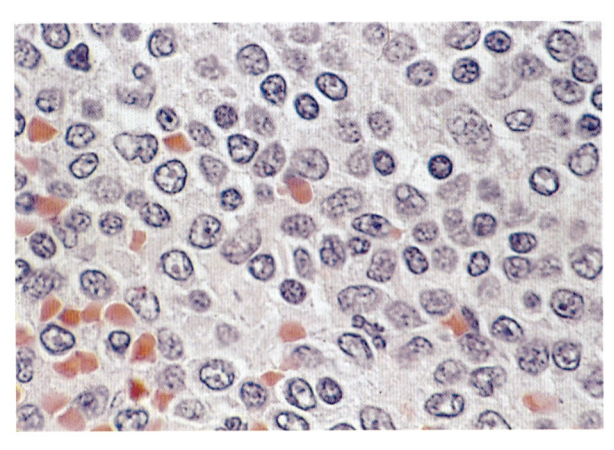

CP 2：胃粘膜下の強拡大（×100）．3倍カラッチのヘマトキシリン液使用，2μm切片．分別なし．薄い切片であるが核が明瞭に染色されている．リンパ球系細胞の核内構造も明らかである．

[参考文献]

畠山重春：ヘマトキシリン・エオジン染色，検査と技術，14：1386-1387，1986．
斎藤　誠：染色法のすべて，Medical Technology 別冊，2-7，1988．

第2章 結合組織の染色法

A．膠原線維の染色法

1．アザン染色（変法）

Azan stain

目 的　線維性結合組織中の膠原線維をアニリン青で染める代表的染色法であるが，細網線維も染まる．病変経過に伴う組織の器質化を知るうえで重要で，硝子的変性，線維素などの病的産生物も染め出すことから有用な染色法である．

原 理　物理化学的，あるいは色素分子量の大きさによる物理的説明がなされているが詳細は明らかではない．

準備試薬　重クロム酸カリウム $K_2Cr_2O_7$
トリクロール酢酸 Cl_3COOH
アゾカルミンG $C_{26}H_{17}N_3S_2Na_2$
酢酸 CH_3COOH
95％アルコール C_2H_5OH
アニリン C_6H_7N
アニリン青 $C_{32}H_{25}N_3O_9S_3Na_2$ またはメチル青 $C_{37}H_{27}N_3O_9S_3Na_2$
オレンジG $C_{16}H_{10}N_2Na_2O_7S_2$
リンタングステン酸 $P_2O_5・24WO_3・nH_2O$

試薬の調製　1．媒染剤 ☞ 1
　10％重クロム酸カリウム水溶液
　10％トリクロール酢酸水溶液
　上記の等量混合液
2．アゾカルミンG液
　アゾカルミンG（CI50085）　0.1g
　蒸留水　100ml
　酢酸　1ml
　上記を混合溶解する．

3．アニリン・アルコール（分別液）
　95％アルコール　100ml
　アニリン　0.1ml
　上記を混和する．

4．酢酸アルコール（分別停止液）
　95％アルコール　99ml
　酢酸　1ml
　上記を混合する．

5．5％リンタングステン酸水溶液
　リンタングステン酸　5g
　蒸留水　100ml
　上記を混合溶解する．

6．アニリン青・オレンジG液
　アニリン青（CI 42755）　0.5g
　蒸留水　100ml
　オレンジG（CI 16230）　2g
　酢酸　8ml
　大きめの三角フラスコ（200〜300ml用）を用いて上記混合液を煮沸し，室温で冷却後濾過して原液とする．使用時は原液を2〜3倍に希釈する．

固定　　10〜20％ホルマリン液，ヘリー液，ツェンカー・ホルマリン液
薄切　　2〜3μm

染色方法

脱パラ・水洗	step 1：	脱パラフィン，流水水洗　2〜3分，蒸留水　30〜60秒
媒染	step 2：	媒染剤　10〜20分　☞ 1
水洗・洗浄	step 3：	流水水洗　5分，蒸留水　3〜5秒
染色	step 4：	アゾカルミンG液，室温　30分以上（5〜6時間）あるいは　約60℃　30〜60分
洗浄	step 5：	蒸留水水洗（加温した場合は室温に戻した後）　3〜5秒
分別	step 6：	アニリン・アルコールで分別　数秒　☞ 2
分別停止	step 7：	酢酸・アルコールで分別停止　約1分
水洗・洗浄	step 8：	流水水洗　5〜10秒，蒸留水　3〜5秒　鏡検し，染色状態を確認　☞ 3
媒染	step 9：	5％リンタングステン酸水溶液　1時間〜1晩
洗浄	step 10：	蒸留水水洗　2〜3秒
染色	step 11：	アニリン青・オレンジG混合液　30〜60分
分別・脱水	step 12：	100％アルコールで分別脱水（2〜3槽）　☞ 4
透徹	step 13：	キシロール（3槽以上）透徹，封入

染色結果　　膠原線維：濃い青色（コバルトブルー）
　　　　　　　腎糸球体基底膜，細網線維，硝子様物質：膠原線維よりも明るい青

核：濃赤色
細胞質：薄い赤
細胞内分泌顆粒：塩基好性（青），酸好性（赤）
線維素：赤
赤血球：橙赤色

注意点

☞ 1：ヘリー液固定，ツェンカー・ホルマリン液固定組織では媒染の必要がない．原法ではホルマリン固定の薄い切片ではアゾカルミンGの染まりが悪い．ここに紹介した渡辺の考案による媒染剤を用いる方法で良好な染色性を示す．

☞ 2：かなり速く分別されるので注意が必要である．リンタングステン酸での媒染中にも脱色されるため，多少濃い程度なら分別はしなくてもよい．

☞ 3：分別の目安は線維成分も淡い赤色を呈する程度でよい．分別不十分の場合はアニリン・アルコールに戻して再度分別を繰り返す．

☞ 4：アニリン青の分別がアザン染色の良否を決定する．直接アルコールに浸すことを厳守し，1枚ずつ分別するとよい．純アルコール液中を通しスライドガラスの裏，切片の周囲の余分な染色液を簡単に洗い流し，その後駒込ピペットで純アルコールをスライドガラス面に盛り，スライドガラスを動かしては液を捨てる操作を数回繰り返す．余分な色素が落ち，青色，赤色，中間色が染め分けられるまで分別する．分別脱水が終了したらキシロールで完全に透徹する．アルコールを何度も交換し染色ドーゼ中で1枚ずつ分別してもよい．

付　記

●アザン染色はマロリーの方法をHeidenhainが1915年に改良したものでアザン・マロリー染色ともいわれる．なおAzanとはAzocarmineGとAniline blue両色素の頭文字，Az.Anを組み合わせた名称である．
●アザン原法（Heidenhain改良法）と上記変法との相違点
　染色の最初に処理される10%重クロム酸カリウム水溶液と10%トリクロール酢酸水溶液の等量混合液による媒染はない．またアニリン青・オレンジG混合液の後，蒸留水洗後純アルコールで分別する点である．
●最近のアゾカルミンGは水に簡単に溶けるため作業が容易である．古いアゾカルミンGは浮遊液となるが両者に染色性の差はない．アゾカルミンG染色液として調製済みのものも市販されている（武藤化学）．
●アニリン青・オレンジG液は原液として調製されたものが市販されている（武藤化学）．

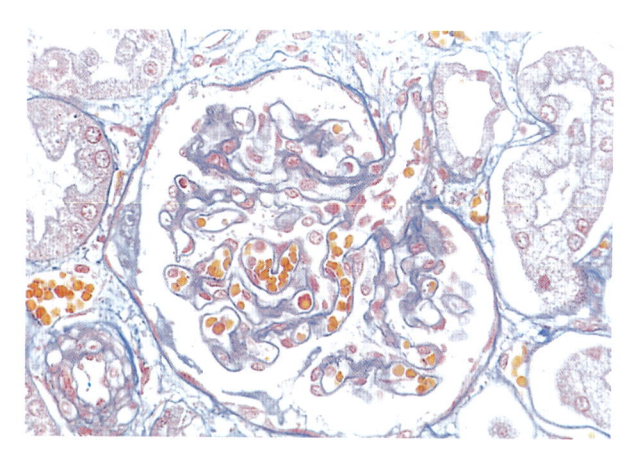

CP 5：腎（×40）2 μm切片．赤血球がオレンジGの色調を強く示し，マッソントリクローム染色に類似した染色性を示す．糸球体基底膜は鮮明な青に染色され，メサンジウム細胞なども明瞭である．

[参考文献]
病理技術研究会編：病理標本の作り方．44-46．文光堂，1992．

2. マッソン・トリクローム染色
Masson trichrome (M.T.) stain

目 的 アザン染色と目的が同じで膠原線維を選択的に染めるが，核の染色状態が前者よりも鮮明であり，得られる情報量が多い．さまざまな変法があるが，ヘリー液，ブアン固定組織を対象にした方法は今日の現状にそぐわないため，ホルマリン固定標本で良好な染色が期待できる媒染剤（渡辺の方法）を用いた東京逓信法と石川・三瓶の2法をとり上げる．

原 理 色素分子の大きさと染色部位の構築の疎密が関係し，透過性がより大きく染色に関与していると考えられている．

a. マッソン・トリクローム染色（東京逓信病院法）

準備試薬　　トリクロール酢酸 CCl_3COOH
　　　　　　　重クロム酸カリウム $K_2Cr_2O_7$
　　　　　　　ワイゲルトの鉄ヘマトキシリン液（ヘマトキシリン $C_{16}H_{14}O_6$，アルコール C_2H_5OH，塩化第二鉄 $FeCl_3$，濃塩酸 HCl）
　　　　　　　オレンジG $C_{16}H_{10}N_2Na_2O_7S_2$
　　　　　　　ポンソー・ド・キシリジン $C_{18}H_{14}N_2O_7S_2Na_2$
　　　　　　　酢酸 CH_3COOH
　　　　　　　酸フクシン $C_{20}H_{17}N_3Na_2O_9S_3$（Rubin S も同じ）
　　　　　　　リンタングステン酸 $P_2O_5・24WO_3・nH_2O$
　　　　　　　リンモリブデン酸 $P_2O_5・24MoO_3・xH_2O$
　　　　　　　アニリン青 $C_{32}H_{25}N_3O_9S_3Na_2$（メチル青 $C_{37}H_{27}N_3O_9S_3Na_2$ でも可）

試薬の調製

1. 第一媒染剤
   10%トリクロール酢酸水溶液
   10%重クロム酸カリウム水溶液
   上記の等量混合液（約1カ月有効）

2. ワイゲルトの鉄ヘマトキシリン染色液
   I液：ヘマトキシリン　1g
   　　　95%アルコール　100ml
   　　　少し温めたアルコールを用いるとヘマトキシリンが溶けやすい．
   II液：塩化第二鉄　2g（29%塩化第二鉄液　4ml）
   　　　濃塩酸　1ml
   　　　蒸留水　95ml
   　　　塩化第二鉄を蒸留水に溶解後，濃塩酸1mlを加える．
   使用液：I液とII液を等量混合して用いる．使用頻度にもよるが，その都度調製が望ましい．使用液は保存時間の経過とともに共染してくるので，長くとも1週間位で交換する．

3. 第二媒染剤
   2.5%リンタングステン酸水溶液

2.5％リンモリブデン酸水溶液
上記の等量混合液

4．0.75％オレンジG水溶液
オレンジG　0.75g
蒸留水　100ml
氷酢酸　2〜3滴
上記を混合溶解する．

5．1％酢酸水
氷酢酸　1 ml
蒸留水　99ml
上記を混和する．

6．ポンソー・ド・キシリジン・酸フクシン水溶液 ☞ 1
Ⅰ液：ポンソー・ド・キシリジン　1g
　　　1％酢酸水　100ml
　　　上記を混合する．
Ⅱ液：酸フクシン　1g
　　　1％酢酸水　100ml
　　　上記を混合する．
使用液：Ⅰ液とⅡ液を2：1の割合で混合する．

7．2.5％リンタングステン酸水溶液
リンタングステン酸　2.5g
蒸留水　100ml
上記を混合溶解する．

8．アニリン青染色液 ☞ 2
アニリン青（メチル青でも可）　0.4g
蒸留水　100ml
氷酢酸　8 ml

200ml用の三角コルベンにアニリン青0.4gを入れ，蒸留水100mlで溶かし，氷酢酸8 mlを加えて混合し，湯煎で20〜30分間煮沸後冷却し濾過する．濾液を使用液とする．

固　定　20％ホルマリン液，ヘリー液，ブアン液
薄　切　2 μm

染色方法

脱パラ・水洗	step 1：脱パラフィン，流水水洗　2〜3分，蒸留水　3〜5秒
第1媒染	step 2：第一媒染剤　15〜40分
水洗・洗浄	step 3：流水水洗　3分，蒸留水　3〜5秒
核染色	step 4：ワイゲルトの鉄ヘマトキシリン液　5〜10分
水洗（分別）	step 5：水洗　5〜10秒，必要があれば0.5％塩酸アルコールで分別 ☞ 3
色出し・水洗	step 6：流水水洗，色出し　5〜10分
第2媒染	step 7：第二媒染剤　30〜60秒

	1分以上浸すとアニリン青の染まりが悪くなる.
染色	step 8：0.75％オレンジG液　1分　☞ 4
洗浄	step 9：1％酢酸水（2槽）切片を揺すりながらよく洗う．　各2～3秒
細胞質染色	step 10：ポンソー・ド・キシリジン・酸フクシン液　20～30分
洗浄	step 11：1％酢酸水（2槽）切片を揺すりながらよく洗う．　各2～3秒
媒染	step 12：2.5％リンタングステン酸水溶液　15～30分
洗浄	step 13：1％酢酸水（2槽）切片を揺すりながらよく洗う．　各2～3秒
結合織染色	step 14：アニリン青（またはメチル青）液　3～10分　☞ 5
洗浄	step 15：1％酢酸水（2槽）切片を揺すりながらよく洗う．　各2～3秒
分別・脱水	step 16：100％アルコールで分別脱水（2～3槽）　☞ 6
透徹・封入	step 17：キシロール（3槽以上）透徹，封入

染色結果　膠原線維，細網線維，腎糸球体基底膜：鮮やかな青
　　　　　　　細胞質：淡赤色～紫赤色
　　　　　　　核：紫黒色～紫赤色
　　　　　　　血球：橙黄色～橙赤色
　　　　　　　粘液：青
　　　　　　　線維素，免疫蛋白：赤～赤橙色
　　　　　　　胞内分泌顆粒：好塩基性顆粒（青），好酸性顆粒（赤）

注意点
　☞ 1：ポンソーSXを使用してもよい．剖検例など，死後変化の強い組織では特に赤の染まりが悪いため，ポンソー・ド・キシリジンと酸フクシンを2～5％濃度で使用したり，あるいは液と液の混合比率を等量にするなど工夫するとよい．
　☞ 2：アザン染色用のアニリン青オレンジG混合液（6頁参照）でも可．
　☞ 3：鉄ヘマトキシリンは共染しやすいこともあるが，長めに染めて分別する方がよい．
　☞ 4：アザン染色用のアニリン青・オレンジG混合液を用いた場合は不要．
　☞ 5：腎糸球体基底膜を目的とする場合は，20～30分．
　☞ 6：アニリン青の分別がアザン染色と同様，染色の良否を決定する．直接アルコールに浸すことを厳守し，1枚ずつ分別する．純アルコール液中を通しスライドガラスの裏，切片の周囲の余分な染色液を簡単に洗い流し，その後駒込ピペットで純アルコールをスライドガラス面に盛り，スライドガラスを動かしては液を捨てる操作を数回繰り返す．余分な色素が落ち，青色，赤色，中間色が染め分けられるまで分別する．分別脱水が終了したらキシロールで完全に透徹する．アルコールを何度も交換し，染色ドーゼ中で1枚ずつ分別してもよい．

付記
●マッソン・トリクローム染色は，Masson（1929）がマロリーの原法にワンギーソン染色法を加味して考案した変法．
●組織によって染色性が異なるが，特に腎臓は他の組織と染色時間・色素濃度等を工夫して染めると良い結果が得られる．

[参考文献]
病理技術研究会編：病理標本の作り方．45-48．文光堂，1992．

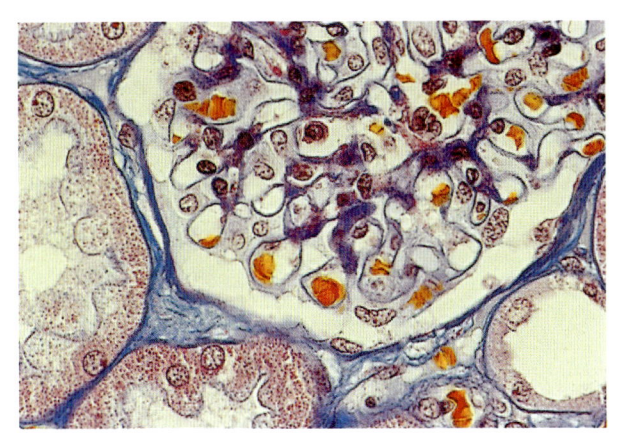

CP 6：腎（×40）2 μm切片．核の黒色調が強調され，細胞鑑別が容易．糸球体基底膜は青色に鮮明に染められている．

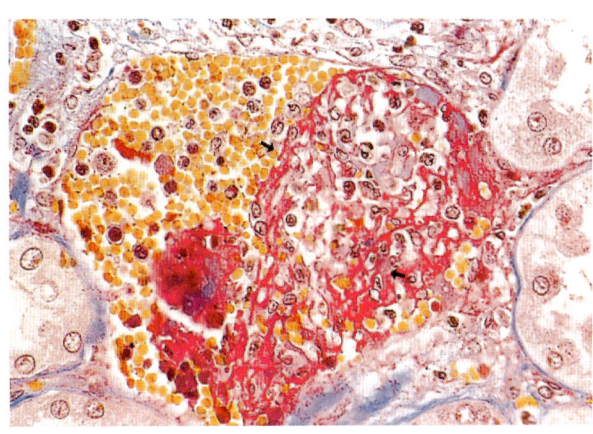

CP 7：腎（×40）2 μm切片．フィブリン血栓が鮮紅色に染まっている（矢印）．赤血球は黄橙色，核は黒．

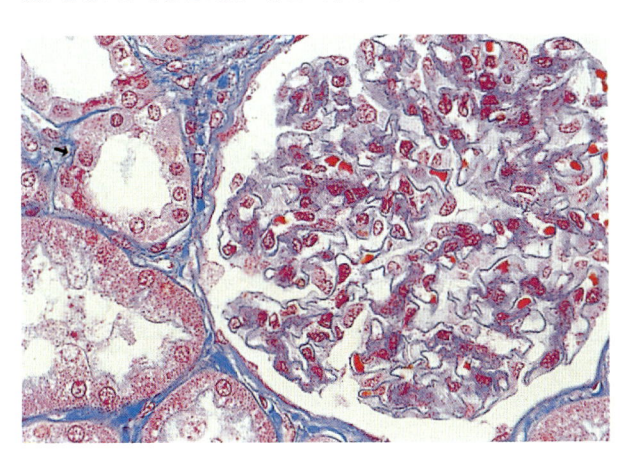

CP 8：死後5時間剖検腎（×40）3 μm切片．0.5％濃度のポンソー・ド・キシリジン液と，5％濃度にした酸フクシン液の等量混合液で染色．尿細管上皮（矢印）の赤味が適度に表出され，糸球体基底膜も青色で明瞭に染色されている．

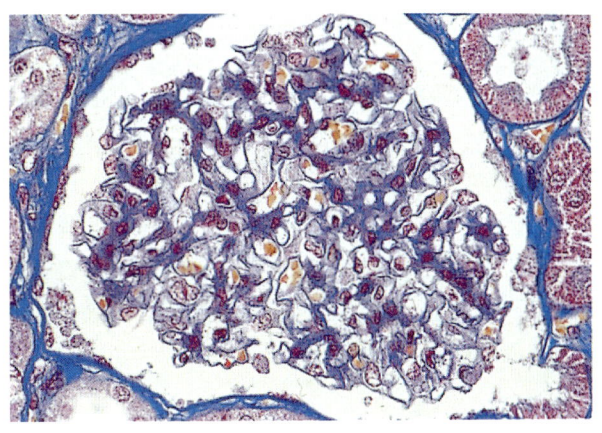

CP 9：死後5時間剖検腎（×40）3 μm切片．3％濃度のポンソー・ド・キシリジン液と，5％濃度にした酸フクシン液の等量混合液で染色．青色が強調されている．

B. マッソン・トリクローム染色（石川・三瓶法）

準備試薬　　東京逓信病院法で使用するものに加えて，アゾフロキシン $C_{18}H_{13}N_3Na_2O_8S_2$ を用意する．

試薬の調製　　東京逓信病院法と異なる試薬調製のみをあげる．第2媒染剤は不要．

1. **0.8％オレンジG液**（東逓法では0.75％）

   オレンジG　0.8g
   氷酢酸　2滴
   蒸留水　100ml

   200mlの三角フラスコに蒸留水100mlを入れ，オレンジG，氷酢酸を加えて混合溶解する．

2. **マッソン液**（ポンソー・酸フクシン・アゾフロキシン混合液）

   Ⅰ液：1％ポンソー酸水溶液（ポンソーSX）　60ml

Ⅱ液：1％酸フクシン水溶液100mlに氷酢酸を0.2ml加えた液　20ml
Ⅲ液：0.5％アゾフロキシン100mlに氷酢酸を0.2ml加えた液　20ml
使用液：500ml用量のビーカーに蒸留水400mlを入れ，Ⅰ液（60ml），Ⅱ液（20ml），Ⅲ液（20ml）を加えて混合し，さらに氷酢酸20mlを加えて使用液とする．

固 定　　10〜20％ホルマリン液，ヘリー液，ツェンカー液，ブアン液
薄 切　　2〜3 μm

染色方法

脱パラ・水洗	step 1：	脱パラフィン，流水水洗　2〜3分
媒染	step 2：	媒染剤　40分
水洗	step 3：	流水水洗　5分
核染色	step 4：	ワイゲルトの鉄ヘマトキシリン　5分 スポイトを用い，1枚染めをする．使用液は使う30分前までに作製．
水洗・分別	step 5：	水洗　5〜10秒．1％塩酸アルコールで軽く分別（1回出し入れする程度）
色出し	step 6：	色出し　5分 塩酸アルコールを十分に水で洗い落としてから色出しする．
染色	step 7：	0.8％オレンジG水溶液　10分
洗浄	step 8：	1％酢酸水（2槽）　2〜3回ずつすすぐ程度
細胞質染色	step 9：	マッソン液　20分
洗浄	step 10：	1％酢酸水（2槽）　2〜3回ずつすすぐ程度
媒染	step 11：	25％リンタングステン酸　5分 1枚染めを行い，時々揺する．媒染時間はアニリン青溶液の調製具合や臓器によって異なる☞ 1
洗浄	step 12：	1％酢酸水（2槽）　2〜3回ずつすすぐ程度
結合織染色	step 13：	アニリン青（メチル青）液　5〜15分 染色時間は臓器によって異なるので顕微鏡下で確認しながら行う☞ 2
洗浄	step 14：	1％酢酸水（3槽） Ⅰ，Ⅱ液で2回すすいだ後，Ⅲ液に5分間浸す．
水洗	step 15：	流水水洗　5〜10秒．
脱水・透徹・封入	step 16：	脱水，透徹，封入．

染色結果　　膠原線維，細網線維，粘液，硝子様物質，糸球体基底膜：青色
　　　　　　　線維素，免疫蛋白：赤色
　　　　　　　細胞質，弾性線維：淡赤色
　　　　　　　赤血球：橙赤色〜赤色
　　　　　　　細胞内分泌顆粒：青色（好塩基性），赤色（好酸性）
　　　　　　　細胞核：黒〜黒褐色

注意点	☞1：組織による媒染時間の目安
	胃，膵臓，血管：5分
	肺，心臓，副腎：10分
	腎臓，リンパ節，骨髄，脾臓：15分程度
	☞2：組織によるアニリン青染色具合の目安
	肺：肺胞中隔の基底膜
	腎臓：糸球体基底膜
	肝臓：細網線維
	筋，弾性線維などの"赤色"の染まり具合にも注意しながら行う．

付　記　　●石川・三瓶法の特徴は切片1枚1枚を別々に染めるように，組織ごとに丁寧に扱うことにある．剖検例のように死後変化が強く染まりにくい組織には推奨できる方法である．

[参考文献]
田所　衛監修：実践病理組織細胞学カラー図鑑．287-288，HBJ出版局，1990．

3．ワンギーソン染色
van Gieson's stain

目　的　　酸フクシンで膠原線維を赤く，ピクリン酸で筋線維，細胞質などを黄色に染め分ける．弾性線維染色（ワイゲルトのレゾルシンフクシン染色法）との重染色法（エラスチカ・ワンギーソン染色）として用いられることが多い．

原　理　　物理的な説明，すなわち色素粒子の大小差によって染め分けられると考えられている．

準備試薬
ヘマトキシリン $C_{16}H_{14}O_6$
純アルコール C_2H_5OH
塩化第二鉄 $FeCl_3 \cdot 6H_2O$ あるいは29％塩化第二鉄液
濃塩酸 HCl
ピクリン酸 $HOC_6H_2(NO_2)_3$（飽和水溶液でよい）
酸フクシン $C_{20}H_{17}N_3Na_2O_9S_3$（CI 42685）

試薬の調製
1．ワイゲルトの鉄ヘマトキシリン液
　Ⅰ液：ヘマトキシリン　1g
　　　95％アルコール　100ml
　　　少し温めたアルコールを用いるとヘマトキシリンが溶けやすい．
　Ⅱ液：塩化第二鉄　2g（29％塩化第二鉄液　4ml）
　　　濃塩酸　1ml
　　　蒸留水　95ml
　　　塩化第二鉄を蒸留水に溶解後，濃塩酸1mlを加える．

使用液：Ⅰ液とⅡ液を等量混合して用いる．使用頻度にもよるが，その都度調製が望ましい．使用液は保存時間の経過とともに共染してくるので，長くても1週間程度で交換する．

2．ワンギーソン液

飽和ピクリン酸水溶液　100ml
（蒸留水100mlに対し，約2gのピクリン酸で飽和になる）
1％酸フクシン水溶液　10〜15ml
上記を混合する．

固　定　　10〜20％ホルマリン液

薄　切　　2〜3μm

染色方法

脱パラ・水洗	step 1：脱パラフィン，流水水洗　2〜3分，蒸留水　5〜10秒
核染色	step 2：ワイゲルトの鉄ヘマトキシリン液　2〜5分
水洗	step 3：流水水洗　5〜10分
染色	step 4：ワンギーソン液　約5分
後処理	step 5：濾紙にはさんで余分な染色液を吸い取る．☞ 1
分別	step 6：純アルコールで分別（2槽のバットを用意する）☞ 2
脱水・透徹・封入	step 7：脱水，透徹，封入 ☞ 3

染色結果

膠原線維：赤
筋線維，細胞質，赤血球：黄色
核：黒褐色

注意点

☞ 1：濾紙にはさんで余分な染色液を吸い取ることにより，ピクリン酸の染色性は鮮やかに綺麗になる．また分別ムラの防止になる．軽く濾紙にはさんで吸い取るが，使用して乾燥した凸凹の濾紙では切片に傷をつけるので新しい濾紙を用いる．

☞ 2：分別は素速く行う．ワンギーソン液から直接アルコールに入れて分別する方法もあるが，ピクリン酸の黄色と酸フクシンの赤のコントラストがよくない．

☞ 3：キシレンでもピクリン酸の脱色が生じるので，切片を必要時間以上長く放置しない．

付　記

●ワンギーソン液の酸フクシンの代わりにシリウス赤を用いる方法（ピクロ・シリウス赤液）：1％酸フクシンにかえて1％シリウス赤F₃BA（CI 35780クローマ）水溶液を用いる．著者らは1％シリウス赤3mlを飽和ピクリン酸水溶液100mlに加えて使用している．シリウス赤では赤色調が鮮やかで，細い線維も明瞭に染め出され，黄色とのコントラストがよい．また酸フクシンよりも褪色しにくい．

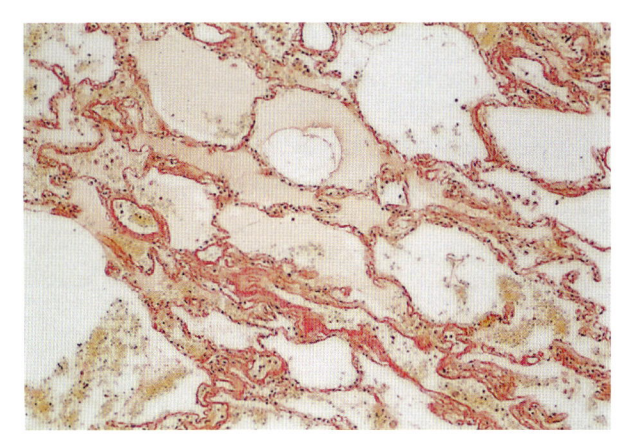

CP10：水腫性変化を示す剖検肺（×10）3 μm切片．核は黒，膠原線維は赤，赤血球などは黄色に染まる（シリウス赤を用いる方法）．

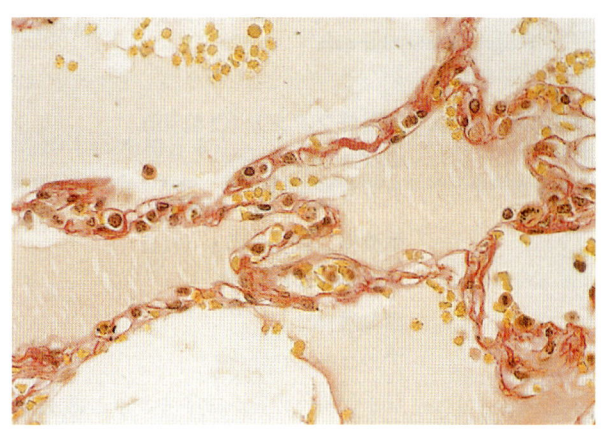

CP11：CP10の強拡大（×40）3 μm切片．肺胞壁の細い膠原線維が赤く染まっている．

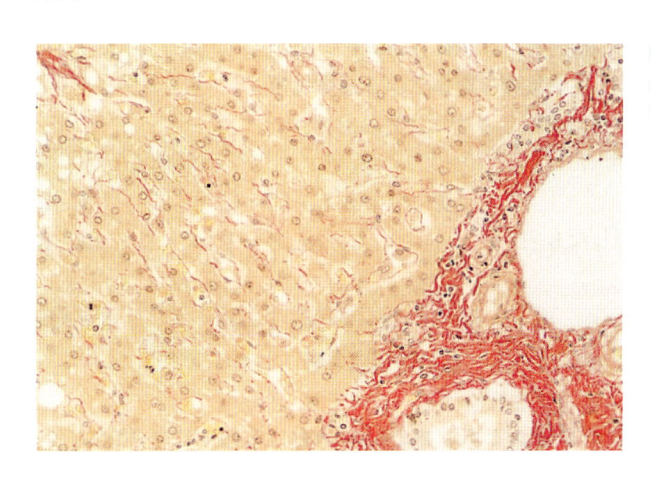

CP12：肝（×20）3 μm切片．小葉間に存在する膠原線維が赤，肝細胞の細胞質などは黄色に染まっている（シリウス赤を用いる方法）．

[参考文献]
　日本病理学会編：病理技術マニュアル3．病理組織標本作製技術，58-64，医歯薬出版，1981．
　前田　明：ワイゲルト弾性線維染色法の変法．病理技術，31：24-26，1985．
　Sweat F and Puchtler H：Sirius red F3 BA as a stain for connective tissue. Arch Path 78：69-72，1964．

B．弾性線維の染色法

目　的　　　弾性線維の証明であるが，各種の疾患に付随する線維の変性，崩壊などの状態をみる．とりわけ血管壁変化をみるのに好都合で，悪性腫瘍の血管侵襲の有無判定に有用．さまざまな染色方法があるが，日本で広く普及しているワイゲルトのレゾルシンフクシン染色を中心に述べる．

原　理　　　染色原理については，いずれの染色法も化学的説明がなされているが，詳細は不明．

1. ワイゲルトの弾性線維染色法（前田変法）
Weigelt's elastic fiber stain

準備試薬
塩基性フクシン（CI 42510）
レゾルシン $C_6H_6O_2$
ハイドロキノン $C_6H_4(OH)_2$
硝酸第二鉄 $Fe(NO_3)_3・9H_2O$
メタノール CH_3OH
濃塩酸 HCl
アルコール C_2H_5OH
ワイゲルトの鉄ヘマトキシリン液（13頁参照）
ケルンエヒテロート（ヌクレアファースト赤）$C_{14}H_8NO_7SNa$
硫酸アルミニウム $Al_2(SO_4)_3$

試薬の調製
1．弾性線維染色液
　塩基性フクシン　0.5g
　レゾルシン　1g
　ハイドロキノン　0.5g
　硝酸第二鉄水溶液　20ml
　（蒸留水20mlに3gの硝酸第二鉄を溶解したもの）
　純メタノール　20ml
　純エタノール　100ml
　濃塩酸　1.5ml
　蒸留水　30ml

①500ml用量のビーカーに，20％アルコール50mlと濃塩酸を0.5ml入れ，この中にフクシン，レゾルシン，ハイドロキノンを順次加え，火にかける．

②強火の状態で液が沸騰してきたら，硝酸第二鉄水溶液20mlを一気に注ぐ．突沸を避けるためガラス棒でよく撹拌しながら，さらに10分程沸騰を続ける．

③液量がきわめてわずかとなり，色素結晶が一塊となって析出したら，火から下ろし，水中冷却後，静かに濾過する．濾液は不要．色素結晶はほとんどビーカー内に残る．☞ 1

④フクシンの色を落とすため，ビーカー内に静かに水道水を満たして捨てる操作を2～3回繰り返す．

⑤色素塊を削ぎ落として乳鉢に移し，ガラス棒でできるだけ細かくする．

⑥メタノール20mlを加えてガラス棒でよく撹拌し溶解する．

⑦アルコール100mlと蒸留水30mlを注意深く加え撹拌する．

⑧濃塩酸1.5mlを加え濾過して使用液とする．☞ 2

2．ケルンエヒテロート染色液

　　ケルンエヒテロート（ヌクレアファースト赤）　0.1g
　　硫酸アルミニウム　5g
　　蒸留水　100ml

①250〜300ml用量のビーカーあるいは三角フラスコに蒸留水100mlを入れ，5gの硫酸アルミニウムを溶解する．

②①で作製した5％硫酸アルミニウム水溶液に0.1gのケルンエヒテロートを加え，約5分間火にかけて沸騰する．

③室温で冷却後，濾過して使用液とする．作製直後はよく染まるが，日時の経過とともに染色性が落ちるので時間を調節する．沈殿物が生じた時は濾過して使用するが，染まりが悪くなった時は再度煮沸すると染色性が一時的に回復する．

固　定　　10〜20％ホルマリン液
薄　切　　2〜3μm

染色方法

脱パラ・水洗・洗浄	step 1：脱パラフィン，流水水洗　2〜3分，蒸留水　5〜10秒
染色	step 2：弾性線維染色液　1〜1.5時間
洗浄	step 3：純アルコールで過剰の染色液を洗い落とす．数回切片を揺する程度
水洗	step 4：流水水洗　3〜5秒
後染色	step 5：ケルンエヒテロート液で後染色　5〜10分
水洗	step 6：流水水洗　30〜60秒 ☞ 3
脱水・透徹・封入	step 7：脱水，透徹，封入

染色結果　　弾性線維：黒色
　　　　　　　上皮性粘液：黒褐色
　　　　　　　核：赤桃色

注意点

☞ 1：ビーカーの底にほんのわずか（母指頭大ほどの色素塊）に残る程度まで煮詰めることがポイント．

☞ 2：染色液は作製後の時間の経過とともに次第に共染してくる．共染がみられたら作製し直す．

☞ 3：ケルンエヒテロートは作製後の保存時間にもよるが，長く水洗すると脱色する．

付　記

●ワイゲルトのレゾルシンフクシン染色法：ワイゲルトのレゾルシンフクシン染色液（20頁参照）は作製が難しく，良好な染色液ができにくい．前田法はレゾルシンにハイドロキノンを加えて染色液を作製する方法である．比較的安定した染色結果が得られる（調製品が市販されている：武藤化学）．

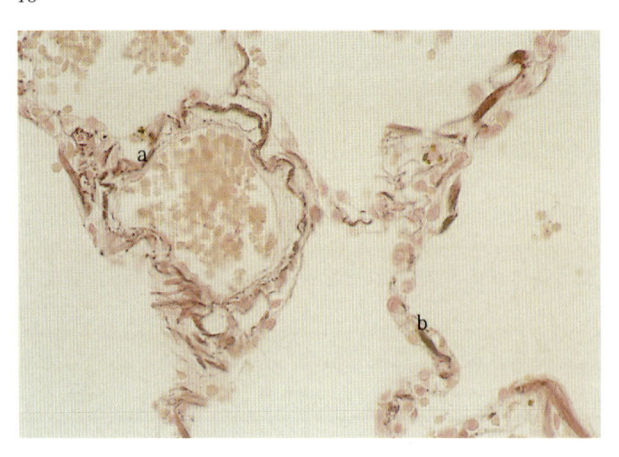

CP13：肺（×40）3 μm：血管壁の弾性線維（a）や肺胞壁の細い弾性線維（b）が黒紫色に染まっている．背景はケルンエヒテロートにより淡い赤．

[参考文献]
前田　明：ワイゲルト弾性線維染色の変法．病理技術，31：24-26，1985．

2．ビクトリア青染色
Victoria blue (V.B.) stain

準備試薬

デキストリン $(C_6H_{10}O_5)n \cdot xH_2O$
ビクトリア青B $C_{33}H_{32}ClN_3$：CI 44045
レゾルシン $C_6H_6O_2$
29％塩化第二鉄液 $FeCl_3$
塩酸 HCl
石炭酸 C_6H_5OH
純アルコール C_2H_5OH
過マンガン酸カリウム $KMnO_4$ ☞ 1
シュウ酸 $H_2O_4C_2 \cdot 2H_2O$ ☞ 1
ケルンエヒテロート染色液（前頁参照）

〈ビクトリア青液*〉
デキストリン　0.5g
ビクトリア青B　2g
レゾルシン　4g
29％塩化第二鉄液　25ml
蒸留水　200ml

試薬の調製

1．ビクトリア青液*
①500mlの三角フラスコに蒸留水200mlを入れ，デキストリン0.5g，ビクトリア青B 2g，レゾルシン4gを加え，混合液を徐々に温めて沸騰させる．これにあらかじめ100ml用三角フラスコで煮沸してある29％塩化第二鉄液25mlを加え，さらに3分間沸騰した後自然冷却．
②冷却後濾過し，その残渣を濾紙とともに恒温器（約50℃）に入れてよく乾燥させる（1～2日間）．
③乾燥した色素粒子を400mlの70％アルコールに溶かす．完全に溶解してから（スターラーで撹拌し約2時間），濃塩酸4mlと石炭酸（フェノール含量99％）6mlを加える（2週間以上放置）．
④濃青色の染色液は作製後2～3週間で良好な染色性を示す（約1年間は使用可能：HBs抗原のためには作製後2～3カ月以内の液を使用する．それ以上保存したものは染まらなくなる）．

2．0.5％過マンガン酸カリウム水溶液 ☞ 1

3．2％シュウ酸水溶液 ☞ 1
4．ケルンエヒテロート染色液（17頁参照）

固　定　　10〜20％ホルマリン液
薄　切　　3 μm

染色方法

脱水・水洗・洗浄	step 1：脱パラフィン，流水水洗　2〜3分，蒸留水　5〜10秒 ☞ 1
酸化	step 2：0.5％過マンガン酸カリウム水溶液　15分 ☞ 2
水洗・洗浄	step 3：流水水洗　1〜2分，蒸留水　5〜10秒
脱色	step 4：2％シュウ酸水溶液　1分 ☞ 2
水洗	step 5：流水水洗　2〜3分
親和	step 6：70％アルコールに馴染ませる　30〜60秒
染色	step 7：ビクトリア青液　12〜24時間
分別	step 8：70％アルコールで分別（下地が完全に抜けるまで）
水洗・洗浄	step 9：流水水洗　1〜2分，蒸留水　5〜10秒
後染色	step 10：ケルンエヒテロート液で後染色　3〜5分
水洗	step 11：流水水洗　30〜60秒
脱水・透徹・封入	step 12：脱水，透徹，封入　100％アルコール，キシレン

染色結果　　弾性線維，HBs抗原：青 ☞ 3
　　　　　　　核：桃赤色
　　　　　　　細胞質：核よりも淡い赤色

注意点

☞ 1：HBs抗原を目的としない時は，脱パラフィン後，染色行程のstep 6へ直接進める．

☞ 2：弾性線維の染色だけを目的とする場合は必要ないが，肝臓でHBs抗原を同時に証明したい時は酸化が不可欠である．シュウ酸は$KMnO_4$の脱色剤として使用．

☞ 3：HBs抗原は染まりかたにより，封入体型，びまん型，膜型に分類されるが，封入体型はよく染まり，びまん型は陰性から弱陽性，膜型は本染色ではほとんど証明されない．

付　記

●著者らはワンギーソン染色との重染色法を発表した際，種々の酸化剤を検討し，染色性のうえから0.5％過マンガン酸カリウムがよいと結論した．
●ワンギーソン染色との重染色を行わない場合は，脱パラフィン，水洗後，0.3％過マンガン酸カリウム・硫酸混合液による酸化でもよい．
●オルセイン染色，ゴモリのアルデヒドフクシン染色法について：その他の弾性線維染色法として上記がある．前者では弾性線維が茶褐色に，後者では紫色に染まる．現在では主に，オルセイン染色はHBs抗原染色のために，アルデヒドフクシン染色は内分泌細胞の染色法として用いられている．

［参考文献］
伊藤浩治ら：弾性線維，膠原線維，筋線維の同時染色法，衛生検査，3：564，1985．
樋口良子ら：HBs抗原の染色性と切片上の抗原保存について，衛生検査，34：146-150，1985．
諏訪幸次ら：ビクトリア青染色によるHBs抗原の組織内証明，臨床検査，24：248-250，1980．

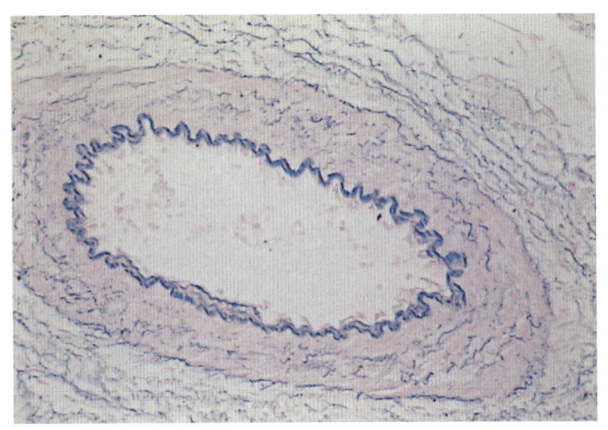

CP14：肝内動脈（×20）3 μm切片．背景のケルンエヒテロートの赤に対比して弾性線維が明瞭に青く染まっている．

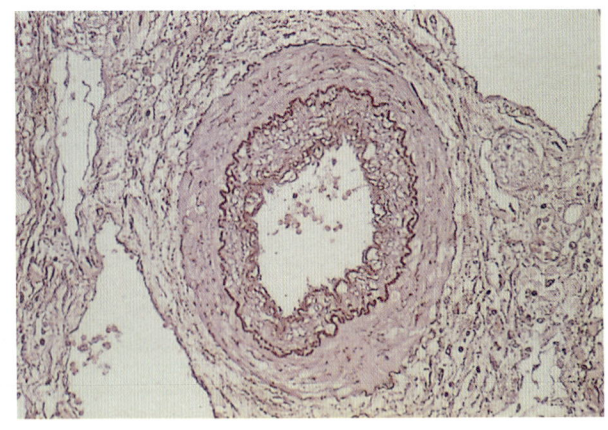

CP15：肝内動脈（×20）3 μm切片．オルセイン染色（131頁参照）により，弾性線維は濃褐色に染まってくるが，背景も淡く褐色に染まる．

C．弾性線維・膠原線維同時染色法

1．エラスチカ・ワンギーソン染色
Elastica van Gieson (EVG) stain

目 的　　　結合組織線維の中の弾性線維と膠原線維を同一切片上で染め分ける．また筋線維も鑑別できる方法で，比較的安定した結果が得られることから，最も頻繁に用いられる結合組織線維染色法の一つである．

原 理　　　弾性線維に関しては，レゾルシンフクシンが弾性線維に含まれるポリペプチド鎖，粘液多糖と結合した蛋白と結合するという化学的説明がなされ，膠原線維と筋線維については，色素粒子の大小による物理的説明（すなわち物理化学的理論）がなされているが，本質は明らかではない．

準備試薬　　塩基性フクシン $C_{19}H_{18}N_3Cl$
　　　　　　レゾルシン $C_6H_6O_2$
　　　　　　29％塩化第二鉄液 $FeCl_3$
　　　　　　アルコール C_2H_5OH
　　　　　　濃塩酸 HCl
　　　　　　ワイゲルトの鉄ヘマトキシリン液（13頁参照）
　　　　　　飽和ピクリン酸水溶液（14頁参照）
　　　　　　酸フクシン $C_{20}H_{17}N_3Na_2O_9S_3$

試薬の調製　1．ワイゲルトのレゾルシンフクシン原液（前田法による弾性線維染色液も可．16頁参照）
　　　　　　　塩基性フクシン　2g
　　　　　　　レゾルシン　5g

蒸留水　200ml
29％塩化第二鉄液　25ml
50％アルコール　適宜（300〜500ml必要）
純アルコール　約300ml

① 乳鉢に塩基性フクシン2gとレゾルシン5gを入れ，乳棒でよくすり潰し蒸留水200mlを加えてよく溶解する．
② ①液を蒸発皿に移し，はじめ細火にしてガラス棒でかき混ぜながら徐々に火を強め，液量が半分になるまで煮詰める．
③ 液量が約半分になったところで29％塩化第二鉄液25mlを少しずつ注意して加え，さらに中火で約20分煮詰めた後，室温冷却する．
④ 泥状沈殿物を濾紙上にかき集め，ロートに濾紙を置いて洗浄の準備をする．
⑤ 水をロートに入れて吸引する操作を数回繰り返し，濾液が透明に近い色になったら50％アルコールを入れて同様に吸引し洗う．さらに水で洗い，濾液が無色透明になったら蒸留水で洗い流して洗浄を中止する．
⑥ 濾紙を37℃フラン器内で完全に乾燥させる（約1週間）．
⑦ 乾燥した沈殿物を濾紙のまま約500ml用量の大きめの蒸発皿に入れ，純アルコール200mlを入れて加温溶解する．ガラス棒で濾紙上の沈殿物がよく融けるよう引き裂くようにしながら5〜10分加温する（ガスバーナーには必ず金網をかけ，炎が外に出てアルコールに引火しないよう十分注意！！）．
⑧ 約半量になった液を室温冷却後濾過し，濾液にアルコールを加え全量を200mlとして原液とする（約6カ月間保存可能）．

　使用液：70％アルコール99mlに濃塩酸1mlを混和した液で2〜5倍希釈して用いる（約1カ月間使用可能）．

2．ワイゲルトの鉄ヘマトキシリン液（13頁参照）
3．ワンギーソン染色液（14頁参照）

固　定	10〜20％ホルマリン液
薄　切	約3μm

染色方法		
脱パラ	step 1：	脱パラフィン後，純アルコール，95％アルコール，70％アルコール　各5〜10秒
染色	step 2：	ワイゲルトのレゾルシンフクシン液　30分〜1晩 ☞ 1
分別	step 3：	純アルコールで分別（2〜3槽）　各2〜3秒
水洗・洗浄	step 4：	流水水洗　約1分，蒸留水　5〜10秒
核染色	step 5：	ワイゲルトの鉄ヘマトキシリン液　2〜5分
水洗	step 6：	流水水洗　5〜10分
染色	step 7：	ワンギーソン液　約5分
後処理	step 8：	濾紙にはさんで余分な染色液を吸い取る ☞ 2
分別	step 9：	純アルコールで分別（2槽）　各3〜5秒 ☞ 3
脱水・透徹・封入	step 10：	脱水，透徹，封入 ☞ 4

染色結果　　弾性線維：黒紫色
　　　　　　　　膠原線維：赤
　　　　　　　　筋線維，細胞質，赤血球：黄色
　　　　　　　　核：黒褐色

注意点　　☞1：レゾルシンフクシン液の調製具合や希釈濃度によって染色時間が異なる．
　　　　　　☞2：濾紙にはさんで余分な染色液を吸い取ることによりピクリン酸の染色性は鮮やかにきれいになる．また分別ムラの防止になる．軽く濾紙にはさんで吸い取るが，使用して乾燥した凸凹の濾紙では切片に傷をつけるので新しい濾紙を用いる．
　　　　　　☞3：分別は素速く行う．ワンギーソン液から直接アルコールで分別する方法もあるが，ピクリン酸（黄色）と酸フクシン（赤）のコントラストがよくない．
　　　　　　☞4：キシレンでもピクリン酸の脱色が生じるので切片を必要時間以上長く放置しない．

付　記　　●ワンギーソン液の酸フクシンの代わりにシリウス赤を用いる方法（ピクロ・シリウス赤液）．酸フクシンにかえてシリウス赤F₃BA（CI 35780クローマ）水溶液を用いる．
　　　　　　　　飽和ピクリン酸水溶液　　100ml
　　　　　　　　1％シリウス赤水溶液　　3〜5ml
　　　　　　　著者らは1％シリウス赤3mlを飽和ピクリン酸水溶液100mlに加えて使用している．シリウス赤では赤色調が鮮やかで細い線維も明瞭に染め出され黄色とのコントラストがよい．また酸フクシンよりも褪色しにくい．
　　　　　　●ワイゲルトのレゾルシンフクシン染色液は比較的安定した結果の得られるものが市販されている（武藤化学）．

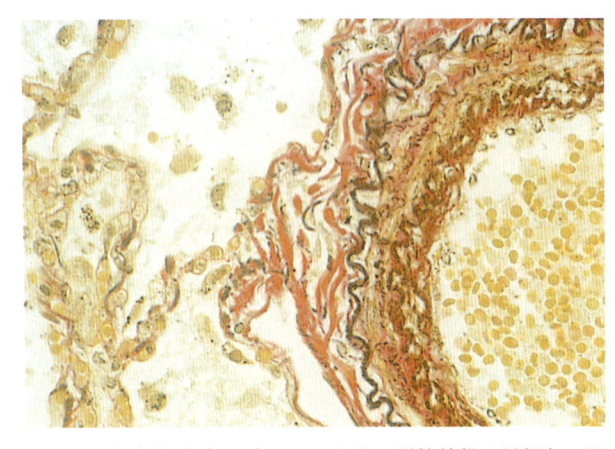

CP16：肺内動脈（×40）3μm切片．弾性線維は黒褐色，膠原線維は赤，赤血球や筋線維は黄色，核は黒に染まる．

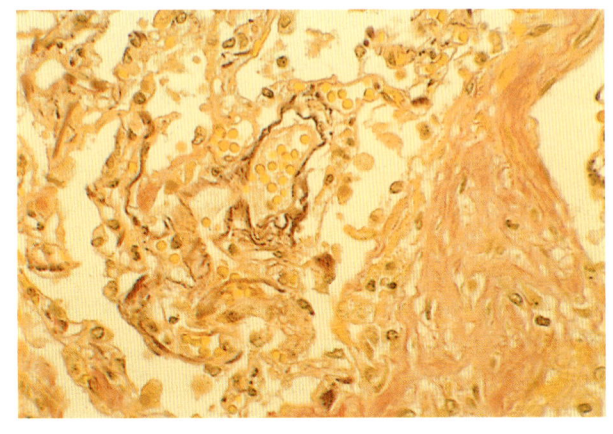

CP17：肺内細動脈（×40）3μm切片．黄色の背景に細い動脈の弾性線維が肺胞壁内の弾性線維とともに黒紫色に染まっている．

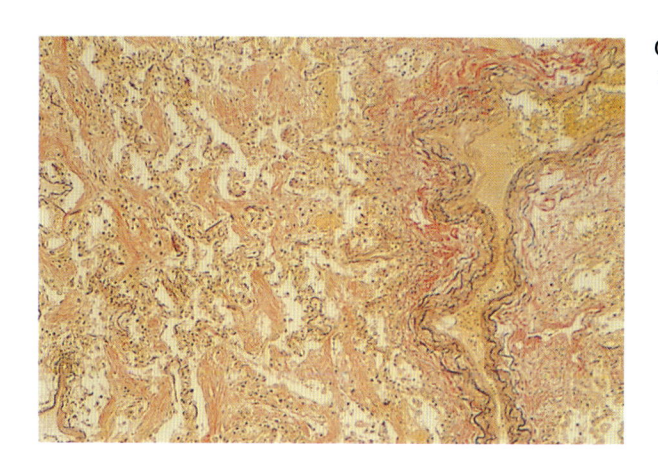

CP18：無気肺（×10）3 μm切片．CP19のビクトリア青・ワンギーソン染色の連続切片．色調を対比してほしい．

[参考文献]
日本病理学会編：病理技術マニュアル 3．病理組織標本作製技術，58-64，医歯薬出版，1981．
前田　明：ワイゲルト弾性線維染色法の変法，病理技術，31：24-26，1985．
Sweat F and Puchtler H：Sirius red F_3BA as a stain for connective tissue. Arch Path. 78：69-72，1964

2．ビクトリア青・ワンギーソン染色
Victoria blue van Gieson (VVG) stain

目　的	エラスチカワンギーソン染色（EVG）と同様，弾性線維と膠原線維，筋線維を同一切片上で染め分けるほか，酸化処理を施すことによって肝組織中のHBs抗原も証明される．EVG染色よりも各線維間の色のコントラストがよく，共染もないため推薦できる方法である．
原　理	化学的親和性と色素粒子の大小による物理的説明がなされているが詳細は不明である．
準備試薬	ビクトリア青染色液（18頁参照） ワンギーソン染色液（14頁参照）
試薬の調製	1．0.5％過マンガン酸カリウム水溶液 ☞ 1 2．2％シュウ酸水溶液 ☞ 1 3．ワイゲルトの鉄ヘマトキシリン液（13頁参照） 4．ビクトリア青染色液（18頁参照） 5．ワンギーソン染色液（14頁参照）
固　定	10〜20％ホルマリン液
薄　切	約3 μm
染色方法	脱パラ・水洗・洗浄　　step 1：脱パラフィン，流水水洗　2〜3分，蒸留水　5〜10秒 酸化　　　　　　　　step 2：0.5％過マンガン酸カリウム水溶液　15分 ☞ 1 水洗・洗浄　　　　　step 3：流水水洗　1〜2分，蒸留水　3〜5秒

脱色	step 4	：2％シュウ酸水溶液　5分　☞ 1
水洗	step 5	：流水水洗　2〜3分
親和	step 6	：70％アルコールになじませる　5〜30秒
染色	step 7	：ビクトリア青液　12〜24時間
分別	step 8	：70％アルコールにて分別，下地が完全に抜けるまで
水洗・洗浄	step 9	：流水水洗　2〜3分，蒸留水　5〜10秒
核染色	step 10	：ワイゲルトの鉄ヘマトキシリン液　2〜5分
水洗	step 11	：流水水洗　5〜10分
染色	step 12	：ワンギーソン液　約5分
後処理	step 13	：濾紙にはさんで余分な染色液を吸い取る　☞ 2
分別	step 14	：純アルコール（2槽）で分別　☞ 3
脱水・透徹・封入	step 15	：脱水，透徹，封入　☞ 4

染色結果　　弾性線維，HBs抗原：青 ☞ 5
　　　　　　　膠原線維：赤
　　　　　　　筋線維，細胞質，赤血球：黄色
　　　　　　　核：黒褐色

注意点　　☞ 1：弾性線維の染色だけを目的とする場合は必要ないが，肝臓でHBs抗原を同時に証明したい時には酸化が不可欠である．シュウ酸はKMnO$_4$の脱色剤として使用．HBs抗原を目的としない時は脱パラフィン後のstep 1からstep 6へ直接進む．
　　　　　　☞ 2：濾紙にはさんで余分な染色液を吸い取ることにより，ピクリン酸の染色性は鮮やかに綺麗になる．また分別ムラの防止になる．軽く濾紙にはさんで吸い取るが，使用して乾燥した凸凹の濾紙では切片に傷をつけるので新しい濾紙を用いる．
　　　　　　☞ 3：分別は素速く行う．ワンギーソン液から直接アルコールに入れて分別する方法は，ピクリン酸の黄色と酸フクシンの赤のコントラストがよくない．
　　　　　　☞ 4：キシレンでもピクリン酸の脱色が生じるので切片を必要時間以上長く放置しない．
　　　　　　☞ 5：HBs抗原は染まりかたにより，封入体型，びまん型，膜型に分類されるが，封入体型はよく染まり，びまん型は陰性から弱陽性，膜型は本染色ではほとんど証明されない．

付　記　　●著者らはワンギーソン染色との重染色法を発表した際，数種の酸化剤を検討したが，現在は0.5％過マンガン酸カリウムを選択している．
　　　　　　●ワンギーソン液の酸フクシンの代わりにシリウス赤を用いる方法（ピクロ・シリウス赤液）：1％酸フクシンに代えて1％シリウス赤F$_3$BA（CI 5780クローマ）水溶液を用いる．著者らは1％シリウス赤3mlを飽和ピクリン酸水溶液100mlに加えて使用している．シリウス赤では赤色調が鮮やかで，細い線維も明瞭に染め出され黄色とのコントラストがよい．また酸フクシンよりも褪色しにくい．

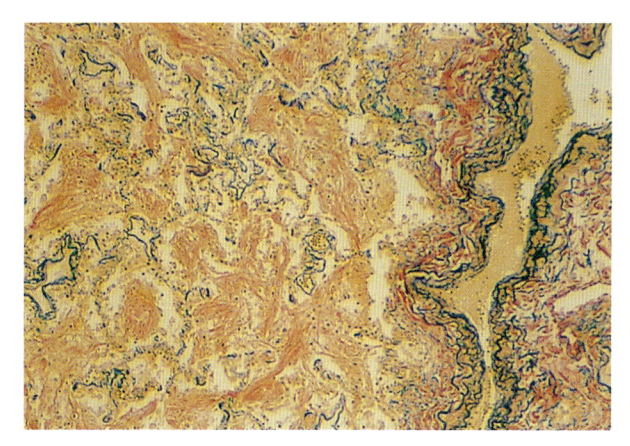

CP19：無気肺（×10）3μm切片．CP18の連続切片．弾性線維が濃青色，膠原線維は赤，赤血球や筋線維は黄色にコントラストよく染まる．

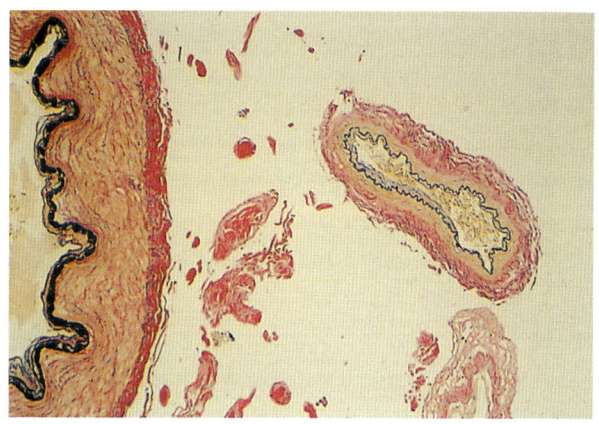

CP20：脳底動脈（×10）3μm切片．左に太い動脈の一部と，右には細い動脈の輪切りが見える．内弾性板はビクトリア青により濃青色に，膠原線維が酸フクシンによって赤く，赤血球はピクリン酸により黄色に染め分けられる．

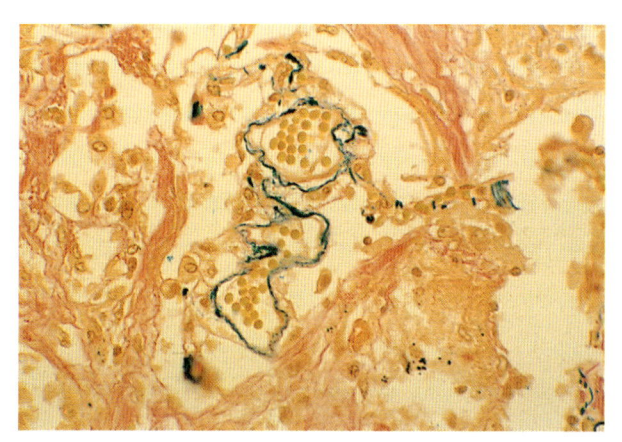

CP21：肺内細動脈（×40）3μm切片．CP17の連続切片．細い動脈の弾性線維が青く明瞭に認められる．

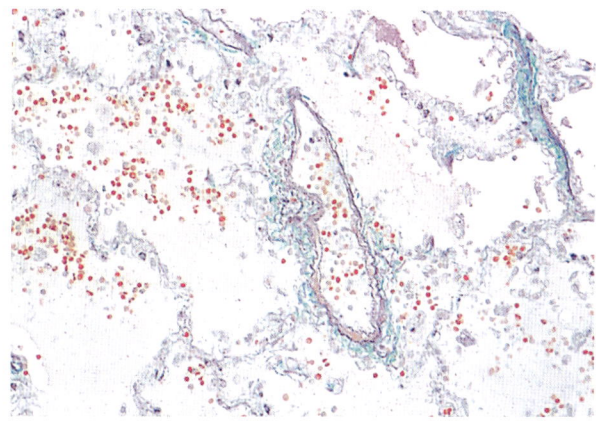

CP22：肺内動脈（×20）3μm切片．Gomoriのアルデヒドフクシン染色（74頁参照）で弾性線維は紫色，結合組織はライト緑により緑色に染まる．

[参考文献]
伊藤浩治ら：弾性線維，膠原線維，筋組織の同時染色法．衛生検査，3：564，1985．
樋口良子ら：HBs抗原の染色性と切片上の抗原保存について．衛生検査，34：146-150，1985．
日本病理学会編：病理技術マニュアル3．病理組織標本作製技術，58-64，医歯薬出版，1981．
前田 明：ワイゲルト弾性線維染色法の変法．病理技術，31：24-26，1985．
Sweat F and Puchtler H：Sirius red F_3BA as a stain for connective tissue. Arch Path 78：69-72，1964．

D．細網線維（格子線維・好銀線維）の染色法

1．渡辺鍍銀法（変法）・過ヨウ素酸酸化細網線維鍍銀法（畠山・川名変法）
Silver implegnation method for reticulin fibers

目　的　　　　線維性結合組織中の細網線維を染める．この染色は，組織構築像の観察および非上皮性腫瘍の診断に有用である．

原　理　　　　銀アンモニア錯体と化学的親和性をもつ組織蛋白の，主にアミノ基と，銀アンモニア錯体を形成しているアンモニアとの交換反応である．

準備試薬　　　過ヨウ素酸 HIO_4（または過マンガン酸カリウム $KMnO_4$）☞ 1
シュウ酸 $HOOCCOOH・2H_2O$
鉄ミョウバン（硫酸第二鉄アンモニウム）$FeNH_4(SO_4)_2・12H_2O$
硝酸銀 $AgNO_3$
水酸化カリウム KOH
アンモニア NH_3
ゼラチン
ホルマリン原液 $HCHO$
塩化金 $HAuCl_4・H_2O$
チオ硫酸ナトリウム $Na_2S_2O_3・5H_2O$（または写真用酸性硬膜定着剤）

試薬の調製　　1．酸化剤：0.5％過ヨウ素酸水溶液 ☞ 1
　過ヨウ素酸　0.5g
　蒸留水　100ml
　上記を混合溶解する．
2．2％シュウ酸水溶液
　シュウ酸　2g
　蒸留水　100ml
　上記を混合溶解する．
3．2％ミョウバン水溶液
　鉄ミョウバン　2g
　蒸留水　100ml
　上記を混合溶解する．
4．ゼラチン加アンモニア銀液 ☞ 2, 3
　20％硝酸銀水溶液　2.5ml
　10％水酸化カリウム　5滴（2ml容量駒込ピペット）
　100ml用三角フラスコに硝酸銀溶液と水酸化カリウムを加え，フラスコの底部を回転させながら混和後，濃アンモニア水を撹拌しながら滴下し，黒色顆粒が10粒程度残る状態をアンモニアを加える終点とする．その液に蒸留水を加えて全量を50mlとする．さらに1％ゼラチン2.5mlを

加えて使用液とする．使用時調製．

5．還元液

　2％鉄ミョウバン　4 ml
　ホルマリン原液　2 ml
　蒸留水　150 ml
　使用時に混合する．

6．0.2％塩化金液

　塩化金　0.2 g
　蒸留水　100 ml
　上記を混合溶解する．保存がきくので再利用する．

7．定着液：2.0％チオ硫酸ナトリウム液（写真用酸性硬膜定着剤でもよい）☞ 4

　チオ硫酸ナトリウム　2 g
　蒸留水　100 ml
　上記を混合溶解する．

固　定　　10〜20％ホルマリン液

薄　切　　6〜8 μm ☞ 5

染色方法

脱パラ・水洗	step 1：脱パラフィン，流水水洗　2〜3分，蒸留水　5〜10秒	
酸化	step 2：0.5％過ヨウ素酸水　2〜3分	
水洗	step 3：水洗　3分	
	直接step 6へ進める．	
	（0.5％過マンガン酸の場合はstep 4と5が必要）	
還元	step 4：2％シュウ酸　1分	
水洗	step 5：水洗　3〜5分	
増感	step 6：2％鉄ミョウバン　1分	
洗浄	step 7：蒸留水水洗　3回ほど蒸留水を交換しよく洗う　各3〜5秒	
鍍銀	step 8：ゼラチン加アンモニア銀液　7〜10分	
分別	step 9：95％アルコール　1〜2秒 ☞ 6	
還元	step 10：還元液　1〜2分 ☞ 7，8	
水洗・洗浄	step 11：流水水洗　1〜2分，蒸留水　5〜10秒	
置換	step 12：0.2％塩化金　10〜60分	
洗浄	step 13：蒸留水水洗　3回ほど蒸留水を交換しよく洗う　各3〜5秒	
シュウ酸処理	step 14：2％シュウ酸　1分	
水洗	step 15：流水水洗　3〜5分	
定着	step 16：定着液　3〜5分	
水洗	step 17：流水水洗　1〜2分	
脱水・透徹・封入	step 18：脱水，透徹，封入	

染色結果　　細網線維：黒色

　　　　　　　膠原線維：赤紫色

核：エンジ色
細胞質：淡エンジ色

注意点

☞ 1：過マンガン酸カリウム酸化では，組織によって酸化時間の選択が難しい．酸化時間が長いと細網線維が断裂したり，核が染まらない．逆に短いと銀鏡反応が生じて全体が黒く染まる（図参照）．過ヨウ素酸酸化の場合は酸化時間1〜30分でほとんど影響なく，細網線維はもちろん核の染色性も良好である．また，過ヨウ素酸の代わりに過ヨウ素酸カリウム，過ヨウ素酸ナトリウムも使用可能である．

☞ 2：使用器具の洗浄は厳重に行う．染色中はピンセットなど金属性の器具は使用しない．

☞ 3：銀液作製時のアンモニア滴下は，最初に5〜6滴を手早く滴下してよく撹拌した後，1滴下と撹拌を繰り返しながら，顆粒が微量残る状態（アンモニア10滴が目安）でやめる．アンモニアは管壁につけないように，また撹拌は十分に行う．

☞ 4：写真用定着剤使用の時は約5倍に希釈して使用する．

☞ 5：使用切片は通常6〜8μmを用いる．薄い切片では，細網線維が切れ切れになってしまい，構築像の観察が不可能になる．

☞ 6：銀液の後の95%アルコールは素早く2回通す程度ですぐに還元液に移す．

☞ 7：還元液は使用時に作る（鍍銀の間でよい）．

☞ 8：還元液に入れる時はよく撹拌しながら入れる．

付記

●染色時のコントロールには，肝，脾，リンパ節などがよい．
●アンモニア銀液とゼラチン加アンモニア銀液の相違点：鍍銀染色ではしばしば背景に非特異的銀粒子の沈着を認めることがある．この銀粒子の沈着を抑制するために，保護コロイド作用のあるゼラチンをアンモニア銀液に加えてある．
●N・F法：渡辺鍍銀法のアンモニア銀液とは異なった調製法を行う．
　8%硝酸アンモニウム7ml，4%水酸化ナトリウム8ml，10%硝酸銀4ml，蒸留水35mlを順に混合し，使用液とする．
　渡辺鍍銀法と比べ，銀液調製時の繁雑さがなく，簡便な方法であり，染色性も比較的安定している．

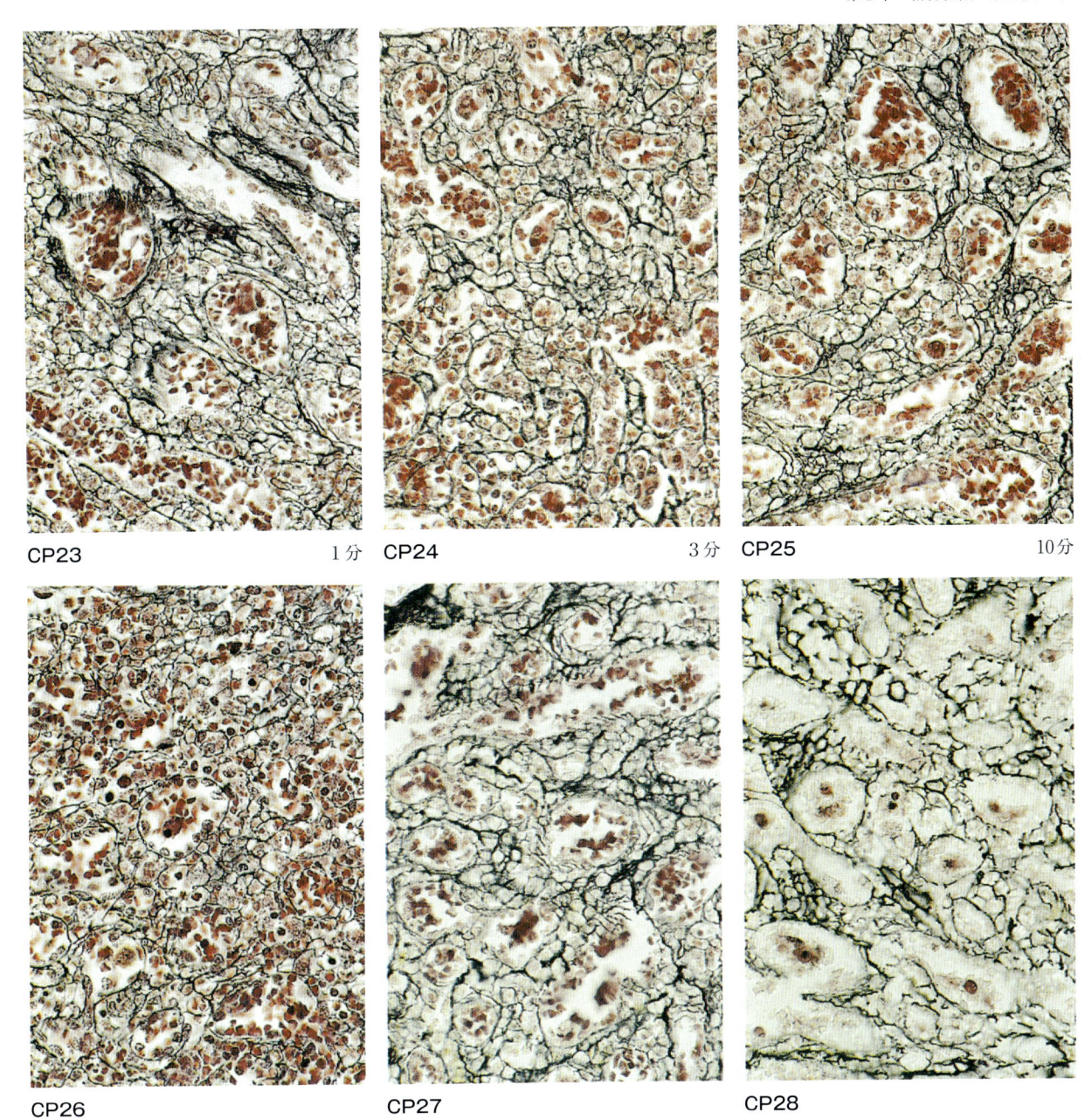

| CP23 1分 | CP24 3分 | CP25 10分 |

| CP26 | CP27 | CP28 |

CP23〜28：脾臓（×40）．目的物に対する銀粒子の吸着に選択性をもたせるため，酸化処理を行う．CP23〜25は0.5％過ヨウ素酸にて切片をそれぞれ1分，3分，10分酸化したものである．CP26〜28は0.5％過マンガン酸カリウムにて同時間酸化し，CP23〜25と対比している．過ヨウ素酸では酸化時間による染色性の差がみられず，細網線維，核ともに明瞭に染め出されている．一方，過マンガン酸カリウム酸化では，染色性の変化が明らかである．3分でも核の不明瞭化が表れているが，10分酸化ではまったく核は染色されず，線維だけが残っている状態で，しかも線維の断裂もみられる．

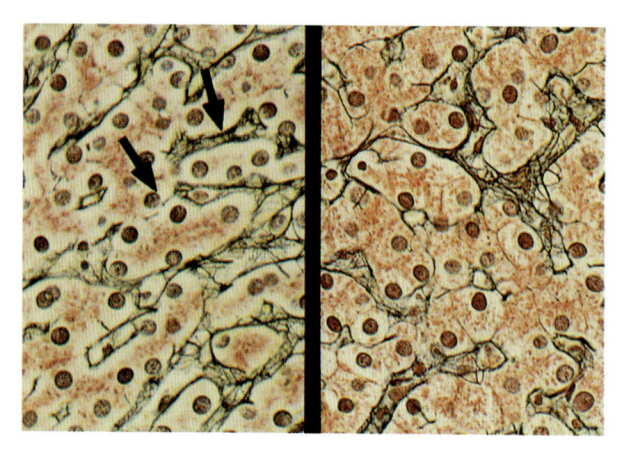

CP29：肝生検材料（×40）．左は0.5％過マンガン酸カリウムで3分間酸化したもの．過マンガン酸カリウム酸化では，染色良好であっても細胞質周辺が抜けているのがわかる（矢印）．過ヨウ素酸では，細胞質は均一に反応している．

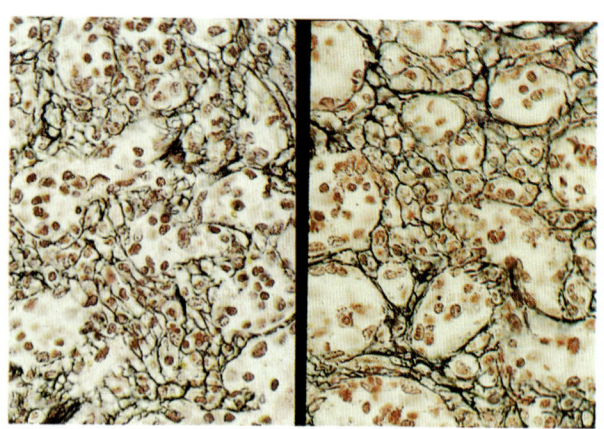

CP30：脾臓（×40）．左は過ヨウ素酸ナトリウムで3分間酸化．右は0.5％過ヨウ素酸カリウムで3分間酸化したもの．過ヨウ素酸酸化と同様，良好な染色性を示している．

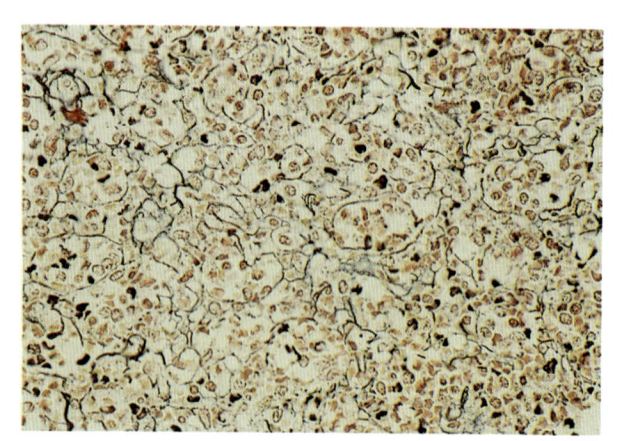

CP31：脾臓2μm切片（×40）．個々の細胞の関連をみるには都合がよいが，構築像の観察には適さない．

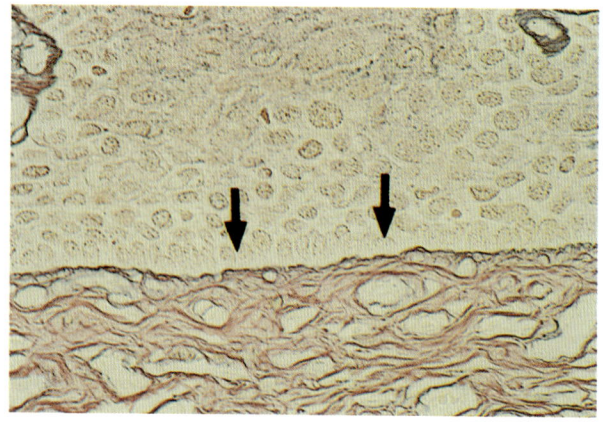

CP32：食道2μm切片（×40）．観察対象を基底膜（矢印）に絞ると，薄い切片でも観察の補助としては使用可能である．

[参考文献]

川名展弘ら：過ヨウ素酸酸化による細網線維鍍銀染色変法，病理技術，43：5-8，1991．
渡辺恒彦ら：好銀線維の染色（鍍銀染色），病理技術マニュアル，3：65-72，1981．
佐々木久美子：保護コロイドを使った非特異的銀顆粒抑制法，病理技術，39：28，1989．
岩垂　司：銀染色のやさしい理論と染色法，Medical Technology，11：1191-1194，1983．

E．腎糸球体基底膜の染色を主な目的とした染色法

1．過ヨウ素酸メセナミン銀染色
Periodic acid methenamine silver (PAM) stain

目 的　　　　腎糸球体基底膜，毛細血管基底膜を染めるのを主な目的とするが，糖蛋白なども染色される．

原 理　　　　過ヨウ素酸で多糖類のグリコール基を酸化してアルデヒド基を生成させ，この生じたアルデヒド基の還元作用を利用してメセナミン銀の銀イオンを還元させ，金属銀として沈着させる反応である．

準備試薬　　過ヨウ素酸 HIO_4
　　　　　　　ヘキサメチレンテトラミン（メセナミン）$(CH_2)_6N_4$
　　　　　　　硝酸銀 $AgNO_3$
　　　　　　　ホウ酸ナトリウム（ホウ砂）$Na_2B_4O_7・10H_2O$
　　　　　　　中性ホルマリン液（238頁参照）
　　　　　　　ホルマリン液
　　　　　　　塩化金 $HAuCl_4・4H_2O$
　　　　　　　シュウ酸 $H_2O_4C_2・2H_2O$
　　　　　　　チオ硫酸ナトリウム（ハイポ）$Na_2S_2O_3$
　　　　　　　チオセミカルバジド N_3H_5CS

試薬の調製　　1．1％過ヨウ素酸
　　　　　　　　　過ヨウ素酸　1g
　　　　　　　　　蒸留水　100ml
　　　　　　　　　上記を混合溶解する．
　　　　　　　2．メセナミン銀液 ☞ 1，2
　　　　　　　　　3％メセナミン水溶液　25ml
　　　　　　　　　5％硝酸銀水溶液　2.5ml
　　　　　　　　　蒸留水　20ml
　　　　　　　　　5％ホウ砂水溶液　2.5ml
　　　　　　　　　1％ゼラチン 0.5ml ☞ 3
　　　　　　　　①100ml用量の三角フラスコに3％メセナミン銀液，5％硝酸銀水溶液を加えると最初白濁するが混合すると透明になる．
　　　　　　　　②蒸留水20mlと5％ホウ砂水溶液を加え混合する．
　　　　　　　　③最後に1％ゼラチン0.5mlを加え使用液とする．調製された液は無色透明である．溶液が白濁していたり沈殿が生じた時は調製し直す．
　　　　　　　3．4％中性ホルマリン液
　　　　　　　　　中性ホルマリン原液　4ml
　　　　　　　　　蒸留水　100ml

　　　　　　　　上記を混合する．
　　　　　4．0.2％塩化金溶液
　　　　　　　　塩化金　0.2g
　　　　　　　　蒸留水　100m*l*
　　　　　　　　上記を混合溶解する．
　　　　　5．ジョーンズ補強液
　　　　　　　　2％シュウ酸　50m*l*
　　　　　　　　ホルマリン原液　0.5m*l*
　　　　　　　　上記を混合する．
　　　　　6．定着液：5％チオ硫酸ナトリウム水溶液（写真用酸性定着液を5倍希釈しても可）
　　　　　　　　チオ硫酸ナトリウム　5g
　　　　　　　　蒸留水　100m*l*
　　　　　　　　上記を混合溶解する．
　　　　　7．0.5％チオセミカルバジド溶液
　　　　　　　　チオセミカルバジド　0.5g
　　　　　　　　蒸留水　100m*l*
　　　　　　　　上記を混合溶解する．

固　定　　　10～20％ホルマリン液
薄　切　　　2 μm以下 ☞ 4

染色方法

脱パラ・水洗	step 1：脱パラフィン，流水水洗　2～3分
酸化	step 2：1％過ヨウ素酸　10分
水洗	step 3：流水水洗　3分
媒染	step 4：0.5％チオセミカルバジド溶液　5分 ☞ 5
水洗	step 5：流水水洗　3分
洗浄	step 6：蒸留水水洗（3槽），切片を揺すりながらよく洗う　各5～10秒
鍍銀	step 7：メセナミン銀液，58～60℃　20～60分 ☞ 6, 7 　　　　使用する20～30分前から温めておく．
洗浄	step 8：蒸留水水洗（3槽），切片を揺すりながらよく洗う　各5～10秒 　　　　鏡検し染色状態を確認する ☞ 8
反応停止	step 9：4％中性ホルマリン水溶液　2～3秒
洗浄	step 10：蒸留水水洗（3槽），切片を揺すりながらよく洗う　各5～10秒
置換（調色）	step 11：0.2％塩化金　15分
洗浄	step 12：蒸留水水洗，切片を揺すりながらよく洗う　各5～10秒
補強	step 13：ジョーンズ補強液　2～3秒 ☞ 9
洗浄	step 14：蒸留水水洗，切片を揺すりながらよく洗う　各5～10秒
定着	step 15：定着液　3分
水洗	step 16：流水水洗　5分
HE染色	step 17：ヘマトキシリン・エオジン染色 ☞ 10
脱水・透徹・封入	step 18：脱水，透徹，封入

染色結果	基底膜,メサンジウム基質,細網線維:黒色
	膠原線維:褐色
	核:青藍色
	赤血球:橙赤色
	細胞質:桃色

注意点

☞ 1:使用器具はよく洗浄し,蒸留水を通したものを使用する.染色時には金属性ピンセットは使用しない.

☞ 2:メセナミン銀液は使用時調製,切片を入れる20分位前から温めておくと鍍銀時間を短縮できる.

☞ 3:メセナミン銀液にゼラチンを加えなくてもよいが,加えることにより非特異的銀粒子の沈着やスライドガラスへの銀鏡反応を防ぎ,後染色のコントラストがよくなる.

☞ 4:1〜1.5μm切片が望ましい.厚い切片では糸球体,および毛細血管の基底膜,メサンジウム基質が真っ黒になり観察できない.

☞ 5:チオセミカルバジド処理は,省略してもよいが,使用すると鍍銀の特異性が高まり,大幅に時間短縮できる.

☞ 6:鍍銀の終点決定が染色結果に及ぼす影響は非常に大きく,終点決定が大切である.最初に太い血管の基底膜,次に尿細管,およびボウマン氏嚢の基底膜,最後に糸球体基底膜や糸球体内毛細血管基底膜の順に鍍銀される.終点近くになったら室温で反応させると鍍銀過剰にならずにすむ.後の操作で若干鍍銀されたものが薄くなるので多少濃いめに反応させるが,過剰反応は微細な基底膜の変化が不明になるので注意する.

☞ 7:鍍銀時間は組織や病変によって異なるが,目安として,チオセミカルバジド処理した場合20〜30分,未処理では40〜50分を要する.

☞ 8:鍍銀の終点チェックは銀液から蒸留水に切片を移して行う.再度鍍銀する場合には切片をよく蒸留水で洗浄してから銀液に戻す.

☞ 9:4%中性ホルマリン液,およびジョーンズ補強液は,省略しても染色性に大差はない.

☞ 10:HE染色は切片が薄いことに加え,鍍銀後のためにエオジンが特に染まりにくくなっているので染色時間を長めに行う.エオジン染色後は高濃度アルコールで直接分別脱水を手早く行う.

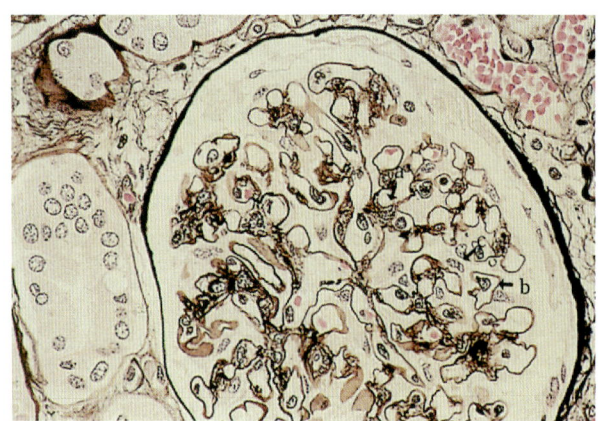

CP33：腎（×40）2μm切片．糸球体基底膜が細く明瞭に黒色に染まっており，メサンジウム細胞（a），糸球体内皮細胞（b），糸球体上皮細胞（c）なども容易に識別できる．

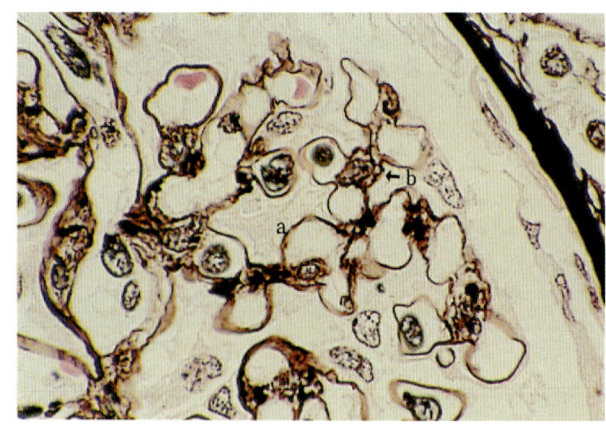

CP34：腎（×100）2μm切片．CP33の強拡大像．切片が薄いため強拡大でも細胞が重ならず，糸球体基底膜（a），メサンジウム細胞（b）が明瞭に識別できる．PAM染色は切片の薄いことが極めて大切である．

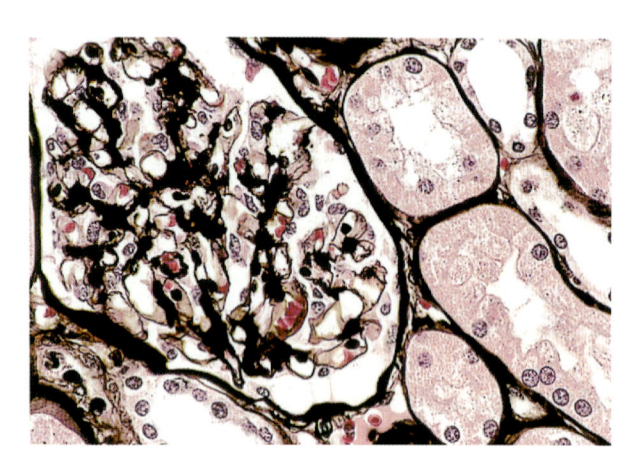

CP35：不良切片．腎（×40）5μm切片・切片が厚いため糸球体基底膜が太くベットリと染まり，糸球体構造の詳細な観察が不可能である．メサンジウム細胞の鑑別も困難．

CP36　　　　　　　　　　　　　　CP37　　　　　　　　　　　　　　CP38

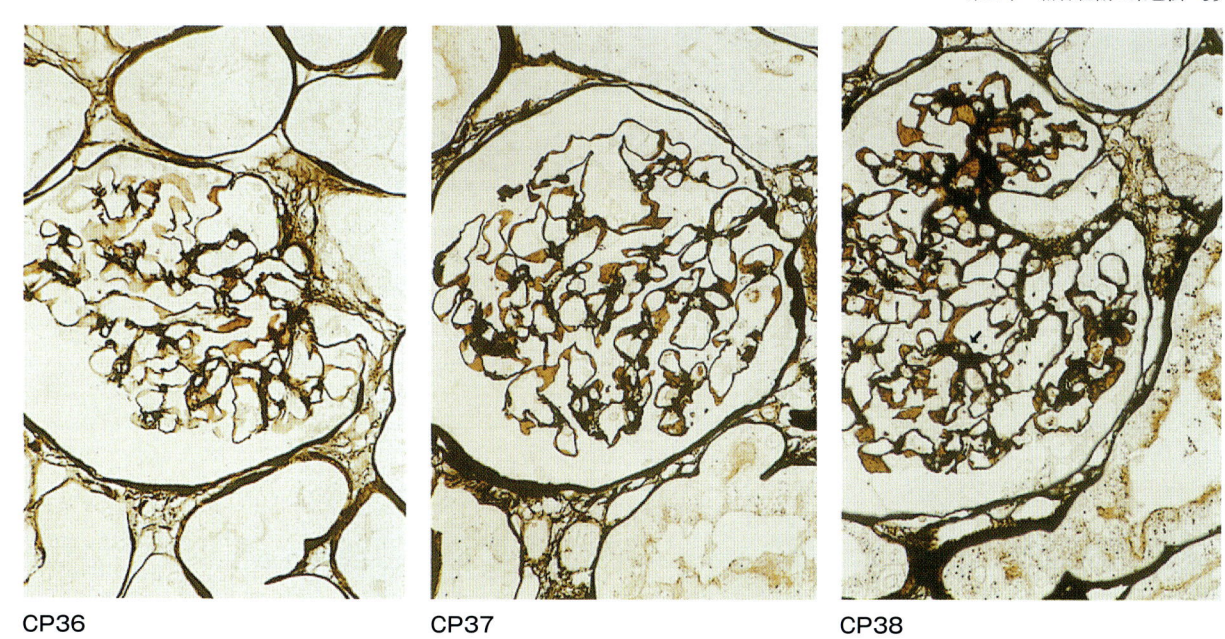

CP36～38：メセナミン銀液での反応時間による染色性の差（メセナミン銀液反応直後）．
CP36：腎（×40）2μm切片．銀液反応時間15分後，反応時間が短い：糸球体基底膜が淡く不明瞭．
CP37：腎（×40）2μm切片．銀液反応時間約40分後，反応時間が適当：糸球体基底膜が細く明瞭に染め出されている．このような染色性を得た時点で反応をやめ，染色操作の次に進める．
CP38：腎（×40）2μm切片．銀液反応時間約60分後，反応時間過剰：糸球体基底膜への余分な銀粒子付着により太く染まったり，糸球体基底膜の一部がメサンジウム領域とともにベッタリと染まり鏡検に支障がある（矢印）．

[参考文献]
林　勇ら：チオセミカルバジド（TSC）を用いた新しい過ヨウ素酸メセナミン銀（PAM）染色．病理技術，38：5-7, 1988.

第3章
多糖類の染色法

A. 単純多糖類（グリコーゲン）の染色法

主な糖類染色法と対象

染色法	主な検出対象（物質）	代表的染色対象と部位
過ヨウ素酸シッフ反応（PAS染色）	過ヨウ素酸酸化により生じたアルデヒド基	グリコーゲン，糖脂質，基底膜，真菌類，細菌類，赤痢アメーバ
アルシアン青（pH2.5）	カルボキシル基（COOH），硫酸基（SO$_3$）	腺上皮粘液細胞，肥満細胞，シアロムチン，スルフォムチン，クリプトコッカス
アルシアン青（pH1.0）	硫酸基（SO$_3$）	腺上皮粘液細胞，肥満細胞，スルフォムチン
高鉄ジアミン（HID：high iron diamin）	硫酸基（SO$_3$）	アルシアン青（pH1.0）と同じ．アルシアン青（pH2.5）との重染色によりシアロムチンとスルフォムチンを染め分ける
	酸性ムコ多糖を異染性（metachromasia）利用して検出	酸性ムコ多糖を含む粘液，軟骨，肥満細胞が異染性を示す

1. 過ヨウ素酸シッフ染色（48頁参照）
Periodic acid Schiff (PAS) stain

目　的　　　　糖質を検出する一般的染色法で，グリコーゲン，粘液物質，真菌類，アメーバの検出，腎糸球体病変の観察などに広く用いられる．

原　理　　　　過ヨウ素酸酸化によって糖質からアルデヒドを産生し，このアルデヒドをシッフ（Schiff）試薬で検出する．PAS反応の酸化条件下では糖蛋白質の近接水酸基のみが反応していると考えられている（48頁参照）．

準備試薬　　過ヨウ素酸 HIO$_4$
　　　　　　　塩基性フクシン C$_{19}$H$_{18}$N$_3$Cl ☞ 1
　　　　　　　メタ重亜硫酸ナトリウム NaHSO$_3$ または亜硫酸ナトリウム Na$_2$SO$_3$
　　　　　　　濃塩酸 HCl
　　　　　　　活性炭末
　　　　　　　マイヤーのヘマトキシリン染色液（3頁参照）

試薬の調製		1．0.5%（1%でも可）過ヨウ素酸水溶液

　　　　　　　　過ヨウ素酸　0.5g
　　　　　　　　蒸留水　100ml
　　　　　　　　上記を混合溶解する．
　　　　　　2．シッフ試薬（cold Schiff）：試薬調製が簡単で良好な結果が得られるコールド・シッフ試薬の作製法をとりあげる☞2
　　　　　　　　蒸留水　192ml
　　　　　　　　濃塩酸　8ml
　　　　　　　　メタ重亜硫酸ナトリウム　5g
　　　　　　　　塩基性フクシン　2g
　　　　　　①300ml容量の三角フラスコに蒸留水192mlを入れ，続いて濃塩酸8ml，メタ重亜硫酸ナトリウム5g，塩基性フクシン2gを順に加え，撹拌溶解する（スターラーで1晩撹拌する）．
　　　　　　②濃黄色透明な液に活性炭末1gを入れて5〜10分撹拌後濾過すると，無色透明な液となる．
　　　　　　③密栓し冷蔵保存する（数ヵ月間は使用可能）．
　　　　　3．亜硫酸水
　　　　　　　　10%メタ重亜硫酸ナトリウム水溶液　6ml
　　　　　　　　1N塩酸　6ml（50頁参照）
　　　　　　　　蒸留水　100ml
　　　　　　　　蒸留水100mlに10%メタ重亜硫酸ナトリウム水溶液，1N塩酸を順に加え混合する．
　　　　　4．炭酸リチウム水溶液：飽和炭酸リチウム水溶液（2頁参照）を3〜5倍に希釈する．
　　　　　5．マイヤーのヘマトキシリン染色液（3頁参照）．

固　定	10〜20%ホルマリン液，カルノア液，ブアン液
薄　切	2〜3μm

染色方法		
脱パラ・水洗・洗浄	step 1 ：	脱パラフィン，流水水洗　2〜3分，蒸留水　5〜10秒
酸化	step 2 ：	0.5%過ヨウ素酸水溶液　10分
水洗	step 3 ：	流水水洗　5分
洗浄	step 4 ：	蒸留水　5〜10秒
PAS反応	step 5 ：	シッフ試薬　室温　10〜15分 ☞3
洗浄	step 6 ：	亜硫酸水（3槽）　各2分 繰り返し使用しない．
水洗	step 7 ：	流水水洗　約10分
核染色	step 8 ：	マイヤーのヘマトキシリン液　約2分 ☞4
水洗	step 9 ：	流水水洗　30〜60秒 最初に数回流水中で切片を上下し，余分な染色液を洗い落とす．
色出し	step 10：	炭酸リチウム水溶液にて色出し　2〜3分
水洗	step 11：	流水水洗　3〜5分
脱水・透徹・封入	step 12：	脱水，透徹，封入

染色結果	グリコーゲン，糖脂質，糖蛋白（中性粘液，シアロムチン，スルフォムチン），赤痢アメーバ，真菌類，ある種の細菌類：赤色〜紫赤色

注意点

☞ 1：塩基性フクシンには，パラローズアニリン $C_{19}H_{18}N_3Cl$：Pararosaniline（Magenta O），ローズアニリン $C_{20}H_{20}N_3Cl$：Rosanilin（Magenta I），Magenta II：$C_{21}H_{22}N_3Cl$，ニューフクシン $C_{22}H_{24}N_3Cl$：New fuchsin（Magenta III）などがある．いずれもシッフ試薬になるが，**パラローズアニリン（Magenta O）が最もよい．**

☞ 2：シッフ試薬調製には加熱溶解が従来多く用いられたが，結果が不安定である．コールドシッフ法は調製が簡単でかつ安定した良好な結果が得られる．

☞ 3：シッフ試薬は繰り返し使用可能だが，淡桃色に変色した液は非特異的着色が生じるため使用しない．少量のホルマリン原液にシッフ試薬を滴下してすぐに発色しなくなったら交換する．

☞ 4：過ヨウ素酸酸化によって染まりやすくなっているため，HE染色の適性染色時間よりも短い時間で染色する．ヘマトキシリンが濃いと赤色調の鮮明さがなくなり陽性色が紫がかった色調になる．

付 記

●細網線維もよく染まるが，腎の糸球体基底膜の観察目的には 2 μm 以下の薄い切片がよい．好中球や骨髄巨核球も染まってくる．骨髄腫などでは腫瘍細胞の細胞質内に淡い桃色の陽性所見をみることがあるが免疫グロブリンである．

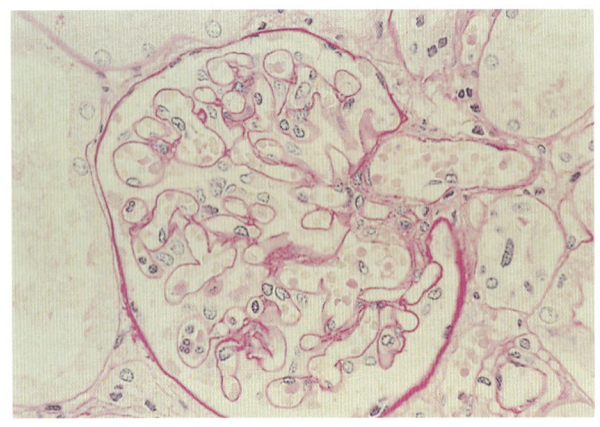

CP39：腎（×40） 2 μm 切片．コールドシッフ試薬による染色．切片が薄いため，明瞭に糸球体基底膜を染め出している．

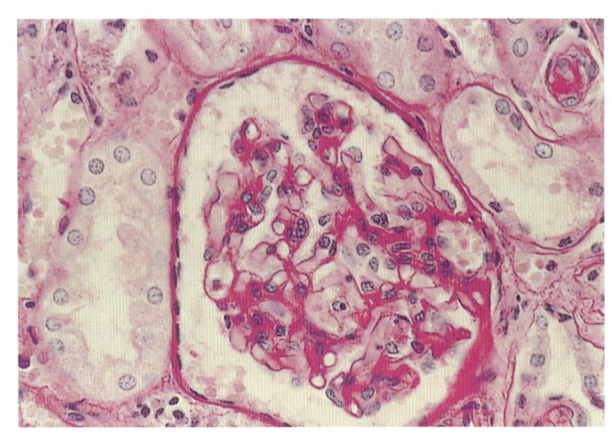

CP 2：腎（×40） 6 μm 切片．不良標本．コールドシップ試薬による染色．切片が厚いため糸球体基底膜構造などの詳細が不明である．

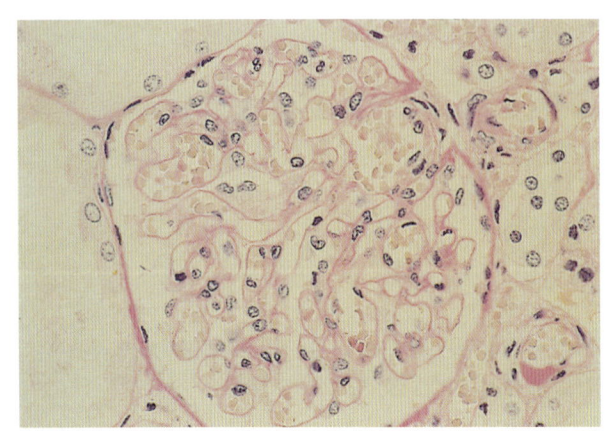

CP41：腎（×40） 2 μm 切片．不良標本．シッフ試薬が古くなり赤く着色した液による染色．目的とする糸球体基底膜は染まっていない．

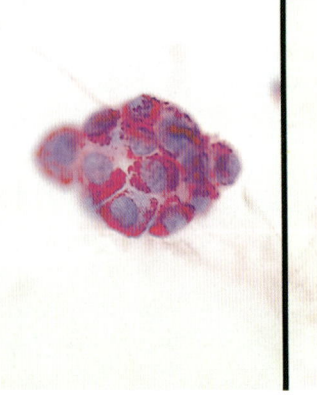

左：腹水中の中皮細胞PAS染色．強陽性反応がみられ，細胞質は紫赤色を示す．
右：同一検体のα-アミラーゼ消化後PAS染色．消化されたためPAS陽性物は陰性化を示し，グリコーゲンであったことが理解される．（左右とも×40）．

[参考文献]
病理技術研究会編：病理標本の作り方．70-71．文光堂，1992．

2．α-アミラーゼ消化・PAS染色

目 的 　　　種々のPAS陽性物の中からグリコーゲンを鑑別する．

原 理 　　　ジアスターゼによってグリコーゲンを分解しシッフ試薬との反応を妨げる．

準備試薬 　　α－アミラーゼ ☞ 1
　　　　　　　　第一リン酸ナトリウム $NaH_2PO_4・2H_2O$
　　　　　　　　第二リン酸ナトリウム $Na_2HPO_4・12H_2O$

試薬の調製 　1．0.1Mリン酸緩衝液（pH 6.4）
　　　　　　　　1）0.2M第一リン酸ナトリウム $NaH_2PO_4・H_2O$　27.6g（$NaH_2PO_4・2H_2O$　31.2g）を蒸留水に溶解し1,000mlとする．
　　　　　　　　2）0.2Mリン酸ナトリウム $Na_2HPO_4・7H_2O$　53.6g（$Na_2HPO_4・12H_2O$　71.6gあるいは $Na_2HPO_4・2H_2O$　35.6gでもよい）を蒸留水に溶解し1,000mlとする．
　　　　　　　　3）1）液73.5mlに2）液26.5mlを加え，さらに蒸留水100mlにて全量200mlとする．
　　　　　　　　2．α－アミラーゼ　50mgを0.1Mリン酸緩衝液　50mlに溶解する ☞ 2

固 定 　　　10〜20％ホルマリン液，カルノア液，ブアン液

薄 切 　　　2〜3μm

染色方法
　脱パラ　　　　step 1：同一切片を2枚用意し，脱パラフィン，アルコールに入れる ☞ 3
　アミラーゼ処理　step 2：切片1は流水水洗後，蒸留水を通し，α－アミラーゼ液を切片に滴下．
　　　　　　　　　　　　　37℃ 30分〜1時間
　　　　　　　　　　　　　切片2はアルコール中で保存しておく．
　洗浄　　　　　step 3：2枚の切片とも蒸留水で軽く洗う　3〜5秒
　PAS染色　　　step 4：通常のPAS染色を行う．（37頁参照）

染色結果 　　2枚の切片を比較し，α－アミラーゼ溶液（消化液）を通した切片で消失した部分がグリコーゲンであると理解される．他はPAS染色と同様．

注意点
　☞ 1：α－アミラーゼの粉末は冷凍庫に保存．
　☞ 2：調整してあるα－アミラーゼは－95℃に1mlずつ分注して保存している．使用する際は必要な分だけ取り出して使用すること．なお，酵素液が余った場合，冷蔵庫に保管しておく（2週間くらいまでは使用可能）．
　☞ 3：必ず同一切片を2枚用意して対照として用いること．この場合できるだけ連続切片がよい．グリコーゲンの存在が不明の切片では，グリコーゲンを含むコントロール切片を一緒に染めるのが望ましい．

付　記
●ベスト（Best）のカルミン染色：1906年Bestによりグリコーゲン染色法として発表されたが，現在ではほとんど利用されない．本法ではグリコーゲンのほか，粘液，線維素，真菌類も赤く染色される．
●α-アミラーゼは東京化成工業を使用．

B．酸性粘液多糖類の染色法

1．アルシアン青染色（pH2.5）
Alcian blue stain

目　的　　生体に広く存在する酸性粘液多糖類検出法として用いられている．スルフォムチンとシアロムチンの両者を染色するためにはpH2.5溶液，スルフォムチンのみの検出にはpH1.0以下の溶液が使用される．

原　理　　アルシアン青と，酸性粘液多糖類のカルボキシル基（COOH）と硫酸基（SO$_3$）の両者（pH2.5）ないし硫酸基（SO$_3$）のみ（pH 1.0）とのイオン結合に基づく．

a．pH2.5アルシアン青（酢酸アルシアン青）染色法
pH2.5 Alcian blue stain

準備試薬　　氷酢酸 CH$_3$COOH
アルシアン青8GX：CI 74240（8GSでも可）
ケルンエヒテロート C$_{14}$H$_8$NO$_7$SNa（ヌクレアファースト赤）
硫酸アルミニウム Al$_2$(SO$_4$)$_3$

試薬の調製　　1．3％酢酸水溶液
　　氷酢酸　3 ml
　　蒸留水を加え100 mlとする．
2．pH2.5アルシアン青溶液
　　アルシアン青8GX（8GSでも可）　1 g
　　3％酢酸水溶液　100 ml
　200 ml用量の三角フラスコに3％酢酸水とアルシアン青を入れ，スターラーで約30分撹拌溶解後濾過して使用液とする．
3．ケルンエヒテロート染色液
　　ケルンエヒテロート（ヌクレアファースト赤）　0.1 g
　　硫酸アルミニウム　5 g
　　蒸留水　100 ml
　①200～300 ml用量のビーカーあるいは三角フラスコに蒸留水100 mlを入れ，5 gの硫酸アルミニウムを溶解する．
　　①で作製した5％硫酸アルミニウム水溶液に0.1 gのケルンエヒテロートを加え，約5分間火にかけて沸騰する．
　②室温で冷却後，濾過して使用液とする☞1

固　定	10〜20％ホルマリン液，カルノア液，ブアン液
薄　切	3 μm

染色方法		
脱パラ・水洗・洗浄	step 1：	脱パラフィン，流水水洗　2〜3分，蒸留水　5〜10秒
洗浄	step 2：	3％酢酸水　3〜5分 ☞ 2
染色	step 3：	pH2.5アルシアン青溶液　30〜60分 ☞ 3
洗浄	step 4：	3％酢酸水（2槽）　各2〜3分 余分なアルシアン青の色がなくなる．
水洗	step 5：	流水水洗　2〜3分
核染色	step 6：	ケルンエヒテロート染色液　3〜5分
水洗	step 7：	流水水洗　30〜60秒 ケルンエヒテロートの染色性は液作製後の保存期間によるが，長く水洗すると脱色する．余分な色素を洗い流す．
脱水・透徹・封入	step 8：	脱水，透徹，封入

染色結果　　酸性糖蛋白（シアロムチン，スルフォムチン），酸性ムコ多糖（ヒアルロン酸，コンドロイチン硫酸，ヘパリンなど），クリプトコッカスの莢膜：青色
　　　　　　　核，結合組織：桃赤色

注意点　　☞ 1：作製直後はよく染まるが，日時の経過とともに染色性が落ちるので時間調節する．沈殿物が生じた時は濾過して使用するが，染まりが悪くなった時は再度煮沸すると染色性が一時的に回復する．
　　　　　　☞ 2：3％酢酸水を通さないとアルシアン青液のpHが変化しやすいために使用する．数回で交換した方がよい．
　　　　　　☞ 3：染色液は安定しており劣化しにくいが，pHの変化を防ぐために，使用頻度にもよるが，3週間ほどで交換する．

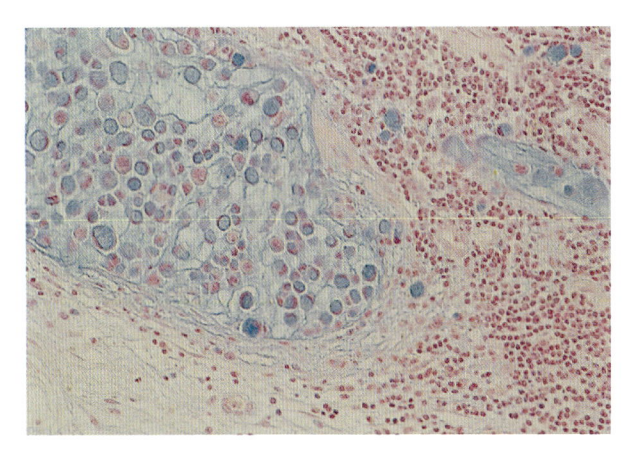

CP42：胃の印環細胞癌例（×20）pH2.5Al青染色．癌細胞の細胞質や周囲の粘液が青く明瞭に染まっている．背景はケルンエヒテロートにより淡赤色調を示している．

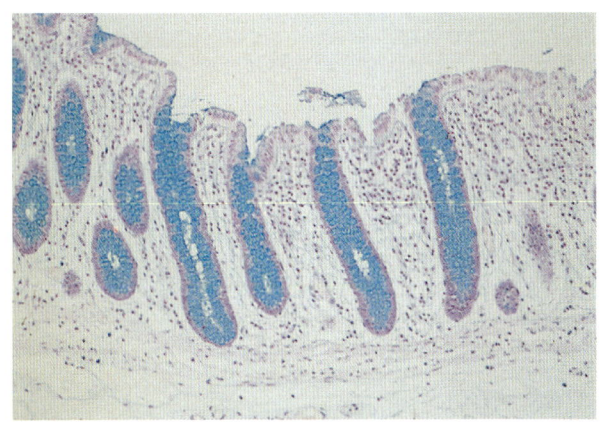

CP43：大腸（×10）pH2.5Al青染色．粘膜の杯細胞が青く染色されている．

b．pH1.0アルシアン青（塩酸アルシアン青）染色法
pH 1.0 Alcian blue stain

準備試薬　　　塩酸 HCl
　　　　　　　アルシアン青 8GX（8GS でも可）

試薬の調製　　1．0.1N 塩酸水溶液
　　　　　　　　濃塩酸　8.4m*l*
　　　　　　　　蒸留水を加え 1,000m*l* とする．
　　　　　　　2．pH1.0 アルシアン青溶液
　　　　　　　　アルシアン青 8GX（8GS でも可）　1g
　　　　　　　　0.1N 塩酸水溶液　100m*l*
　　　　　　　　200m*l* 用量の三角フラスコに 0.1N 塩酸水とアルシアン青を入れ，スターラーで撹拌溶解後，濾過して使用液とする．
　　　　　　　3．ケルンエヒテロート染色液（40頁参照）

固　定　　　　10～20％ホルマリン液，カルノア液，ブアン液
薄　切　　　　3μm

染色方法

脱パラ・水洗・洗浄	step 1：脱パラフィン，流水水洗　2～3分，蒸留水　5～10秒．
洗浄	step 2：0.1N 塩酸水　3～5分 ☞ 1
染色	step 3：pH1.0 アルシアン青溶液　30～60分 ☞ 2
洗浄	step 4：0.1N 塩酸水（2槽）　各2～3分 ☞ 3
水洗	step 5：流水水洗　2～3分
核染色	step 6：ケルンエヒテロート液　3～5分
水洗	step 7：流水水洗　5～6秒
脱水・透徹・封入	step 8：水洗せずに直接アルコールに入れ，脱水，透徹，封入 ☞ 4

染色結果　　　硫酸化ムコ物質（スルフォムチン，コンドロイチン硫酸，ヘパリンなど）：青

注意点
　☞ 1：アルシアン青の pH 変化を防止するため用いる．切片を十分になじませる．
　☞ 2：染色液は安定しており劣化しにくいが，pH の変化を防ぐために，使用頻度によっては3週間ほどで交換する．
　☞ 3：0.1N 塩酸水で洗わずに，濾紙にはさんで余分な染色液を吸い取り，素早く乾燥させ，100％アルコールで脱水に進む方法もある．切片を傷つけないよう注意する．
　☞ 4：染色液から出した後水洗すると pH がアルカリ側に傾き，切片に付着しているアルシアン青がシアロムチンとも反応する可能性があるため水洗しない．

付　記
● pH1.0 アルシアン青染色は高鉄ジアミン high iron diamine：HID 法と同様の特異性をもつ．HID 法では目的物が黒紫色に染め出されるため pH2.5 のアルシアン青染色との重染色として用いられる場合が多い．
● アストラ青染色：pH2.5 アルシアン青染色法と同様の結果が得られ，目的物は青色に染色される．

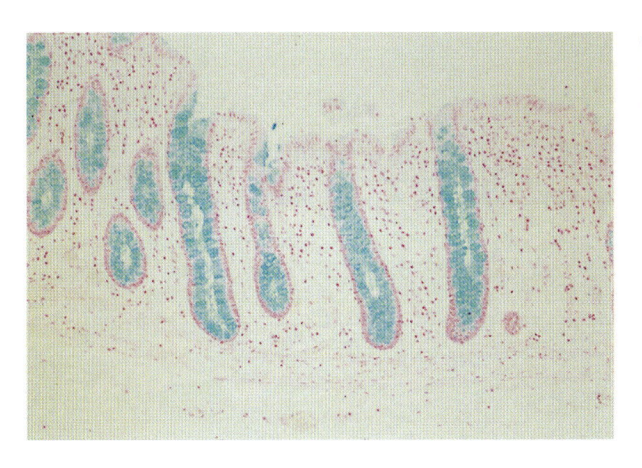

CP44：大腸．pH1.0 Al青染色（×10）．CP43の連続切片．粘膜の杯細胞が青く染まっているが，pH2.5で染めるよりも淡い染まりを示す．

[参考文献]
羽山正義：染色法のすべて，Medical Technology 別冊，104-107，医歯薬出版，1988．
勝山　努ら：病理技術マニュアル4（日本病理学会編），369-460，医歯薬出版，1986．

2．高鉄ジアミン-pH2.5アルシアン青染色（HID-AB法）
High iron diamine-pH2.5 Alcian blue (HID-pH2.5 Al.blue) stain

目　的　　同一切片上においてスルフォムチンをHID液で黒紫色に，シアロムチンをpH2.5アルシアン青で青色に染め分ける．

原　理　　HIDはスルフォン酸基に特異的に結合するが，pH2.5アルシアン青はカルボキシル基とスルフォン酸基の両方に結合する．そこで最初にHID染色を行うとpH2.5アルシアン青はカルボキシル基とのみ結合することになり，スルフォムチンとシアロムチンの両者が染め分けられる．

準備試薬　　pH2.5アルシアン青染色液［アルシアン青8GX（8GS），酢酸］
　　　　　　　N, N-dimethyl-m-phenylenediamine・2HCl
　　　　　　　N, N-dimethyl-p-phenylenediamine・HCl
　　　　　　　無水塩化第二鉄 $FeCl_3$ ☞ 1
　　　　　　　濃塩酸 HCl

試薬の調製　　1．3％酢酸水溶液
　　　　　　　　氷酢酸　3 ml
　　　　　　　　蒸留水　100 ml
　　　　　　　　上記を混合する．
　　　　　　　2．pH2.5アルシアン青溶液
　　　　　　　　アルシアン青8GX（8GSでも可）　1 g
　　　　　　　　3％酢酸水溶液　100 ml
　　　　　　　　200 ml用量の三角フラスコに3％酢酸水とアルシアン青を入れ，スターラーで約30分撹拌溶解

後濾過して使用液とする.

3. 5％塩酸水溶液（5％塩化水素水溶液）
　　濃塩酸　13.9m*l*
　　蒸留水を加え100m*l*とする.

4. HID溶液（使用直前に調製）
　　A液：ジアミン溶液（使用直前に調製）
　　　　N, N-dimethyl-m-phenylenediamine・2HCl　120mg
　　　　N, N-dimethyl-p-phenylenediamine・HCl　20mg
　　　　蒸留水　50m*l*
　　　　清浄な100m*l*用三角フラスコに蒸留水50m*l*を入れ，ジアミンを加えて溶解する.
　　B液：40％塩化第二鉄溶液（調製時発熱を伴う！！）
　　　　無水塩化第二鉄　20g
　　　　5％塩酸水溶液　50m*l*
　　　　100m*l*用量三角フラスコに5％塩酸水溶液50m*l*を加え，徐々に無水塩化第二鉄20gを加えて溶解する．かなりの発熱を伴うので注意する．冷却後濾過して使用．冷暗所で長期保存可能だが濾過後に使用する．
　　使用液：50m*l*用の染色ドーゼに正確にB液（40％塩化第二鉄溶液）1.6m*l*を入れ，A液（ジアミン溶液）50m*l*を勢いよく注ぐと，瞬時に濃赤紫色となる.

固　定　　10〜20％ホルマリン溶液，カルノア液，ブアン液

薄　切　　3 μm

染色方法

脱パラ・水洗・洗浄	step 1：脱パラフィン，流水水洗　2〜3分，蒸留水　5〜10秒
染色	step 2：HID溶液　23〜25℃　15〜18時間　☞ 2
水洗	step 3：流水水洗　30〜60秒
洗浄	step 4：蒸留水水洗　5分
	step 5：3％酢酸水溶液　5分
染色	step 6：pH2.5アルシアン青染色液　30〜60分
洗浄	step 7：3％酢酸水（2槽）各2〜3分
	余分なアルシアン青の色がなくなる．
水洗	step 8：流水水洗　2〜3分
脱パラ・透徹・封入	step 9：脱水，透徹，封入

染色結果　　硫酸基を有する糖質：黒紫色
　　　　　　　シアロムチン，ヒアルロン酸：青色

注意点　　☞ 1：良質の無水塩化第二鉄を使用する．
　　　　　☞ 2：染色は5枚前後の切片にとどめる．また高温では非特異反応が生じるため，反応温度に注意する．HID溶液は再使用できない．

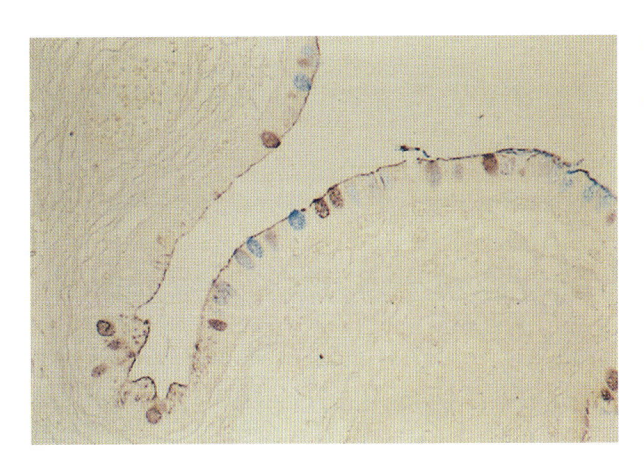

CP45：胆嚢粘膜（×20）HID-Al青pH2.5染色．スルフォムチンを含む細胞はHIDにより黒紫色に，シアロムチンを有する細胞はAl青により青色に染め出されている．

[参考文献]
病理技術研究会編：病理標本の作り方．74-75，文光堂，1992．
勝山　努ら：病理技術マニュアル4（日本病理学会編），369-460，医歯薬出版，1986．

3．pH2.5アルシアン青－PAS重染色法
pH 2.5 Alcian blue-PAS stain

目　的　　酸性粘液多糖類をアルシアン青で青色に，中性粘液，グリコーゲンをPAS染色で赤色に同一切片上で染め分ける．なお酸性粘液であっても中性粘液物質を混在する場合はその優位度合いによって青－紫色－赤紫色の色調に染め出す．

原　理　　pH2.5アルシアン青（40頁），PAS染色（48頁）の項を参照．

準備試薬　pH2.5アルシアン青（40頁），PAS染色（36頁）の項を参照．

試薬の調製　pH2.5アルシアン青（40頁），PAS染色（36頁）の項を参照．

固　定　　10～20％ホルマリン液，カルノア液，ブアン液

薄　切　　3 μm

染色方法

脱パラ・水洗・洗浄	step 1：脱パラフィン，流水水洗　2～3分，蒸留水　5～10秒 ☞ 1
洗浄	step 2：3％酢酸水　3～5分
染色	step 3：pH2.5アルシアン青溶液　30～60分
洗浄	step 4：3％酢酸水（2槽）　各2～3分 余分なアルシアン青の色がなくなる．
水和	step 5：流水水洗　2～3分，蒸留水　5～10秒
酸化	step 6：0.5％過ヨウ素酸水溶液　10分
水洗・洗浄	step 7：流水水洗　5分
	step 8：蒸留水を通す　1～2分

PAS反応	step 9：	シッフ試薬　　室温10〜15分
洗浄	step 10：	亜硫酸水（3槽）　各2分 繰り返し使用しない
	step 11：	流水水洗　5〜10分
核染色	step 12：	マイヤーのヘマトキシリン液　約1〜2分
水洗	step 13：	流水水洗　30〜60秒 最初に数回流水中で切片を上下し，余分な染色液を洗い落とす．
色出し	step 14：	炭酸リチウム水溶液にて色出し　1〜2分 ☞ 2
水洗	step 15：	流水水洗　3〜5分
脱水・透徹・封入	step 16：	脱水，透徹，封入

染色結果　　酸性粘液多糖類：青色
　　　　　　　中性粘液：紫赤色
　　　　　　　酸性粘液，中性粘液を混合するもの：赤紫色

注意点　　☞ 1：アルシアン青（40頁），PAS染色（36頁）をそれぞれ参照．
　　　　　　☞ 2：飽和炭酸リチウム水溶液を蒸留水で約20倍に希釈したもの．

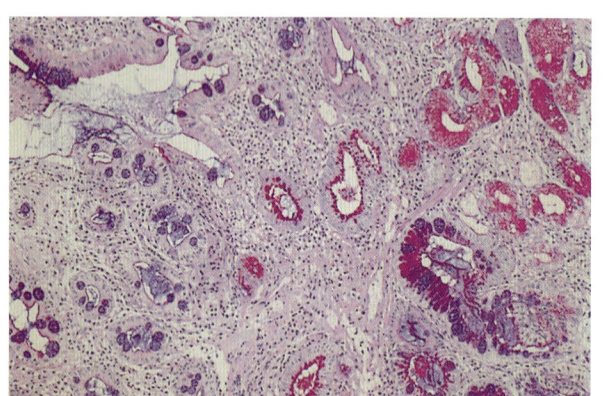

CP46：胃生検（×10）pH2.5Al青・PAS染色．腸上皮化生細胞は酸性粘液多糖類を含みAl青で青色に，固有胃粘膜に存在する中性粘液をもつ細胞はPAS染色で紫赤色に，酸性粘液多糖類と中性粘液の両者を含む細胞は両方の色をとっている．

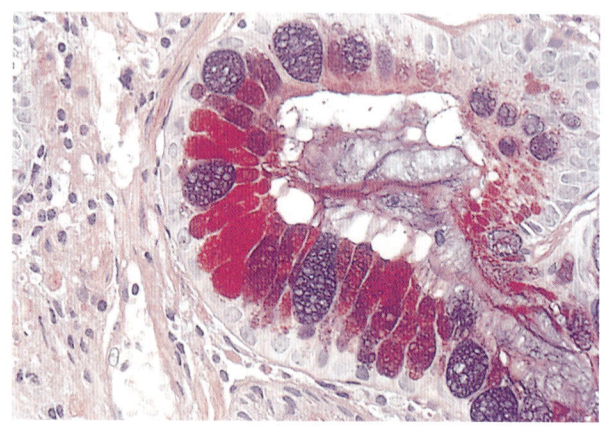

CP47：胃生検（×40）pH2.5Al青・PAS染色．CP46の強拡大像．一つの腺管内において酸性粘液多糖類をもつ細胞と，中性粘液をもつ細胞が染め分けられている．

4．トルイジン青染色（大野法）
Toluidine blue stain

目　的　　　　　酸性粘液多糖類を異調染色（メタクロマジー）を利用して検出する．

原　理　　　　　酸性粘液多糖類が，トルイジン青などの塩基性タール色素に対して色素本来の色とは異なった色調に染まることを利用している（異調性Metachoromasia）．

準備試薬　　　　トルイジン青
クエン酸－水和物 $C_6H_8O_7・H_2O = 210.14$
リン酸水素二ナトリウム $Na_2HPO_4 = 141.96$

試薬の調製　　　Ⅰ液：0.1Mクエン酸水溶液
　　　　　クエン酸－水和物　2.1g
　　　　　蒸留水　100ml
　　　　　上記を混合溶解する．
　　　　Ⅱ液：0.2Mリン酸水素二ナトリウム水溶液
　　　　　リン酸水素二ナトリウム　2.84g
　　　　　蒸留水　100ml
　　　　　上記を混合溶解する．

目的pHの0.05%トルイジン青溶液の調製：

pH	Ⅰ液	Ⅱ液	トルイジン青
pH2.5	95.0ml	5.0ml	0.05g
pH4.1	60.0ml	40.0ml	0.05g
pH7.0	17.5ml	82.5ml	0.05g

固　定　　　　　Lillieの緩衝ホルマリン液，10〜20%ホルマリン液
薄　切　　　　　3μm

染色方法
- 脱パラ・水洗　　step 1：脱パラフィン，流水水洗　2〜3分
- 染色　　　　　　step 2：0.05%トルイジン青溶液（pH2.5，4.1，7.0液）　15〜30分　☞1
- 後処理　　　　　step 3：数枚重ねた濾紙にはさんで余分な液を吸い取る（軽く）．
- 分別・脱水　　　step 4：100%アルコール（2槽）　分別，脱水　各2〜3秒　☞2
- 透徹・封入　　　step 5：キシロール（3〜4槽）　各1〜2分
- 　　　　　　　　step 6：封入

染色結果　　　酸性粘液多糖類：いずれのpHでもメタクロマジーを示し赤紫色を呈する．肥満細胞顆粒，気管軟骨
ヒアルロン酸：pH4.1，7.0でメタクロマジー（赤紫色）を示すが，pH2.5では示さない．
核，その他：青色

48

付）トルイジン青染色（pH調製をしない方法）

試薬の調製　　0.05％トルイジン青染色液（pHはおよそ6.8〜7.0）

　　　　　　　　　トルイジン青　0.05g

　　　　　　　　　蒸留水　100m*l*

　　　　　　　　染色方法は大野法に準じる．

　　　　　　　　通常はこちらの方法でよい．

注意点　　　　☞１：連続切片を作製し染色性を比較するとよい．

　　　　　　　　☞２：アルコールでメタクロマジーが消失するので手早く行う．

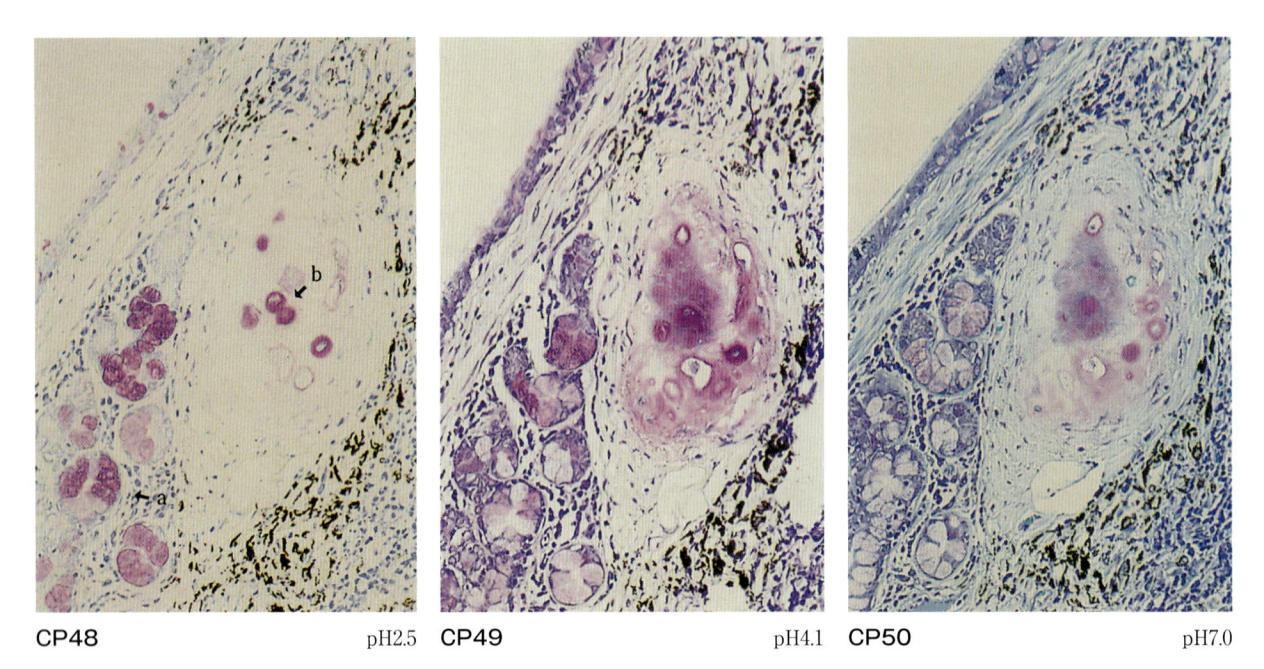

| CP48 | pH2.5 | CP49 | pH4.1 | CP50 | pH7.0 |

CP48〜50：トルイジン青のpHの違いによる染色性の相違．**CP48**（トルイジン青染色pH2.5）では気管支腺の多くの細胞（a）と軟骨細胞（b）の一部がメタクロマジーを示し，赤紫色に染まっている．**CP49**（トルイジン青染色pH4.1）ではほとんどの軟骨細胞と気管支腺細胞の一部がメタクロマジーを示す．**CP50**（トルイジン青染色pH7.0）では気管支腺細胞は弱いメタクロマジーを示すにすぎないが，軟骨細胞はメタクロマジーを呈する．

［参考文献］

　　大野　乾ら：酸性粘液多糖類の組織化学的研究．ヒアルロン酸の組織化学的確認法．医学と生物学，10：326，1951．

C．中性粘液の染色法

1．過ヨウ素酸シッフ染色

　　Periodic acid schiff (PAS) stain

目　的　　　　過ヨウ素酸で酸化してアルデヒド基を生じる物質の検出 ☞１．病理の分野では主に中性粘液，グリコーゲンの証明に用いられる．

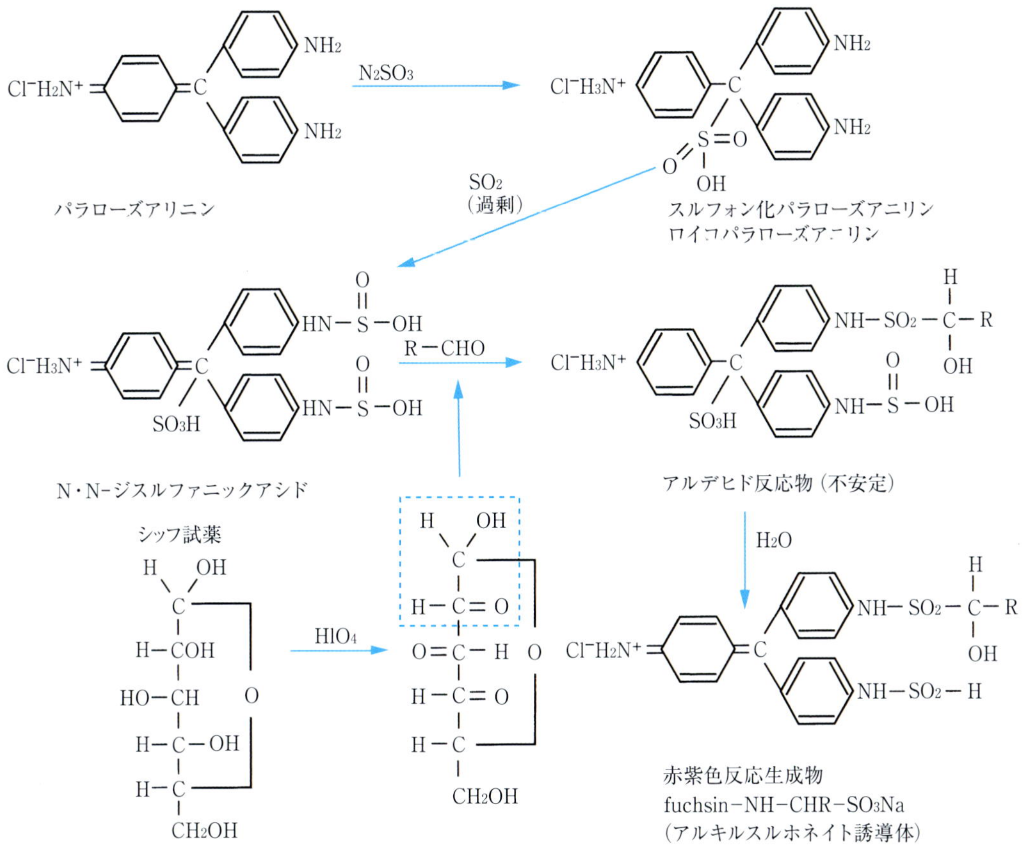
Cl⁻H2N⁺
NH2
NH2
N2SO3
Cl⁻H3N⁺
NH2
NH2
S＝O
O
OH
パラローズアリニン
SO2
（過剰）
スルフォン化パラローズアニリン
ロイコパラローズアニリン
HN－S－OH
R－CHO
SO3H
NH－SO2－C－R
OH
NH－S－OH
N・N－ジスルファニックアシド
アルデヒド反応物（不安定）
シッフ試薬
H2O
HIO4
H－COH
HO－CH
H－C－OH
CH2OH
Cl⁻H2N⁺
NH－SO2－H
赤紫色反応生成物
fuchsin－NH－CHR－SO3Na
（アルキルスルホネイト誘導体）

原　理　1,2-GlycolのOHが酸化され，ジアルデヒド（−CHO・CHO−）ができる．そこにSchiff試薬が結合し赤紫色の色素複合体ができる．上に図示する．

塩基性フクシンがアルデヒドの作用により再度発色するのではなく（Lison），一つのNH・SO_2Hグループがキノン構造の色素生成物と反応し復活するのであろうと推測されている．

準備試薬

過ヨウ素酸HIO_4・$2H_2O$

塩基性フクシンCI 42500 ☞ 2

メタ重亜硫酸ナトリウム（ピロ亜硫酸ナトリウム二亜硫酸塩$Na_2S_2O_5$）

塩酸HCl

活性炭末

アンモニア水NH_4OH

マイヤーのヘマトキシリン液（３頁参照）

試薬の調製	1．過ヨウ素酸保存液（1％） 　過ヨウ素酸　1g 　蒸留水　100ml 　上記を混合溶解する． 2．過ヨウ素酸使用液 　過ヨウ素酸保存液（1％）　50ml 　蒸留水　50ml 　使用直前に混合調製する． 3．1N塩酸水（1規定塩酸水） 　濃塩酸（比重1.19）　83.5ml 　蒸留水を加えて1,000mlとする． 4．Schiff試薬 ☞ 3 　塩基性フクシン　2g 　メタ重亜硫酸ナトリウム　4g 　0.25N塩酸水　100ml 　上記試薬を順次0.25N塩酸水に加え，マグネティックスターラーで2～3時間撹拌する．沈殿物がなくなったら，0.4gの活性炭末を加え，2分間放置し濾過して褐色ビンに入れ，4℃に保存する． 5．メタ亜硫酸ナトリウム水 　10％メタ亜硫酸ナトリウム液　6ml 　1N塩酸水　5ml 　蒸留水　100ml 　上記を使用直前に混合する． 6．マイヤーのヘマトキシリン染色液（3頁参照）． 7．希釈アンモニア水：強アンモニア水（12.8％）2～3mlに蒸留水を加え1,000mlとする．
固　定	カルノア液，純アルコール，20％ホルマリン液 ☞ 4
薄　切	3μm
染色方法	脱パラ・水洗　　step 1：脱パラフィン，流水水洗　2～3分 酸化　　　　　　step 2：酸化：過ヨウ素酸　10分 洗浄　　　　　　step 3：流水水洗　10分 洗浄　　　　　　step 4：蒸留水を通す　1分 反応　　　　　　step 5：シッフ試薬　10分 脱色　　　　　　step 6：メタ重亜硫酸ナトリウム水（3槽）　各3分 洗浄　　　　　　step 7：流水水洗　5分 後染　　　　　　step 8：後染色：マイヤーのヘマトキシリン　3分 洗浄　　　　　　step 9：余分な色素を流水中で洗う． 色出し　　　　　step 10：希釈アンモニア水色出し　2～3秒 洗浄　　　　　　step 11：流水水洗　5分 脱水・透徹・封入　step 12：脱水，透徹，封入

染色結果	中性粘液：赤紫（無構造）
	グリコーゲン：赤紫（顆粒状）
	真菌，アメーバ，好中球，顆粒：赤紫
	細胞核：青

注意点

☞ 1：グルコース $C_6H_{10}O_6$ は過ヨウ素酸酸化でそのグリコールの酸化がアルデヒド形成までに留まり，カルボキシル基まで進行しない．酸化剤1分子で $C_6H_{10}O_6$ 1単位を酸化し開裂する．

☞ 2：塩基性フクシンはTriaminotriphenylmethanを基本骨格とするライト緑等と同系統の色素でメチル基（$-CH_3$）の数によりMagenta 0〜IIIに分けられる（37頁参照）．シッフ試薬にはMagenta 0, Pararosanilineが望ましい．紛らわしい色素で酸性フクシンがあるが，フクシンS，ルビンS等と呼ばれている．

☞ 3：シッフ（Schiff）試薬は黒色のビニールテープで遮光した染色ドーゼに分注して使用し，液が赤味を帯びてきたら新しい液と交換する．なお試薬と同様に4℃に保存する．

☞ 4：固定液は水を含まない固定液，カルノア液等が望ましいが，目的によっては20％ホルマリン液固定でも十分である．

付記

● 多糖類の a-Glycolまたは1,2-Glycol（R-CHOH・CHOH-R）の検出に，Malaprade（1928）が過ヨウ素酸を使用する方法を発表し，それをMcManus〔1946が組織に応用したのが始まり．多くの変法が発表されている（Lillie, Hotchikiss等）〕．

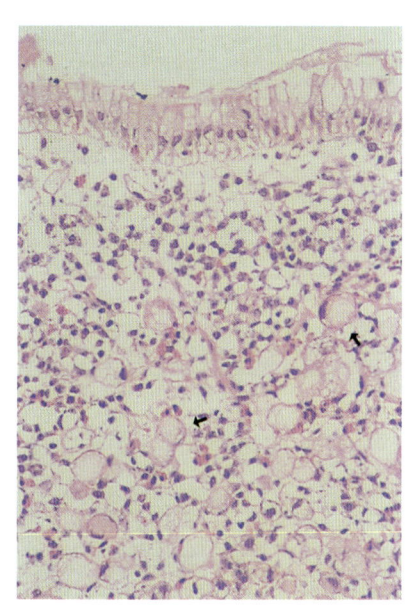

CP51：61歳　女性．HE染色（×20）．胃粘膜間質内に印環細胞癌の浸潤が見られる．

CP52：CP51の隣接切片．PAS染色（×20）．印環細胞癌および被覆上皮杯細胞の粘液が赤紫色に染まっている．

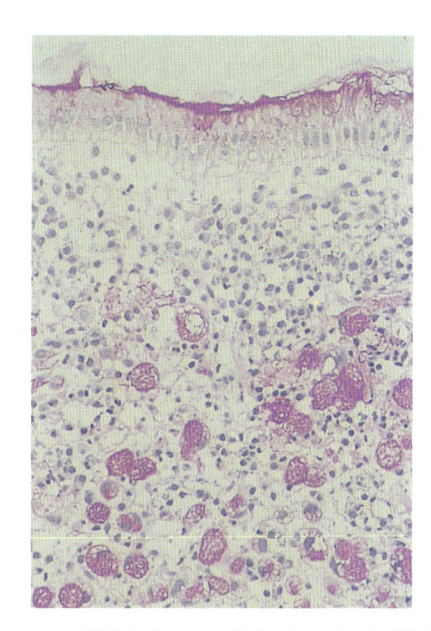

[参考文献]

Lillie RD：HJ Conn's Biological Stains, 9th edition, 259-266, Williams & Wilkins, 259-266, 1997.
Sheehan DC：Theory and Practice of Histotechnology, 2nd ed, CV Mosby. 164-166, 1980.
Gamble CN：American Journal of Clinical Pathology, 63：310-317, 1975.

2. マイヤーのムチカルミン染色（Southgate変法）
Mayer's mucicarmine modification of Southgate

目 的　主としてPAS陽性物質中より上皮性粘液を区別するために使用され，粘液産生細胞，カビ等の検索に使用されている．

原 理　カルミンの等電点はpH4.0～4.5にある．それよりアルカリ側だと負に帯電し，酸性側の溶媒では正に帯電する．
染色液中のカルミンは塩化アルミニウムと色ラックを形成し，塩基性染料として負に帯電した組織成分と極性吸着する．

［カルミンの荷電状態］

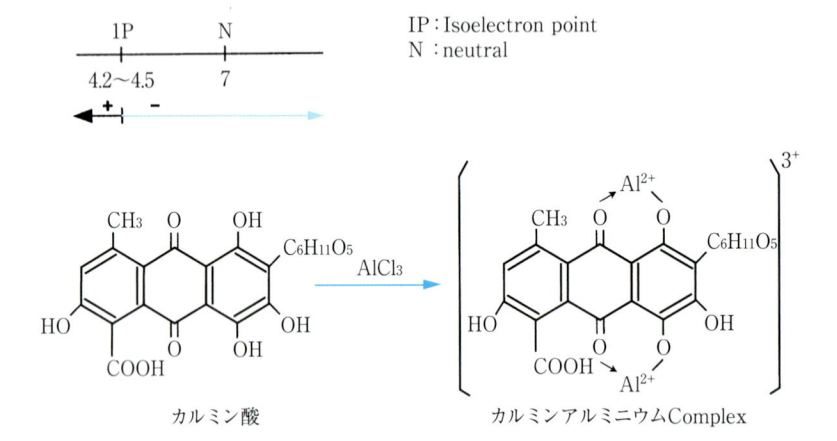

```
IP       N
4.2~4.5  7
  +       -
```

IP：Isoelectron point
N：neutral

カルミン酸　→（$AlCl_3$）→　カルミンアルミニウムComplex

準備試薬　カルミン
　　　　　　塩化アルミニウム $AlCl_3 \cdot 6H_2O$

試薬の調製
1. マイヤーのヘマトキシリン液（3頁参照）
2. Southgateのカルミン液（原液）
　カルミン　1g
　塩化アルミニウム　0.5g

上記を500mlのフラスコに入れ，50％のアルコール100mlを加え，0.5gの無水塩化アルミニウムを加え，沸騰水中にフラスコを入れ，時々振りながら置く．2～3分で中身も沸騰する．色合いが藤色になったら，ただちに取り出し，流水に冷却後，濾過し冷蔵庫に保存する．3カ月は保存できる．

使用液：保存液1容に蒸留水9容を混合する．使用直前に調製する ☞ 1, 2
染色液のpHがより酸性になると粘液物質より負荷電の弱い細胞核（PO_4^-）も染色されてくる．1％重炭酸ナトリウムでpHを上げれば改善されるが，新しく作りなおした方がよい．

固　定	カルノア液，純アルコール，10～20％ホルマリン液☞3
薄　切	3 μm

染色方法		
	脱パラ・水洗	step 1：脱パラフィン，流水水洗　2～3分
	洗浄	step 2：蒸留水　5～10秒
	核染色	step 3：マイヤーのヘマトキシリンで核染　10分☞4，5
	染色	step 4：ムチカルミン使用液　15～20分
	水洗	step 5：流水水洗　1～2秒
	脱水・透徹・封入	step 6：脱水，透徹，封入

染色結果　　上皮性粘液（大腸杯細胞など），クリプトコッカス：赤
　　　　　　細胞核：青

注意点
　☞1：ムチカルミン使用液の希釈には50～70％のアルコールでもよいとされる．
　☞2：原液の希釈では，水道水でも染色性に変化はない．

再蒸留水	pH5.75
蒸留水	pH5.69
水道水	pH7.15
約20％塩化アルミニウム	pH2.20
Mayerのムチカルミン液	pH3.20
Southgateのムチカルミン液	pH3.18

となり，カルミンの等電点より酸性側の域にあるので，Mayerのムチカルミン液より染色性が濃く染まるようである．
　☞3：粘液は水に溶け，酸で膨化するので，ホルマリン液固定でも使用に耐えるが，なるべく水を含まない固定液が望ましい．
　☞4：ヘマトキシリン中のアンモニウムミョウバンはムチカルミンの脱色作用があるので，核染は最初に行う方がよい．
　☞5：粘液は酸で膨化するので，酸で分別する必要のないヘマトキシリンを使用する．

付　記
●粘液（mucin）とは人体中に存在ないし分泌される粘度の強い液体の総称で，化学的には単一物ではなく，種々の物質から成り，HE染色では透明～淡青色を示し，PAS染色では中性粘液が赤紫色に染まる．
●カルミンは光学顕微鏡用に使用される色素中で唯一の動物性色素である．中央アメリカの多肉多汁組織の植物に住んでいるエンジムシの雌から酢酸鉛等を加えて抽出する．カルミン酸を主成分としたアントラキノン系の色素である．抽出方法により色素成分が異なり，ロット差が大きく，天然産のため量産できずコスト高であるなどの理由により，年々使用頻度が減少している．
　動物組織の染色には，GoppertとCohn（1849），Corti（1854）が，カタツムリの組織に使用した．その後1896年，Mayerが粘液の染色法に用い，Southgate（1927）が改良した．

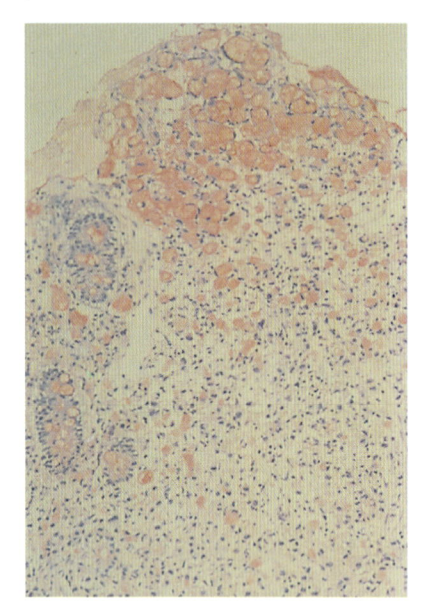

CP53：胃生検．61歳　女性（×10）．ムチカルミン染色．印環細胞癌および粘膜の杯細胞の粘液が赤色に染め出されている．

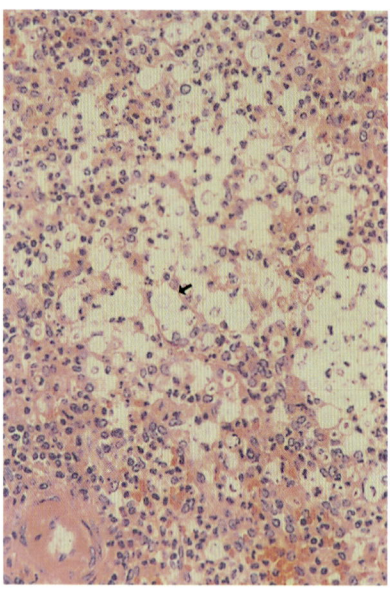

CP54：SLE剖検例．脾臓，HE染色（×20）．クリプトコッカスの感染巣が白く抜けて見える．

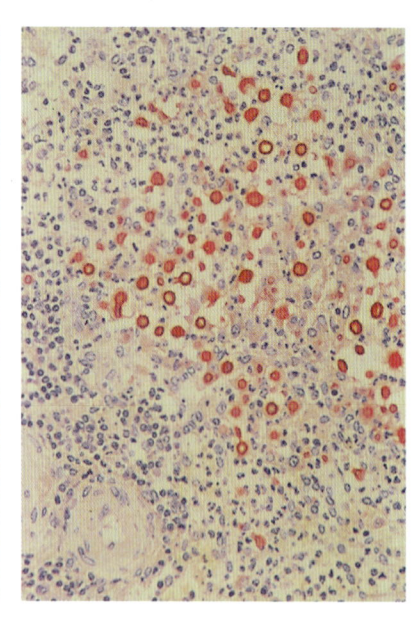

CP55：CP54の隣接切片（×20）．ムチカルミン染色．クリプトコッカスが赤色に染め出されている．

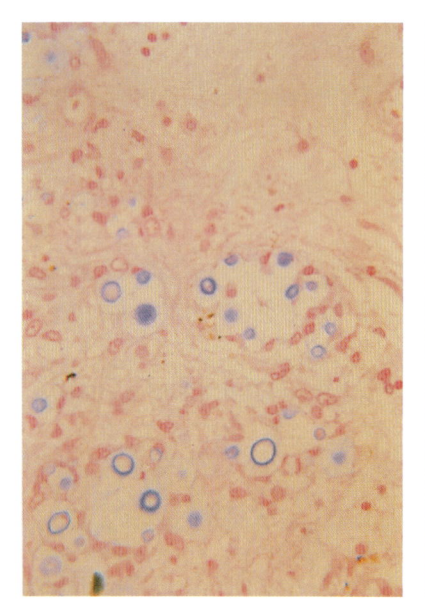

CP56：アルシアン青（×20）．クリプトコッカスが青く染め出されている．中心部は抜けて見える．

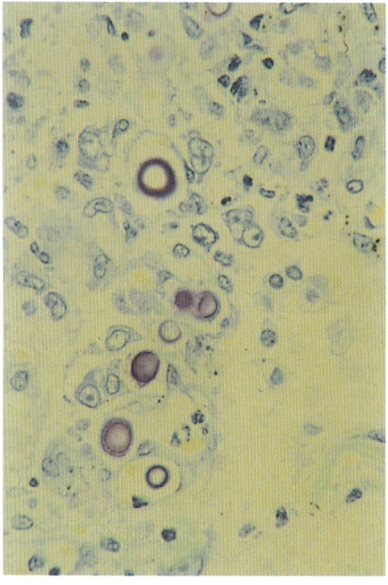

CP57：トルイジン青（×40）．メタクロマジーを呈し，クリプトコッカスが赤紫色に染め出されている．

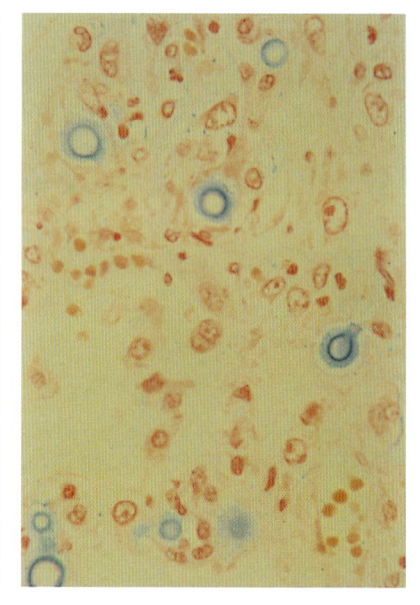

CP58：コロイド鉄（×40）．クリプトコッカスが青く染め出されている．中心部は抜けている．

[参考文献]

John R, Baker B：Principles of Biological Microtechnique. 175-178, 1963.
Conn HJ：Biological stains, 9th ed, 476-479, Williams & Wilkins, 1977.
Southgate HW：Journal of Pathology and Bacteriology, 30, 729, 1927.
Lillie RD：Histopathologic Technic and Practical Histochemistry, 4th ed, 660, McGrawhill, 1976.
関　正次：組織検査法．第3版，284-285，杏林書院，1961.

第3章　多糖類の染色法　55

D．アミロイドの染色法

1．コンゴー赤染色（Highman変法）
Congo red stain

目　的　　　アミロイド沈着の証明．アミロイド症の診断に有用である．

原　理　　　Puchlerら（1964）によると，アミロイドの中の多糖体の水酸基とコンゴー赤が水素結合しているのであろうとされている．下図参照．

Congo赤反応図式

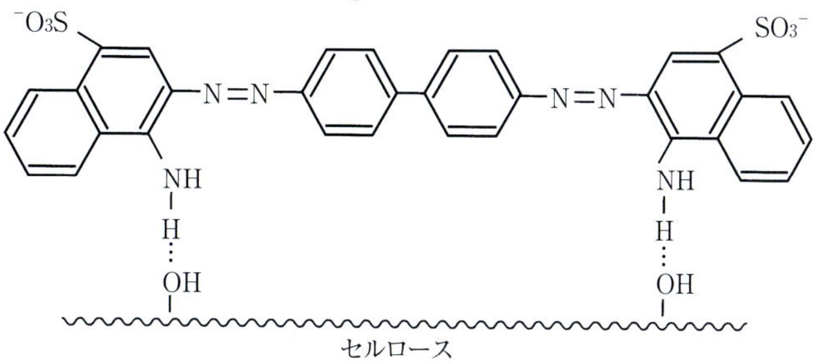

（化学構造式：セルロース）

この反応がうまくいくためには，コンゴー赤の色素分子が直線状であることと，アミロイドがβ-pleated sheet結合をなしていることが重要なポイントであるとされる．また長期間ホルマリン液に浸っている例では反応基をブロックするメチレン架橋の形成によって染色性が徐々に弱まってくるので，できるだけ早く切り出すとよい．

準備試薬　　マイヤーのヘマトキシリン液（3頁参照）
　　　　　　　コンゴー赤あるいはErie Garnet BまたはCongo Corinth G（No.375）
　　　　　　　純アルコールC_2H_5OH
　　　　　　　水酸化カリウム KOH

試薬の調製　　1．マイヤーのヘマトキシリン液（3頁参照）
　　　　　　　2．コンゴー赤染色液 ☞ 1
　　　　　　　　コンゴー赤　1g
　　　　　　　　蒸留水　100ml
　　　　　　　　上記混合液1容に純アルコール1容を加えて使用する ☞ 2
　　　　　　　3．分別液
　　　　　　　　水酸化カリウム　0.2g
　　　　　　　　80％アルコール　100ml
　　　　　　　　上記を混合溶解する．

固　定　　　純アルコール，20％ホルマリン液
薄　切　　　5〜7μm ☞ 3

染色方法	脱パラ・水洗	step 1：脱パラフィン，流水水洗　2〜3分　☞ 4
	核染色	step 2：マイヤーのヘマトキシリン液で核染　10分　☞ 5
	水洗・色出し	step 3：流水水洗，色出し　3分
	染色	step 4：0.5%コンゴー赤，50%アルコール液　1〜5分
	水洗	step 5：流水水洗，余分な色素を落とす　5〜10秒
	分別	step 6：水酸化カリウムアルコール液で分別　1〜3分　☞ 6，7
	水洗	step 7：流水水洗　2分　☞ 8
	脱水・透徹・封入	step 8：純アルコールより脱水，透徹，封入　☞ 9

染色結果　　アミロイド：赤
　　　　　　細胞核：青

注意点
　☞ 1：コンゴー赤の色素製造過程でNaClが含まれるため，一般にはアルカリ等を加えなくても染色性に変化はないようである．
　☞ 2：使用液は使用直前に混合した方がよい．3日間くらいは使用に耐えうる．
　☞ 3：切片は多少厚めの方が微量のアミロイド沈着も検出しうる．
　☞ 4：染色に当たっては陽性コントロールを用いる．
　☞ 5：核染色はコンゴー赤染色の後（step 6の後）でもよい．Highmanは後者の方を勧めている．また鉄ヘマトキシリンも使用可．
　☞ 6：分別は結合織の脱色を目安とするが，症例によって異なるので注意する．
　☞ 7：流水水洗でも可．また染色性の弱い時や，不慣れな者はそこから再度染色液に戻すことができる．
　☞ 8：染色後偏光で確認するとよい．
　☞ 9：Highmanはアセトン，アセトンキシレン，キシレン透徹を勧めているが，アルコールで十分である．
　☞ 10：コントロール切片を使用すること．特に酸性過マンガン酸カリウムを用いてアミロイドの鑑別をする時は，次頁のようにコントロールを使用するとよい．

付）過マンガン酸カリ酸化法

準備試薬　　過マンガン酸カリ　$KMnO_4$
　　　　　　硫酸　H_2SO_3
　　　　　　シュウ酸　$HOOCCOOH \cdot 2H_2O$

試薬の調製　　1．過マンガン酸カリ酸化液
　　　　　　　　過マンガン酸カリ　5g
　　　　　　　　蒸留水　100ml
　　　　　　　　蒸留水100mlに過マンガン酸カリ5gを溶解する．
　　　　　　　　使用液：使用直前に上記5％マンガン酸カリ水溶液に0.3％硫酸水溶液を等量混合する
　　　　　　2．5％シュウ酸水溶液
　　　　　　　　蒸留水100mlにシュウ酸5gを溶解する

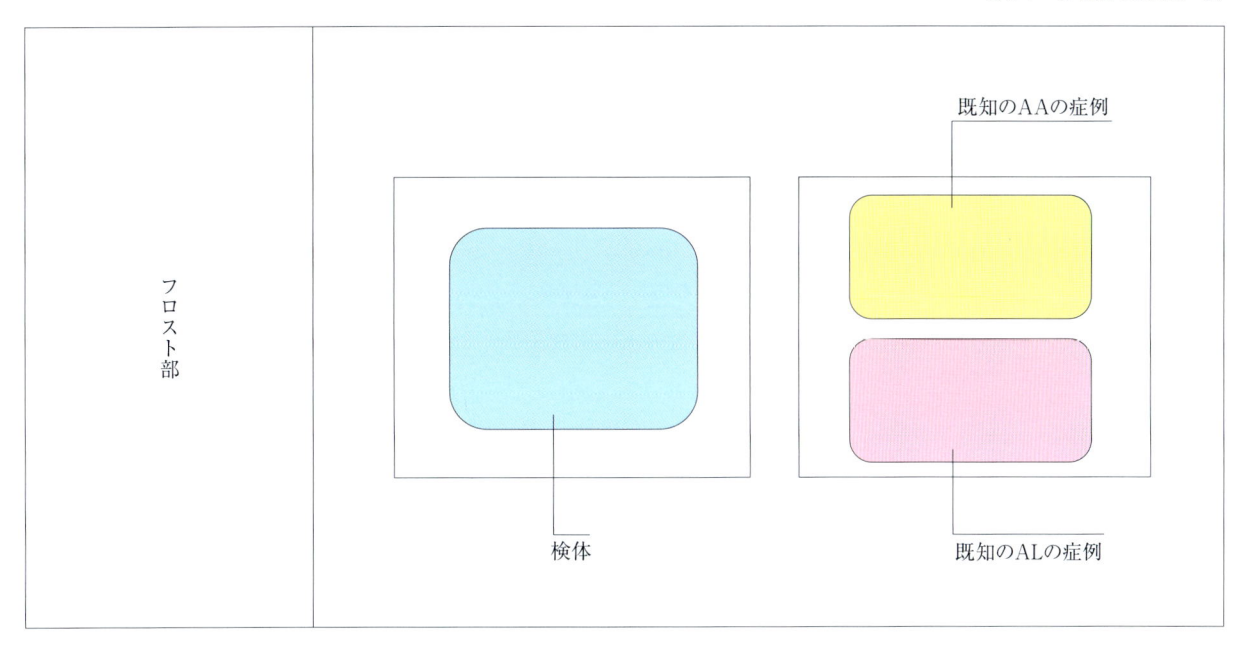

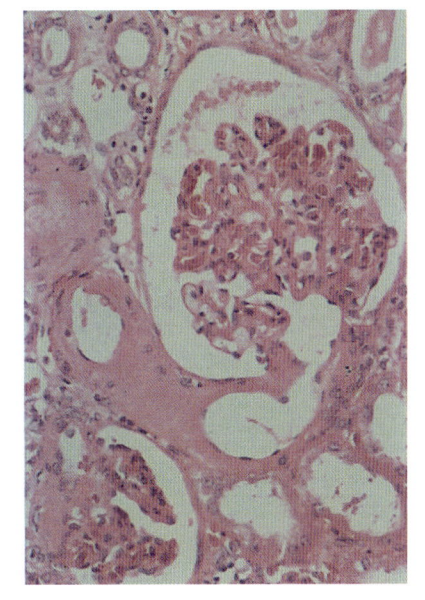

フロスト部 | 検体 | 既知のAAの症例 / 既知のALの症例

CP59：剖検例．HE染色（×20）．糸球体細動脈壁にアミロイドの沈着が見られる．

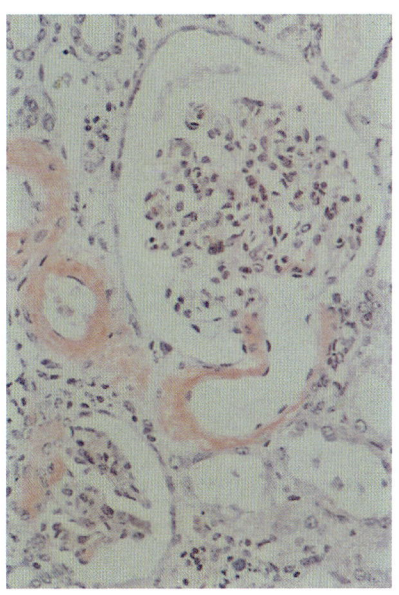

CP60：CP59の隣接切片．コンゴー赤染色（×20）．アミロイドが赤色に染め出されている．

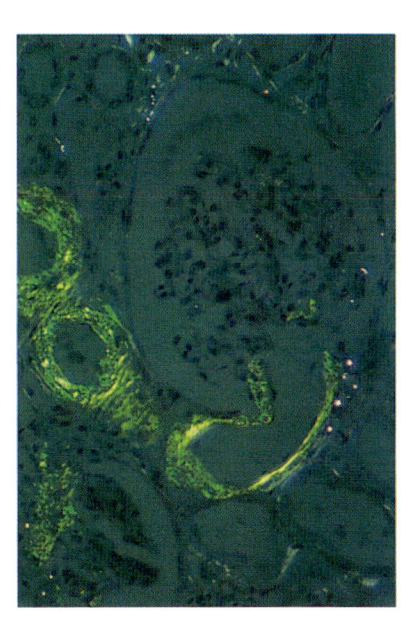

CP61：CP60の偏光像（×20）．黄～緑の偏光色が見られる．なおオレンジ色の小さい顆粒はゴミで色調が異なる．

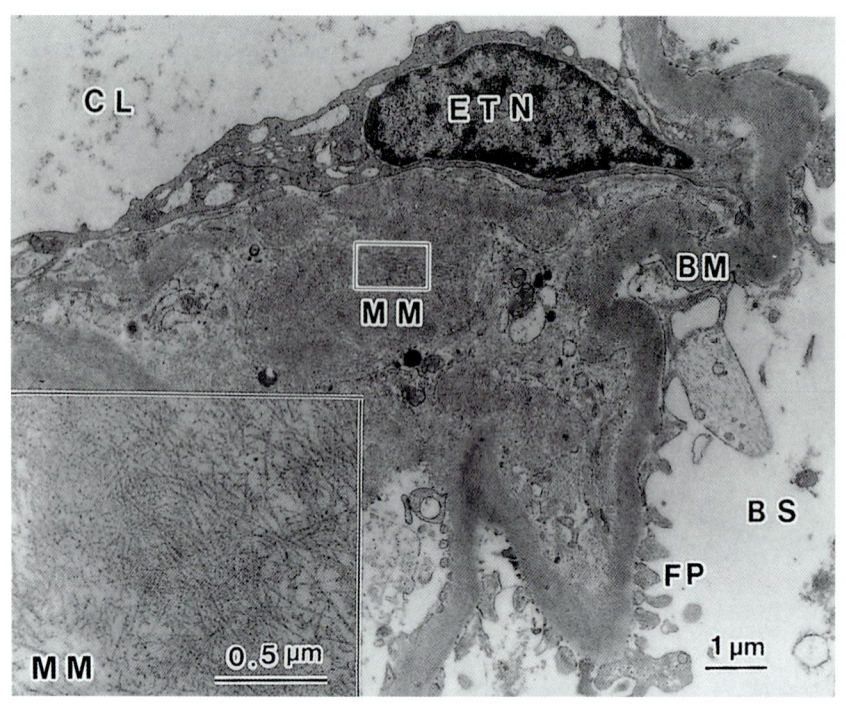

付図：CP59の症例の電顕像．基底膜およびメサンジウム基質にアミロイド線維の沈着を認める．CL：血管内腔，ETN：血管内皮細胞核，MM：メサンジウム基質，BM：基底膜，FP：上皮細胞（タコ足細胞）足突起，BS：ボウマン腔．

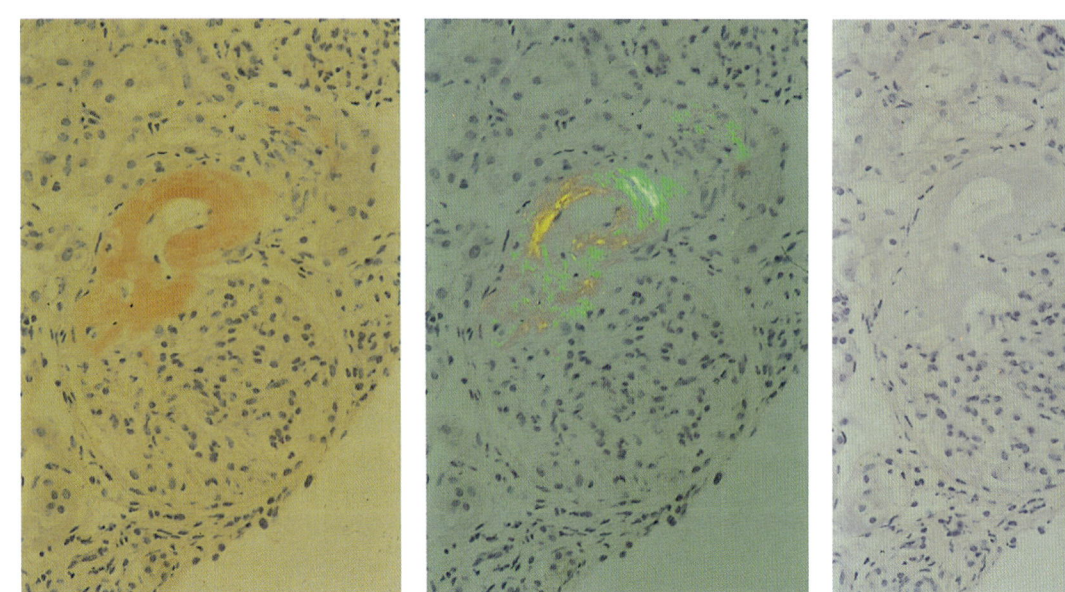

CP62：腎生検．コンゴー赤染色（×20）．

CP63：CP62の偏光像（×20）．アミロイドは緑色調を示す．

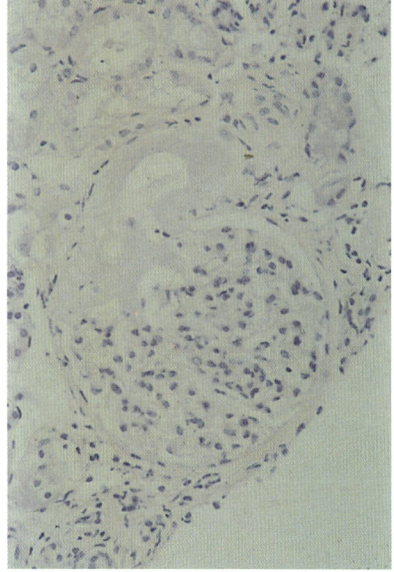

CP64：酸性過マンガン酸カリウム処理後のコンゴー赤染色で染まってこないので，AAであろうと思われる．

染色方法	脱パラ	step 1：脱パラフィン
	水洗	step 2：流水水洗　5分
	酸化	step 3：過マンガン酸カリ酸化液　3分
	洗浄	step 4：蒸留水　3～5秒
	脱色	step 5：5％シュウ酸水溶液　2～3分
	水洗	step 6：流水水洗　7～10分

以後，コンゴー赤染色のヘマトキシリン核染色から同様に行う（55頁参照）

染色結果　　アミロイドAA：コンゴー赤の染色性を失う．
　　　　　　　アミロイドAL：コンゴー赤染色性を保持している．

付　記
●アミロイド（amyloid）はSchleiden（ドイツ人，植物学者）の造語で，amyl(O)＋oid（でんぷん＋似た）から類でんぷん質と理解されている．Wirchowはサゴ脾のヨード・硫酸反応の染色態度よりでんぷんと似ているということでアミロイド物質（Amyloid substance）を提唱（1851）し，多糖類の一種と考えていたが，後に蛋白質であることが判明した．CohenとCalkinsは電顕的観察により集簇した細線維から成っていることを明らかにし，その線維をamyloid fibrilと名づけた．
●Amyloidは現在以下のように定義されている（Glennerら）．
　①コンゴー赤に染まり，緑色調の偏光を示す．
　②電顕にて，幅8～15nmの枝分かれのない細線維である．
　③プロナーゼ（Pronase）処理により，②の線維構造の消失がみられる．
　現在多くの学者は，①，②の条件を満せばAmyloidであるとしている．
●特異的にアミロイドだけを染める方法がないため，他の方法や酵素抗体法も併用するとよい．全身性の沈着はアミロイドーシスと呼ばれ，原発性と続発性がある．いずれの場合もアミロイドの証明が重要である．

[参考文献]
Bancroft JD：Theory and Practice of Histological Techniques, 2nd ed, 155-178, Churchill Livingstone, 1982.
内野文彌ら：病理と臨床，3，123-129，1985．
Highman B：Improved method for Demonstrating Amyloid in paraffin sections. Arch Pathol. 41：559-562, 1946.
Pears AG：Histochemistry, Vol 2, 576-585, 1985.
Wright JR：Potassium permanganate reaction in amyloidosis, Laboratory Investigation 36, 274, 1977.
末吉徳芳：病理技術，Vol 44，4-5，1991．

2．チオフラビンT染色
Thioflavine T stain

目　的　　アミロイド沈着の証明．

原　理　　染色性のメカニズムはいまだよく知られていない．ここでは比較的長期間安定している，Vassar, Cullingの方法を紹介する．
　　起源のいまだ確立していないアミロイド物質を光顕で検出する方法の中では，比較的特異性の高い方法であり，蛍光顕微鏡さえあれば容易に施行できる．

準備試薬　　マイヤーのヘマトキシリン液（3頁参照）
　　　　　　　チオフラビンT
　　　　　　　氷酢酸CH_3COOH

試薬の調製	1．マイヤーのヘマトキシリン液（3頁参照）
	2．染色液
	チオフラビンT　1g ☞ 1
	蒸留水　100ml
	上記を混合溶解する．
	3．分別液
	氷酢酸　1ml
	蒸留水を加え100mlとする．

固　定	20％ホルマリン液，アルコール
薄　切	3〜5μm ☞ 2

染色方法

脱パラ・水洗	step 1：脱パラフィン，流水水洗　2〜3分
核染色	step 2：マイヤーのヘマトキシリン　2分 ☞ 3
水洗・色出し	step 3：流水水洗，色出し　3分
染色	step 4：チオフラビン染色液　3分
水洗	step 5：流水水洗　10分
分別	step 6：1％酢酸水　5〜10分
水洗	step 7：流水水洗　3分
封入	step 8：流動パラフィンまたはPBSグリセリンで封入 ☞ 4
	step 9：蛍光顕微鏡にて観察

染色結果	アミロイド：白色蛍光 ☞ 5

注意点　　☞ 1：チオフラビンSでも代用できる．
　　　　　☞ 2：切片はできるだけ無蛍光白色ガラスに拾い上げた方がよい．
　　　　　☞ 3：step 2を省略すると，細胞核が蛍光を発して観察しにくい．ヘマトキシリンで核の自家蛍光を消す．ヘマトキシリンの代わりにメチレン青の単染も行える．
　　　　　☞ 4：染色標本は太陽光等の紫外線より保護して保存する．
　　　　　☞ 5：アミロイド以外に，フィブリノイド，ケラチン，パネート細胞，チモーゲン顆粒，傍糸球体装置顆粒，好酸球顆粒，肥満細胞顆粒等が染まってくる．

付　記　　●アミロイドが蛍光を発することは，Chiari（1947）が蛍光色素を使用して初めて発見したが，VassarとCulling（1959）の頃まではあまりよく知られていなかった．それまでは組織構造に対する蛍光色素の動態を知るのに使われていたようである．
　　　　　●Burnsによると使用直前に作製した0.5％チオフラビンT 0.1N塩酸水ではより特異性が高くなり，アミロイドとパネート細胞以外は染まらないとされている．

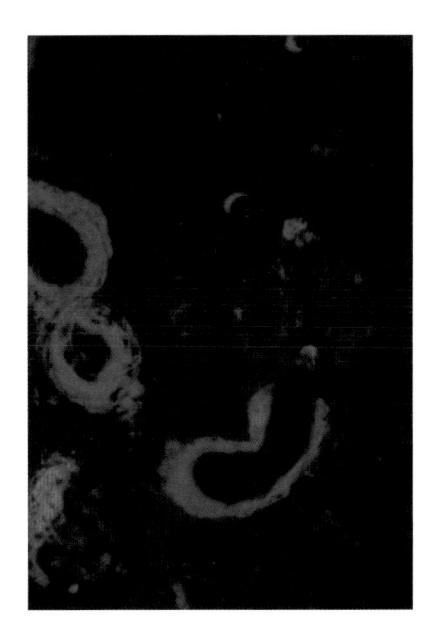

CP65：CP59〜61の隣接切片．アミロイドが白色蛍光を発している．B励起フィルター（530mm）使用．

［参考文献］
Bancroft JD：Theory and Practice of Histological Techniques, 2nd ed, 155-178, Churchill Livingstone, 1982.
Vassar P, Culling CFA：Fluorescent Staining with Special Reference to Amyloid and Connective tissue. Arch Pathol. 68：487：498, 1959.
Vassar P, Culling CFA：Fluorescent Amyloid Staining of Casts in Myeloma Nephrosis. Arch Pathol. 73：59-63, 1962.
Culling CFA：Cellular Pathology Technique, 4th ed, 465-473, Butterworths, 1985.

第4章
核酸の染色法

A. フォイルゲン反応
Feulgen reaction

目的 デオキシリボ核酸（DNA）の組織化学的証明法として用いられる．

原理 DNAを酸で加水分解すると，プリン塩基が切り離されてアプリン酸（プリンを含まない酸）となり，デオキシリボースはフラノース型デオキシリボースが露出されてアルデヒド型の異性体となる．このアルデヒドにSchiff試薬が反応する．このメカニズムは複雑だが，ロイコフクシン（Leucofuchsin）がデオキシリボースと結合することによってキノン構造となり，フォイルゲン色素として呈色する．

準備試薬 塩酸 HCl
Schiff試薬
メタ重亜硫酸ナトリウム $Na_2S_2O_5$

試薬の調製
1. **1N塩酸**（加水分解用）
   濃塩酸比重1.19（36.7％） 82.5m*l*
   蒸留水を加えて1,000m*l*とする．
2. **Schiff試薬**（50頁参照）
3. **メタ重亜硫酸ナトリウム水**（37頁参照）

固定 純アルコール，カルノア液，20％ホルマリン液
薄切 3 μm

染色方法

脱パラ・水洗	step 1：脱パラフィン，流水水洗	2〜3分
洗浄	step 2：蒸留水 60℃	5〜10分 ☞ 1, 2
加水分解	step 3：1N塩酸 60℃	10分 ☞ 3, 4
洗浄	step 4：蒸留水（2槽）	各2〜3分
PAS反応	step 5：Schiff試薬	10分
洗浄	step 6：メタ重亜硫酸水（2槽）	各3分

水洗	step 7：流水水洗　5分☞5	
脱水・透徹・封入	step 8：脱水，透徹，封入	

染色結果　　DNA：赤

注意点
☞ 1：step 2の蒸留水はあらかじめ60℃のフラン器か恒温槽中に入れておく．切片の温度を上昇させるために必要である．
☞ 2：DNAを特異的に検出したい時は1N塩酸による加水分解の前に5％フェニルヒドラジン液で30分間処理し，エラスチン中のアルデヒド基をブロックする．
☞ 3：1N塩酸水もあらかじめ60℃のフラン器か恒温槽中で温度を上げておく．
☞ 4：加水分解の時間は固定液の種類によって適宜変更するとよい．
☞ 5：step 7後ライト緑で後染色すると組織構築も見ることができる（CP67）．

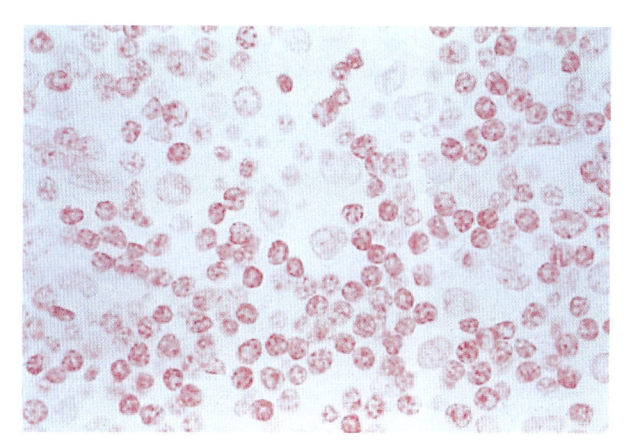

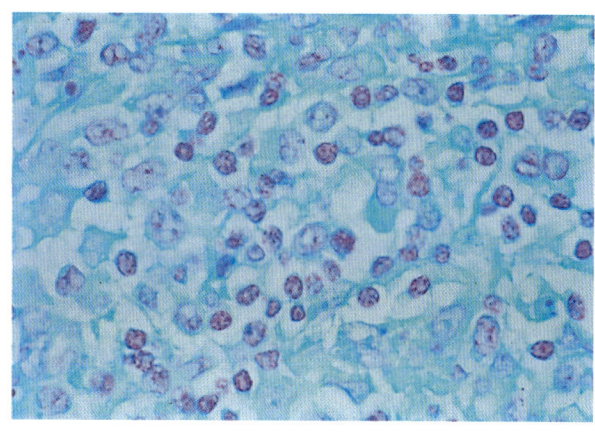

CP66：剖検例．脾臓（×40）．DNAが赤紫色に染まっている．

CP67：ライト緑後染色（×40）．メチレン青で後染色を施してもよい．

付　記
● FeulgenとRossenbeckによって1924年に発表された方法で，特異性も高く一般の病理検査室で容易に行える．定量もできるのが特徴である．

[参考文献]
Bancroft JD：Theory and Practice of Histological Techniques, 2nd ed, 149-151, Churchill Livingstone, 1982.
Culling CFA：Cellular Pathology Technique, 4th ed, 183-188, Butterworths, 1985.
小川和朗ら：新組織化学，469-500，朝倉書店，1980.

B. メチル緑・ピロニン染色（ウンナ・パッペンハイム染色）
Methylgreen pyronin stain

目　的　　デオキシリボ核酸（DNA），リボ核酸（RNA）双方を同一切片上で証明する．

原　理　　メチル緑は塩基性色素であり，DNAのリン酸基と結合しうる．ピロニンは核小体と粗面小胞

体のよく発達した部位を染めるので**RNAと結合**していることが示唆されるが，RNA以外のいくつかの粘液細胞も染まるため特異性はやや劣るようである．そのため，リボヌクレアーゼ等で消化して確認することも必要であろう．

準備試薬
  メチル緑 $C_{26}H_{33}N_3Cl_2$ ☞ 1
  ピロニンY（またはG） $C_{17}H_{19}N_2OCl$, CI 45005
  酢酸 $CH_3COOH = 60.05$
  酢酸ナトリウム三水和物 $CH_3COONa・3H_2O = 136.08$
  第3級ブタノール（2-メチル-2プロパノール）$(CH_3)_3COH$

試薬の調製
  1．0.2％メチル緑水溶液
   メチル緑　0.2g
   蒸留水　100ml
   上記を混合溶解する．
  2．0.2％ピロニン水溶液
   ピロニン　0.2g
   蒸留水　100ml
   上記を混合溶解する．
  3．0.1M酢酸緩衝液（pH4.2）
   Ⅰ液：0.1M酢酸ナトリウム水溶液
    酢酸ナトリウム三水和物　13.6g（1.36g）
    蒸留水　1,000ml（100ml）
   Ⅱ液：0.1M酢酸水溶液
    氷酢酸（99.5％）　6ml（0.6ml）
    蒸留水　1,000ml（100ml）
   使用液：Ⅰ液15.0mlとⅡ液5mlを混合する．
  4．メチル緑・ピロニン染色使用液 ☞ 2
   0.2％メチル緑水溶液　18ml
   0.2％ピロニン水溶液　9ml
   0.1M酢酸緩衝液　13ml
   蒸留水　13ml ☞ 3
   上記を使用直前によく混合する．

固　定　カルノア液，純アルコール，リリーの中性緩衝ホルマリン液，20％ホルマリン液
薄　切　2～3μm

染色方法

脱パラ・水洗	step 1：	脱パラフィン，流水水洗　2～3分
親和	step 2：	0.1M酢酸緩衝液（pH4.2）　3分
染色	step 3：	メチル緑・ピロニン染色液　25分
分別	step 4：	0.1M酢酸緩衝液（pH4.2）ですすぐ（2槽）各1～2秒

後処理	step 5：	濾紙で押さえる．
分別	step 6：	第3級ブタノールで手早くすすぐ（2槽）各2〜3秒 ☞ 4
透徹・封入	step 7：	キシロール透徹，封入

染色結果　　DNA：緑ないし青
　　　　　　　RNA：赤

注意点

☞ 1：メチル緑はメルク社，クローマ社，コダック社のものがよい．自然酸化でメチル紫を含むので，クロロホルムで精製してから使用する（0.2％メチル緑を分液ロートに入れ，それにクロロホルムを加えて激しく混和し静置する．メチル紫で着色したクロロホルム層と色素の層が分離したら，下層のクロロホルムを捨てる．2〜3回繰り返しクロロホルムに着色がなくなるまで行う）（CP68）．成書によれば6〜9カ月は安定しているとされているが，使用直前に純化した方が良好な結果が出るようである．ピロニンについては，クローマ社のものは赤血球に着色が見られるため，あまり勧められない．

☞ 2：骨組織等の脱灰操作を行った例は染まりにくく，両方の色素の比を変化させ最適比を見つけるとよい．一般的にはメチル緑の量を増やし，ピロニンの量を減らす．また脱灰に時間がかかるが，前田の勧める酢酸，酢酸ランタンで脱灰すると良好な結果が得られる（下記参照）．

●0.05M酢酸ランタン・20％酢酸液

酢酸ランタン〔$La(CH_3CO_2)_3 \cdot 1\ 1/2H_2O$：分子量343〕1.58gを，あらかじめ用意した20％酢酸水に溶解し100mlとする．この液に組織を2〜5日くらい浸漬した後水洗する．

☞ 3：染色液中のグリセリンの代わりに蒸留水を使用してもよい．

☞ 4：第3級ブタノール（n-ブタノール）の融点は25.66℃であり，常温では結晶化しているため，使用器具は温めておく．n-ブタノールの代わりにアセトン・キシロール等量混合液を使用してもよい．

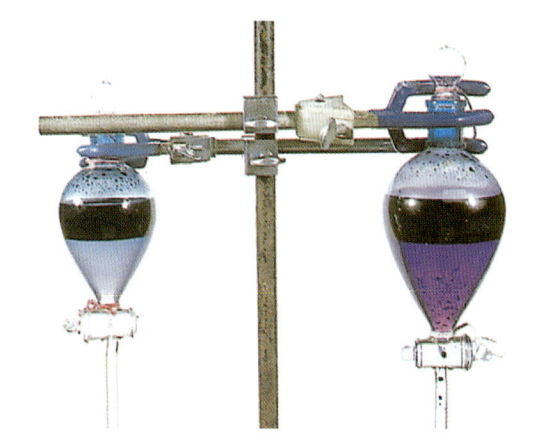

CP68：左側の分液ロート下部のクロロホルムは純化しており，メチル紫の着色がない．右にはまだメチル紫の着色がある．

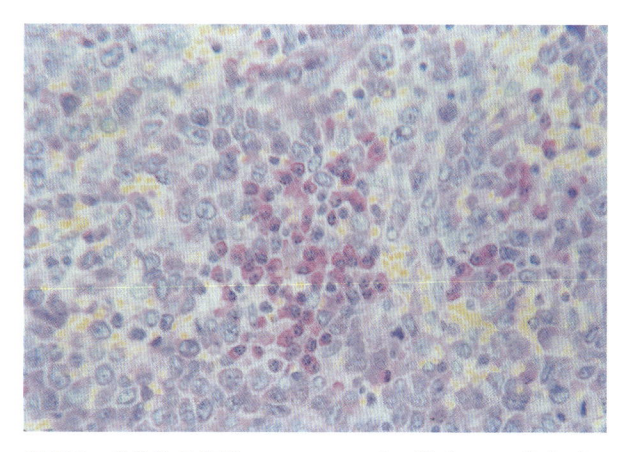

CP69：多発性骨髄腫のスメアのメチル緑ピロニン染色（×40）．

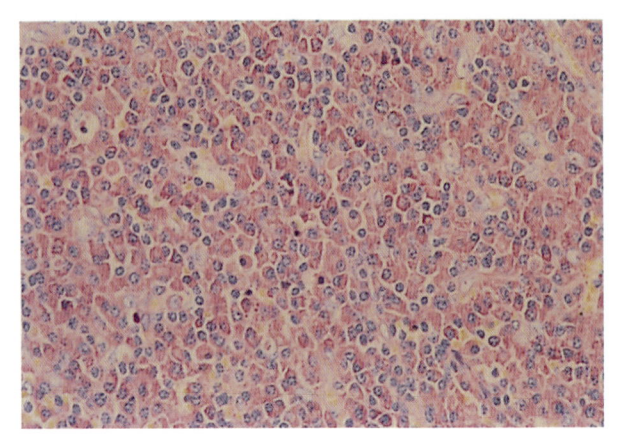

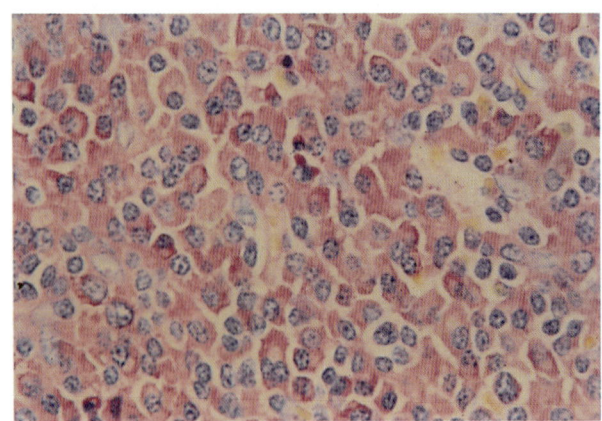

CP70：多発性骨髄腫．DNAがメチル緑にRNAがピロニンに染まっている（×10）．

CP71：CP70の強拡大（×40）．

付　記
　●パッペンハイムが1899年に発表，ウンナが1902年に改良法を発表している．以来いろいろの変法が発表されている．
　●膵臓のアルコール固定切片をコントロールに用いることができる．

[参考文献]
Bancroft JD：Theory and Practice of Histological Techniques, 2nd ed, 149-154, Churchill Livingstone, 1982.
Culling CFA：Cellular Pathology Technique, 4th ed, 189, Butterworths, 1985.
前田房子ら：メチルグリーン・ピロニン染色法の検討（その2），病理技術，31：29-31，1985.

第5章 内分泌細胞の染色法

A. グリメリウス染色
Grimelius method

目 的　1968年，Grimeliusが膵ランゲルハンス氏島のA細胞（グルカゴン産生）の検出を目的とした染色法として発表したが，現在では細胞内神経分泌顆粒の有無を目的に広く用いられている．内分泌細胞に由来する腫瘍（カルチノイドなど）の診断に有用である．

原 理　好銀細胞内の分泌顆粒が弱酸性（pH5.6）の硝酸銀水溶液中の銀イオンと反応するが，反応した銀粒子が還元剤によって分泌顆粒に吸着されることを利用する．

準備試薬
酢酸 $CH_3COOH = 60.05$
酢酸ナトリウム三水和物 $CH_3COONa・3H_2O = 136.08$
硝酸銀 $AgNO_3$
ハイドロキノン $C_6H_4(OH)_2$
亜硫酸ナトリウム Na_2SO_3
チオ硫酸ナトリウム $Na_2S_2O_3$
ケルンエヒテロート染色液
　ケルンエヒテロート $C_{14}H_8NO_7SNa$
　硫酸アルミニウム $Al_2(SO_4)_3$

試薬の調製
1. 0.2M酢酸・酢酸ナトリウム緩衝液（pH5.6）
   0.2M酢酸　11ml
   （酢酸11.4mlに蒸留水を加え1,000mlとする）
   0.2M酢酸ナトリウム　89ml
   （酢酸ナトリウム三水和物27.2gに蒸留水を加え1,000mlとする）
   上記2液を混合してpHを測定し，pH5.6に調製する．
2. 0.03％硝酸銀溶液
   0.2M酢酸・酢酸ナトリウム緩衝液　10ml
   蒸留水　87ml
   1％硝酸銀水溶液　3 ml

上記を三角フラスコで混合する.

3．還元液1 ☞1

　ハイドロキノン　1g
　亜硫酸ナトリウム　5g
　蒸留水　100ml
　上記を三角フラスコで混合する.

4．2％チオ硫酸ナトリウム水溶液

　チオ硫酸ナトリウム　2g
　蒸留水　100ml
　上記を混合溶解する.

5．ケルンエヒテロート染色液（17頁参照）

　ケルンエヒテロート（ヌクレアファースト赤）　0.1g
　硫酸アルミニウム　5g
　蒸留水　100ml
　上記を加温溶解し約5分間煮沸, 冷却後濾過して使用する.

固　定　　10〜20％ホルマリン液, ブアン液

薄　切　　2 μm

染色方法

脱パラ・水洗	step 1：脱パラフィン, 流水水洗　2〜3分
洗浄	step 2：蒸留水（3槽）, 切片を揺すりながらよく洗う　各5〜10秒
鍍銀	step 3：0.03％硝酸銀溶液　　37℃ 1晩
	または　　　　　　60℃ 2〜3時間
還元	step 4：還元液へ直接入れる ☞2　37〜40℃　切片が淡黄色になる　約1分
洗浄	step 5：蒸留水（3槽）　切片を揺すりながらよく洗う　各5〜10秒 ☞3
定着	step 6：2％チオ硫酸ナトリウム水溶液　1〜2分
水洗	step 7：流水水洗　約2分
染色	step 8：ケルンエヒテロート染色液　5〜10分 ☞4
水洗	step 9：流水水洗　30〜60秒
脱水・透徹・封入	step 10：脱水, 透徹, 封入

染色結果　　好銀性陽性細胞：黒〜茶褐色

　陽性細胞：膵臓A細胞（グルカゴン）, 消化管好銀細胞（ガストリン, ヒスタミン）, 消化管銀親和性細胞（セロトニン）, 甲状腺傍濾胞細胞（カルシトニン）, 下垂体前葉内黄体形成ホルモン（LH）, 下垂体卵胞刺激ホルモン（FSH）, 下垂体副腎皮質刺激ホルモン（ACTH）, 副腎髄質（エンケファリン）, カルチノイド腫瘍のほか, 上記細胞に由来する腫瘍.

　核：淡い桃色

注意点　　☞1：目的の温度になるまでには時間がかかるため銀液と一緒に調製し, フラン器に入れておく. なお繰り返し銀液に入れることを考慮し, 余分に作製しておくと能率がよい.

☞ 2：銀液から出した切片は乾燥しやすい（特に60℃で反応させた時）ため，速やかに還元液に入れる．

☞ 3：鏡検し，染色性を確認する．反応が弱いか反応が見られない時はstep 3〜5の操作を2〜3回繰り返す（同一銀液でよいが，還元液は換えた方がよい）．ただしstep 3は30分〜1時間．

☞ 4：染色に関しての注意点は17頁参照．

付　記
- 蒸留水で0.03%硝酸銀水溶液を作製する方法：背景の着色が強いという意見もあるが，気にならないことが多く，試してみる価値がある．
  蒸留水　　　　　　97ml
  1％硝酸銀水溶液　　3ml
- 染色に用いる染色ドーゼや器具類は十分に洗浄したものを使用する．銀染色では金属性ピンセットを用いるのは好ましくない．

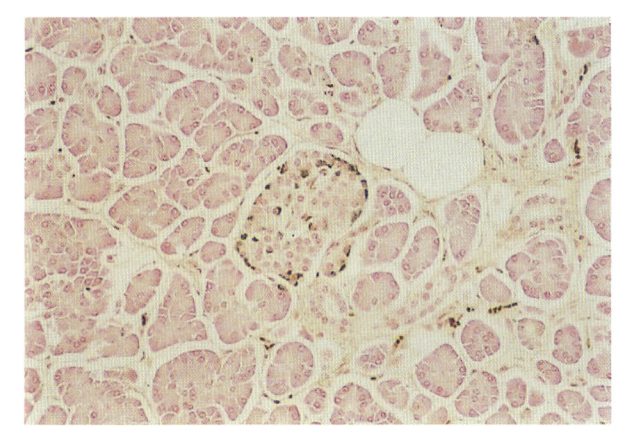

CP72：膵．3 μm切片（×20）．グルカゴンを分泌するA細胞（α細胞）が濃褐色に陽性．A細胞は膵ラ氏島の周囲に多く分布する傾向を示す．背景はケルンエヒテロートにより淡赤色に染まっている．

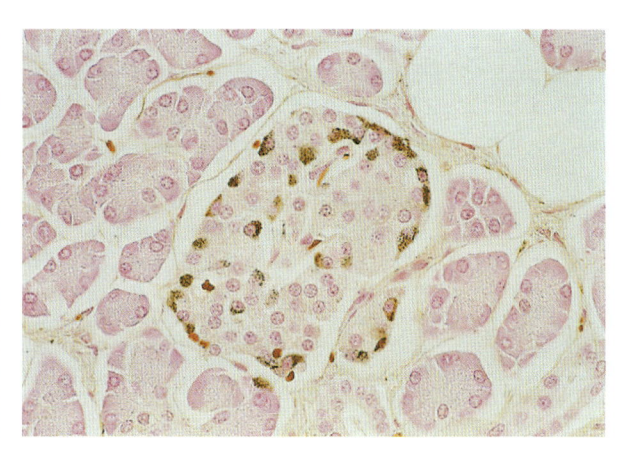

CP73：膵．3 μm切片（×40）．CP72の拡大像．

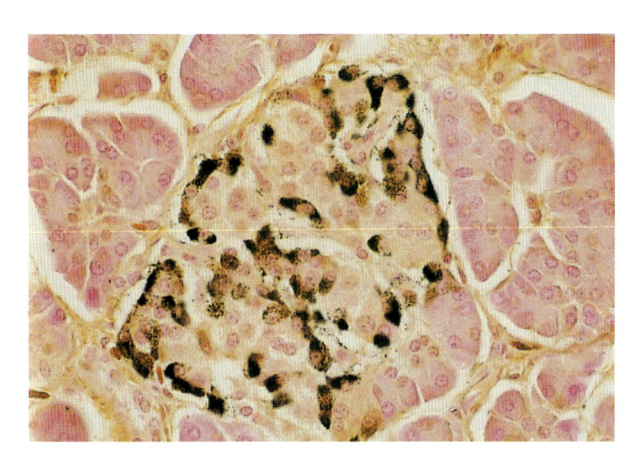

CP74：膵．6 μm切片（×40）．CP72と同時に同じ時間染めたもの．切片が厚いと反応が見やすくなるが結合組織の非特異反応が生じる．

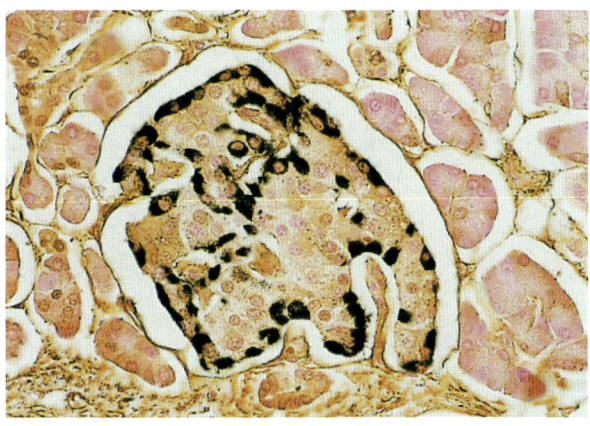

CP75：膵．3 μm切片（×40）．過反応標本．銀液へ浸す時間が長すぎたため，結合組織など目的以外も褐色を呈している．

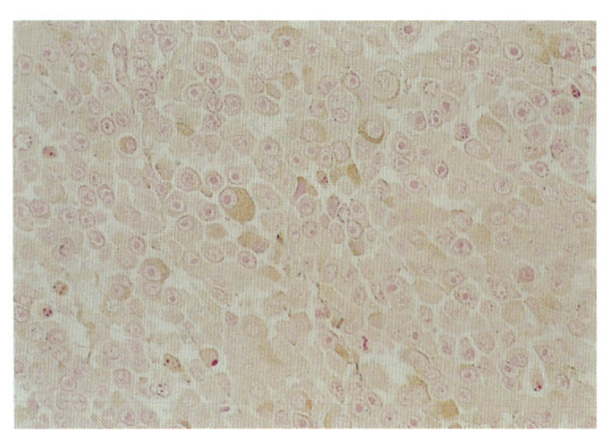

CP76：大腸異型カルチノイド例．2μm切片（×40）．CP77と同時に同じ時間染めた標本だが反応がきわめて弱い．カルチノイドは反応が弱い傾向があるため，膵臓をコントロール標本とした場合注意する．6μmの厚い切片を同時に染めたり反応時間を延長するなどの工夫が必要．

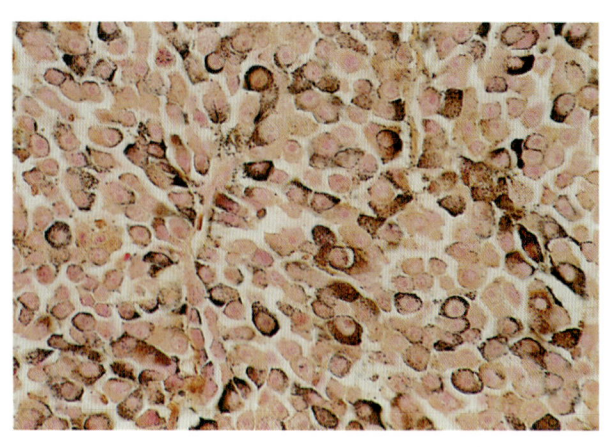

CP77：大腸異型カルチノイド例．6μm切片（×40）．CP76の連続切片で，一緒に染めた厚い切片では強陽性所見が得られた．

[参考文献]

Grimelius L：A silber nitrate stain for a_2 cells in human pancreatic islets. Acta Soc med Upsal, 73：243, 1968.
鬼頭花枝：染色法のすべて．Medical Technology（別冊），134-136，医歯薬出版，1988．

B. フォンタナ・マッソン染色
Fontana-Masson's method

目 的　　　腸クロム親和細胞（enterochromaffin cell），メラニン細胞の同定．

原 理　　　細胞がとり込んだアンモニア銀液中の銀イオンを，細胞自身の有する還元力を利用して反応させる．

準備試薬　　硝酸銀 $AgNO_3$
　　　　　　　アンモニア（28%）NH_3
　　　　　　　塩化金 $HAuCl_4・4H_2O$
　　　　　　　チオ硫酸ナトリウム $Na_2S_2O_3$
　　　　　　　ケルンエヒテロート染色液
　　　　　　　　ケルンエヒテロート $C_{14}H_8NO_7SNa$
　　　　　　　　硫酸アルミニウム $Al_2(SO_4)_3$

試薬の調製　1．アンモニア銀液
　　　　　　　①10%硝酸銀水溶液35m*l*を用意する ☞ 1
　　　　　　　100m*l*用三角コルベンに10%硝酸銀水溶液30m*l*を入れ（5m*l*は残しておく），駒込ピペットでアンモニア水（28%）を滴下し，その都度よく振る操作を繰り返す．最初白濁し，褐色の沈殿を

生じるが徐々に透明となり，沈殿のみが見られるようになる（白い背景で行うと沈殿が見やすい）．さらにアンモニアを滴下すると沈殿は消失してゆくので，1滴加えては振る操作を注意深く繰り返し，ちょうど沈殿が消失したところでやめる．
　　②残しておいた5 mlの硝酸銀水溶液を①にやや白濁するまで滴下する．
　　③蒸留水を加えて100 mlとし，濾過して使用する．
　2．0.2％塩化金水溶液（色調整液）
　3．2％チオ硫酸ナトリウム水溶液
　4．ケルンエヒテロート染色液（17頁参照）
　　ケルンエヒテロート（ヌクレアファースト赤）　0.1 g
　　硫酸アルミニウム　5 g
　　蒸留水　100 ml
　　上記を加温溶解し約5分間煮沸，冷却後濾過して使用する．

固　定　　20～30％ホルマリン液
薄　切　　2～3 μm

染色方法

脱パラ・水洗	step 1：脱パラフィン，流水水洗　2～3分
洗浄	step 2：蒸留水水洗，切片を揺すりながらよく洗う　各5～10秒
鍍銀	step 3：アンモニア銀液，56～60℃ 1～3時間（37℃ 12～24時間でも可）
洗浄	step 4：蒸留水水洗（3槽）切片を揺すりながらよく洗う　各5～10秒 ☞ 2
調色	step 5：0.2％塩化金水溶液　2～5秒 ☞ 3
定着	step 6：2％チオ硫酸ナトリウム水溶液　1分
水洗	step 7：流水水洗　5分
染色	step 8：ケルンエヒテロート染色液　5～10分
水洗	step 9：流水水洗　30～60秒
脱水・透徹・封入	step 10：脱水，透徹，封入

染色結果　　消化管銀親和性細胞（セロトニン），メラニン保有細胞，銀親和性カルチノイド等：黒～茶褐色

注意点
　☞ 1：アンモニア銀液の作製法はいろいろあるが，2～10％の硝酸銀濃度ではいずれも染色性に大差ない．反応時間に注意すればよい．
　☞ 2：顕微鏡で確認し，反応不十分なら銀液に戻す．
　☞ 3：省略してもよいが，塩化金水溶液を通すことにより，結合組織の褐色調がなくなり，陽性細胞も褐色調ではなく，黒色顆粒として明瞭に観察される．原法ではチオシアン酸アンモニウム，チオ硫酸ナトリウムを加えて塩化金液を調製しているが，水溶液で十分である．

付　記　　●フォンタナがスピロヘータの同定にアンモニア銀液を用いたが，マッソンはフォンタナのアンモニア銀液にて，虫垂カルチノイドで銀還元顆粒を証明した．

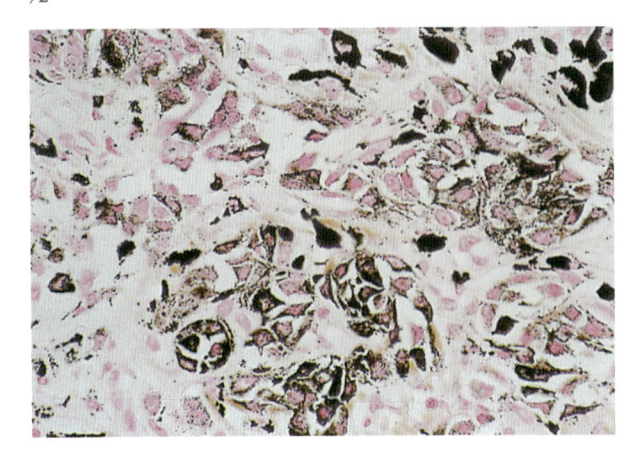

CP78：皮膚悪性黒色腫例．3 μm切片（×40）．黒色腫細胞が黒色に陽性を示す．

[参考文献]
Masson P：Carcinoids (argentaffin cell tumors) and nerve hyperplasia of the appendicular mucosa. Am J Pathol, 4：181, 1928.

C. ヘルマン・ヘレルストローム法（好銀性染色）
Hellman-Hellerstrom's Method

目　的　　　　膵ランゲルハンス氏島のD細胞（ソマトスタチン産生細胞）を染める．

原　理　　　　好銀性反応を利用して，硝酸銀アルコール溶液（pH5.0）の銀イオンに反応させ，還元剤を作用させて好銀細胞を染め出す．

準備試薬　　　ブアン液（飽和ピクリン酸水溶液15：ホルマリン原液5：氷酢酸1の混合液）
　　　　　　　硝酸銀 $AgNO_3$
　　　　　　　アルコール C_2H_5OH
　　　　　　　1N 硝酸 HNO_3
　　　　　　　アンモニア水（28％）NH_4OH
　　　　　　　ピロガロール $C_6H_3(OH)_3$
　　　　　　　中性ホルマリン液（238頁参照）

試薬の調製　　1．10％硝酸銀・アルコール溶液（pH5.0）
　　　　　　　　硝酸銀　10g
　　　　　　　　蒸留水　10ml
　　　　　　　　95％アルコール　90ml
　　　　　　　　1N 硝酸　0.1ml
　　　　　　　　10倍希釈アンモニア水　3滴
　　　　　　　　（28％アンモニア水1ml＋蒸留水9mlを2ml用駒込ピペットで3滴）
　　　　　　　　100ml用三角フラスコに硝酸銀10gと蒸留水10mlを入れ，完全に硝酸銀を溶解する．硝酸銀の

溶解を確認後，95％アルコール90m*l*，1N硝酸0.1m*l*，10倍希釈アンモニア水3滴を順次混合し，使用液とする．使用液は透明な液である．液が淡褐色調を呈した時は作製し直す．

2．還元液（50m*l*で1～2枚の切片なので染色枚数により作製液量を調整する）

　95％アルコール　　100m*l*
　ピロガロール　　5g
　中性ホルマリン液　　5m*l*

　三角フラスコ（100～200m*l*用）で95％アルコール100m*l*にピロガロール5gを入れ混合する．完全に溶解後中性ホルマリン液5m*l*を加え使用液とする．

固　定　　20％ホルマリン液，ブアン液
薄　切　　2μm

染色方法

脱パラ・水洗	step 1：	脱パラフィン，流水水洗　2～3分
再固定	step 2：	ブアン液　37℃，2～3時間　☞1
水洗	step 3：	流水水洗　20～30分
洗浄	step 4：	蒸留水（3槽）切片を揺すりながらよく洗う　各5～10秒
洗浄・親和	step 5：	95％アルコール，切片を液内で約5回ゆっくり上下させなじませる．
鍍銀	step 6：	10％硝酸銀アルコール溶液　37℃　1晩
洗浄	step 7：	95％アルコール　切片を液内で約1秒間隔で2～3回動かして洗う　☞2
還元	step 8：	還元液　1分　☞3
洗浄	step 9：	95％アルコール　約1秒
脱水・透徹・封入	step 10：	100％アルコール（3槽）　各30～60秒
	step 11：	キシロール（3槽）透徹，封入　☞4

染色結果　　膵臓ランゲルハンス氏島D細胞（ソマトスタチン），ある種の消化管内分泌細胞と，これらの細胞に由来する内分泌腫瘍（D細胞腫ほか）：茶褐色～黒色

注意点

☞1：ブアン固定組織であっても脱パラフィン後，流水洗し，再固定を行う．
☞2：95％アルコールでの洗いの時間によって，次の還元液へ入れた時の切片の色合いが異なる．還元液で切片が黄褐色を呈するのがよい．洗いが短いと濃い褐色調となる．
☞3：切片1枚か，せいぜい2枚で新しい液と交換する．
☞4：必要以上長く放置せず封入する．

[参考文献]

Hellman B, Hellerstrom C：Some aspects of silver impregnation of the islet of Langerhans in the rat. Acta Endocrinol, 32：518, 1960.
鬼頭花枝：染色法のすべて，Medical Technology（別冊），136-138，医歯薬出版，1988．

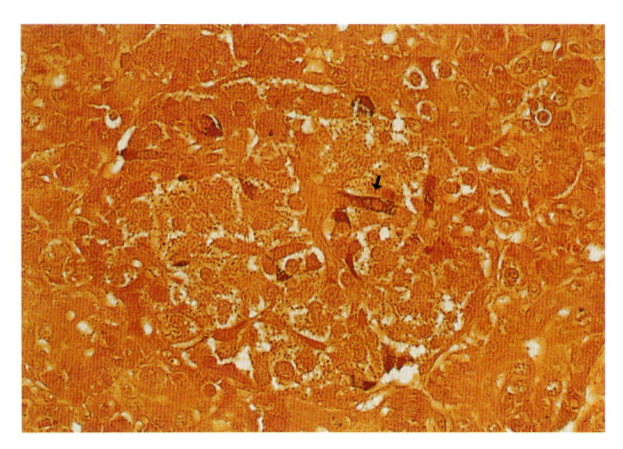

CP79：膵ラ氏島．3 μm切片（×40）．ソマトスタチンを産生するD細胞が黒色陽性を示すが本染色は背景の黄色調も強い．

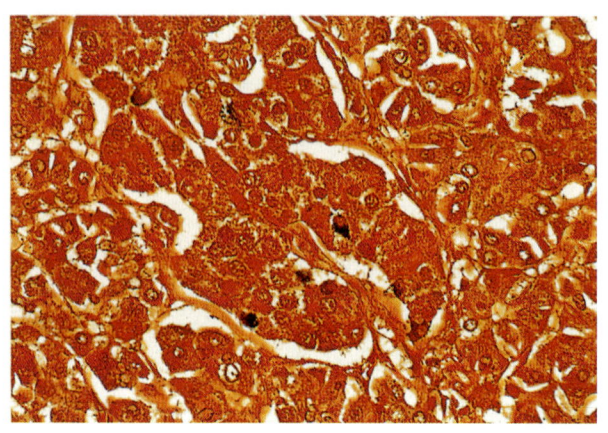

CP80：膵ラ氏島．3 μm切片（×40）．過反応標本．D細胞を強く染めるため反応時間を長くすると背景も褐色調となり観察しにくい．

D．ゴモリのアルデヒドフクシン染色
Gomori's aldehyde-fuchsin stain

目　的　　　　弾性線維染色法としてGomori（1950）により発表されたが，Halmi（1952）によって下垂体前葉細胞，膵ランゲルハンス氏島のB細胞，神経分泌物，メラニン色素の染まることが証明された．現在ではこれら内分泌細胞の染色法として用いられる場合が多い．

原　理　　　　蛋白質の中のシスチン，システインの−SS−基，−SH−基が酸化されて生じたスルホン酸基（$-SO_3-$）がアルデヒドフクシンと化学結合すると考えられる．

準備試薬　　　ブアン固定液（飽和ピクリン酸水溶液15：ホルマリン液5：酢酸1）
過マンガン酸カリウム $KMnO_4$
濃硫酸 H_2SO_4
亜硫酸水素ナトリウム $NaHSO_3$
アルコール C_2H_5OH
塩基性フクシン $C_{19}H_{18}N_3Cl$（パラローズアニリン）
塩酸（35％）HCl
パラアルデヒド $(CH_3CHO)_3$
ポンソー2R（キシリジン・ポンソー）$C_{18}H_{14}N_2O_7S_2Na_2$：CI 16150
酸性フクシン $C_{20}H_{17}N_3Na_2O_9S_3$
酢酸 CH_3COOH
リンタングステン酸 $P_2O_5・24WO_3・nH_2O$
オレンジG $C_{16}H_{10}N_2O_7S_2Na_2$
ライト緑SF $C_{37}H_{34}N_2O_9S_3Na_2$：CI 42095

試薬の調製	**1．0.3％過マンガン酸カリウム溶液（酸化剤）**

　　　　　　　　過マンガン酸カリウム　0.3g

　　　　　　　　蒸留水　100ml

　　　　　　　　濃硫酸　0.3ml（2ml駒込ピペットで4滴）

　　　　　　　　三角フラスコ（100ml用）に蒸留水と過マンガン酸カリウムを混合し，溶解後濃硫酸を加える．

　　　　　　2．5％亜硫酸水素ナトリウム水溶液（還元液）

　　　　　　　　亜硫酸水素ナトリウム　5g

　　　　　　　　蒸留水　100ml

　　　　　　　　上記を混合溶解する．

　　　　　　3．アルデヒドフクシン液

　　　　　　　　60％アルコール　100ml

　　　　　　　　塩基性フクシン　0.5g

　　　　　　　　塩酸（35％）　1.5ml

　　　　　　　　パラアルデヒド　1ml ☞ 1

　　　　　　　　200ml用三角フラスコ（ビーカーでも可）に60％アルコールを入れて塩基性フクシンを溶解後，塩酸，パラアルデヒドを順次加え溶解する．室温で密栓し2〜4日成熟させる．

　　　　　　　　赤紫色だった液が青紫色に変わったら使用できる．作製後約1週間が使用期限で，その後は共染が強くなるので使用不可．

　　　　　　4．フクシン・ポンソー液

　　　　　　　　ポンソー2R　0.5g

　　　　　　　　酸性フクシン　0.2g

　　　　　　　　蒸留水　100ml

　　　　　　　　酢酸　0.5ml

　　　　　　　　三角フラスコ（100〜200ml用）に蒸留水100mlを入れ，ポンソー2R，酸性フクシンを順次溶解し，酢酸0.5mlを加え使用液とする．

　　　　　　5．リンタングステン酸・オレンジG液 ☞ 2

　　　　　　　　リンタングステン酸　3g

　　　　　　　　蒸留水　100ml

　　　　　　　　オレンジG　2g

　　　　　　　　蒸留水100mlにリンタングステン酸を溶解後，オレンジGを加え混合する ☞ 3

　　　　　　6．0.2％ライト緑液

　　　　　　　　ライト緑SF　0.2g

　　　　　　　　蒸留水　100ml

　　　　　　　　酢酸　0.5ml

　　　　　　　　蒸留水にライト緑を溶解後，酢酸を混合する．

固　定	20％ホルマリン液，ブアン液
薄　切	2〜3μm

染色方法

脱パラ・水洗	step 1：脱パラフィン，流水水洗　2〜3分
再固定	step 2：ブアン液再固定　室温　3日間
水洗	step 3：流水水洗　10〜30分 ☞ 4
酸化	step 4：0.3％過マンガン酸カリウム液　1〜2分
水洗	step 5：流水水洗　約30秒
還元	step 6：5％亜硫酸水素ナトリウム水溶液　1分
水洗	step 7：流水水洗　5〜10分
親和	step 8：60％アルコール　約30秒
染色	step 9：アルデヒドフクシン液　20〜30分
分別	step 10：60％アルコール（2槽）　各数秒ずつ洗って鏡検確認
	step 11：共染のみられる時1％塩酸・70％アルコール溶液分別 ☞ 5，6
水洗・洗浄	step 12：流水水洗　2〜3分，蒸留水　3〜5秒
染色	step 13：フクシン・ポンソー液　15分
洗浄	step 14：0.5％酢酸水　30秒
染色	step 15：3％リンタングステン酸・オレンジG液　2〜3分
洗浄	step 16：0.5％酢酸水　10〜20秒
染色	step 17：0.2％ライト緑液　5分 ☞ 7
洗浄	step 18：0.5％酢酸水　30秒
分別	step 19：無水アルコール（3槽）　各1〜2分
脱水・透徹・封入	step 20：脱水，透徹，封入

染色結果　　膵ラ氏島B細胞（インシュリン），膵ラ氏島B細胞腫，弾性線維：紫色
　　　　　　　結合組織：緑色
　　　　　　　膵ラ氏島A細胞：赤色 ☞ 8

注意点
　☞ 1：パラアルデヒドは新鮮なものを使用する．
　☞ 2：3％リンタングステン酸水溶液にオレンジGを加えた混合液を用いると，微細な結晶が標本に出現することがある．リンタングステン酸水溶液とオレンジG水溶液を別々に通すと，結晶発生を防止できる（両液の間では0.5％酢酸水で洗うこと）．
　☞ 3：3％リンタングステン酸水溶液と，2％オレンジG水溶液をおのおの作製し，染色では別々に用いてもよい．
　☞ 4：ピクリン酸の黄色が除去されるまで水洗する．
　☞ 5：60％アルコールで分別し，共染がみられない時は省略する．
　☞ 6：ラ氏島B細胞が明瞭に染まっていることを確認する．
　☞ 7：結合組織が緑色．共染に注意する．ライト緑を濃くしない．
　☞ 8：固定，染色状態のよい時にB細胞と鑑別できるが通常は困難．

付記
●ゴモリのアルデヒド・フクシン染色は，安定した結果を得るにはかなり難しい染色法の一つである．
●ページェットのアルデヒド・チオニン−PAS−オレンジG染色
　アルデヒド・フクシン染色と類似の染色法である．ホルマリン液固定標本では脱パラフィン後，2.5％グルタールアルデヒドによる再固定が必要である．下垂体の染色に用いられることが多い．

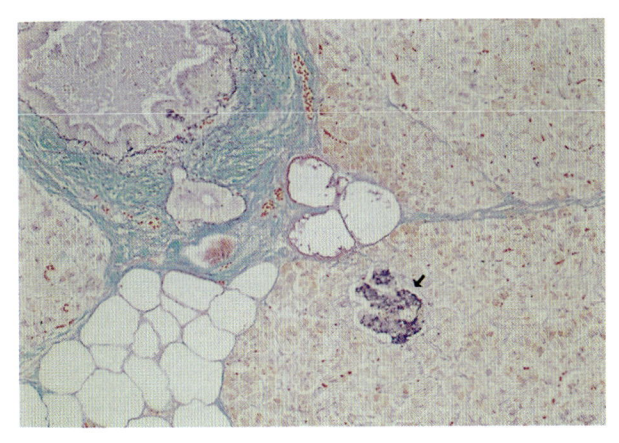

CP81：膵．3 μm切片（×10）．インスリン産生細胞のB細胞（β細胞）が紫色に染め出されている（矢印）．結合組織は緑色に染まっている．

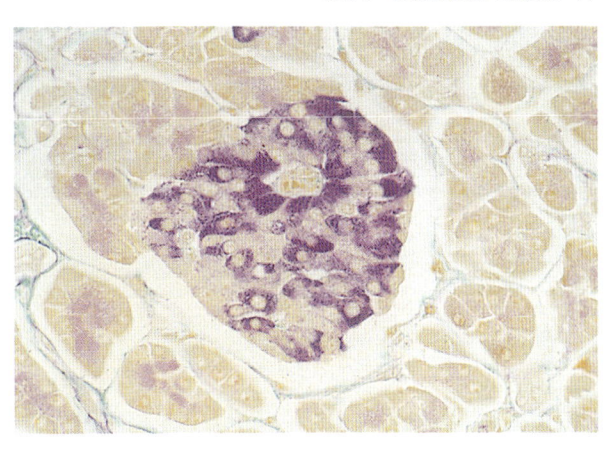

CP82：膵．3 μm切片（×40）．CP81の拡大像．ラ氏島内のB細胞（β細胞）が紫色に染まっている．

[参考文献]
Gomori G：Aldehyde fuchsin. A new stain for elastic tissue. Am J Clin Pathol, 20：665, 1950.
鬼頭花枝：染色法のすべて，Med Technol別冊，138-140，医歯薬出版，1988.
佐野　豊：新しい弾性線維染色法について．組織学研究法，275，南山堂，1965.

第6章
神経組織の染色法

基礎的事項

はじめに　神経系の肉眼解剖学的諸構造は，数mmしかないルイ体に至るまで，それぞれが生理学的機能的意義をもつ複雑かつ精緻なものである．神経細胞の数は200億とも400億ともいわれるほどの多くに達し，切片中に見られる神経細胞はもちろんのこと，標本作製時の粗削りで失われた細胞も，その一つ一つが各々異なった働きを分担して，それぞれの人の人格と個性を支えてきたのである．神経病理学では臨床症状に関わる病変の分布が，他の病理学の諸分野とは比較にならないほど精密に行われることが要求される．1枚の組織切片で精密な部位まで特定できるようにするためには，大脳半球全体といった大割切片が要望される．反面その組織学的構築は驚くほど簡素なものである．構成要素の細胞はわずか4種類で，神経細胞，アストログリア（星状膠細胞；以下アストロと略す），オリゴデンドログリア（乏突起膠細胞；以下オリゴと略す），シュワン細胞である．オリゴは中枢性の髄鞘を，シュワン細胞は末梢性の髄鞘を作る細胞である．さらに神経細胞は細胞体，軸索突起と樹状突起という三つの部分に分けられる．こうして神経系の基本的組織構築は神経細胞体，樹状突起，軸索突起，髄鞘とアストロという総じてもわずか5種類の構成要素からのみ成り立っている．神経病理学の100年以上に及ぶ長い歴史と幾多の優れた先人達の業績によって，さまざまな染色法が考案され，それらを組み合わせることによって，前述の5種類の構造のそれぞれを見事に染め分けることができる．

　神経病理技術では，一般病理学で行われるすべての染色法が要求されるばかりでなく，独特な染色法も数多くある．これが神経病理学の特殊性として，他の分野の人々から敬遠される理由の一つでもある．染色手技の難易度，染色結果の安定性と再現性も異なっており，難しい染色法では，染色技術に対する熟練が必要である．加えてその染色結果の判読にも一定の習熟が要求されるところから，一長一短のある多くの染色法の中から，どの染色法を好んで用いるかは，それぞれの研究施設や学派によって多少とも異なっているのが現実である．ここでは一応神経系の各構成要素のすべてを染め分けることができ，多くの研究施設で，ほぼ日常的に行われている最も基本的な染色法に限定して取り上げることにした．名称のみあげた染色法の手技を知りたい時は別の成書を参照されたい．染色技術の向上には，手技に対する慣れが大切である．しかしあらかじめ「何がどのように染まるのか」の知識のみではなく，「何をどのように染めたいのか」を染色する人が理解し，目的意識をもって行うべきだと考えている．染色一つをとっても，神経解剖学と神経病理学の基礎知識が重要である．そのための最もよい入門書として平野の「神経病理を学ぶ人のために」がある．基本的な染色技術に関する優れた記述もあり，必要に応じて是非とも参

照して戴きたい．

概　要　　基本的な染色結果の概要を模式図に示した．神経病理学においてもHE染色は重要な染色法である．ヘマトキシリンを用いた髄鞘染色法が存在することでも示されるように，髄鞘はヘマトキシリンに共染しやすい構造で，共染するとエオジンの染め上がりの色合いが濁ってしまう．したがって，カラッチより共染の少ない，へばりのきていないマイヤーのヘマトキシリンが推奨される．すべての細胞核がヘマトキシリンで青染し，加えて神経細胞のニッスル物質が青染する．その他のほとんどすべての細胞成分がエオジンで赤染する．不染性のものがごく一部に過ぎないところが，他の染色法にはみられない優秀さである．HE染色ではその標本の概要を把握するとともに，平野小体やレビー小体などの細胞体や神経基質（neuropile）内の病的異常物質を探す．しかし樹状突起，軸索突起，アストロの突起，髄鞘がいずれもほぼ同じようにエオジンに染まり，互いに判別することが困難なところに難点がある（CP83）．KB染色やホルツァー染色では一目瞭然である髄鞘の崩壊とアストロの反応性増殖を示す病巣も，疑うことはできても，断定できないことがしばしばある．鍍銀法では容易に判定できる老人斑も，ごく一部の典型的完成型のものしかはっきりとは認識できない．HE染色のみで病変を判定することには，見落としの危険性が高いため，どうしてもいくつかの染色法を組み合わせて，診断しなければならない．我々の施設では，まずHE染色とKB染色はすべてのブロックについて行っている．脳の破壊性病変では必ずといってよいほど，その関連領域に及んで髄鞘の崩壊を伴っているので，KB染色による髄鞘の破壊病巣の部位と広がりは肉眼レベル，光顕レベルの両者で特に重要である．神経細胞体のニッスル物質の変化にも注目する．ボディアン染色とホルツァー染色は，病変の存在が疑われると行うので日常的に用いられている染色法である．ボディアン染色やビルショウスキー染色などの鍍銀法では正常構造はもちろん，診断的価値をもつさまざまな病的好銀性構造物が観察できる．ホルツァー染色では反応性増殖を起こしたアストロの突起が明瞭に染め出され，肉眼レベルから光顕レベルにわたって病巣の局在を示すのに優れている．

　主要な染色結果については，下表と次頁の模式図を参照されたい．

主な神経組織染色

染色方法	染色対象
クリューバー・バレラ染色	髄鞘：青色，ニッスル小体，細胞核：赤紫色
ボディアン染色（AFIP法）	神経細胞体，樹状突起の太い部分：暗褐色 神経原線維，軸索突起，細胞核：黒褐色
ビルショウスキー染色（平野法）	軸索突起，神経原線維：黒 老人斑，アルツハイマー神経原線維変化：灰黒色
ホルツァー染色	グリア線維，反応性増殖を示すアストログリアの細胞質：青紫色， 血管や膠原線維：濃青紫色，細胞核：淡紫色

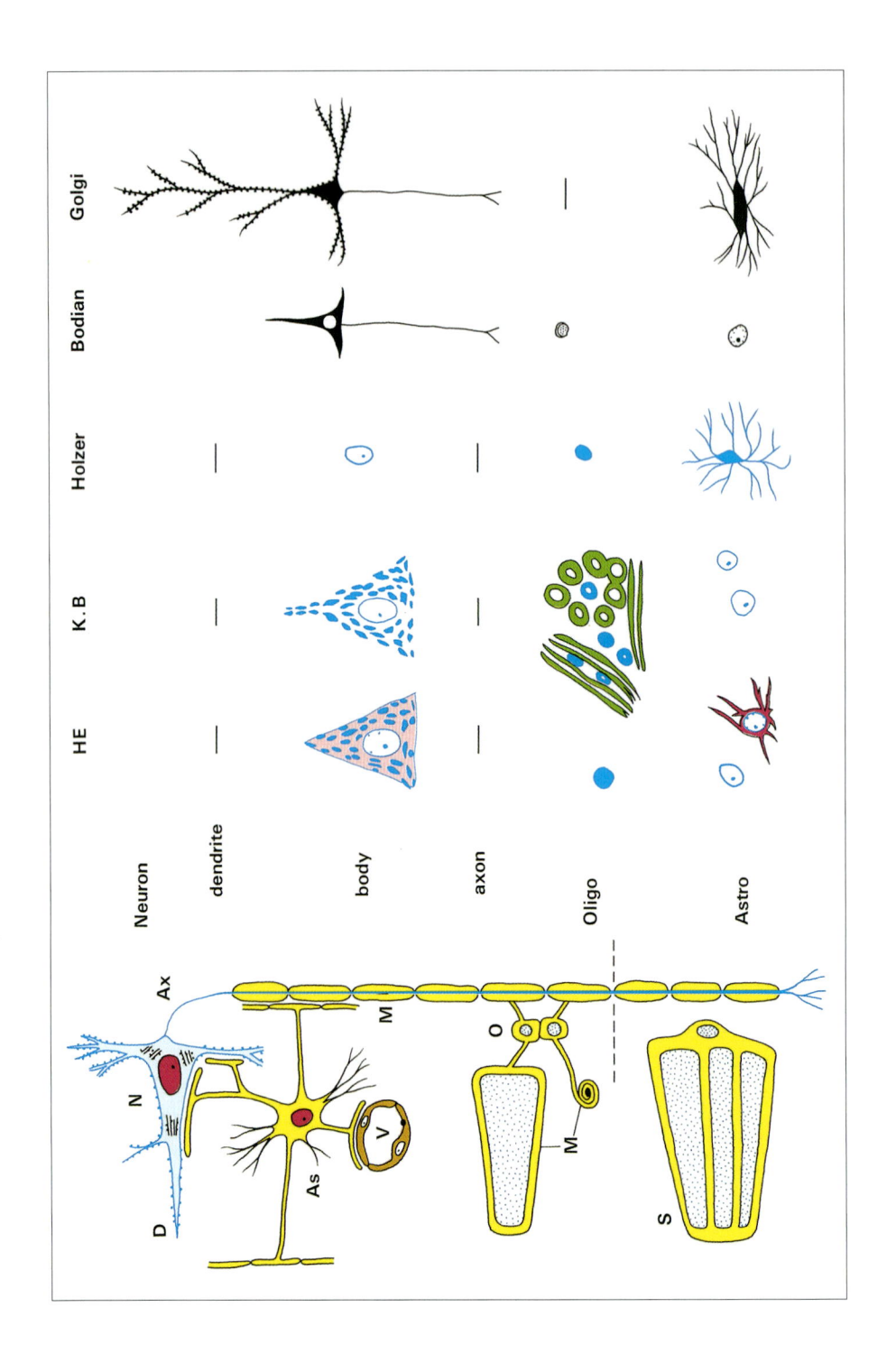

模式図：主たる染色結果のシェーマ．− は不染性．小さな○は核のみ染まることを示す．N：ニューロン，D：樹状突起，Ax：軸索突起．As：アストロ，M：髄鞘，O：オリゴ，S：シュワン細胞．V：毛細血管を示す．

神経系の鍍銀法やホルツァー染色は，中胚葉性の膠原線維や細網線維が汚いほどに強く染まるもので，神経外胚葉組織と中胚葉性線維組織が混在するような組織の染色には不向きである．そのような場合にはマッソン・トリクローム染色が大変優れた染色法であるにもかかわらず，その重要性を指摘している成書が乏しいことは非常に残念なことである．中胚葉性線維はアニリン青で青く，神経外胚葉組織は赤色に明快に染め分けることができる（CP84）．したがって末梢神経では，そのすべての病態に，髄膜腫・聴神経鞘腫と線維性星状膠細胞腫の鑑別診断，そして細菌性炎症の脳膿瘍や髄膜脳炎とその後遺症の検索にマッソン・トリクローム染色は威力を発揮する．

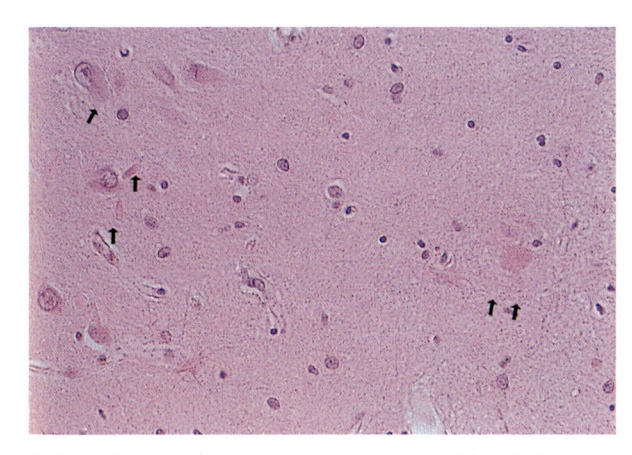

CP83：58歳　女性．アルツハイマー病の大脳のHE染色（×40）．海馬回には2個の小さい平野小体が明瞭（↑）．その上方には神経原線維変化を示す錐体型神経細胞，右側には完成型の老人斑がある（↑↑）．反応性のアストロも少数見られる．それ以外の基質内にも老人斑が，左端の白質には髄鞘の崩壊が疑われるが判定不能である．

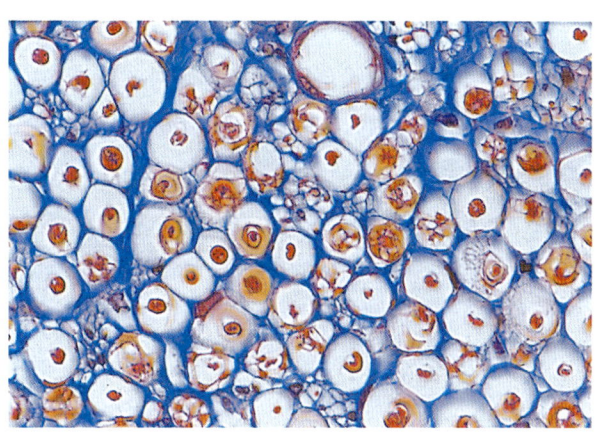

CP84：62歳　男性．ガス壊疽のため，部分切除された下肢の軟部組織中に見られた末梢神経束のマッソン・トリクローム染色（×100）．髄鞘すなわちシュワン細胞は赤または橙色，周囲の膠原線維は青色，軸索は赤色に染まっている．

A．髄鞘とニッスル物質の染色法

1．クリューバー・バレラ染色

Klüver-Barrera (KB) stain

目　的	ルクソールファースト青で髄鞘を，クレシル紫で細胞核と神経細胞のニッスル物質を染め出す．
原　理	ルクソールファースト青はアルシアン青と同属のポルフィリン環をもつフタロシアニン銅系の青色色素である．ルクソールファースト青は加温して，組織全体をまず十分に染めておく．ついで炭酸リチウム液に浸したのち，70％アルコールで洗うと髄鞘のみ色素が残り，他の構造は脱色される．ニッスル物質の染色ではクレシル紫等の塩基性タール色素とニッスル物質との親和性を利用する．
準備試薬	ルクソールファースト青MBSN（LFB） ［ルクソールファースト青MBS，Solvent Blue 38（Sigma）も同じ］

酢酸 CH_3COOH
炭酸リチウム Li_2CO_3
クレシル紫（cresyl echt violet）$C_{17}H_{14}ClN_3O$

試薬の調製

1. 0.1% LFB液
   ルクソールファースト青 MBSN　0.1g
   95%アルコール　100ml
   10%酢酸　0.5ml　☞ 1
   上記を混合する．

2. 炭酸リチウム飽和液
   蒸留水100mlに炭酸リチウム3〜5gを加え，よく振盪混和し，静置し，上清を使用する．あらかじめ作っておく．

3. 炭酸リチウム使用液 ☞ 2
   炭酸リチウム飽和液　約6ml
   蒸留水　100ml
   上記を混合する．

4. 0.1%クレシル紫液
   クレシル紫　0.1g
   蒸留水　100ml
   10%酢酸水　1ml
   上記を混合する．

固　定　10〜20%ホルマリン液

薄　切　10〜15μm

染色方法

脱パラ	step 1：	脱パラフィン，100%アルコール，95%アルコール　各10秒程度
髄鞘染色	step 2：	LFB液，56℃のフラン器　一晩（16時間位）
洗浄	step 3：	室温に戻し（約1時間放置）95%アルコール　3〜5秒 余分な色素を洗う．
	step 4：	蒸留水　3〜5秒
分別	step 5：	炭酸リチウム使用液　5〜10秒
分別	step 6：	70%アルコール分別　3〜10分 ☞ 3
洗浄	step 7：	蒸留水水洗　2〜3分 鏡検し，白質が緑青色，灰白質がほぼ無色になるまでstep 5，6，7を繰り返す．
核ニッスル染色	step 8：	クレシル紫液　37℃　2〜5分 強めに染めておく．
分別	step 9：	鏡検しながら95%アルコール分別　2〜5分
脱水	step 10：	100%アルコール（3〜4槽）　各20〜30秒 ☞ 4
透徹・封入	step 11：	キシロール透徹，封入

染色結果　髄鞘：青色
　　　　　　細胞核，ニッスル物質：紫

注意点
　☞ 1：10％酢酸は蒸留水90mlに酢酸10mlを加える．
　☞ 2：炭酸リチウムは25℃では1.28％で飽和する．0.05％炭酸リチウム水溶液（蒸留水1,000mlに炭酸リチウム0.5gを溶かす）を用いてもよいが，飽和液を希釈する方が都合がよい．分別不良のときは，飽和液を滴下して加え，微調整する．
　☞ 3：LFBの分別では，すべての赤血球が無色になるまで行うと髄鞘の色素も落ちてしまうことがある．あくまでも髄鞘と他の神経基質のコントラストに注意して染めるべきである．未熟児脳などの髄鞘がはっきりしない組織では，青色の赤血球が残るように分別するとよい．また末梢性髄鞘は中枢性髄鞘に比べて，色が落ちやすいので，分別に注意する．70％アルコールは2槽のシャーレとし，1槽目が青く汚れてきたら液を捨て，2槽目を1槽目に繰り上げるようにして，まめに液交換するとよい．
　☞ 4：ここでもクレシル紫は少し落ちることを考慮する．最後のアルコールは短過ぎると脱水不十分になる．長過ぎるとクレシル紫の色合いが青味を帯びてくる．

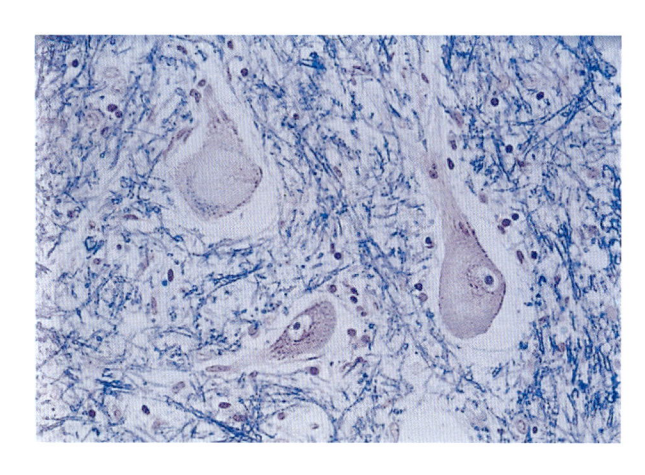

CP85：61歳　男性．肺小細胞癌．癌性ニューロパチーの疑い．上部頸髄のKB染色（×40）．前角細胞にはニッスル物質の明瞭なものと，中心色質融解を示すものが見られる．周囲には小管状の髄鞘が明瞭（埼玉医大川越総合医療センター症例．糸山進次教授の御好意による）．

付記
●**LFB染色とその重染色**
　LFB染色の優秀さはその染色手技が簡便なことと染色結果の安定性にあるが，加えてさまざまな重染色が可能なことも重要な要素である．その第一はLFB＋HE染色である．LFB染色後にHE染色をふつうに行えばよい．LFBの分別の良否によるとはいえ，どうしてもLFBとエオジンの色調が重なるので，必ずしもきれいには仕上がらないが，基本的所見の大部分が得られるところから，通常の基本染色として採用している施設もある．第二はLFB＋PAS染色である．LFB染色後にPAS染色を行う．染め上がりの色調もきれいで，さまざまなPAS陽性物質の判別ができる．特にシュワン細胞が作る末梢性髄鞘はLFBとPASの両者に染まり青紫色を呈する．一方オリゴの中枢性髄鞘はPAS陰性で緑青色となり明瞭に染め分けることができる（CP86）．第三はLFB＋ボディアン染色である．ボディアン染色後にLFBを重ねるもので，髄鞘と軸索の病変の関係を調べる時に重要である．Nasu-Hakola病はかつて髄鞘の破壊が一次的病態と見なされ，ズダン好性白質異栄養症に分類されていた．著者らはLFB＋ボディアン染色の結果，腫大した軸索突起の周囲にも髄鞘がしばしば残っていることを見出し（CP87），電顕的にもこれを確認した．電顕標本は微細かつ定性的に検索するには適しているが，ブロックが小さいので病変の量的側面は把握しにくい．光顕では量的側面すなわち病変の出現頻度（率）を調べるのに適している．こうしてNasu-Hakola病の大脳白質の病変は髄鞘の破壊よりは，軸索の腫大にその本態があると考えられた．

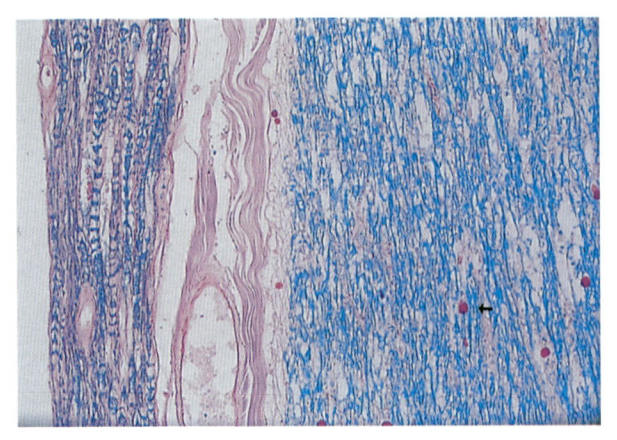

CP86：62歳　男性．糖尿病，脳梗塞．縦断面で見た胸髄のLFB・PAS染色（×40）．右側は中枢性，左は末梢性の髄鞘で，見事に染め分けられている．PAS陽性の球状物はアミロイド小体（↑）と呼ばれる．

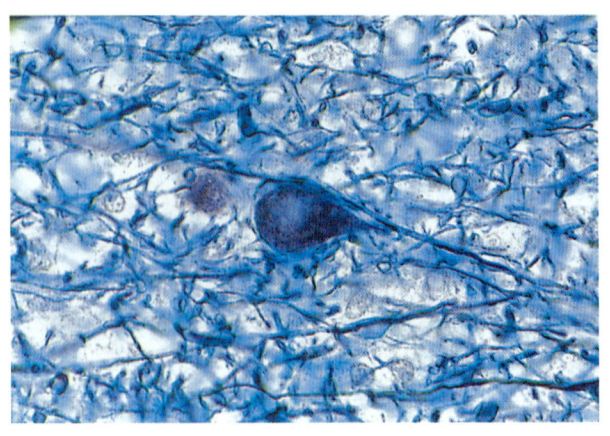

CP87：33歳　女性．Nasu-Hakola病の大脳のLFB－ボディアン染色（×100）．帯状回直下の白質の類球体で，周囲に髄鞘が保たれていることが注目に値する．

●その他の髄鞘染色

　LFB染色の出現によって，さまざまな髄鞘染色は存在意義を失ってしまった感があるが，決してそうではない．その染色性の確かさや美しさによって必要性を失わない染色法があり，また新たに考案された染色法もある．第一はWoelcke染色である．元来セロイジン切片のための染色の方法なので，セロイジン切片の方が美しい染め上がりであるが，パラフィン切片でも十分に可能である．1回の染色にヘマトキシリン1ｇを使い切ってしまう贅沢な染色法であるが，明瞭に髄鞘を黒色に染め出すこと，退色しないことは他の追随を許さない（CP88）．しかし不思議なことにこれまで日本の成書にはあまりとり上げられていない．一方，新たに考案された髄鞘染色としてゼラチン化メセナミン銀染色があるが，現在では老人斑β蛋白の染色法として注目され，染色目的の重点が移ってきている（後述）．

　電顕用エポン包埋ブロックの通常染色として行われているので，意外に気付かれていないが，1ミクロンの準超薄切片のトルイジン青染色は髄鞘を明瞭に染め出す．他の髄鞘染色の多くが，セロイジンやパラフィン包埋の大割切片で，むしろ厚い10〜15ミクロンの切片で行われるのと対照的に薄い切片で微細な変化の判定に優れている．

　細胞の膜系は脂質と糖蛋白で構成されている．髄鞘は原形質膜の集積したものといっても過言ではないので，脂質は重要な構成要素である．髄鞘は多量の脂質を含むので，脳組織から凍結切片を作製し，類脂質をも染めるズダン黒Bやズダン Ⅲ の脂肪染色を行うと髄鞘を染め出すことができる．脱髄病巣や軟化巣にズダン Ⅲ 染色を施せば，髄鞘崩壊産物が大食細胞に貪食された中性脂肪として，病巣周辺や血管周囲腔に認められ，病巣清掃機転を反映したものと考えられている．

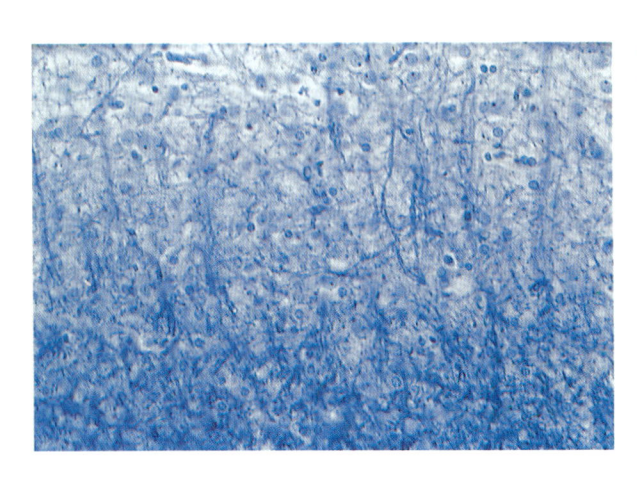

CP88：38歳　男性．セロイジン切片で約25年前に染色されたWoelcke染色（×40）．Neumanの皮質下膠症（subcortical gliosis）で，大脳白質の強いアストロの増殖にもかかわらず，髄鞘がくっきりと残っている．細胞の核がより淡く青く染まっているのも優雅である．染色時といささかも変わらない見事さである．

●ニッスル物質とニッスル染色

　ニッスル物質は神経細胞の核周囲細胞質内に見られる好塩基性虎斑状構造物で，大脳前中心回深部皮質のベッツ細胞，小脳プルキンエ細胞，脊髄前角細胞などの大型運動ニューロンに特に明瞭である．ニッスル物質が存在することは神経細胞の証であるが，小脳顆粒層の小型神経細胞のようにニッスル物質をもたない神経細胞も稀ならず存在している．腫瘍診断におけるニッスル物質の意義はそれほど大きなものではないし，HE染色でも染まっているので，強いてニッスル染色が必要な機会は少ない．大脳皮質の神経細胞の6層構造の異常を弱拡大の顕微鏡写真で表現する際にはニッスル染色が重宝である．その時にはクレシル紫より，チオニン染色の方が優れている．セロイジン切片が望ましいが，パラフィン切片でも十分きれいに染めることができる．

B．神経組織の鍍銀法

1．ボディアン染色（AFIP変法）

Bodian stain

目　的　　神経組織，特に神経細胞と軸索突起，樹状突起の幹を強調して染め出す．アルツハイマー病やダウン症候群などの脳に出現する神経原線維変化や老人斑，ピック病の嗜銀球などを選択的に染色する．

原　理　　Golgi（1894）が重クロム酸を含む固定液で固定した神経組織を銀液に浸すことによって，特定の細胞要素にクロム酸銀の沈着を起こすという原理を発見したのが，銀染色の始めである．その後Cajal（1903）は写真の現像技術を応用した銀染色を，Bielschowsky（1905）は鏡の製造に使用される銀鏡反応を組織学に応用した凍結切片法を考案した．この染色法はその後Schultze（1918）をはじめとしたさまざま変法を経て，Bodian（1936）が連続切片が可能なパラフィン切片による神経組織の銀染色法を考案した．

準備試薬　　プロテイン銀（メルク，No.7447）
　　　　　　　銅片 Cu
　　　　　　　ハイドロキノン $C_6H_4(OH)_2$
　　　　　　　中性ホルマリン原液 HCHO（245頁参照）
　　　　　　　塩化金 $HAuCl_4・4H_2O$
　　　　　　　シュウ酸 HOOCCOOH
　　　　　　　チオ硫酸ナトリウム（ハイポ）$Na_2S_2O_3・5H_2O$

試薬の調製　　1．1％プロテイン銀液
　　　　　　　　プロテイン銀　1g
　　　　　　　　銅片　5g
　　　　　　　　蒸留水　100ml

　100mlの蒸留水に1gのプロテイン銀を静かに浮かべ，37℃のフラン器に入れ，自然に溶解するのを待つ（かき混ぜてはならない）．約2〜3時間で溶けるので，ついで媒染剤として，硝酸で洗った純度の高い銅片5gを静かに容器の底に並べ，使用液とする．大割切片の場合はシャーレを用い，切片を沈めた後にその隙間に銅片を入れるとよい☞1，2，3

2．還元液 ☞ 4
ハイドロキノン　1g
中性ホルマリン原液　5ml
蒸留水　100ml
100mlの蒸留水にハイドロキノン1gを溶かしてから，中性ホルマリン原液を5ml加える．

3．1％塩化金液
塩化金　1g
蒸留水　100ml
塩化金アンプル（1g入りのガラスのアンプル）はあらかじめ洗浄しておき，アンプルカットでキズをつけてから割る．アンプルは薬包紙ではさんで持ち，割ったらそのままアンプルごと100mlの蒸留水の入った容器に落として，振盪して溶解する．

4．2％シュウ酸液
シュウ酸　2g
蒸留水　100ml
上記を混合溶解する．

5．2.5％チオ硫酸ナトリウム液（ハイポ）
チオ硫酸ナトリウム　2.5g
蒸留水　100ml
上記を混合溶解する．

固　定　10〜20％ホルマリン液
薄　切　10〜20μm

染色方法

脱パラ・洗浄	step 1	脱パラフィン，アルコール，蒸留水（3槽）各5〜10秒 ☞ 5，6
鍍銀	step 2	プロテイン銀液37℃　12〜24時間 組織は褐色調を呈する．
洗浄	step 3	蒸留水水洗（3槽）各5分 ☞ 7
還元	step 4	還元液　5分 組織は黄色調に変わる．
洗浄	step 5	蒸留水水洗（3槽）各5分 ☞ 7
調色	step 6	1％塩化金液　5分 白質が少し茶色に変わる．
洗浄	step 7	蒸留水水洗　1〜2回　計1〜2分 ☞ 7
還元	step 8	2％シュウ酸液　5〜10分 黒褐色に変わるまで ☞ 8
洗浄	step 9	蒸留水水洗（3槽）各30秒 ☞ 7
定着	step 10	25％チオ硫酸ナトリウム液　1分 ☞ 9
水洗	step 11	流水水洗　2〜3分
脱水・透徹・封入	step 12	脱水，透徹，封入

染色結果 　正常構造：神経細胞体・樹状突起の太い部分：暗褐色，軸索・細胞核：黒褐色
　　　　　　メラニン色素：黒色
　　　　　　背景：灰色〜淡褐色
　　　　　　病的構造：神経原線維変化，ピックの嗜銀球，老人斑，類球体，トルペード，カクタス，アミロイド小体など：黒色〜暗褐色

注意点
☞ 1：工業用のプロテイン銀を誤って用いると切片が融け，消失してしまう．
☞ 2：プロテイン銀液をかき混ぜると泡立ってしまい，染色ムラができる．
☞ 3：プロテイン銀液は1回しか使えない．
☞ 4：還元液は使用する15分ほど前に溶かしておき，安定させておく．染色枚数が多い時は予め多めに作っておき，濁ってきたら取り替える．
☞ 5：染色に使用する器具や容器はよく洗浄し，必ず蒸留水を通したものを使用する．
☞ 6：ピンセットやバスケットなどの金属器具はプロテイン銀と塩化金液には使用できない．
☞ 7：切片を蒸留水でよく洗うことで非特異的な銀粒子が洗い流され，きれいな染色になる．
☞ 8：シュウ酸による還元は鏡検しながら神経細胞や軸索が黒褐色にはっきりするまで行う．一般には5〜15分程度であるが，入れ過ぎてもそれほど悪影響はない．
☞ 9：チオ硫酸ナトリウムは入れ過ぎると，赤味の強い色調になったり，切片が剥がれやすくなるので，必要最小限に行う．

付　記
●著者らの行っている方法は，基本的にAFIPの方法に準じている．相違点は，個々の手技の時間とチオ硫酸ナトリウムの濃度を5％から2.5％にしてあるところである．ボディアン染色は神経細胞だけを染め出す染色ではなく，血管や結合組織，神経膠細胞，アミロイド小体など，他の物質も染め出す．しかし，それは脳神経組織を観察し，理解していくにはかえって好都合である．ボディアン染色のいくつかの変法はその還元液の処方の違いが基本である．それぞれの還元液の処方をあげておく．
①ボディアン原法の還元液
　ハイドロキノン　1g
　亜硫酸ナトリウム　5g
　蒸留水　100ml
②石川変法の還元液
　処方A：ハイドロキノン　1g
　　　　　無水硫酸ナトリウム　4g
　　　　　蒸留水　100ml
　処方B：メトール　0.25g
　　　　　ハイドロキノン　1g
　　　　　ホルマリン原液　3ml
　　　　　蒸留水　100ml
A，Bいずれの処方でもよいが，B液は背景がやや赤くなることがあると記載されている．

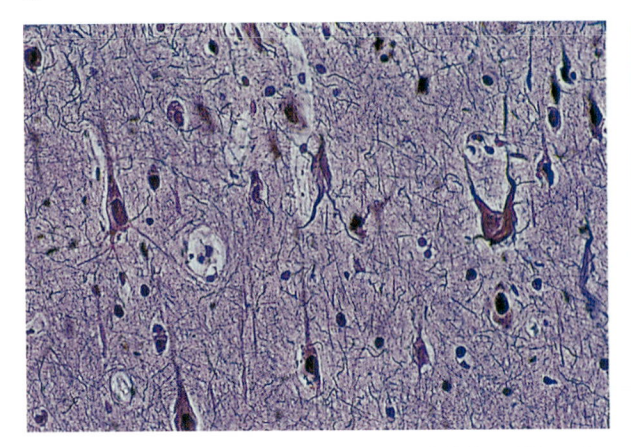

CP89：74歳　男性．胃腺癌．痴呆のない高齢者の大脳のボディアン染色（×20）．海馬回第3層の錐体細胞で，左は異常ない神経細胞だが，右は定型的神経原線維変化であり，中央は脱核し，壊死に陥ったものである．老人斑は見つからない．

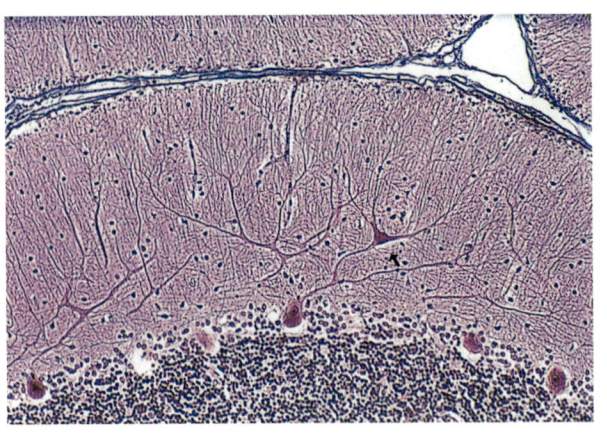

CP90：1歳　男児．アレキサンダー病（×20）．ボディアン染色で見た小脳プルキンエ細胞の定型的カクタス（樹状突起の分枝部が腫大する）である．

2．パラフィン切片のためのビルショウスキー染色（平野法）

Bielschowsky stain

目　的　　　　　　　硝酸銀により，神経細胞内に認められる神経原線維および軸索突起，樹状突起を染める．

原　理　　　　　　　軸索突起や樹状突起，神経原線維のもつ好銀性を利用．

準備試薬　　　　　　濃アンモニア水 NH_4OH
　　　　　　　　　　硝酸銀 $AgNO_3$
　　　　　　　　　　濃硝酸 HNO_3
　　　　　　　　　　クエン酸 $C_6H_8O_7 \cdot H_2O$
　　　　　　　　　　中性ホルマリン原液 $HCHO$
　　　　　　　　　　チオ硫酸ナトリウム $Na_2S_2O_3 \cdot 5H_2O$
　　　　　　　　　　塩化金 $HAuCl_4 \cdot 4H_2O$

試薬の調製　　　　　1．20％硝酸銀液
　　　　　　　　　　　硝酸銀　20g
　　　　　　　　　　　蒸留水　100ml
　　　　　　　　　　200ml用の三角コルベンにて上記を混合溶解する．
　　　　　　　　　　2．還元液
　　　　　　　　　　　中性ホルマリン原液（約37％ホルムアルデヒド溶液）　20ml
　　　　　　　　　　　蒸留水　100ml
　　　　　　　　　　　濃硝酸　1滴
　　　　　　　　　　　クエン酸　0.5g
　　　　　　　　　　中性ホルマリン原液を蒸留水に加えた液に，濃硝酸とクエン酸を入れる（200〜300ml用の三角コルベンを使用）．

3．チオ硫酸ナトリウム水溶液
　　チオ硫酸ナトリウム　5g
　　蒸留水　100ml
　　上記を混合溶解する．

4．1％塩化金液
　　塩化金　1g
　　蒸留水　100ml
　　上記を混合溶解する．

5．弱アンモニア水
　　アンモニア水（25～28％）　約200ml
　　アンモニア水を水流ポンプで20分間蒸発させて作製．冷蔵庫保存で約1カ月使用可能☞ 1

固　定	10～20％ホルマリン液，中性緩衝ホルマリン液
薄　切	6～10μm

染色方法

脱パラ・水洗	step 1	脱パラフィン，流水水洗　2～3分
洗浄	step 2	蒸留水水洗（3槽）　スライドガラスを揺すってよく洗う　各5～10秒
鍍銀	step 3	20％硝酸銀水溶液　20分 アルミホイルで覆い遮光するか暗所に置く． 使用した銀液はstep 5で使うので100ml用の三角フラスコに移す．
洗浄	step 4	蒸留水水洗（3槽）　スライドガラスを揺すってよく洗う　各5～10秒
アンモニア銀液作製	step 5	step 3で使用した銀液にアンモニア水（または弱アンモニア水）を滴下しては振る操作を繰り返し，生じた褐色沈殿がちょうど透明になるところで止める（アンモニア銀液の作製）．
鍍銀	step 6	step 5で作製したアンモニア銀液にスライドガラスを入れる　15分 アルミホイルで覆い遮光するか暗所に置く．
鍍銀増強	step 7	別の染色ドーゼに入れた50mlの蒸留水にアンモニア水3滴を加え，この中にスライドガラスを移す．
増強	step 8	step 5で作製したアンモニア銀液を三角フラスコに移し還元液を2～3滴加え，よく混合する．染色ドーゼに液を移しスライドガラスを入れる　3～5分 黄褐色の背景に組織が濃い褐色調になるまで放置し，顕微鏡で染色具合を確かめる．☞ 2
洗浄	step 9	蒸留水水洗（3槽）　スライドガラスを揺すってよく洗う　各5～10秒
置換	step 10	1％塩化金　3～5分☞ 3
洗浄	step 11	蒸留水水洗（3槽）　スライドガラスを揺すってよく洗う　各5～10秒
定着	step 12	5％チオ硫酸ナトリウム水溶液　3～5分
水洗	step 13	流水水洗　2～3分
脱水・透徹・封入	step 14	脱水，透徹，封入☞ 4

染色結果	軸索突起,神経原線維:黒 アルツハイマー神経原線維変化,老人斑:灰黒色
注意点	☞ 1:著者らは原液のアンモニア水をそのまま用いて比較的安定した染色性を得ている. ☞ 2:最初3分程度で染色具合を確かめる.切片を乾燥させないようにすばやく観察する. ☞ 3:塩化金を省略する方法もある.その場合は蒸留水水洗後5%チオ硫酸ナトリウム水溶液に直接移す. ☞ 4:切片を傷付けないよう,封入時に切片以外の黒褐色調に色がついている部分(スライドガラスの裏側も)を注意深くガーゼで拭き取る.

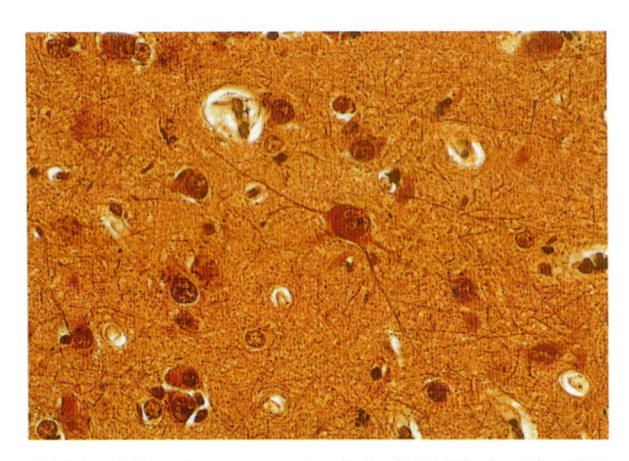

CP91:大脳,ビルショウスキー染色(平野法)(×40).神経細胞が突起とともに染め出されている.

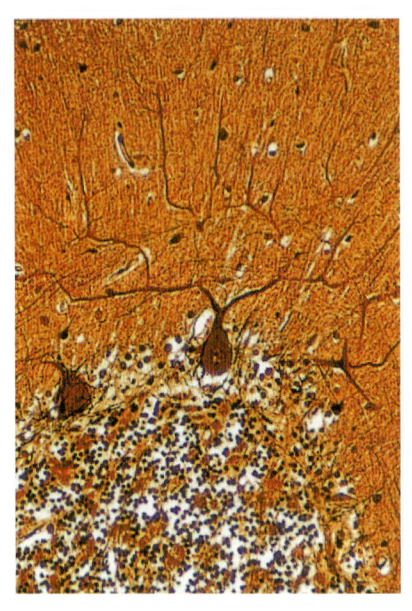

CP92:小脳,ビルショウスキー染色(平野法)(×40).プルキンエ細胞とその突起が濃褐色に染まっている.

付 記	●ビルショウスキー染色原法:原法は凍結切片を用いて行うが結果が不安定である.現在ほとんど行われない. ●ボディアン染色との比較:同様の目的で行われるが,老人斑や神経原線維変化などはビルショウスキー法でより明瞭に観察される傾向がある.

3.その他の鍍銀法

　神経組織の鍍銀法には実にたくさんの染色法があり,その歴史も長いものである.ブロック染色であったり,凍結切片を用いたり,特別な固定液を用いるなど,その手技も難しいものが多い.神経細胞に対するものとグリアを染めるためのものに大別されるが,その区分は絶対的なものではない.前者の代表がボディアン染色とビルショウスキー染色である.その他には樹状突起を染めるゴルジ染色がある.ブロック染色であることと染色結果が不安定であるために,長い間なおざりにされていたが,電顕の時代になってその重要性が再発見された.この染色の特徴は「染色しない」ことにある.もしすべてのニューロンが染まってしまったら,大脳灰白質は真っ

黒になってしまうはずである．存在するニューロンの5％程度のみを染めること，しかも一旦染まったニューロンは樹状突起の隅々まで染まっていなければならない（CP93）．「染色は染めるばかりが能ではない」ことを教えてくれる大変教訓的な染色法である．ゴルジ染色はまたアストロもよく染まる．アストロの突起は放射状で，先端に向かって枝分かれをしつつ細くなる．放射状といってもかなり不規則で，重なり合うように伸び，しかもしばしばらせん状の捩れを有する点などを考慮すれば，ニューロンの軸索突起や樹状突起と鑑別することができる．また平野・Zimmermanの鍍銀法も樹状突起をよく染める（CP94）．元来はセロイジン切片用に考案されたものだが，凍結切片を用いた方が良好な結果が得られる．Nautaの変性線維染色法，ビルショウスキー染色（平野法）は老人斑や神経原線維変化などの変性神経線維を選択的に染め出す（CP95）．当初は髄鞘染色として考案されたゼラチン化メセナミン銀染色はβ蛋白に対する免疫組織化学の所見ときわめてよく照合し，完成型ばかりでなく，原始老人斑やびまん型のものもよく染まる．現在では髄鞘染色としてより，βアミロイドの染色法として重要な地位を獲得している（CP96）．同様に毛細血管を染め出すことで知られていたガリアス染色も，免疫組織学的に神経原線維変化の主成分であるタウ蛋白の染色結果とよく相関し，非免疫学的特殊染色による神経原線維変化の最も鋭敏な検索手段として注目されている．カハールはニューロンからグリアまで各種のものを染めるための20以上に及ぶさまざまな染色法を発表した．その他にもグリアのための鍍銀法とされるものは多い（後述）．

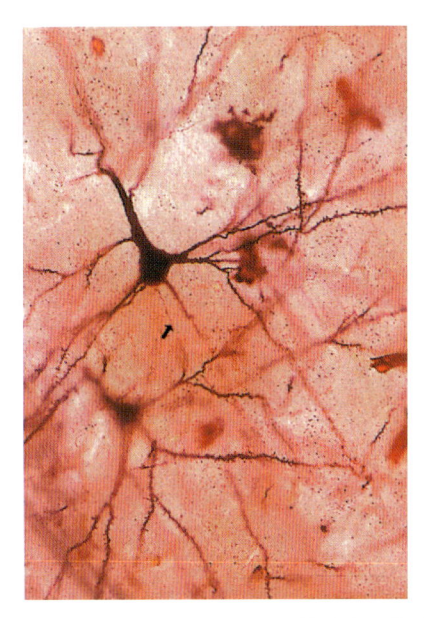

CP93：3歳　女児．白質破壊硬化型脳性麻痺．前頭葉皮質のゴルジ染色（×20）．第3層の錐体細胞で，先端突起は薄切のため途中で切れている．基底突起は長く伸び，バラの棘のようにシナップスが付いている．神経細胞体から出る最も細い，消え入りそうな突起（矢印）こそ軸索突起である．

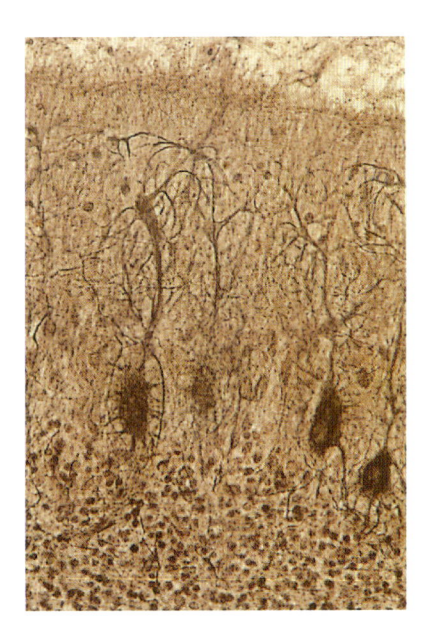

CP52：Kinky hair病の小脳の平野・Zimmermanの鍍銀法（×40）．プルキンエ細胞の細胞体から突起が多数出ている（somal spraut）．またしだれ柳状の樹状突起が明瞭に染め出されている（モンテフィオーレ病院症例，平野朝雄教授の御好意による）．

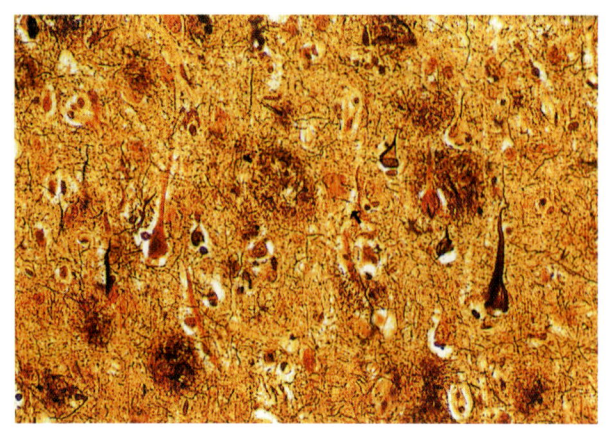

CP95：58歳　女性．アルツハイマー病の大脳のビルショウスキー染色（平野法）（×40）．海馬傍回には老人斑と神経原線維変化が選択的に染め出されている．中央に淡く黄色に見えるのが異常のない神経細胞である（↑）．

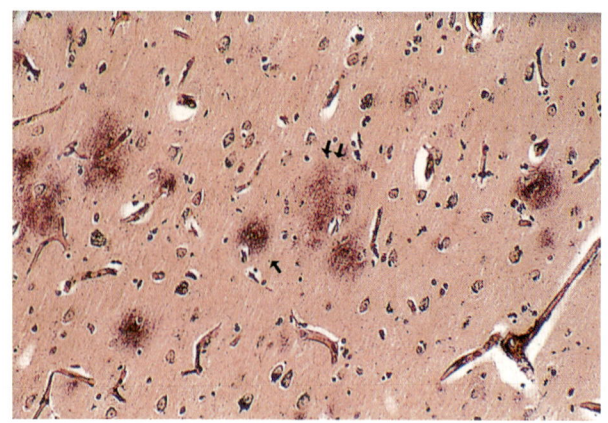

CP96：36歳　男性．ダウン症候群の大脳のゼラチン加メセナミン銀染色（×20）．第2側頭回には円形の原始老人斑（↑）に加えて，不整形の淡いびまん型老人斑（↑↑）もきちんと染め出されている．

C．アストログリアの染色法

1．ホルツァー染色
Holzer stain

目　的	反応性に増殖したアストログリアの細胞質内の線維（グリア細線維）を染める．
原　理	染色原理は不明であるが，リンモリブデン酸で媒染した後，塩基性色素のクリスタル紫を過剰に染めておき，臭化カリ処理後，アニリンキシロールで分別すると，グリア細線維以外の構造が脱色される．
準備試薬	クリスタル紫 $C_{25}H_{30}N_3Cl \cdot 9H_2O$（ナカライテスク社製）☞ 1 リンモリブデン酸 $P_2O_5 \cdot 24MoO_3 \cdot xH_2O$ 臭化カリウム KBr クロロホルム $CHCl_3$ アニリン $C_6H_5NH_2$ 酢酸 CH_3COOH
試薬の調製	1．0.5％リンモリブデン酸液 　　リンモリブデン酸　0.5g 　　蒸留水　100m*l* 　　上記を混合溶解する． 2．リンモリブデン酸アルコール液 　　0.5％リンモリブデン酸液　10m*l* 　　95％アルコール　20m*l* 　　上記を混合する．

第6章　神経組織の染色法　93

3．アルコール・クロロホルム混合液
　　クロロホルム　80ml
　　100％アルコール　20ml
　　上記を混合する．

4．クリスタル紫溶液
　　クリスタル紫　5g
　　100％アルコール　20ml
　　クロロホルム　80ml
　　上記を混合溶解する．

5．10％臭化カリウム液
　　臭化カリウム　10g
　　蒸留水　100ml
　　上記を混合溶解する．

6．アニリン・キシロール混合液
　　アニリン　50ml
　　キシロール　50ml
　　　または
　　アニリン・クロロホルム混合液
　　アニリン　40ml
　　クロロホルム　60ml
　　1％酢酸水（蒸留水99mlに酢酸1mlを加える）　10滴
　　上記を混和する．

固　定	20％ホルマリン液
薄　切	10〜15μm

染色方法

脱パラ	step 1：	脱パラフィン，100％アルコール，95％アルコール（2〜3槽）各1〜2分☞ 2
酸化	step 2：	切片を平らに置き，リンモリブデン酸アルコールを盛る　3分
	step 3：	リンモリブデン酸アルコールを吸い取る☞ 3 前の液を廃液入れのシャーレに流した後，アルコール・クロロホルム混合液に浸した濾紙で2〜3回押さえる．
漂白	step 4：	アルコール・クロロホルム混合液を切片に盛る． 切片が透明になるまでかける．
染色	step 5：	クリスタル紫液を切片に盛る　30秒 アルコール・クロロホルム液を廃液シャーレに流し，手早く乾かないようにする．
除液	step 6：	クリスタル紫液を廃液シャーレに流し，余分なクリスタル紫を濾紙で押さえるようにして吸い取る☞ 3
分別前処理	step 7：	10％臭化カリウム液を切片にかけ，ぎらぎらが取れるまで洗う（数回液を交換）　約1分．きれいになったら臭化カリウム液を流す．

	step 8：臭化カリウム液を吸い取る．☞ 3
	アニリン・キシロール混合液に浸した濾紙を使用．
分別	step 9：アニリン・キシロール混合液をかけて分別（揺すりながら数回液を交換）
	約 1 ～ 10 分
	（分別の具合を顕微鏡で確認しながら行う．分別時間はあてにならない）
透徹	step 10：キシロールを 2 ～ 3 回かけ，アニリン・キシロール液を洗い流す．
封入	step 11：封入

染色結果　　反応性増殖を示すアストログリアの細胞質：青紫色
血管や膠原線維：濃青紫色
細胞核：より薄い紫色
背景および正常状態の灰白質のアストロ：不染性ないし淡紫色

注意点　　☞ 1：クリスタル紫には色調に青味のある B と赤味のある R がある．試薬によっては分別の際にみるみる色素が抜けてしまって，失敗に終わることがある．ナカライテスクのクリスタル紫 B が色調もよく，染色結果も安定している．
　　☞ 2：まとめて染色することはできず，1 枚ずつ染めなければならない．
　　☞ 3：押して液を吸い取るところが実際には難しい．かなり力を入れて切片を押し潰すようにして，組織に滲み込んでいる液も吸い取る．慣れないと切片を壊してしまう．もたもたしていると切片が乾燥してしまって剥がれてしまう．

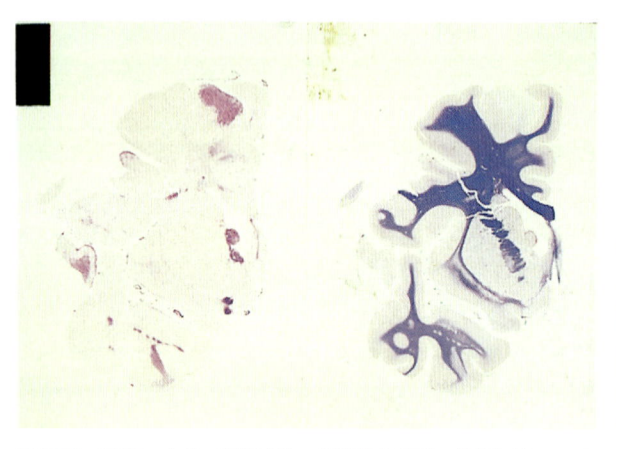

CP97：18 歳　女性（肉眼像）．結節硬化症例の隣接切片に，ホルツァー染色（左）と KB 染色（右）を行った．ホルツァー染色では結節がくっきりと染め出され，その部分は KB 染色では淡く染まっている．

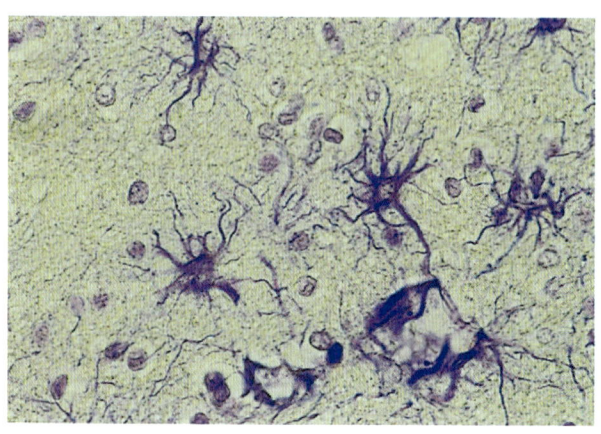

CP98：大脳基底核の軟化壊死例．アストログリアの増生をみる．

付　記　　●脳染色法で最も難しい染色法の一つである．文章でその技術のすべてを表現することは困難なので，本を片手に勉強するより，実際に染色を行っている施設に出向いて，直接教わった方が変に我流にならなくてよい．
　　●その他のグリアの染色法
　　　ニューロンに対しての膠組織（glia）という言葉はウィルヒョウが作り出した概念である．グリア細胞は大膠細胞と小膠細胞に分けられ，大膠細胞にはアストログリアとオリゴグリアがある．小膠細胞（別名オルテガ細

胞）は現在では中胚葉起源の単球説が強いが，神経外胚葉由来である可能性も残っている．グリア組織に対する染色法は実に多彩であるが，いろいろな染色法が群雄割拠しているということは，言い換えればいずれも一長一短があり，簡便で，安定性が高く，それぞれのグリア細胞を染め分ける十分に満足すべき方法がないということでもある．大きくは，塩基性色素を用いたものと鍍銀法に属するものとに分けられる．塩基性色素を用いたものの代表がホルツァー染色であり，ヘマトキシリンを用いたPTAH染色である（別項参照）．PTAH染色では中胚葉性結合組織を褐色に，グリア組織を青色に染め出す．アストログリアのみでなく，オリゴグリア，すなわち髄鞘も青色に染まるので，白質内のアストロの増生病巣が不鮮明になる点でホルツァー染色に及ばないが，染色手順の簡便さ，結果の安定性では優れている．一方鍍銀法にはカハールの金昇汞法，ピリジン・アンモニア銀を用いる方法（アストログリア）や，オルテガの炭酸銀法（アストログリアまたはオリゴグリア），同じく炭酸銀を用いるペンフィールド法（オリゴグリアと小膠細胞），シアン化カリウムで前処置をしてピリジン・アンモニア銀（アストログリア）またはアンモニア銀（オリゴグリアと小膠細胞）で鍍銀する辻山法などがある．辻山法は染め上がりが美しい（CP99）が，シアンを用いるので廃液に問題がある．

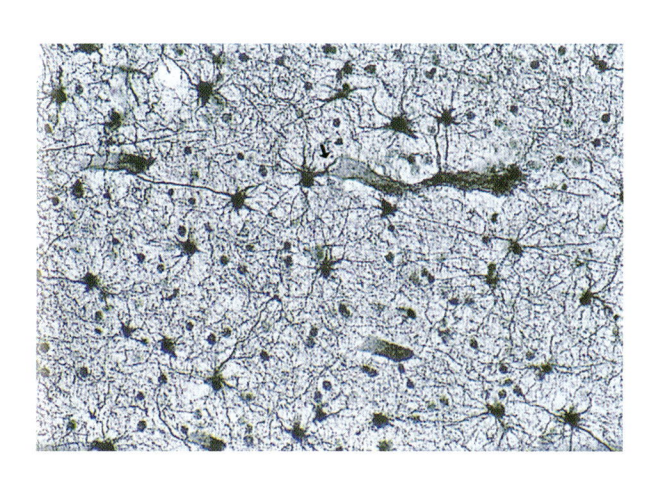

CP99：13歳　男児．ヘルペス脳炎．大脳皮質の辻山法（×20）．星状膠細胞という名称に相応しい形態が明らかに染め出されている．血管壁に突起を伸ばしている像も認められる（元埼玉医大第2解剖，原　一之助教授の御好意による）．

[参考文献]

Bodian D：A new method for staining nerve fibers and nerve endings in mounted paraffin sections. Anat Rec 65：89-97, 1936.
原　一之：ゴルジ法の一改良法について．脳と神経，27：407-410, 1975.
平野朝雄：神経病理を学ぶ人のために．第3版，医学書院，1992.
鬼頭つやこ　ら：中枢神経系の染色．臨床検査，22：1506-1507, 1978.
Kluver H, Barrera E：A method for the combined staining of cells and fibers in the nervous system. J Neuropath exp Neurol 12：400-406, 1953.
Minagawa M, Maeshiro H：Membranous lipodystrophy (Nasu disease). In The pathology of myelinated axon. Ed. Adachi M, Hirano A, and Aronson SM. Igakusyoin, 382-395, 1985.

第 7 章
脂肪の染色法

　Lipid（脂質）とは，近代ラテン語のLipo（脂肪）とide（化合物）が結合してできた言葉で一般に水に不溶性で非極性溶媒（アルコール，クロロホルム等）に可溶な生体内有機物の総称であり，いくつかに分類される（表7-1）．結合織の一亜型で膜の構成成分，代謝物の細胞内貯蔵等であるが，一般に病理検査室では変性疾患の際に沈着した中性脂肪，あるいは脂肪細胞由来の組織，細胞の同定にきわめて有用である．

表7-1：脂質の種類と主な性質

	種類	由来	主な存在部位	染色性						溶解性				
				ズダンIII・IV	オイル赤O	ズダン黒B	ナイル青	PAS	LFB	冷アセトン	温アセトン	温エーテル	温クロロホルム	メタノール
単純脂質	グリセリド	人体に含有する脂質のほとんどがこれに当たり，中性脂肪と呼ばれる．	皮下，大網，心外膜，腎盂等	赤	赤橙	黒	赤			+			+	
	コレステリンとそのエステル	人の体には存在しない．		黄赤	赤橙	黒青	淡赤							
複合脂質	リン脂質	リン酸，脂肪酸，グリセリン等より成る．	脳，動脈硬化巣	淡赤	赤	黒	淡青	赤紫	青			+	+	
	糖脂質	糖，脂肪酸，窒素化合物より成る．	神経，髄鞘	淡赤	赤	黒	淡青	赤紫			+		+	
誘導脂質	脂肪酸	単純資質，複合脂質の加水分解により生じたもの．動物ではコレステリン．	胆嚢，副腎，動脈硬化巣等	黄赤	赤橙	黒	青			+			+	

　脂溶性色素はメチル基やベンゼン環が増加するとともに，最大吸収波長が長波長側へシフトしてオレンジ色から赤色調へと変化する．分子量についても同様で，分子量が大であればあるほど，脂溶性が高くなり染まった脂肪の場所が濃く見える（付図7-1）．ここでは中性脂肪をより濃く染め出すオイル赤O染色（Lillie法），ズダンIII染色とナイル青染色を紹介する．

| 油溶性色素 | 極大波長 | 色調 | 親油性中性脂肪への溶解性 | 分子量 |

Sudan II ↓低　↑オレンジ橙色

Sudan III

Sudan IV

Oil red O

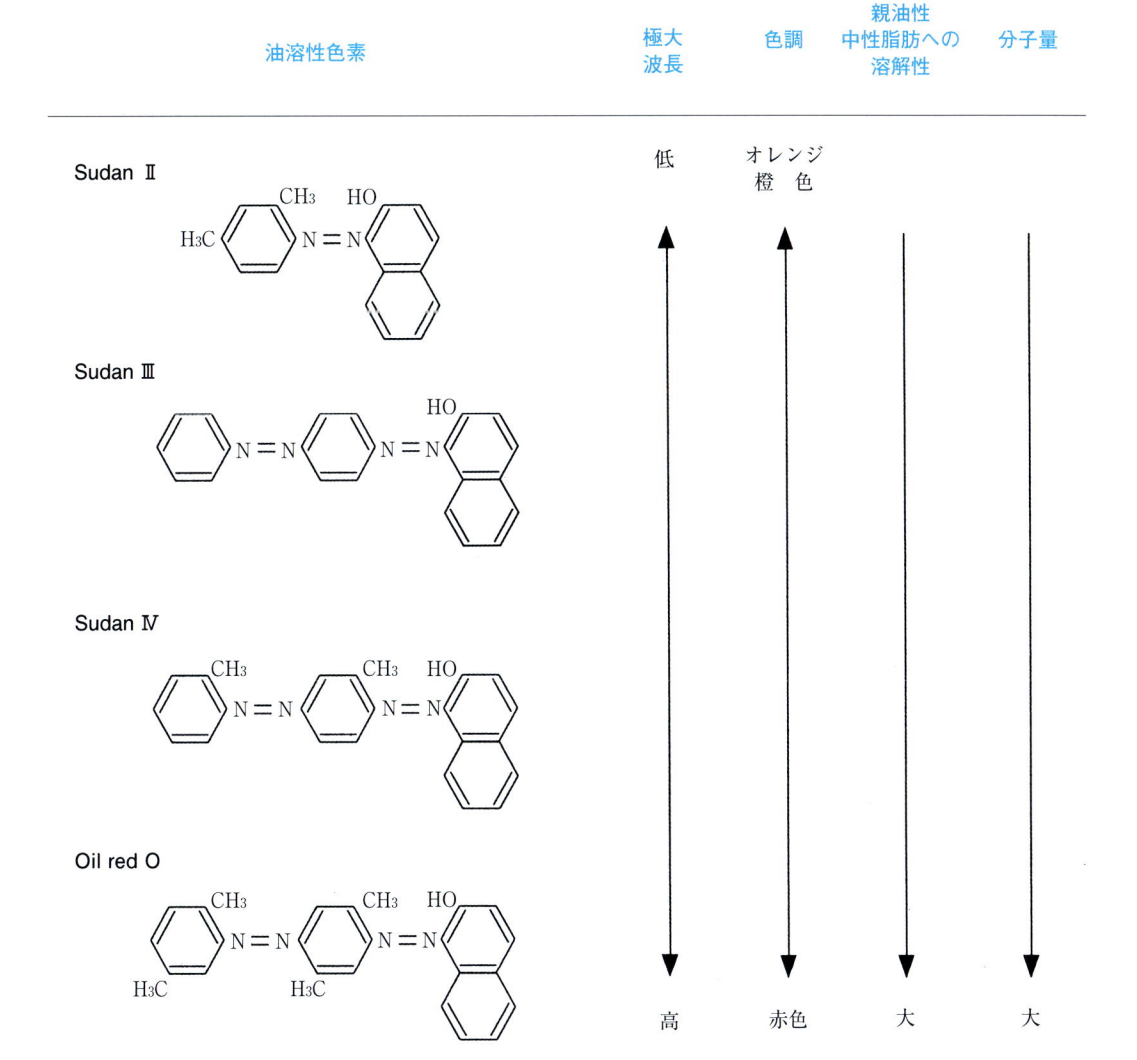

↓高　↓赤色　↓大　↓大

付図 7-1（渡辺明朗：病理技術 42, 1990 より引用）

A. オイル赤O染色（Lillieの方法）

Oil red O stain

目的　Lillieが1943年に発表した方法で，脂溶性色素中では，より濃く中性脂肪を染め出す．現在なお使用頻度が高い．

原理　色素と脂肪の結合によるものではなく，脂溶性色素の溶媒から一定の溶解度にしたがって，より色素の溶けやすい溶媒，すなわち組織内脂肪へと移行し疎水結合を行う性質を利用したものである．

準備試薬　　　イソプロパノール $(CH_3)_2CHOH$
　　　　　　　オイル赤O $C_{26}H_{24}N_4O$
　　　　　　　デキストリン $(C_6H_{10}O_5)n・xH_2O$
　　　　　　　アラビアゴム
　　　　　　　ショ糖
　　　　　　　チモール
　　　　　　　マイヤーのヘマトキシリン液（3頁参照）

試薬の調製　　1．オイル赤O染色液（原液）
　　　　　　　　オイル赤O　0.25〜0.5g
　　　　　　　　イソプロパノール（99％）　100ml
　　　　　　　　上記を混合溶解する．
　　　　　　　2．希釈液
　　　　　　　　デキストリン　1g
　　　　　　　　蒸留水　100ml
　　　　　　　　上記を混合溶解する．
　　　　　　　3．オイル赤O染色使用液
　　　　　　　　オイル赤O染色原液　3溶
　　　　　　　　希釈液　2溶
　　　　　　　　上記を使用直前に混合濾過．
　　　　　　　4．ボルトのゴムサッカロース（Holt's hypertonic gum sucrose）
　　　　　　　　加温（50〜60℃）蒸留水　約700ml
　　　　　　　　チモール　0.1g
　　　　　　　　アラビアゴム　10g
　　　　　　　　ショ糖　300g
　　　　　　　　溶けたら蒸留水を加え1,000mlとする．
　　　　　　　5．卵白アルブミン溶液
　　　　　　　　卵白（タマゴ1個分の白身）
　　　　　　　　濃アンモニア　1ml
　　　　　　　　蒸留水　500ml
　　　　　　　　混和溶解後ガーゼ4〜5枚で濾過4℃保存 ☞ 1

固　定　　　　10〜20％ホルマリン液
薄　切　　　　凍結切片　7〜15μm

染色方法
前処理	step 1：固定した組織片をホルトのゴムサッカロース液に組織片が沈むまで浸漬する ☞ 2
薄切	step 2：クリオスタットで型のごとく薄切．
拾い上げ	step 3：薄切片を卵白アルブミンを塗ったスライドに拾い上げる．
乾燥	step 4：切片を2時間くらい風乾する．
固定	step 5：切片を10〜20％ホルマリン液に1時間固定．

水洗・親和	step 6	2～3分流水水洗後，60%イソプロパノールに浸漬　約1分
染色	step 7	オイル赤染色液　15分
分別	step 8	60%イソプロパノール分別．コントロールが無色になるまで ☞ 3
水洗	step 9	流水水洗　1～2分
核染色	step 10	マイヤーのヘマトキシリン　3分
水洗・色出し	step 11	流水水洗，色出し　3～5分
洗浄	step 12	蒸留水水洗（2槽）　各5～10秒
封入	step 13	水溶性封入剤にて封入 ☞ 4

染色結果　　脂肪：赤
　　　　　　　細胞核：青

注意点
　☞ 1：小型の滴定ビンに分注し4℃に保存しておくとよい．著者はダコー社の酵素抗体染色キット用ポリビンを使用している．
　☞ 2：ホルトのゴムサッカロースに浸漬する時は，沈む時間が症例（脂質水分の含有量）により異なるので4℃で行った方が安心である．また，この方法は他の固定済み組織片凍結切片法にも応用できる．
　☞ 3：あらかじめ，脱水，脱脂した組織片を水まで戻しホルトのゴムサッカロースに浸漬後，クリオスタットにて薄切し，スライドガラスに拾い上げたのを数多く用意し，プラスチックケースに入れてビニールテープでシールドし，−20℃に保存しておくと便利である．使用時は十分に風乾して中身を出すこと．なおこの方法で生の組織片も保存ができるので，著者らは酵素抗体用のコントロールや希少症例等はこの方法で保存している．
　☞ 4：封入剤はPBS・グリセリン（1：1）やポリビニールピロリドン等も使用できる．

付　記
●マクロ染色の場合は，組織片をよく水洗してホルマリンを除去し，蒸留水を通過させた後，60%イソプロピルアルコールによく浸透させる．その後，染色液に入れ5～7分程度染色した後，60%イソプロピルアルコールに入れ，余分な色素を除く．濃く染まったら60%イソプロピルアルコールに一晩放置後，結合組織が脱色されるまで分別した方がよい．

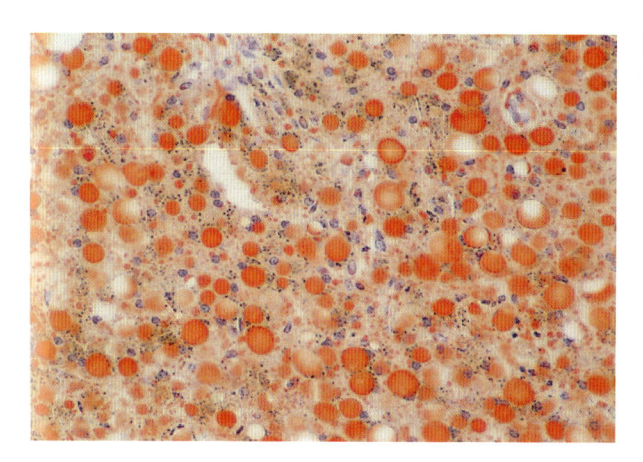

CP100：剖検例：肝（×20）．強度の脂肪肝，脂肪細胞が白く抜けているのはアーチファクトである．

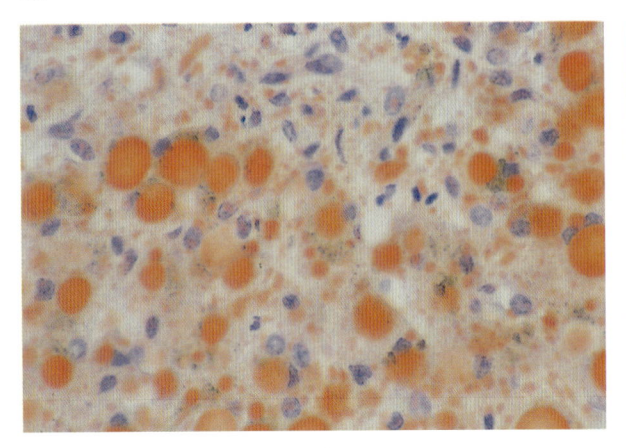

CP101：同症例の強拡大（×40）.

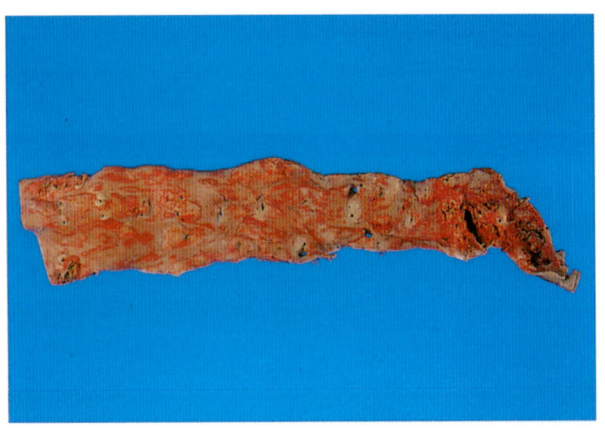

CP102：80歳　男性．肺癌解剖例．大動脈のマクロ染色．動脈硬化巣に一致して脂質が染め出されている．

[参考文献]
Bancroft JD：Theory and practice of histotechnology, 2nd ed, 202-213, Mosby, 1980.
Culling CFA：Cellular pathology technique, 4th ed, 256-277, 1985.
Sheehan DC：Theory and practice of histotechnology, 2nd ed, 202-213, Mosby, 1980.
志田正二：化学辞典，森北出版，1987.
鈴木　裕：病理組織標本作製技術（下）染色法，117-122, 医歯薬出版，1981.
渡辺明朗：色素について，病理技術，42, 15-18, 1990.

B．ズダンⅢ染色
Sudan III stain

目　的　　ズダンⅢはDaddiによりジアゾ系脂質染料として用いられ，1896年に発表されて以来，脂肪染色の代表的染色法として長い間君臨してきたが，最近，分子量が大きく脂溶性の高いOil red Oを用いたOil red O法に取って代わられつつある．しかし，中性脂肪を証明するには依然として人気のある脂肪染色法である．

原　理　　色素と脂肪成分との結合によるものではなく，脂溶性色素（ズダンⅢ，オイル赤O，ナイル赤）に共通であるが，脂溶性色素の溶媒から一定の溶解度に従って脂溶性色素がより溶解しやすい溶媒，つまり組織内脂質への移行により脂溶性色素が脂肪と疎水結合を行うことによる．

準備試薬　　水酸化カリウム　KOH
　　　　　　　ズダンⅢ粉末
　　　　　　　70％アルコール溶液

試薬の調製　水酸化カリウム　1 g
　　　　　　　蒸留水　100ml
　　　　　1．飽和ズダンⅢ 70％アルコール染色液　☞ 1

ズダンⅢ粉末　1〜2 g
70%アルコール　199m*l*
振盪し，密栓して60℃フラン器にて一晩置く

2．ホルトのゴムサッカロース ☞ 2
オイル赤O染色の項参照

固　定　10〜20%ホルマリン液
脂肪を固定する固定液はない．したがって脂肪の周囲組織を固定し，脂肪の変位を防ぐ．

薄　切　5〜8 μm

染色方法

前処理	step 1：	固定済の組織片をホルトのゴムサッカロース液に沈むまで浸漬
薄切	step 2：	クリオスタットで型のごとく薄切
拾い上げ	step 3：	コートスライドガラスに拾い上げる
乾燥	step 4：	約2時間冷風乾燥
前処理	step 5：	1％水酸化カリ液に2〜3秒（省略可）☞ 3
親和	step 6：	50％アルコール通過　2〜3秒
染色	step 7：	Daddi液（スダンⅢ70％アルコール飽和液）37℃　1時間
洗浄	step 8：	50％で洗う　2〜3秒
洗浄	step 9：	水洗
後染	step 10：	マイヤーのヘマトキシリンで核染　30秒〜1分
色出し	step 11：	色出し（微温湯）　約1分
封入	step 12：	アパチーのゴムシロップにて封入

染色結果　脂肪滴が橙黄色から橙赤色に染まる．

注意点

☞ 1：染色液は室温に戻して使用直前に濾過して使用する．脂溶性色素の溶媒から一定の溶解度に従って，脂溶性色素溶媒より溶解しやすい溶媒，つまり組織内脂質への色素移行によって染まるので，溶解度の比が大きいほど色素は脂肪内へ移行しやすくなる．それゆえ，できるだけ多量の色素を含むようにゼラチンを加え膠質溶液にするなど工夫する．色素はメーカー，ロット番号により差があり，使用に耐えない場合もあるので注意．

☞ 3：省略してもよい．はっきりした作用，メカニズムは不明だが浸漬したほうが染色性は向上するようである．しかし，あまり長く浸漬すると脂肪がケン化し，水に溶出してしまうので注意．

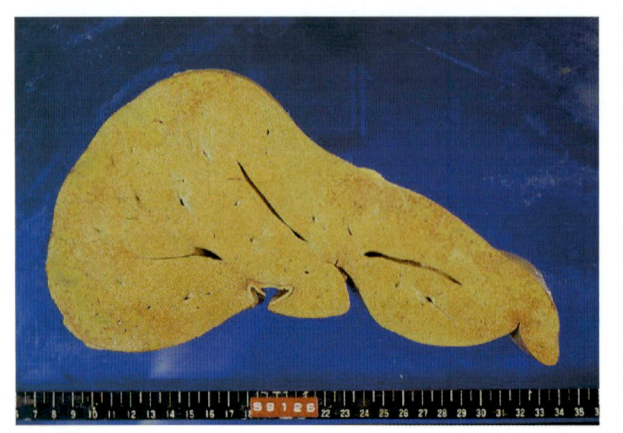

CP103：SLE治療後の症例．脂肪肝，肉眼像．脂肪沈着があまりにも激しいため，固定液のホルマリンに浮く状態であった．

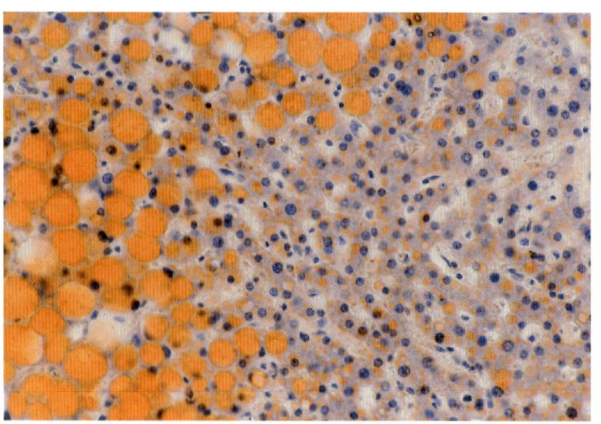

CP104：ズダンⅢ染色．脂肪滴が橙黄色から橙赤色に染まっている．

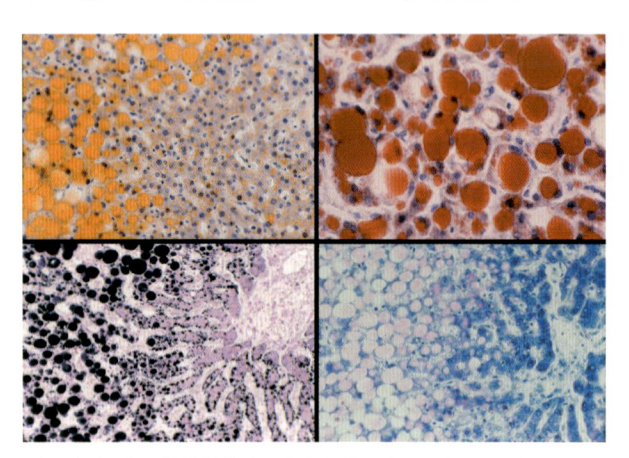

CP105：他の脂肪染色との色調比較（左上：ズダンⅢ，右上：オイル赤O／左下：ズダン黒，右下：ナイル青）

脂肪と類脂肪

脂肪とは？
　脂肪酸＋グリセリン
　　脂肪酸はメチル基（-CH₃），カルボキシル基（-COOH）を持つ酸の仲間
　　グリセリンは炭素を三つ持つ化合物
　脂肪は炭素，水素，酸素からなる（糖質と同）
　（蛋白質はその他に窒素が加わる）

類脂肪とは？
　複合脂質，リポイドともいい，脂肪に似ているが，脂肪酸の他にアルコール類やリン，窒素，糖などを含む

［参考文献］
　佐野豊：組織学研究法，475-477，南山堂，1985．

C. ナイル青染色（Cainの方法）
Cain's Nile blue sulphate method

目　的　　　　Smith（1908）により，組織化学的に二つの脂質を同時に染め分けられる色素として初めて紹介された．現在，中性脂肪と他の脂質のおおまかな分類に用いられている．

原　理　　　　染色のメカニズムはオイル赤Oと同様だが，他の脂溶性色素と異なり，塩基性の部分とも反応するので，細胞核も染め出すことができる．

準備試薬　　　ナイル青硫酸塩$(C_{20}H_{20}N_3O)_2SO_4$
　　　　　　　酢酸CH_3COOH

試薬の調製	1．染色液 　　ナイル青硫酸塩　約7g 　　蒸留水　100ml 　　60℃フラン器中に一晩入れておく． 　　使用直前に東洋濾紙NO.101で濾過し使用． 2．分別液（1％酢酸水） 　　氷酢酸　1ml 　　蒸留水を加えて100mlとする．
固　定	10〜20％ホルマリン液 ☞ 1
薄　切	凍結切片　7〜15μm
染色方法	洗浄　step 1：凍結切片を蒸留水に入れる　5〜10秒 ☞ 2 染色　step 2：ナイル青染色液　20分 洗浄　step 3：蒸留水水洗（余分の染色液を落とす）　5〜10秒 分別　step 4：1％酢酸水で赤味が出てくるまで分別　約10〜20分 洗浄　step 5：蒸留水水洗　10〜15秒 封入　step 6：グリセリン等で封入 　　　　　　　　水溶性封入剤
染色結果	トリグリセライド：淡赤〜ピンク コレステリンエステル：淡赤〜ピンク 脂酸，他の脂質：青〜紫
注意点	☞ 1：長期間ホルマリン液に浸漬した組織片はホルマリン液中のギ酸により分解され脂酸となり紫色を呈することが多い． ☞ 2：細いガラス棒などで凍結切片を取扱うため，切片を破損しないように慎重に行う．薄切切片をスライドガラスに拾い，貼付け法で染色してもよい．
付　記	●Lison（1936）は，中性脂質に溶ける赤色オキサゾンと塩基性物質，遊離の脂肪酸やリン脂質と反応する青色オキサジン，それら2種類間で変化して脂肪酸と反応する成分から成ることを発表した． ●**リン脂質のためのアセトンナイル青硫酸塩法**（Dunnigan, 1968） 　1：凍結切片を用意する． 　2：1N塩酸にて1時間処理し遊離脂肪酸を取り除く． 　3：水洗し乾燥させる． 　4：4℃のアセトン中に入れる　20分 　5：乾燥させ，ナイル青染色　20分 　6：ヘマトキシリンかメチル緑で核染． 　7：封入 　染色結果はリン脂質が青く染まる． ●Dunnigan（1968）の別の方法では，1％硫酸水10mlを1％ナイル青水溶液200mlに加えて4時間加温溶解し，60℃30分染色後，1％酢酸で1〜2分分別し，クロロホルムで純化した1％メチル緑で5分間核染する．この染色液のpHは2で，脂質以外の物質との反応を最小にとどめており，特異性が高くなる． ●1％ナイル青硫酸塩に若干のキシロールを加えよく混合し，20〜30秒後にキシロールに赤色オキサゾンの成分が溶出してくれば，使用可能な色素であると判定してよい．もしキシロールに溶出してこなかったら，5％硫酸を加えreflux condenser（凝縮装置）で1〜2時間沸騰させる．

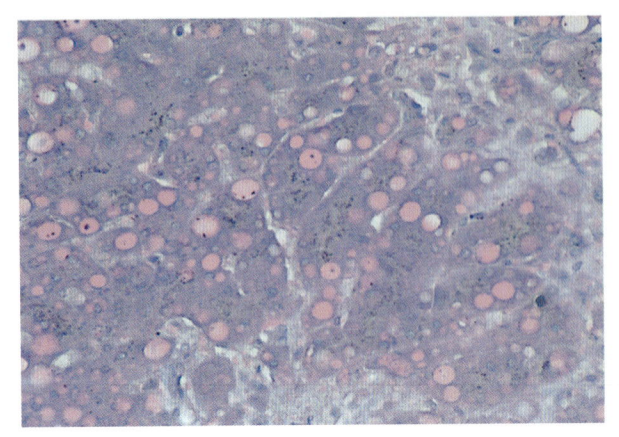

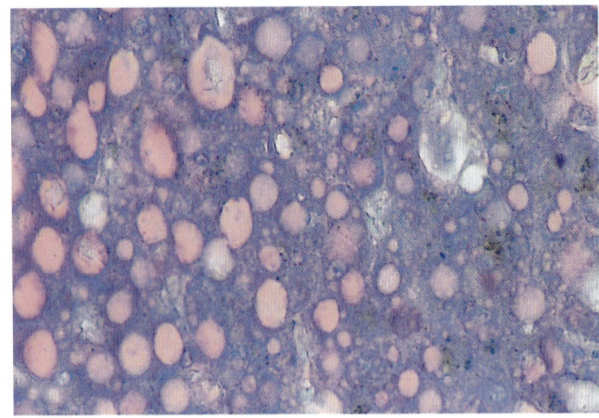

CP106：剖検例：肝（×20）．強度の脂肪肝．　　　　　　CP107：同症例の強拡大（×40）．

[参考文献]
Bancroft JD：Theory and practice of histological techniques, 2nd ed, 217-241, 1982.
Bancroft JD：Theory and practice of histotechnology, 2nd ed, 202-213, 1980.
Culling CFA：Cellular pathology technique, 4th ed, 256-277, 1985.

D．リン脂質の染色法（酸ヘマティン法）
Baker, 1946

目　的　　　　リン脂質の証明法．1946年Bakerによってコリン含有リン脂質を証明するために開発された方法で，時間を要するが最も安定した方法である．

原　理　　　　リン脂質を切片上でクロム化し，酸ヘマティンと結合させて染着する．
　　　　　　　Lillieによると次頁の反応式ⅡからⅣに反応が進むにはⅢ以外の反応系も考えられるが，ヘマチンとキレート結合するにはOH基を保有しているⅢを介して最終産物Ⅳと化学反応が進むほうが説明に都合よいとされている．RD Lillie, Histochemie 20, 338-354（1969）．
　　　　　　　おそらくは，リン脂質は不飽和基（－C＝C－）を多く含むのでその部位が最終的にヘマチンとキレート結合し，間接的に検出するのであろう．

準備試薬　　　重クロム酸カリウム$K_2Cr_2O_7$，塩化カルシウム$CaCl$，ヘマトキシリン$C_{16}H_{14}O_6$，過ヨウ素酸ナトリウム$NaIO_4$，フェリシアン化カリウム$K_3Fe(CN)_6$，ホウ砂，ゼラチン，グリセリン，石炭酸C_6H_5OH

試薬の調製　　1．クロム化液
　　　　　　　　　重クロム酸カリウム　5g
　　　　　　　　　塩化カルシウム　1g
　　　　　　　　　蒸留水　100ml

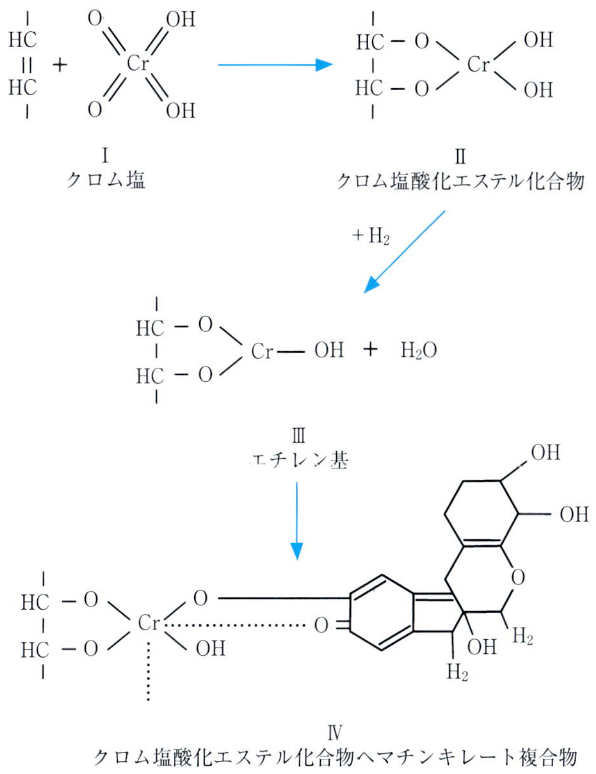

$$
\underset{\text{クロム塩}}{\text{I}} \quad + \quad \text{Cr塩} \longrightarrow \underset{\text{クロム塩酸化エステル化合物}}{\text{II}}
$$

Ⅰ クロム塩

Ⅱ クロム塩酸化エステル化合物

$+ H_2$ ↓

Ⅲ エチレン基

Ⅳ クロム塩酸化エステル化合物ヘマチンキレート複合物

2．酸ヘマティン液 ☞ 1

0.1％ヘマトキシリン液　50 ml

1％過ヨーソ酸ナトリウム　1 ml

加温溶解し冷却後，酢酸1 mlを加える

3．分別液 ☞ 2

フェリシアン化カリウム　0.25g

ホウ砂（四ホウ酸ナトリウム）　0.25g

蒸留水　100ml

4．グリセリン・ゼラチン（封入剤）

ゼラチン　10g

蒸留水　60ml

焦がさないように湯煎で完全に溶解する

グリセリン　70ml

石炭酸　1 g

固　定　　Bakerのホルマリンカルシウム液の方が望ましい．カルシウム塩はリン脂質が水分を吸収しやすく，固定の間に菌糸状形態となることを防止する[1]といわれている．しかし，過飽和のカルシウム塩の析出障害にも注意する．本来は未固定凍結切片を用いるが，20％ホルマリン固定パラフィン切片でも使用可能である．

薄　切	2〜5 μm（沈着の度合いによって厚みを変える）	

染色方法	水和	step 1：脱パラ水和，未固定凍結切片は蒸留水に馴染ませる
	クロム化	step 2：クロム化液で室温18時間，60℃に2時間以上処理する（2〜4時間）
	洗浄	step 3：蒸留水　水洗　約5秒
	染色	step 4：酸ヘマチン液　37℃　5時間染色
	洗浄	step 5：蒸留水　水洗　約5秒
	分別	step 6：分別液　37℃　18〜24時間分別
	洗浄	step 7：蒸留水　水洗 ☞ 3　約5秒
	封入	step 8：グリセリン・ゼラチン封入 ☞ 4
		水溶性封入剤にて封入

染色結果　レシチン・スフィンゴミエリン等のリン脂質　青黒色
　　　　　　粘液・赤血球　青黒色
　　　　　　その他　淡褐色

注意点
☞ 1：使用時調整する．ヘマトキシリン粉末は純度の高いものを使用する．
☞ 2：冷蔵保存可能．
☞ 3：後染色としてケルンエヒトロートで核染も可能である．
☞ 4：PBSグリセリン（PBS：グリセリン＝9：1）でも可．

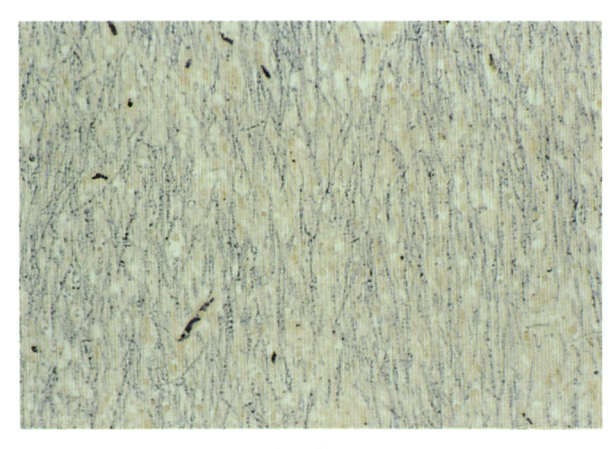

CP108：小脳歯状核下部（×10）．
髄鞘がヘマトキシリンに染まっている．ホルマリン固定パラフィン切片．

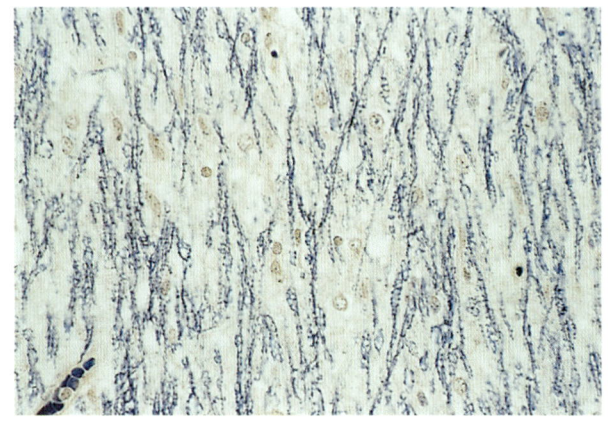

CP109：AH 1の強拡大（×40）．
ホルマリン固定パラフィン切片でもこの程度は染色される．

[参考文献]
Baker JR：The histochemical recognition of lipine, Q J Microsc Sci, 87：441, 1946.
Lillie RD：Histochemie, 20：338-354, 1969.

第8章 組織内病原体の染色法

A. 一般細菌染色法

1. グラム染色（Hucker-Conn法）
Gram stain

目 的 グラム陽性菌とグラム陰性菌とを染め分ける．

原 理 グラム陰性，陽性菌どちらも最初はクリスタル紫によく染まる．その後，アルコールに脱色されるかどうかによって陰性，陽性の染め分けが決まる．

グラム陰性菌と陽性菌の表層構造の著しい相違点は，グラム陽性菌は膜の厚さが15～25nmでペプチドグリカンの層が厚く，網目構造が堅固であるのに対し，陰性菌ではその逆で膜の厚さは約8～12.5nmである．

Davies（1983）によると，クリスタル紫のCl^-がI^-に置換されクリスタル紫の陽イオン部と色ラックを作る．それが陽性菌では厚い密なペプチドグリカン層のためアルコール等で脱色されずに残るが，陰性菌ではペプチドグリカン層が薄く疎なため，色ラックが脱色されるばかりか菌体の内容も溶出するとされている．そのため，死菌や薬剤の影響，治療などで菌の染色性は変化する．

準備試薬
クリスタル紫 $C_{25}H_{30}N_3Cl$，CI 42555
ヨウ素 I
シュウ酸アンモニウム $(NH_4)_2C_2O_4 \cdot H_2O$
ヨウ化カリウム KI
サフラニン

試薬の調製
1. クリスタル紫染色液A
 クリスタル紫 2g
 95%アルコール 20ml
 上記を混合溶解する．
2. 染色液B
 シュウ酸アンモニウム 0.8g
 蒸留水 80ml

A，B液を混合し使用液とする．この液は長期保存（4～5年）に耐える．

3．後染色液（0.1%サフラニン染色液）
　サフラニン　0.1g
　蒸留水　100ml
　上記を混合溶解する．

4．ルゴール液
　ヨウ素　1g
　ヨウ化カリウム　2g
　蒸留水　300ml
　ヨウ化カリウムを約5mlの蒸留水に溶かし，ヨウ素を加えて完全に溶けてから残りの蒸留水を加え，全量を調製する．

固　定　　10～20%ホルマリン液

薄　切　　2～3μm☞1

染色方法

脱パラ・水洗	step 1：脱パラフィン，流水水洗　2～3分
染色	step 2：クリスタル紫液を注ぐ　1分☞2
水洗	step 3：流水水洗（余分な色素を除く）　2～3分
媒染	step 4：ルゴール液を注ぐ　3分
後処理	step 5：濾紙で軽く挟んでルゴール液を吸い取る
脱色	step 6：アセトンで脱色．切片を1～2回出し入れする　2～3秒☞3
水洗	step 7：流水水洗　1分
後染色	step 8：サフラニンで後染色．切片を1～2回出し入れする　2～3秒
水洗	step 9：流水水洗　3～5秒
乾燥	step 10：60℃フラン器で乾燥　30分以上
封入	step 11：封入

染色結果
　グラム陽性菌：青黒色
　グラム陰性菌：淡赤～赤色
　核・細胞質など：淡赤色

注意点
　☞1：対照切片を同一スライドに拾い上げて進めるとよい．
　☞2：血液の塗抹標本を染める要領で染色する．
　☞3：脱色にはアセトンかイソプロパノールを使用する．アルコールだとムラになる（CP114, 115）．

付　記　●1884年，デンマークの細菌学者Hans Christian Gramによってビスマルク褐とゲンチアナ紫を使用し，宿主組織と細菌を染め分けるために工夫された方法である．肺炎球菌ではうまく染まった（ゲンチアナ紫に染まった）が，その後，染め分けのうまくいかない菌（現在でいうところのグラム陰性菌か？）がたくさん出現して失望したというエピソードが残っている．MRSAが話題となっている昨今，病理の分野では感染症の診断で威力を発揮し，現在なおルチンで使用されている染色法である．グラム陰性，陽性の染め分けに使い始めたのが誰かは定かでない．

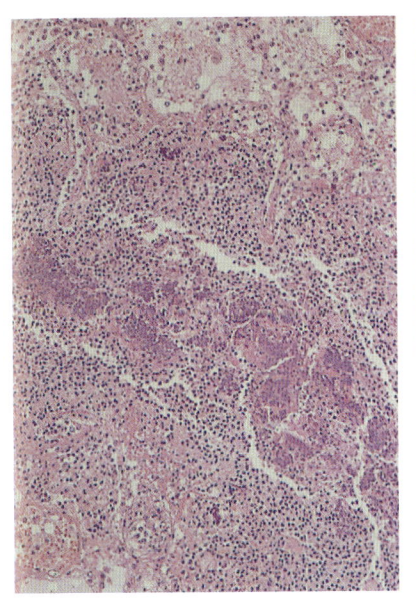

第8章　組織内病原体の染色法　109

CP110：剖検肺．HE染色（×10）．

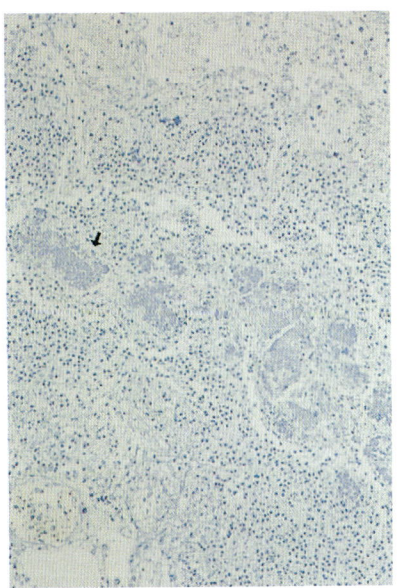

CP111：CP110の隣接切片．メチレン青染色（×10）．菌塊が青色に染まっている．

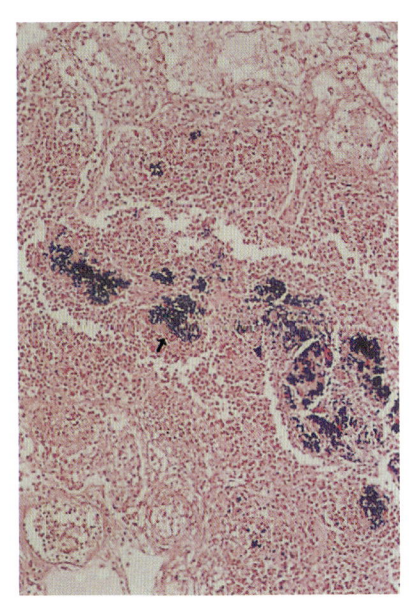

CP112：CP111の隣接切片．グラム染色（×10）．グラム陽性球菌が染め出されている．

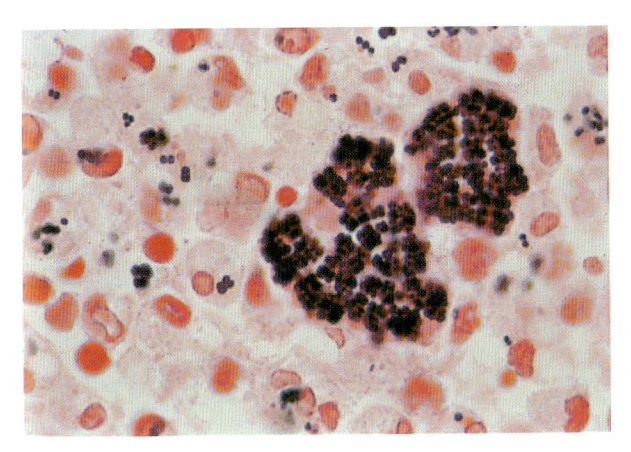

CP113：CP112の強拡大（×100）．2種類の菌が見える．大きい方はSarcina（八連球菌）である．

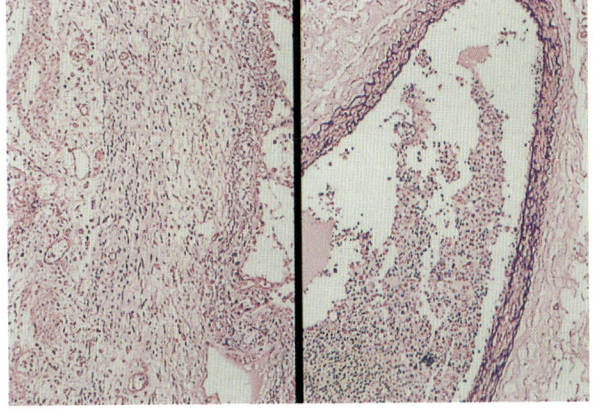

CP114　　CP115

CP114, 115：分別に純アルコールを使用（×10）．図のように結合組織や弾性線維，赤血球も染まっていて，分別が不良である．

[参考文献]
Davies JA：Chemical mechanism of the Gram stain and synthesis of a new electron-opaque marker for electron microscopy which replaces the iodine mordant of the stain. J Bacteriol, 156：837-845, 1983.
Davies JA：Cellular responses of bacillus subtilis and *Esherichia coli* to the Gram stain, 156：846-858, 1983.
Lillie RD：Histopathology technic and practical histochemistry, 4th ed, 719-763, 1976.
Sheehan DC：Theory and practice of histotechnology, 233-251, 1980.
末吉徳芳：病理技術，第44巻，4-5, 1991.

2. グラム染色（テーラー〈Taylor〉法）

固　定	10％中性緩衝ホルマリン（20％ホルマリン液でも可）
薄　切	3〜4 μm

染色液　　Hucker液（クリスタル紫液　107頁参照）
　　　　　ルゴール液

塩基性フクシン液（保存用）	塩基性フクシン	0.1g
	メチルアルコール	95ml
	蒸留水	5ml
塩基性フクシン（使用液）	塩基性フクシン液	5ml
	蒸留水	60ml
エチルエーテル・アセトン液	ジエチルエーテル	50ml
	アセトン	50ml
0.1％ピクリン酸・アセトン液	ピクリン酸	0.1g
	アセトン	100ml
アセトン・キシレン	（Ⅰ）アセトンとキシレン	1：2の割合
	（Ⅱ）アセトンとキシレン	1：3の割合

染色方法

＊コントロール切片を用意する

脱パラ・水洗・洗浄	step 1：脱パラフィン　水洗　蒸留水に入れる
染色	step 2：Hucker液　2分　☞1
水洗	step 3：水道水で素早く洗い流す　2〜5秒
媒染	step 4：ルゴール液　1分　☞1
水洗・脱水	step 5：流水水洗　1分　蒸留水に移してから濾紙で水を吸い取る
脱色	step 6：エーテル・アセトンで脱色（色が落ちなくなるまで）　2〜3秒
後処理	step 7：濾紙で吸い取る（乾燥しやすいので急いで行う）　☞2, 3
洗浄・鏡検	step 8：蒸留水に入れる．⇒鏡検（陽性菌の確認）　☞4
染色	step 9：塩基性フクシン液　3分
水洗・脱水	step 10：流水水洗　1分　蒸留水に移してから濾紙で水を吸い取る
分別	step 11：色が落ちなくなるまでアセトンにつける　約10秒
脱色・分別	step 12：ピクリン酸・アセトン液に素早く通して脱色・分別を行う　☞5 （切片が帯黄褐色になるまで　約15秒くらい）
脱水	step 13：アセトン・キシレンⅠ，Ⅱを素早く通して（各2〜3秒）キシレンへ入れる　☞6
透徹・封入	step 14：透徹，封入

染色結果　　グラム陽性菌：青ないし濃藍色
　　　　　　グラム陰性菌：鮮紅色
　　　　　　赤血球：桃色〜緑黄色
　　　　　　細胞質：黄色
　　　　　　結合組織：赤色

注意点

☞ 1：Hucker液, ルゴール液を注ぐ場合は切片をはしごの上に水平に置いて1枚ずつ行う.
☞ 2：濾紙で水分を吸い取るとき, 切片に傷をつけないように.
☞ 3：1秒くらいで乾燥してしまうので敏速に行うこと.
☞ 4：染色不十分の場合は脱色（塩酸アルコール）して2から染め直す.
☞ 5：帯黄褐色にならなかったら次のことを考える.
　　　塩基性フクシンの分別不良
　　　結合組織（膠原線維）が多い組織
☞ 6：キシレンに長くつけておかない（ピクリン酸の脱色が起こる）

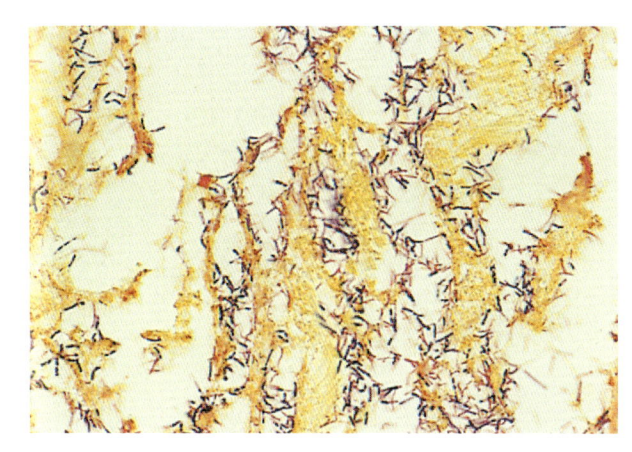

CP116：グラム染色テーラー法　胆嚢壁のグラム陽性桿菌（ウエルシュ菌）を示す. ピクリン酸により黄色調背景にコントラストよく染め出されている（対物×40）.

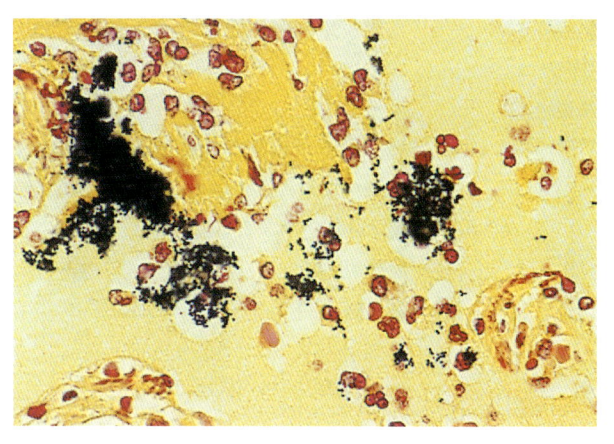

CP117：グラム染色テーラー法　肺のグラム陽性球菌（黄色ブドウ球菌）を示す. 核は酸フクシンにより赤色調を示す. テーラー法原法ではヘマトキシリン液で核染色するが, 意味がない（対物×40）.

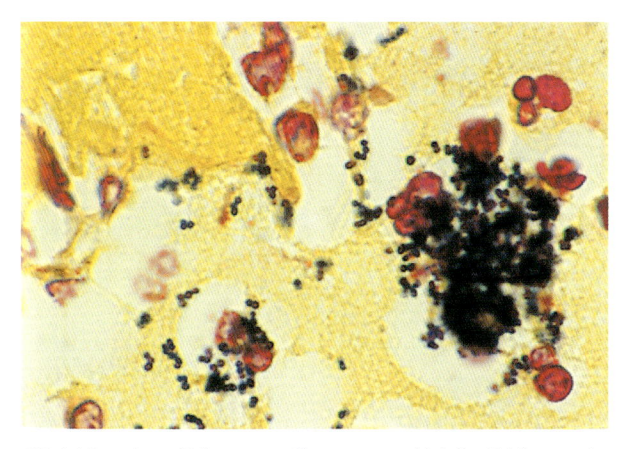

CP118：グラム染色テーラー法　CP117の拡大像（対物×100）.

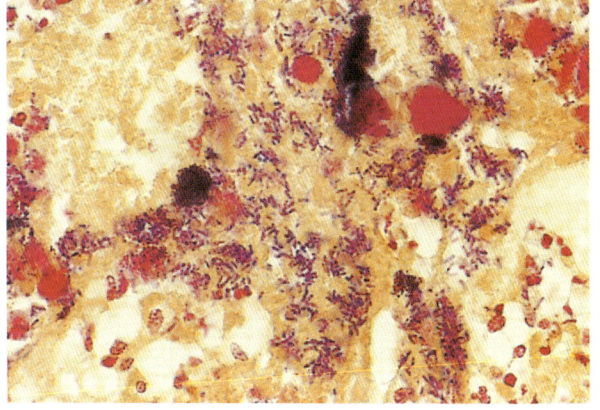

CP119：グラム染色ブラウンホップス法　タートラジンで後染色する本法では, 細菌と背景とのコントラストに欠け, 観察しにくい（対物×40）.

[参考文献]
畠山茂, 平山章（監訳）：AFIP病理組織染色法マニュアル, 282-283, 清至書院, 1982.

B. 抗酸菌の染色法

1. チール・ネルゼン染色（Fite法）
Ziel-Neelsen stain

目 的 　代表的な抗酸菌は結核菌である．結核菌を検出するのが主な目的であるが，結核菌以外に癩菌，ノカルジア等も検出でき，リポフスチンやセロイドの抗酸性物質も証明できる．

原 理 　染色の詳しいメカニズムはその抗酸性とともに今なお不明であるが，菌体の抗酸性を利用している．石炭酸を媒染剤とし，強染したフクシンを他の非抗酸性の物質からは脱色させ，後染色の色調を呈させることである．

準備試薬 　キシレン
ピーナッツオイル（またはオリーブ油）
塩基性フクシン $C_{19}H_{18}N_3Cl$
純アルコール C_2H_5OH
硫酸 H_2SO_4
石炭酸（フェノール）C_6H_5OH
メチレン青
水酸化カリウム KOH

試薬の調製 　1．オイル・キシレン液
　ピーナッツオイル（オリーブ油）　50m*l*
　キシロール　100m*l*
　上記を混和する．
2．石炭酸フクシン液
　塩基性フクシン　11g ☞ 1
　純アルコール　100m*l*
　上記を湯煎にて溶かし原液とする．
　使用液：原液10m*l*に5％石炭酸水100m*l*を加える ☞ 2
3．レフレルのメチレン青液
　メチレン青　5g
　純アルコール　100m*l*
　上記を混合し原液とする．
　使用液：原液10m*l*に0.01% KOH水溶液100m*l*を加える．
4．1％硫酸水 ☞ 3
　濃硫酸　1m*l*
　蒸留水　100m*l*
　200m*l*容量の三角フラスコに蒸留水100m*l*を入れ，ゆっくり硫酸を加える ☞ 3

固　定	10～20％ホルマリン液
薄　切	2～3 μm

染色方法		
	脱パラ	step 1：オイル・キシレンで脱パラフィン（2槽）　各10～15分　☞ 4, 5
	後処理	step 2：濾紙で押さえる（乾燥させないこと）
	染色	step 3：石炭酸フクシン液　30分
	水洗	step 4：流水水洗　3分
	分別	step 5：1％硫酸水分別（切片がわずかにピンク色になるまで）　約1分　☞ 6
	水洗	step 6：流水水洗　3分
	後染色	step 7：メチレン青後染色　2回出し入れする　☞ 7
	水洗・分別	step 8：流水水洗（余分なメチレン青を洗い流す）　2～3分
	脱水	step 9：イソプロピルアルコール（2槽）　各3分
	透徹・封入	step 10：透徹，封入

染色結果

抗酸菌：赤色
ノカルジア：赤色
癩菌：赤色
リポフスチン：赤色
セロイド：赤色
背景：淡青色

注意点

☞ 1：塩基性フクシンは良質のものを使用する．
☞ 2：石炭酸は火傷するので取り扱いに注意すること．
☞ 3：硫酸を薄める時は，発熱するので注意すること．蒸留水を容器に入れ，氷水等で容器ごと冷やしながらゆっくり硫酸を加える．
☞ 4：陽性コントロールを必ず用いる．
☞ 5：オイルは切片の損傷を防ぎ，またオイル・キシレン液は細菌の抗酸性を保持する．
☞ 6：癩菌，ノカルジアの抗酸性は結核菌より弱いので，分別時には十分に注意する．
☞ 7：メチレン青の後染色はできるだけ薄くする．

付　記

● Villemin（1865）がウサギに実験的に結核菌を感染させ，Koch（1882）が純培養に成功した．また彼はメチレン青を使い結核菌を染めた．結核菌はStreptomycin等に耐性になりやすく，今なお年齢の若い層で流行している．病理の分野でも末期癌患者等からよく検出される．
● Ziehl-Neelsen法では，喀痰等の塗抹標本上で結核菌を証明するには少なくとも1 ml当たり5～10万個の菌の存在が必要とされるので，特異性の高い蛍光色素法も併用するとよい．

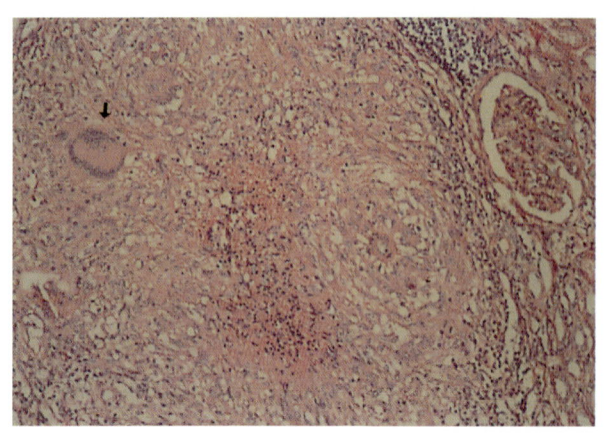

CP120：剖検腎（×10）．HE染色．左上方にラ氏型の巨細胞が出現している（↓）．

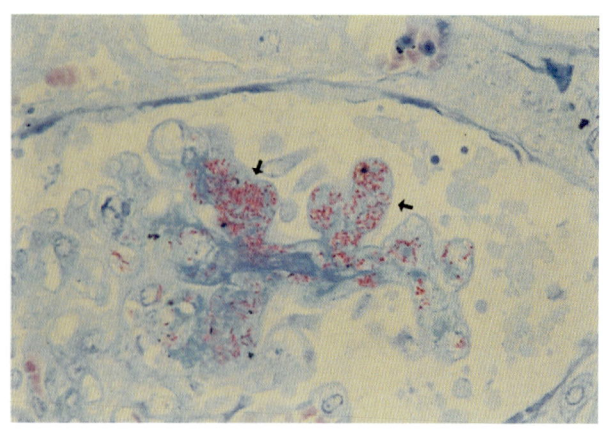

CP121：CP120の症例（×40）．Z-N染色．腎糸球体細動脈中に結核菌（↓）が染め出されている．

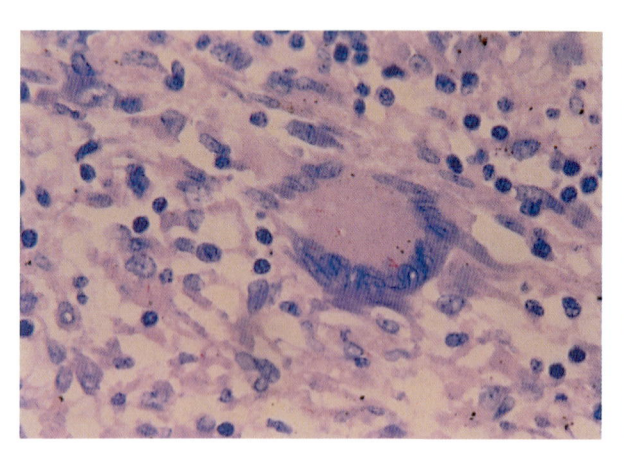

CP122：剖検例（×20）．Z-N染色．ラ氏型巨細胞中に結核菌が貪食されている．

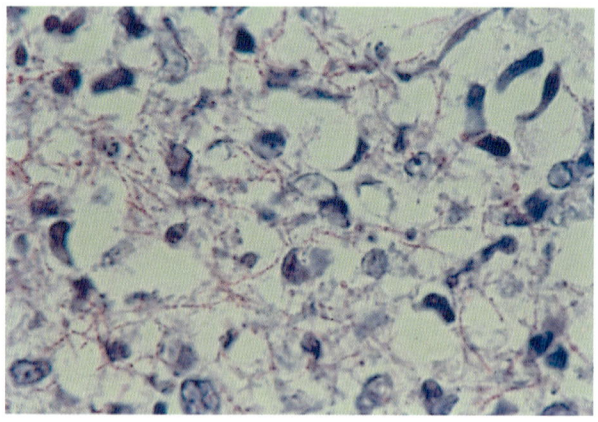

CP123：73歳　男性．剖検例（×40）．Z-N染色．自己免疫性溶血性貧血の例．肺にノカルジアが染まっている．オイル・キシレンにて脱パラフィンを行わないと写真のようには染まってこない（111頁注意点5参照）．

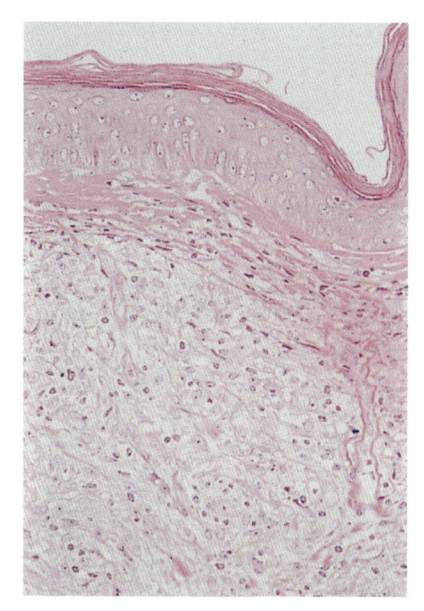

CP124：皮膚生検例（×10）．HE染色．真皮内に明るい胞体をもつ組織球性細胞の結節性増殖をみる，いわゆる癩腫癩（*Lepromatous leprosy*）の像である．

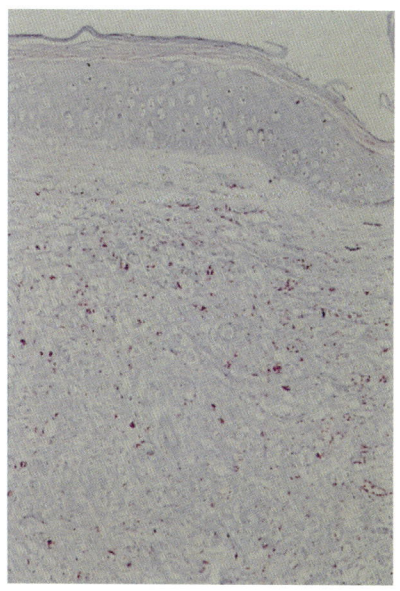

CP125：CP124の隣接切片の抗酸菌染色（×10）．Z-N染色．

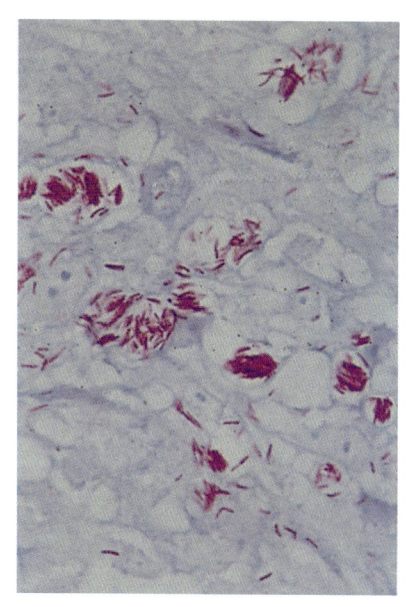

CP126：同症例（×100）．いわゆる癩細胞（Lepra cell）．大型円形細胞中に束状～塊状に貪食された癩菌が染め出されている．

[参考文献]
病理技術研究会編：病理標本の作り方．142-145．1992．
Fite GL：Procedure for demonstrating Lepra Bacilli in paraffin sections, Arch Pathol, 43：624-625, 1947.
Lillie RD：Histopathologic technic and practical histochemistry 4th ed, 734-740, McGraw-Hill, 1976.
Luna LG：Manual of histologic staining method of the armed forces institute of pathology, 3rd ed, 217-220, McGraw-Hill, 1968.
Sheehan DC：Theory and practice of histotechnology, 2nd ed, 235-251, Mosby, 1980.

2．ローダミンB・オーラミン重染色・蛍光法（Truantの方法）
Rhodamine B-Auramine fluorescence method

目　的　　　　オーラミン・ローダミンの混合液でOne stepで染色して，抗酸菌を検出する．

原　理　　　　詳しくは知られていないが，蛍光色素を抗酸菌に染着させ，その二次蛍光を観察する．

準備試薬　　　オーラミン
　　　　　　　　塩酸 HCl
　　　　　　　　ローダミンB
　　　　　　　　石炭酸（フェノール）C_6H_5OH
　　　　　　　　グリセリン $CH_2(OH)CH(OH)CH_2(OH)$

試薬の調製　　1．染色液
　　　　　　　　　オーラミン　1.5g

ローダミンB　0.75g
グリセリン　75ml
石炭酸　10ml
蒸留水　50ml
蒸留水に順次加えてスターラーで撹拌する．

2．1％塩酸アルコール
濃塩酸　1ml
70％アルコール　100ml
上記を混和する．

固　定　　20％ホルマリン液

薄　切　　2〜3μm ☞1

染色方法

脱パラ・水洗・洗浄	step 1：脱パラフィン，流水水洗　2〜3分，蒸留水　2〜3秒 ☞2
核染色	step 2：ワイゲルトの鉄ヘマトキシリンで核染　10分 ☞3
水洗	step 3：流水水洗　10分
染色	step 4：オーラミン・ローダミン液，60℃　10分
水洗	step 5：流水水洗　5〜10秒
分別	step 6：1％塩酸アルコールで分別（橙黄色がなくなるまで）☞4
水洗	step 7：流水水洗　3分
脱水・透徹・封入	step 8：95％アルコールから脱水，透徹，封入

染色結果　　抗酸菌：橙黄色
蛍光顕微鏡にてB励起（530nm）で黄色，UVでピンク〜黄褐色．

注意点
☞1：切片は薄いほど背景の非特異的な反応が少なくなる．
☞2：オイル・キシレンも使用できる．その場合は，step 4に直接入れる．そして，step 7の後，レフレルのメチレン青50倍希釈液に約20秒浸して背景をブロックする．水溶性封入剤にて封入し観察する．
☞3：ワイゲルトの鉄ヘマトキシリンは蛍光の反応抑制剤である．
☞4：黄色調がなくなるまで分別．約5〜10分．

付　記
●オーラミン，ローダミンは別々に染めるより，混合してOne stepで染めた方がよい結果が出る．
●蛍光顕微鏡でB励起（480nm）で観察　……　黄色
　UV（360nm）で観察　…………………………　ピンク〜黄褐色

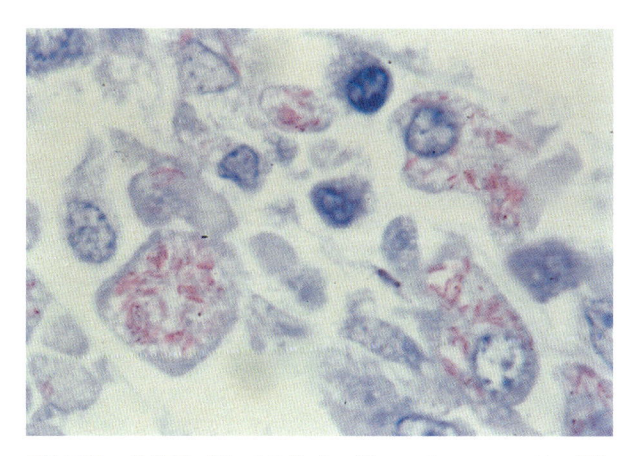

CP127：剖検例：肺．Z-N法（×40）．マクロファージの細胞質内に非定型抗酸菌が集簇して見られる．

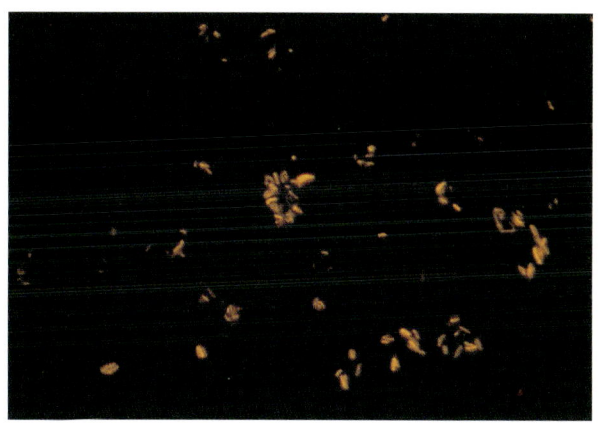

CP128：CP127と同症例のオーラミン・ローダミン染色（×40）．図中央と下方に非定型抗酸菌の菌体が集簇している像である．（蛍光顕微鏡にてB励起（530mm）で黄色，UVでピンク～黄褐色）

[参考文献]
Truant JP：Fluorescence microscopy of Tubercle bacilli Stained with Auramine and Rhodamine, Henry Ford Hospital Med Bull, 10：287-296, 1962.
Sheehan DC：Theory and Practice of Histotechnology, 2nd ed, 239, 1980.
Luna LG：Manual of Histologic Staining Methods of the Armed Forces Institute of Pathology, 3rd ed, 219, 1968.

C．スピロヘータの染色法

1．ワルチン・スターリー染色（Kerr変法AFIP改良法）
Kerr's Warthin-Starry method

目　的	梅毒スピロヘータの検出を主な目的とする．
原　理	銀の親和性の度合いを利用したものと思われるが，詳しいメカニズムは知られていない．
準備試薬	クエン酸 $COOHCH_2C(OH)(COOH)(CH_2COOH)\cdot H_2O$ 硝酸銀 $AgNO_3$ ゼラチン ヒドロキノン $C_6H_4(OH)_2$
試薬の調製	1．酸性蒸留水：3回蒸留した再蒸留水1,000mlに1％クエン酸水を加えてpH4.0とする ☞ 1 2．1％硝酸銀液（鍍銀用）☞ 1 　　硝酸銀　1g 　　酸性蒸留水　100ml 　　上記を混合溶解する．

3．現像液用各液 ☞ 1
 ① 2％硝酸銀液
    硝酸銀　　2g
    酸性蒸留水　100ml
    上記を混合溶解する．54℃の恒温槽に保っておく．
 ② 5％ゼラチン液
    ゼラチン　5g
    酸性蒸留水　100ml
    上記を混合溶解する．54℃の恒温槽に保っておく．
 ③ 0.15％ヒドロキノン液
    ヒドロキノン　0.15g
    酸性蒸留水　100ml
    上記を混合溶解する．54℃の恒温槽に保っておく．
4．使用現像液
 ①液　15ml
 ②液　37.5ml
 ③液　20ml
 54℃に温めておいた各液を使用直前に順に混和する．

固　定	20％ホルマリン液
薄　切	2～3μm

染色方法		
脱パラ・水洗・洗浄	step 1：脱パラフィン，流水水洗　2～3分，蒸留水（3槽）　各5～10秒
鍍銀	step 2：1％硝酸銀液　43℃　60分
発色	step 3：現像液　54℃（切片が淡黄色になるまで）　2～7分 ☞ 2
洗浄	step 4：54℃の蒸留水で水洗（2槽）　各1～2秒
	step 5：蒸留水水洗（室温）　3～5秒
脱水・透徹・封入	step 6：脱水，透徹，封入

染色結果	スペロヘータ：褐色～黒色
	背景：淡黄～淡褐色
注意点	☞ 1：使用器具は化学的にきれいであること．
	☞ 2：現像液では切片が淡黄色になったら次に進む．このstepが重要である．また，現像液は使用直前に混和すること．
付　記	●第4期（変性梅毒）の原因菌が*Treponema pallidum*であることを初めて証明したのは日本人の野口英世で1913年のことである．それから7年後の1920年，Warthin（アメリカの病理学者）とStarryが硝酸銀と酢酸ナトリウムbufferを使用して染める方法を発表した．1年後には改良法を発表しているが手技が煩雑である．Kerrが1938年に酸性蒸留水を使用した方法を発表した．AFIPで改良した方法が安定している．最近，胃潰瘍および胃癌とヘリコバクターの因果関係も示唆され，より頻繁に使われ始めた．
	●鍍金した方が安定した標本を得ることができる．その後，HE染色等，他の色素を使用する染色はほとんど重染が可能である．使用封入前によっては退色することがあるので注意する．

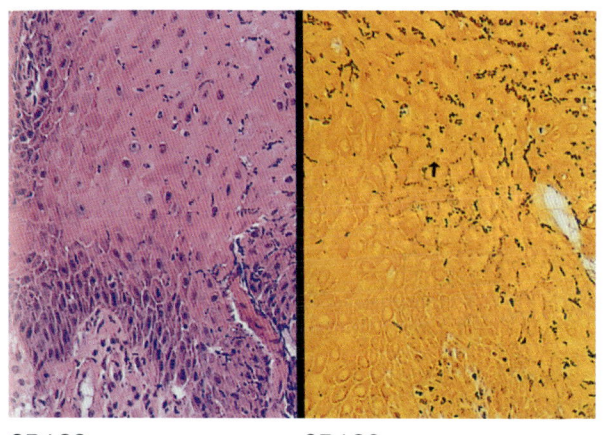

CP129 ： 19歳　女性，HE染色．生検例（×20）：子宮腟部．有棘細胞層の肥厚と炎症性細胞の浸潤が見られる．
CP130 ：CP129の隣接切片，WS染色（×20）．↑細胞間橋の部位にスピロヘータが染まっている．

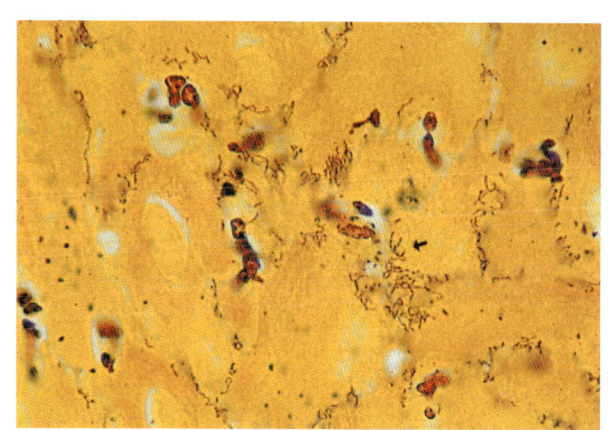

CP131 ：CP130の強拡大（×100）．細胞間にスピロヘータが染め出されている．

2．蛍光抗体補体法
FTA-ABS complement test

目　的　　　梅毒陽性患者血清と正常ヒト補体を使用し，トレポネーマパリダ（TP）を検出する．

原　理　　　補体結合反応を利用した蛍光抗体法で，FTA・ABS法に比べ感度が高く，非特異的反応も少ない（付図8-1参照）．

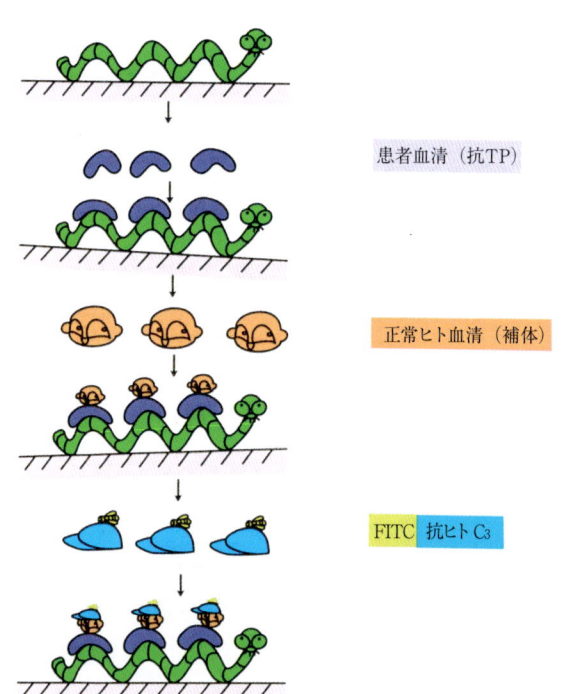

付図8-1　FTA ABS 補体法の模式図

準備試薬	梅毒陽性患者血清（抗トレポネーマ抗体） トリプシン 正常ウサギ血清 正常ヒト血清（補体） FITC－抗ヒトC_3ウサギ抗体（標識抗補体） PBS（248頁参照）
試薬の調製	1．梅毒陽性患者血清（抗トレポネーマ抗体）：TPHA価80倍の患者血清を0.1％牛血清アルブミン（BSA）PBS液で20倍に希釈して使用する． 2．正常ウサギ血清：正常ウサギ血清を0.1％ BSA・PBSで10倍に希釈して使用する． 3．正常ヒト血清（補体）：正常ヒト血清を0.1％ BSA・PBSで5倍に希釈して使用する． 4．FITC・抗ヒトC_3ウサギ血清：原液を0.1％ BSA・PBSで50倍に希釈して使用する（ロット番号，メーカーにより差があるので，血清濃度の段階希釈系列を作製して決定する）．トリプシン0.25％の割にPBSに溶かす．
固　定	10～20％ホルマリン液
薄　切	約3μm

染色方法		
	脱パラ	step 1：脱パラフィン，純アルコール
	マーキング	step 2：風乾しPAPペン等で組織を囲む
	水洗・洗浄	step 3：70％アルコールに浸し，流水水洗．PBSに浸す　2～3分　☞1
	前処理	step 4：0.25％トリプシン・PBS　37℃　30分
	洗浄	step 5：PBSで洗浄（3槽）　各2分
	不活化	step 6：正常ウサギ血清（湿潤箱中で室温）　30分
	洗浄	step 7：PBSで洗浄（3槽）　各2分　☞2
	一次抗体	step 8：梅毒患者血清（湿潤箱中で室温）　60分
	洗浄	step 9：PBSで洗浄（3槽）　各2分
	二次抗体	step 10：正常ヒト血清（湿潤箱中で室温）　30分
	洗浄	step 11：PBSで洗浄（3槽）　各2分
	発色	step 12：FITC・抗ヒトC_3ウサギ血清（湿潤箱中で室温）　30分　☞3
	洗浄	step 13：PBSで洗浄（3槽）　各2分
	封入	step 14：PBSグリセリンで封入
	観察	step 15：蛍光顕微鏡で観察

染色結果	蛍光顕微鏡にて観察． トレポネーマ：蛍光を発して見える．
注意点	☞1：使用PBSにはtween20を0.05％の割に加えると非特異的反応を抑え，さらにPBSの水切れがよい．多く加えすぎると切片が剥がれるので注意する． ☞2：step 7以降は切片の乾燥に注意する．乾燥させると，その部位で順次抗体が反応して，

あたかもその部位に抗原があるかのように見える（非特異的反応）．

☞ 3：step 12のFITC標識抗体はアルミホイル等で遮光しておく．可能なら使用直前に10,000rpm 5分くらい遠沈し上清を使用すると，切片上にFreeのFITCの沈着を防ぐことができる．

付　記
● PBSグリセリン
FITCは消退するので，封入剤にはP-フェニレンジアミンを加えるとよい．
PBS　10ml
グリセリン　90ml
P-Phenylenediamine　100mg
（J Histochem Cytochem 31, 840-842, 1983）
50mlの注射筒に入れアルミホイルでくるんで-20℃に保存する．使用時は針のキャップをはずしカバーガラス上に滴下する．
● 染色し終えた標本はマッペに並べ，マッペごとアルミホイルで包み2～3日後に撮影すると安定しているようである．

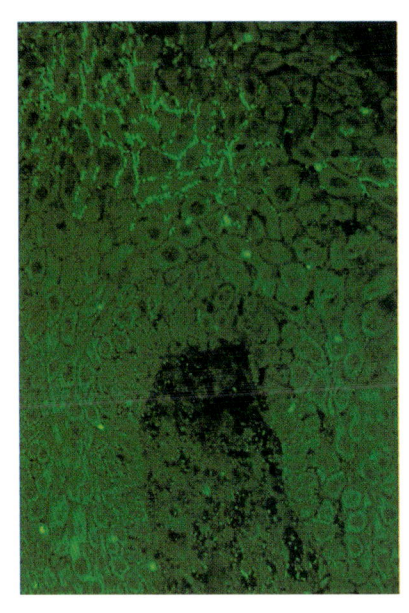

CP132：CP130の隣接切片（×20）．TPが上皮細胞周囲および真皮に蛍光を発して見える．CP130, 131より多く染まっている．

CP133：CP132の強拡大（×63）．TPがラセン形を呈して細胞間橋にからんでいる．

3. 酵素抗体法

目的と原理　　TP抗体を用いて，酵素組織化学的に検出する．

準備試薬
抗TP・ウサギ抗体
ビオチン加ウサギ・ヤギ血清（ユニバーサルキット）
HRP標識ストレプトアビジン（ユニバーサルキット）
DAB（3, 3'-diaminobenzidine-4HCl）
過酸化水素 H_2O_2
アジ化ナトリウム NaS_3
正常ウマ・ヤギ血清
メタノール
PBS（リン酸緩衝液）
ウシ血清アルブミン（BSA）

試薬の調製
1．抗TPウサギ抗体：0.1％BSAで2,500倍に希釈 ☞ 1
2．正常ウマ血清：0.1％BSAで20倍に希釈 ☞ 1
3．DAB液 ☞ 2
　3, 3'-ジアミノベンチジン　20mg
　アジ化ナトリウム　40mg
　H_2O_2原液　20 μl
　PBS　100ml

固　定　　10～20％ホルマリン液，PLP液，ザンボニー液など
薄　切　　約3 μm

染色方法

脱パラ	step 1：脱パラフィン，純アルコール，乾燥
マーキング	step 2：PAPペン等で組織周囲を囲む．
浸漬	step 3：70％アルコールに浸す　2～3分
内因性ペルオキシダーゼ阻止	step 4：3％ H_2O_2・メタノール　室温　30分
洗浄	step 5：PBS洗浄（3槽）　各2分
ブロッキング不活化	step 6：20％正常ヤギ血清（湿潤箱中で室温）　30分 ☞ 3
洗浄	step 7：PBS洗浄（3槽）　各2分
一次抗体	step 8：抗TPウサギ血清（湿潤箱中で室温）　60分
洗浄	step 9：PBS洗浄（3槽）　各2分
二次抗体	step 10：ビオチン化抗ウサギ・ヤギ血清（湿潤箱中で室温）　30分
洗浄	step 11：PBS洗浄（3槽）　各2分
標識抗体	step 12：HRP標識ストレプトアビジン（湿潤箱中で室温）　30分
洗浄	step 13：PBS洗浄（3槽）　各2分
発色	step 14：DAB発色　2～5分（顕微鏡で反応状態を確認しながら行う）

核染色	step 15：ヘマトキシリン等で核染　15〜30秒
色出し・脱水・透徹・封入	step 16：色出し，脱水，透徹，封入

染色結果　　トレポネーマ：褐色調に染まる．
　　　　　　　細胞核：青

注意点
☞ 1：各抗体の希釈倍率は，メーカー，ロット番号ごとに差があるので，必ず自分でタイトレーション（血清濃度の段階希釈系列を作製し，適性希釈倍率を決定すること）を行ってから決定すること．
☞ 2：DABは発癌作用が疑われているので，取り扱いおよび廃棄には十分注意．
☞ 3：操作中，標本を乾かさないこと．step 6以下

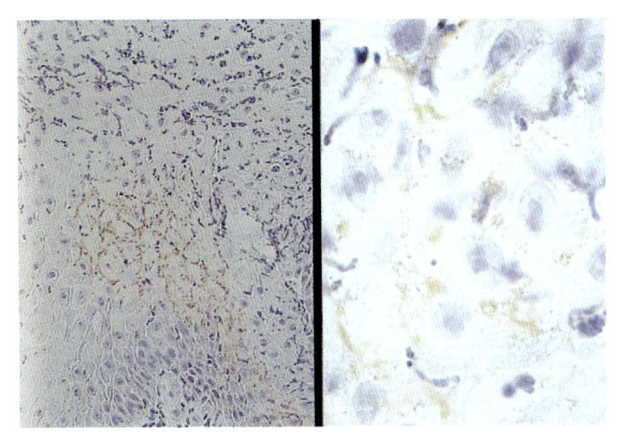

CP134：酵素抗体法（×20）．CP130の隣接切片．有棘細胞層の細胞周囲に褐色にTPが染め出されている．
CP135：CP134の強拡大（×100）．TPがラセン状またはく，への字状にデスモゾームにからんで見られる．

CP134　　　　CP135

[参考文献]
Kerr DA：Am J Clin Pathol Tech, Suppl 2：63-67, 1938.
Luna LG：Manual of histologic staining methods of the Armed Forces Institute of pathology, 3rd ed, 238-240, 1968.
日本病理学会編：病理組織標本作製技術．下巻，染色法，162-169，1981．
Warthin ASら：Second improved method for the demonstration of spirochaeta pallida in the tissues. J Am Med Assoc 76：234-237,1921.
Warthin ASら：The staining of spirochetes in cover-glass smears by the silver-agar method. J Infect Dis 30：592-600, 1922.
渡辺慶一，中根一徳：酵素抗体法．学際企画，1986．

D．真菌の染色法

1．グロコット染色
Grocott stain

目　的　　各種真菌類，イロベチー，放線菌，ノカルジアの菌糸，ムコールなど一般に染まりにくいとされる真菌も染色できる．

原　理	真菌中の多糖類をクロム酸で酸化し，生じたアルデヒド基にメセナミン銀を作用させ，金属銀として沈着させる．

準備試薬	無水クロム酸 CrO_3
	亜硫酸水素ナトリウム $NaHSO_3$
	ヘキサメチレンテトラミン（メセナミン）$(CH_2)_6N_4$
	硝酸銀 $AgNO_3$
	ホウ酸ナトリウム（ホウ砂）$Na_2B_4O_7・10H_2O$
	塩化金 $HAuCl_4・4H_2O$
	チオ硫酸ナトリウム（ハイポ）$Na_2S_2O_3・5H_2O$
	ライト緑 S.F. $C_{37}H_{34}N_2O_9S_3Na_2$：CI 42095
	酢酸 CH_3COOH
	ゼラチン

試薬の調製

1．5％クロム酸水溶液
　　無水クロム酸　5g
　　蒸留水　100ml
　　上記を混合溶解する．

2．1％重亜硫酸ナトリウム水溶液
　　重亜硫酸ナトリウム　1g
　　蒸留水　100ml
　　上記を混合溶解する．

3．メセナミン銀原液 ☞ 1
　　3％メセナミン水溶液　100ml
　　5％硝酸銀水溶液　5ml
　　上記を混合し褐色ビンに入れて冷蔵庫保存（メセナミン銀原液）

4．メセナミン銀使用液（使用時調整）
　　メセナミン銀原液　25ml
　　蒸留水　25ml
　　5％ホウ砂水溶液　2ml
　　1％ゼラチン　0.5ml ☞ 2
　　100ml用の三角フラスコを用いて上記試薬を順次混合し，使用液とする

5．0.2％塩化金水溶液

6．定着液：2％チオ硫酸ナトリウム水溶液
　　チオ硫酸ナトリウム　2g
　　蒸留水　100ml
　　上記を混合溶解する．

7．ライト緑原液
　　ライト緑S.F.　0.2g
　　酢酸　0.2ml

　　　　　蒸留水　100ml
　　　　　三角フラスコ（100ml容量）に蒸留水を入れてライト緑を溶解し，酢酸を加え原液とする
　　　8．**ライト緑使用液**
　　　　　ライト緑原液　10ml
　　　　　蒸留水　50ml
　　　　　上記を混和する．

固　定　　20％ホルマリン液
薄　切　　2〜3μm

染色方法

脱パラ・水洗・洗浄	step 1	：脱パラフィン，流水水洗　2〜3分，蒸留水　3〜5秒
酸化	step 2	：5％クロム酸水溶液　60分
水洗・洗浄	step 3	：流水水洗　3〜5秒　蒸留水　3〜5秒
還元	step 4	：1％重亜硫酸ナトリウム水溶液　1分
水洗	step 5	：流水水洗　10分
洗浄	step 6	：蒸留水（3槽）　切片を揺すりながらよく洗う　各5〜10秒
鍍銀	step 7	：メセナミン銀液　60℃　30〜60分　☞ 3
洗浄	step 8	：切片が淡い黄褐色になったら蒸留水で洗い，鏡検する　☞ 4
洗浄	step 9	：蒸留水（3槽）　切片を揺すりながらよく洗う　各5〜10秒
置換	step 10	：0.2％塩化金水溶液　5分
洗浄	step 11	：蒸留水（3槽）　切片を揺すりながらよく洗う　各5〜10秒
定着	step 12	：2％チオ硫酸ナトリウム水溶液　2分
水洗	step 13	：流水水洗　5分
洗浄	step 14	：蒸留水を通す　5〜10秒
後染色	step 15	：ライト緑染色液　30〜60秒
水洗	step 16	：流水水洗　1分
分別	step 17	：95％アルコール　10〜20秒
脱水・透徹・封入	step 18	：脱水，透徹，封入

染色結果　　真菌の菌壁，イロベチー：黒色〜黒褐色
　　　　　　　　背景：淡い緑色

注意点
　　☞ 1：メセナミン液に硝酸銀液を加えると白濁するが，撹拌すると無色透明になる．白濁したままだったり，沈殿が生じた時は作り直す．
　　☞ 2：ゼラチンを加えなくてもよいが，加えることで非特異的銀粒子の沈着やスライドガラスへの銀鏡反応を防ぐ．
　　☞ 3：メセナミン銀液は切片を浸す約20分前から60℃に温めておく．メセナミン銀液へ入れてしばらくすると切片に気泡を生じるため，切片を上下して気泡を除去する．鍍銀の終点が近づいたら5分間隔位でチェックし，過染しないようにする．

☞ 4：カンジダでは菌体内が薄く見える程度がよい．目的物の真菌が鍍銀の時間経過とともに，淡い茶褐色調から徐々に褐色調が濃くなるが，暗茶褐色調になった時点で終点とする．さらに鍍銀を進めると真菌全体が黒くなり背景の結合組織までもが褐色になる．染色不十分の時は再度メセナミン銀液に戻す．

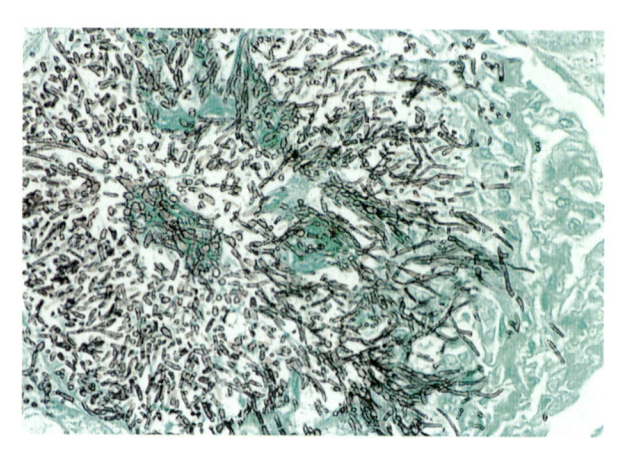

CP136：腎真菌症（×40）．真菌が黒く染まっているが，菌糸内部がやや薄く染まる程度がよい．

CP137：放線菌症（×20）．細い菌糸が集って菌塊（Drüse）を形成している．

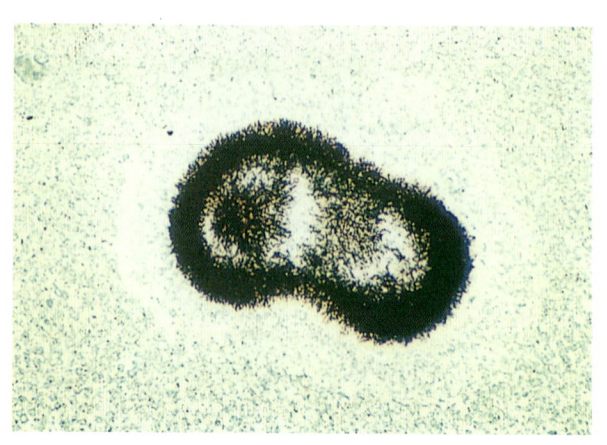

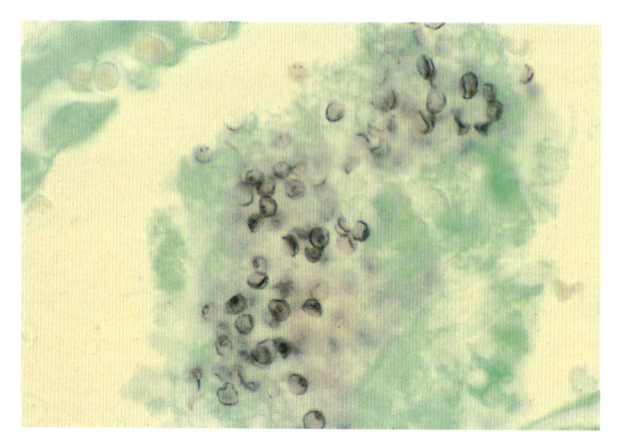

CP138：ニューモシスチス肺炎（×100）．粘液物質を背景に3～5 μmの円～楕円形イロベチーが黒く染め出されている．嚢子の中心部は明るく抜け，周辺が濃染していることが大切である．真黒になるまで反応させると赤血球までが染まってしまい，カリニ原虫との鑑別に困難を生じる．

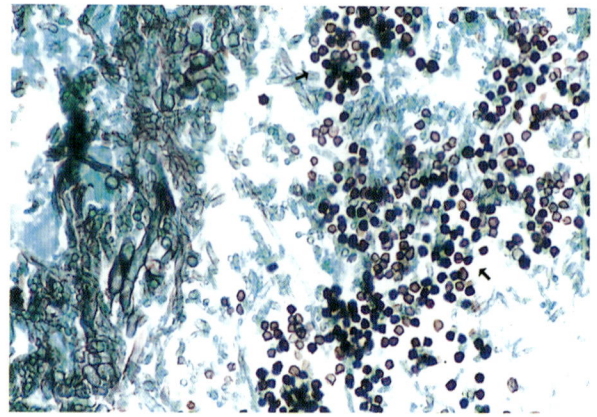

CP139：皮膚クリプトコッカス症（×40）．多数の5 μm前後の大きさを示す円形構造物が黒染して認められる（矢印）．

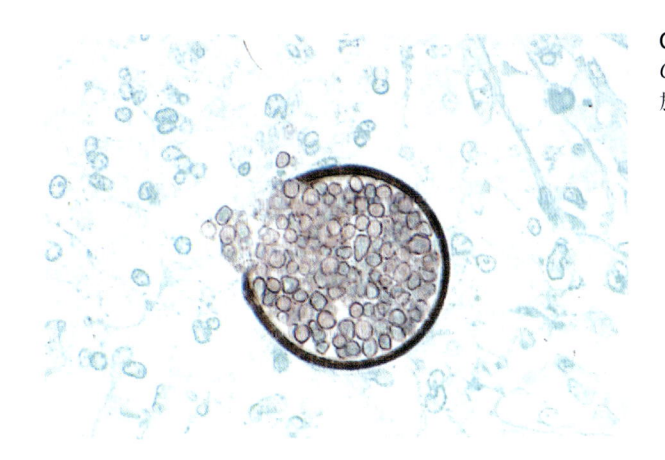

CP140：コクシジオイデス症（×100）．輸入真菌症の一つで *Coccidioides immitis* の感染により発症する．約 50 μm の菌体から放出される内生胞子が明瞭に染め出されている．

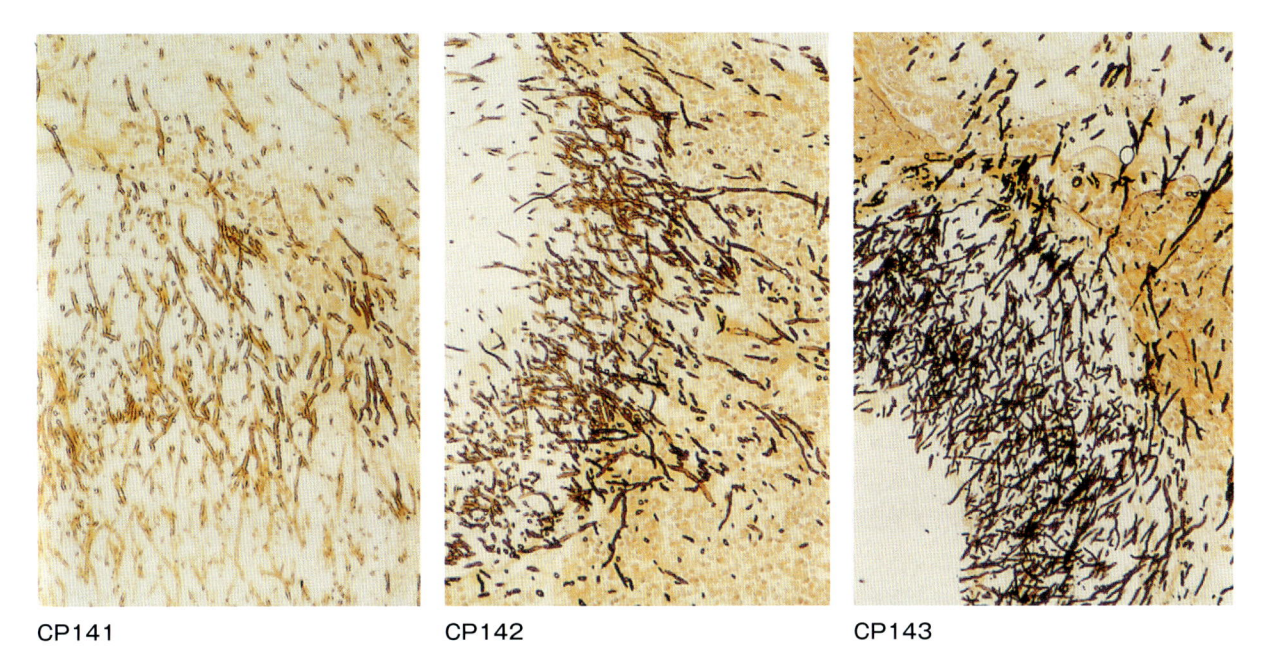

CP141　　　　　CP142　　　　　CP143

CP141～143：メセナミン銀液に浸した時間とその直後の染色性（蒸溜水で洗浄後鏡検）．CP141：（×20）メセナミン銀液約20分，反応時間不足，反応時間が短いため真菌が淡染し不明瞭．CP142：（×20）メセナミン銀液約40分，反応時間適当，菌糸の周囲が黒染し中心部は周囲よりも淡く染まっている．この段階で染色の次へすすめる．CP143：（×20）メセナミン銀液約60分，反応時間過剰，反応時間が長いため菌糸周囲も中心部も一様に黒染している．

2．グリドリー染色

Gridly's stain

目　的　　　真菌および弾性線維を染色する．

原　理　　　クロム酸酸化によって真菌中の多糖類から生じたアルデヒド基にフォイルゲン試薬を反応させる．

準備試薬　　　クロム酸 CrO_3
　　　　　　　塩基性フクシン $C_{19}H_{18}N_3Cl$
　　　　　　　亜硫酸水素ナトリウム $NaHSO_3$
　　　　　　　塩酸 HCl
　　　　　　　活性炭
　　　　　　　パラアルデヒド $(CH_3CHO)_3$
　　　　　　　メタニール・イエロー　$C_{18}H_{14}N_3O_3SNa$：CI 13065
　　　　　　　酢酸 CH_3COOH

試薬の調製　　1．4％クロム酸水溶液
　　　　　　　　クロム酸　4g
　　　　　　　　蒸留水　100ml
　　　　　　　　上記を混合溶解する．
　　　　　　　2．Coleman フォイルゲン試薬（Schiff 試薬でも可．36頁，48頁参照）
　　　　　　　　塩基性フクシン　1g
　　　　　　　　蒸留水　200ml
　　　　　　　　亜硫酸水素ナトリウム　2g
　　　　　　　　1N 塩酸　10ml
　　　　　　　　活性炭　0.5g
　　　　　　　　①蒸留水200mlを三角フラスコ（300〜500ml容量）で煮沸し，一度火からおろし（火を遠ざけてもよい），塩基性フクシン1gを少量ずつ加えて溶解する（一度に塩基性フクシンを加えると突沸するので危険．注意深く行うこと）．
　　　　　　　　②もう一度火にかけ沸騰し，完全に塩基性フクシンを溶解させる．
　　　　　　　　③冷却後濾過し，亜硫酸水素ナトリウム2gを加えて溶解後，さらに1N塩酸10mlを加え24時間放置する．
　　　　　　　　④活性炭0.5gを加え，約1分間振盪後濾過し，使用液とする（冷蔵庫保存）
　　　　　　　3．アルデヒド・フクシン液
　　　　　　　　塩基性フクシン　1g
　　　　　　　　70％アルコール　200ml
　　　　　　　　濃塩酸　2ml
　　　　　　　　パラアルデヒド　2ml
　　　　　　　　三角フラスコ（200〜300ml容量）に70％アルコール200mlを入れ，塩基性フクシン1g，濃塩酸2ml，パラアルデヒド2mlを混合し，密栓して3〜4日間成熟させて使用液とする．
　　　　　　　4．メタニール・イエロー液
　　　　　　　　メタニール・イエロー　0.25g
　　　　　　　　蒸留水　100ml
　　　　　　　　酢酸　0.25ml
　　　　　　　　蒸留水100mlにメタニール・イエロー0.25g，酢酸0.25mlを混合し，使用液とする．

第8章　組織内病原体の染色法　129

固　定	10〜20％ホルマリン液	
薄　切	3 μm	

染色方法

脱パラ・水洗	step 1：脱パラフィン，流水水洗　2〜3分
酸化	step 2：4％クロム酸　60分
水洗	step 3：流水水洗　5分
反応	step 4：Colemanフォイルゲン試薬（Schiff試薬でも可）　15分 ☞ 1
水洗	step 5：流水水洗　15分
親和	step 6：70％アルコール　10回出入
弾性線維染色	step 7：アルデヒド・フクシン液　30分 ☞ 2
分別	step 8：95％アルコールで分別　軽く洗う　3〜5秒
水洗	step 9：流水水洗　15〜30秒
染色	step 10：メタニール・イエロー液　30秒 ☞ 3
水洗	step 11：流水水洗　15〜30秒
脱水・透徹・封入	step 12：脱水，透徹，封入

染色結果

真菌：鮮紅色〜赤紫色
弾性線維，粘液，軟骨：紫色
背景：黄色

注意点

☞ 1：Colemanフォイルゲン試薬でも，シッフ試薬でも染色結果に大差ない．なお反応液後，水洗せずにPAS染色用の亜硫酸水を2〜3回通してもよい．

☞ 2：弾性線維の染色には，ビクトリア青，レゾルシン・フクシン液なども使用可能．

☞ 3：過染したら水洗を長くして分別する．

付　記

●クロム酸・シッフ反応

　グリドリー染色に類似し，非特異反応を抑制するためにクロム酸による前処置を施し，シッフ反応を行う方法で真菌類が赤色に染め出される．背景はライト緑で緑色調となる（グリドリー染色ではColemanのフォイルゲン試薬を用いて反応させ，背景をメタニール・イエローで黄色に染める）．放線菌やノカルジアの証明には不適当である．

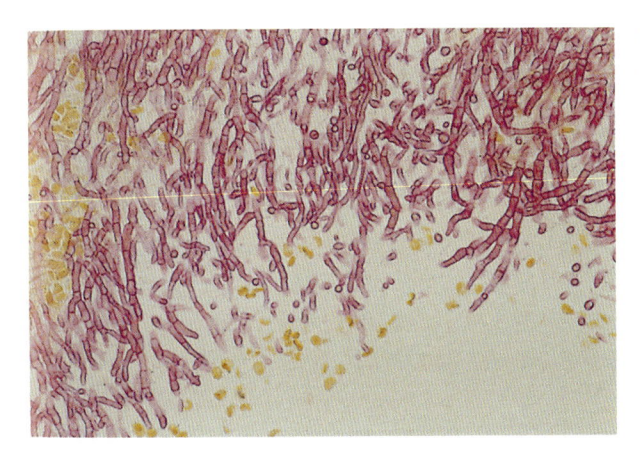

CP144：メタニール・イエローにより黄色く染まる背景の中に，真菌が赤紫色に染め出されている．

3. 過ヨウ素酸シッフ染色（PAS染色）（36頁参照）
Periodic acid Schiff stain

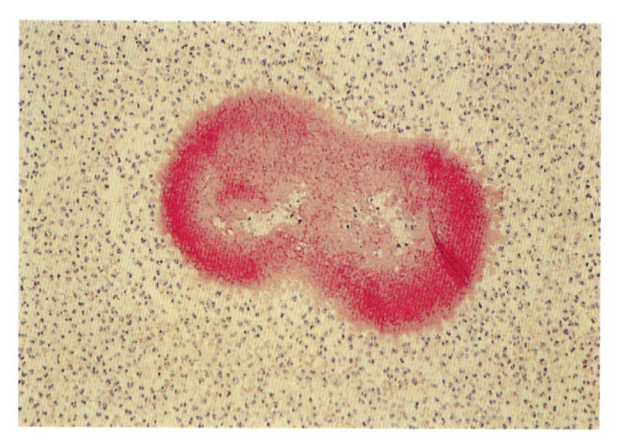

CP145：放線菌症，PAS染色（×20）．CP137の連続切片．菌塊（Drüse）が赤く染まっている．

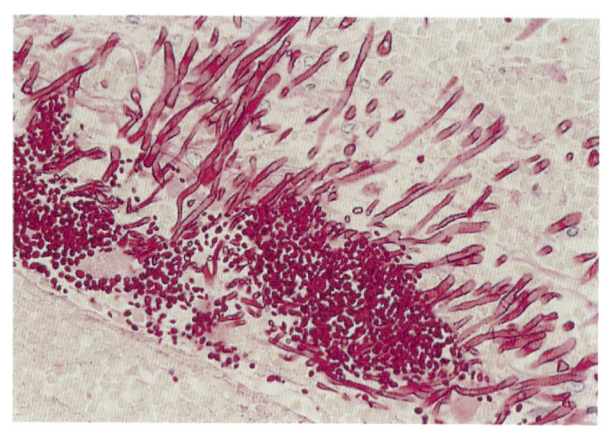

CP146：膀胱真菌症，PAS染色（×40）．赤紫色に胞子および菌糸が染め出されている．

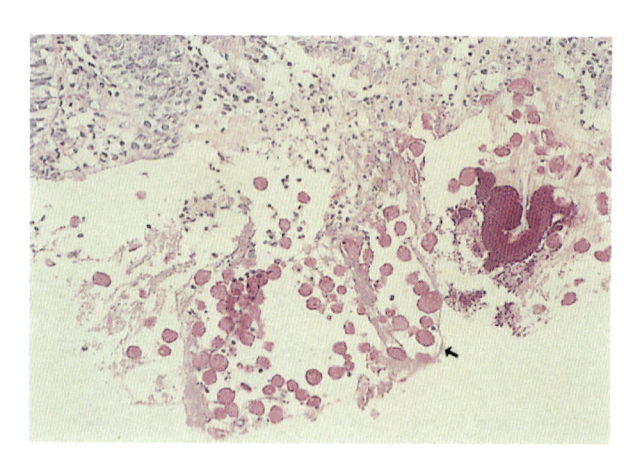

CP147：大腸赤痢アメーバ，PAS染色（×20）．円〜類円形の軽度大小不同を示すアメーバが赤く染め出される（矢印）．

E. HBs抗原の染色

1. ビクトリア青染色（18頁参照）
Victoria blue stain

ワンギーソン染色との重染色を行わない場合は，次の酸化剤で5分間処理後に染色してもよい．
酸化剤：0.3％過マンガン酸カリウム水溶液　50m*l*

0.3％硫酸　50m*l*
上記を等量混合し酸化液として使用する（詳細は19頁参照）

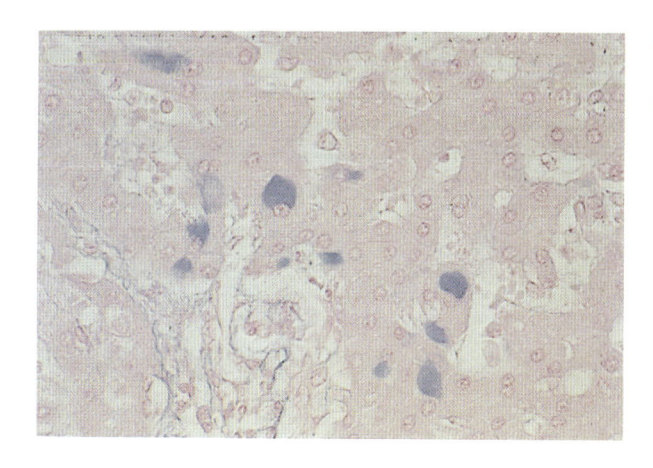

CP148：剖検肝（×40）：HBs抗原が肝細胞の細胞質内にビクトリア青によって青く染め出されている（封入体型）．背景はケルンエヒテロートで赤く淡染している．

2．オルセイン染色
Orcein stain

目　的　　　HBs抗原を染色する．弾性線維も染色される．

原　理　　　$-SS-$基，$-SH-$基をもつアミノ酸組成の物質が酸化されてスルホン酸化され，それが染め出されると考えられる．

準備試薬　　過マンガン酸カリウム $KMnO_4$
硫酸 H_2SO_4
亜硫酸水素ナトリウム $NaHSO_3$（シュウ酸 $H_2O_4C_2・2H_2O$ でも可）
オルセイン
塩酸 HCl
アルコール C_2H_5OH
マイヤーのヘマトキシリン液（3頁参照）

試薬の調製　　1．0.15％過マンガン酸カリウム・硫酸混合液（酸化液）
　　過マンガン酸カリウム　0.15g
　　硫酸　0.15m*l*
　　蒸留水　100m*l*
　　三角フラスコ（100〜200m*l*容）に蒸留水100m*l*と過マンガン酸カリウムを混合し完全に溶解後，硫酸0.15m*l*を加える．
2．3％亜硫酸水素ナトリウム（または3％シュウ酸）水溶液
　　亜硫酸水素ナトリウム（シュウ酸）　3g
　　蒸留水　100m*l*

上記を混合溶解する．

3．オルセイン染色液（pH 1～2）
　オルセイン　1g（メーカーやロット番号により染色性が大きく異なる）
　塩酸　1ml
　70％アルコール　100ml
　三角フラスコ（100～200ml容）に70％アルコール100mlとオルセイン1gを混合溶解する．その後塩酸1mlを加える．

4．マイヤーのヘマトキシリン液（3頁参照）

固　定　10～20％ホルマリン液
薄　切　3μm

染色方法

脱パラ・水洗	step 1：脱パラフィン，流水水洗　2～3分
酸化	step 2：0.15％過マンガン酸カリウム・硫酸混合液で酸化　3～5分
水洗	step 3：流水水洗　1～2分
還元・脱色	step 4：3％亜硫酸水素ナトリウム液　約1分
水洗	step 5：流水水洗　2～3分
染色	step 6：オルセイン液　30分～数時間 ☞ 1
分別	step 7：70％アルコールで分別　鏡検しながら行う ☞ 2
水洗	step 8：流水水洗　2～3分
核染色	step 9：マイヤーのヘマトキシリン液　約5分
水洗・色出し	step 10：流水水洗，色出し　約3～5分 ☞ 3
脱水・透徹・封入	step 11：脱水，透徹，封入

染色結果　HBs抗原，弾性線維：茶色～茶褐色
　　　　　　核：青藍色

注意点
　☞ 1：オルセインはメーカーやロット番号により染色時間が大いに異なる．細胞質が共染すると分別不可能であり，そのようなオルセインは使用しない方がよい．メルク社製を使用した経験ではロット差が大きく不安定であった（他のメーカー製でも同様である）．
　☞ 2：弾性線維の茶褐色の染まりを目安にする．
　☞ 3：必要があれば飽和炭酸リチウム希釈液（82頁参照）で色出し．

付　記
●ビクトリア青染色（18頁参照）はオルセイン染色に比較して安定した結果が得られる．
●酵素抗体法，ビクトリア青染色，オルセイン染色法の三者でHBs抗原の陽性率を検討したところ，オルセイン染色は最も低く，酵素抗体法が最も高い陽性率を示した．陽性パターンには，封入体型，びまん型（細胞質内），膜型があり，封入体型はいずれの方法でも陽性であったが，びまん型，膜型はビクトリア青法よりもオルセイン法で認識しにくい傾向を認めた．

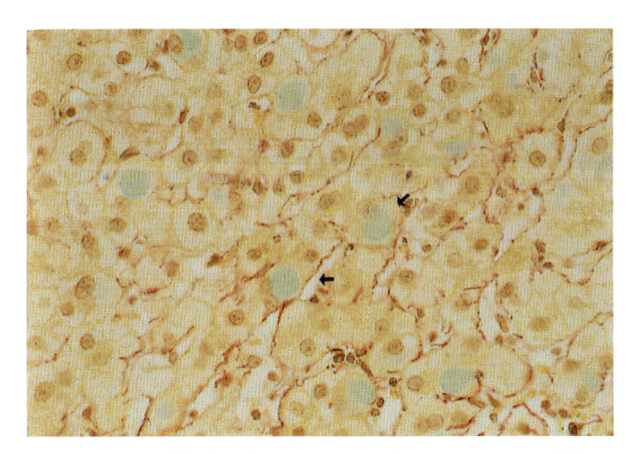

CP149：肝生検（×40）．ビクトリア青・ワンギーソン染色によりHBs抗原が青に染め出される（矢印）．ワンギーソン染色液は酸フクシンの代りにシリウス赤を使用（14頁参照）．

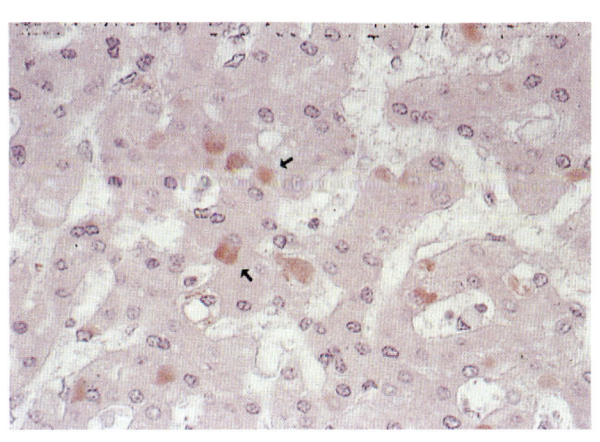

CP150：剖検肺．オルセイン染色（×40）．HBs抗原が肝細胞の細胞質内にオルセインによって褐色に比較的多数染め出されている（矢印）．

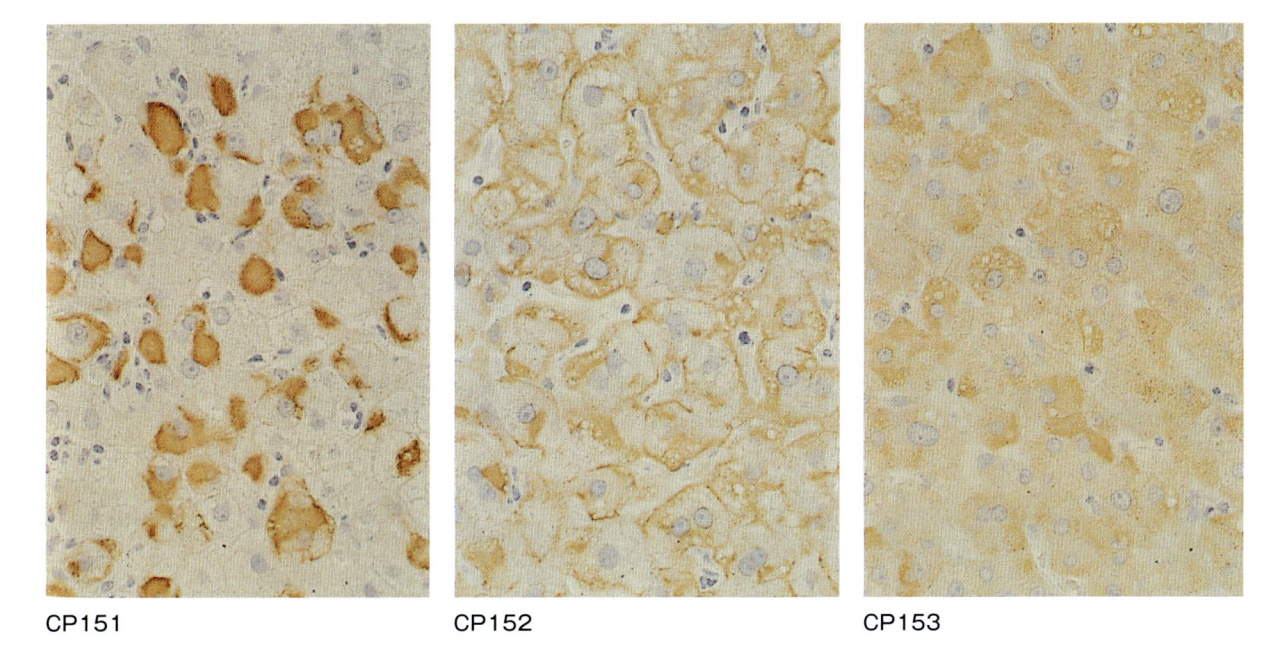

CP151

CP152

CP153

CP151～153：酵素抗体法によるHBs抗原の反応態度（肝生検材料より）．**CP151**：（×40）封入体型．この型はビクトリア青などでもよく染まる．**CP152**：（×40）膜型．この型はビクトリア青などで染まりにくい．**CP153**：（×40）びまん型．この型もビクトリア青などで染まりにくい．

[参考文献]

樋口良子ら：HBs抗原の染色性と切片上の抗原保存について，衛生検査，34：146-150，1985．

植田輝子ら：染色法のすべて，Med Technol別冊，91-93，医歯薬出版，1988．

第9章
組織内金属・無機物の証明・染色法

A. 鉄の証明法

1. ベルリン青（プルシアン青）反応
Berlin blue (Prussian blue) stain

目　的　　　　　3価の鉄イオンを染める．実際にはヘモジデリン（血鉄素）を染めるのを主な目的とする．鉄代謝異常症としてヘモジデローシス（hemogiderosis），ヘモクロマトーシス（hemochromatosis）がある．

原　理　　　　　3価の鉄イオンFe^{3+}がフェロシアン化カリウム（黄血塩）と結合し，ベルリン青$[Fe(CN)_6]_3Fe_4$が形成される．

準備試薬　　　　フェロシアン化カリウム（黄血塩）$K_4Fe(CN)_6$
　　　　　　　　　塩酸 HCl
　　　　　　　　　ケルンエヒテロート染色液（17頁参照）
　　　　　　　　　　ケルンエヒテロート $C_{14}H_8NO_7SNa$
　　　　　　　　　　硫酸アルミニウム $Al_2(SO_4)_3$

試薬の調製　　　1．ベルリン青反応液
　　　　　　　　　　Ⅰ液：2％フェロシアン化カリウム水溶液
　　　　　　　　　　　フェロシアン化カリウム　2g
　　　　　　　　　　　蒸留水　100ml
　　　　　　　　　　　上記を混合溶解する．褐色ビンに入れて保存．
　　　　　　　　　　Ⅱ液：1％塩酸水
　　　　　　　　　　　濃塩酸　1ml
　　　　　　　　　　　蒸留水　100ml
　　　　　　　　　　　蒸留水100mlに塩酸1mlを徐々に加え混和する．
　　　　　　　　　　使用液：Ⅰ液Ⅱ液を使用直前に等量混合する．反復使用はできない．
　　　　　　　　　2．ケルンエヒテロート染色液（注意等の詳細は17頁参照）
　　　　　　　　　　ケルンエヒテロート（ヌクレアファースト赤）　0.1g
　　　　　　　　　　硫酸アルミニウム　5g

蒸留水　100m*l*

加温溶解し約5分間煮沸，冷却後濾過して使用する．

固　定　　10～20％ホルマリン液

薄　切　　3μm

染色方法

脱パラ	step 1：	脱パラフィン，純アルコール（2槽），70％アルコール　各1～2分
洗浄	step 2：	蒸留水水洗（2槽）　各2分　☞1
反応	step 3：	ベルリン青反応液　30分　☞2
洗浄	step 4：	蒸留水水洗（3槽）　各1～2分
核染色	step 5：	ケルンエヒテロート液　3～5分
水洗	step 6：	流水水洗　30～60秒
脱水・透徹・封入	step 7：	脱水，透徹，封入

反応結果　　ヘモジデリン：青
　　　　　　　核：赤

注意点　　☞1：鉄分の混入を避けるため，蒸留水中で切片を揺すりながらよく洗う．金属製のピンセットは使用しない．
　　　　　　☞2：反応液は使用直前にⅠ液Ⅱ液を混合するが，混合直後は淡い黄色調である．時間の経過とともに徐々に緑色調を呈する．

付　記

●仮面鉄（Masked iron）の検出法

　ヘモグロビンのようにイオン化していない鉄は，通常の鉄反応では検出されず，仮面鉄（潜在鉄）と呼ばれる．仮面鉄の検出法として代表的なのはMacallumの徐面法で，硫酸アルコール（90％アルコール96m*l*＋濃硫酸4m*l*）を切片に作用させた後，鉄反応を行う方法である．

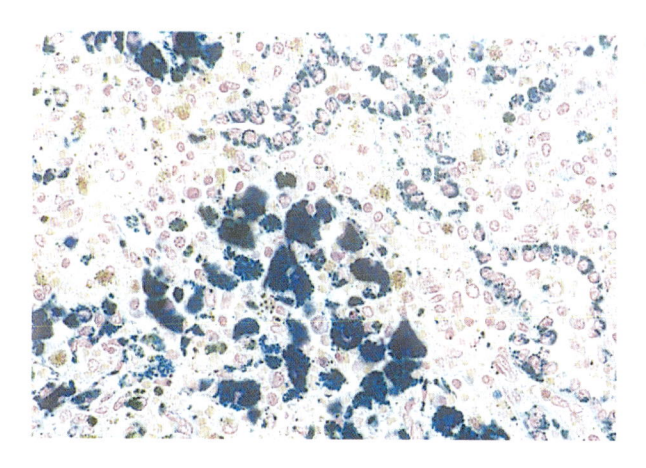

CP154：脾の鉄沈着（×40）：ベルリン青反応．濃青色に鉄が証明される．

2. ターンブル青反応（テイルマン・シュメルツァー法変法）
Turnbull blue stain

目 的	2価の鉄イオンを染めるのを目的とする．体内には2価の鉄イオンとして存在するのは稀である．
原 理	2価の鉄イオンが（Fe^{2+}）がフェリシアン化カリウム（赤血塩）と結合し，ターンブル青（フェリシアン化鉄）$[Fe(CN)_6]_2Fe_3$が形成される．通常本法では3価の鉄も硫化アンモニウムで2価に還元し硫化鉄（FeS）に変化させて検出する．
準備試薬	硫化アンモニウム $(NH_4)_2S$ ☞ 1 フェリシアン化カリウム（赤血塩）$K_3Fe(CN)_6$ 塩酸 HCl ケルンエヒテロート染色液（17頁参照） 　ケルンエヒテロート $C_{14}H_8NO_7SNa$ 　硫酸アルミニウム $Al_2(SO_4)_3$
試薬の調製	1．**10%硫化アンモニウム水溶液** ☞ 1 　硫化アンモニウム10gを蒸留水100m*l*に溶解する．淡黄色調を呈する． 2．**ターンブル青反応液** ☞ 2 　Ⅰ液：20%フェリシアン化カリウム水溶液 　　フェリシアン化カリウム　20g 　　蒸留水　100m*l* 　　上記を混合溶解する． 　Ⅱ液：1％塩酸水 　　濃塩酸　1m*l* 　　蒸留水　100m*l* 　　蒸留水100m*l*に塩酸1m*l*を徐々に加え混和する． 　使用液：Ⅰ液Ⅱ液を使用直前に等量混合する．反復使用はできない． 3．**ケルンエヒテロート染色液**（注意等の詳細は17頁参照） 　ケルンエヒテロート（ヌクレアファースト赤）　0.1g 　硫酸アルミニウム　5g 　蒸留水　100m*l* 　加温溶解し約5分間煮沸，冷却後濾過して使用する．
固 定	10～20％ホルマリン液
薄 切	3 μm
染色方法	脱パラ　　　　　step 1：脱パラフィン，純アルコール（2槽），70％アルコール　各1～2分 洗浄　　　　　　step 2：蒸留水水洗（2槽）　各2分 ☞ 3

還元	step 3	10％硫化アンモニウム液　1〜24時間
洗浄	step 4	蒸留水水洗（2槽）各1〜2分
反応	step 5	ターンブル青反応液　15〜30分 ☞ 3
洗浄	step 6	蒸留水水洗（3槽）各1〜2分
核染色	step 7	ケルンエヒテロート液　3〜5分
水洗	step 8	流水水洗　30〜60秒
脱水・透徹・封入	step 9	脱水，透徹，封入

反応結果　　2価の鉄塩：青
　　　　　　　　核：赤

注意点
☞ 1：硫化アンモニウムは新鮮なものを用いる．溶解後は淡黄色調であるが保存期間が長くなり（3週間以上）赤色調に変化してきたら使用しない．
☞ 2：使用直前にⅠ液Ⅱ液を混合するが，混合直後は淡い赤褐色調である．
☞ 3：鉄分の混入を避けるため蒸留水でよく洗う．金属性のピンセットは使用しない．

付記
● 硫化水素は悪臭を発するため換気設備の整った場所で使用するのが望ましい．
● 硫化アンモニウム処理を行わずにターンブル青液で反応させると，元々2価の鉄として組織内に存在する鉄を検出することになる．

［参考文献］
日本病理学会編：病理技術マニュアル3，病理組織標本作製技術（下巻）．染色法，139-142．医歯薬出版，1981．
佐野　豊：組織学研究法．606-609．南山堂．1985．

B．カルシウムの証明法

1．コッサ反応 ☞ 1
Kossa stain

目的　　組織内に沈着したカルシウム塩を金属置換法を利用して証明する．

原理　　組織内のカルシウム塩は銀液処理により銀塩（リン酸銀）として沈着する．生じた銀塩に光を作用させることで還元し可視化する．

準備試薬　　硝酸銀 $AgNO_3$
　　　　　　　　チオ硫酸ナトリウム $Na_2S_2O_3$
　　　　　　　　ケルンエヒテロート染色液（17頁参照）
　　　　　　　　　ケルンエヒテロート $C_{14}H_8NO_7SNa$
　　　　　　　　　硫酸アルミニウム $Al_2(SO_4)_3$

試薬の調製	1．5％硝酸銀液（使用時作製）
	硝酸銀　　5g
	蒸留水　　100ml
	三角フラスコ（100ml用）に蒸留水と硝酸銀を入れて混合溶解する．
	2．5％チオ硫酸ナトリウム水溶液（ハイポ液）
	チオ硫酸ナトリウム　　5g
	蒸留水　　100ml
	三角フラスコ（100ml用）に蒸留水とチオ硫酸ナトリウムを入れ混合溶解する，
	3．ケルンエヒテロート染色液（注意等の詳細は17頁参照）
	ケルンエヒテロート（ヌクレアファースト赤）　0.1g
	硫酸アルミニウム　　5g
	蒸留水　　100ml
	加温溶解し約5分間煮沸，冷却後濾過して使用する．

固　定	10～20％ホルマリン液，アルコール
薄　切	3μm

染色方法		
脱パラ	step 1：	脱パラフィン，純アルコール（2槽），70％アルコール　各1～2分
洗浄	step 2：	蒸留水水洗（3槽）　切片を揺すりながらよく洗う　各5～10秒　☞2
置換	step 3：	5％硝酸銀水溶液　1～2時間　☞3
洗浄	step 4：	蒸留水水洗（3槽）　切片を揺すりながらよく洗う　各5～10秒
定着	step 5：	5％チオ硫酸ナトリウム水溶液　2分
洗浄	step 6：	蒸留水水洗（3槽）　切片を揺すりながらよく洗う　各5～10秒
核染色	step 7：	ケルンエヒテロート染色液　3～5分
水洗	step 8：	流水水洗　30～60秒
脱水・透徹・封入	step 9：	脱水，透徹，封入

反応結果	カルシウム沈着部（カルシウム塩）：褐色～黒
	核：淡赤色～赤

注意点	☞1：コッサ染色陽性の対照切片を必ず用いる．
	☞2：キシロールで脱パラフィンし，アルコールを通した後，直接蒸留水に移す．切片移動には金属性ピンセットを使用しない．
	☞3：太陽光の下で反応させてもよいが，この場合早く反応する傾向があり，カルシウム沈着部は黒変し，非特異的銀粒子が出現しやすいので注意する．白熱灯（100W）などの間接光下に置き，カルシウム沈着部が黒褐色になるまで顕微鏡で観察しながら行う．

付　記	●尿酸，尿酸塩も反応するため，これらが沈着していると考えられる検体では硝酸銀液に入れる前に飽和炭酸リチウム水溶液に浸し除去しておく．その他，銅，鉛，水銀も陽性を示す．
	●ダール（Dahl）法について：カルシウムを直接検出するため特異性は高いが，多量のカルシウムの存在が必要とされる．アリザリン赤を用いてカルシウムを橙赤色に染める．

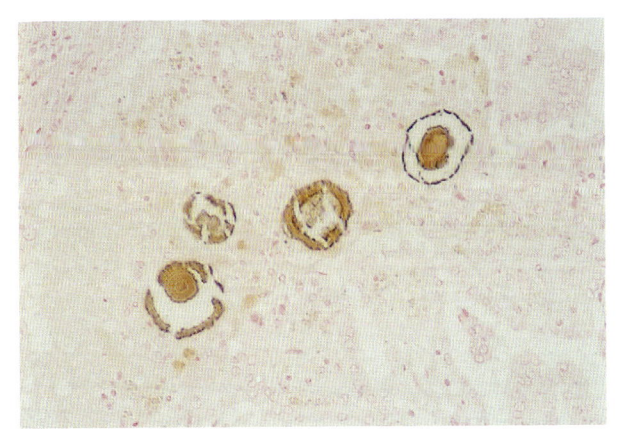

CP155：甲状腺乳頭癌例（×20）．硝酸銀液20分，反応時間不足：カルシウム沈着部が淡い茶色になっているが，もっと濃くなるとよい．

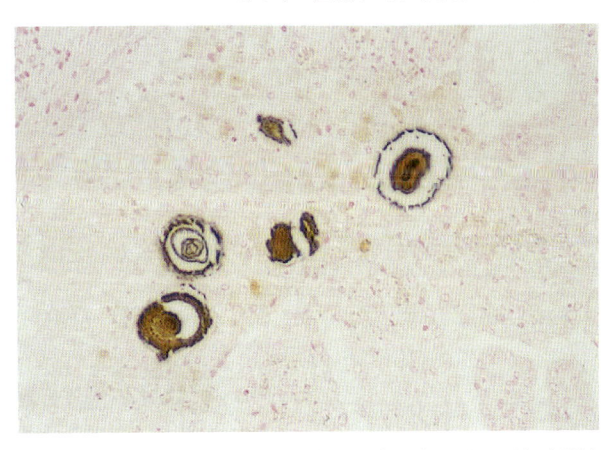

CP156：甲状腺乳頭癌例（×20）．硝酸銀液60分，反応時間適当：CP155の連続切片．カルシウム沈着部が黒褐色に明瞭に染め出されている．

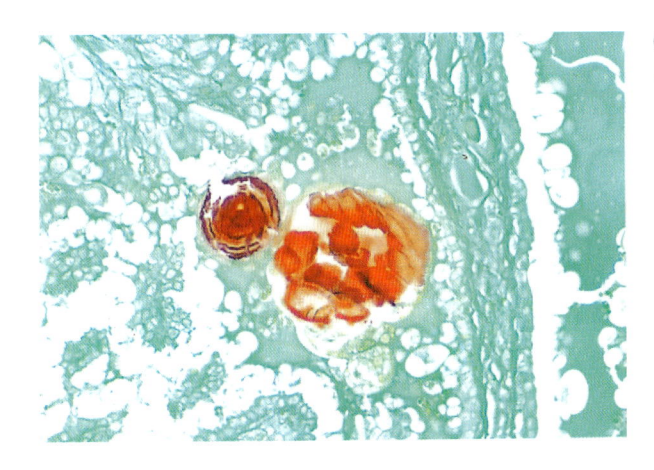

CP157：甲状腺乳頭癌例（×20）．ダール法．アリザリン赤によりカルシウム沈着部が橙赤色に染まる．

[参考文献]
佐野 豊：組織学研究法，616-623，南山堂，1985．
末吉徳芳：病理技術研究会編，病理標本の作り方，178-181，文光堂，1992．

C．銅の染色法

1．パラジメチルアミノベンチリデンロダニン法
p-dimethylamino-benzylidene-rhodanine method

目 的	銅の検出を目的とするが銀，水銀，金，白金，鉛なども染まるため必要に応じて鑑別法を併用する．
原 理	パラジメチルアミノベンチリデンロダニンと銅との結合物による呈色反応．
準備試薬	パラジメチルアミノベンチリデンロダニン $C_{12}H_{12}ON_2S_2$

純アルコール C_2H_5OH
1N 硝酸 HNO_3
酢酸ナトリウム $CH_3COONa・3H_2O$
マイヤーのヘマトキシリン染色液（3頁参照）

試薬の調製

1．染色液
 パラアミノベンチリデンロダニン飽和アルコール液　3ml ☞ 1
 10％酢酸ナトリウム水溶液　100ml
 使用直前に混合する．

2．鑑別法に用いる染色液（切片で陽性像が得られた場合に用いる）☞ 2
 パラアミノベンチリデンロダニン飽和アルコール液　3～5ml
 1N 硝酸　1～4ml ☞ 3
 3％過酸化水素水　25ml
 蒸留水　100ml
 上記を混和する．

3．マイヤーのヘマトキシリン染色液（3頁参照）

固定　中性ホルマリン液，10～20％ホルマリン液，無水アルコール

薄切　3 μm

染色方法

脱パラ・水洗・洗浄	step 1：脱パラフィン，流水水洗　2～3分，蒸留水　5～10秒 ☞ 4
染色	step 2：染色液　36℃　24時間以上 ☞ 5
水洗	step 3：流水水洗　2～3分
核染色	step 4：マイヤーのヘマトキシリン液で核染色　2～3分
水洗・色出し	step 5：流水水洗，色出し ☞ 6
脱水・透徹・封入	step 6：脱水，透徹，封入

染色結果
 銅：橙赤色
 核：青

注意点

☞ 1：約0.05％は溶けるので0.1～0.2gをアルコール100mlに混合し，過飽和液としたものを使用する．

☞ 2：陽性像が得られた場合，step 2を鑑別法用の液と代えて再度染色すると，銅は陰性となるが他の金属は橙赤色を呈する．

☞ 3：硝酸銀76.1mlを蒸留水で1,000mlとする．

☞ 4：陽性コントロール（胎児肝など）を一緒に染色する．

☞ 5：蓋をした容器にパラフィルムを巻くなどして液の蒸発を防止する．

☞ 6：流水水洗を1～2分で終了し，微温湯あるいは希釈飽和炭酸リチウム液で色出しした方がよい（82頁参照）．

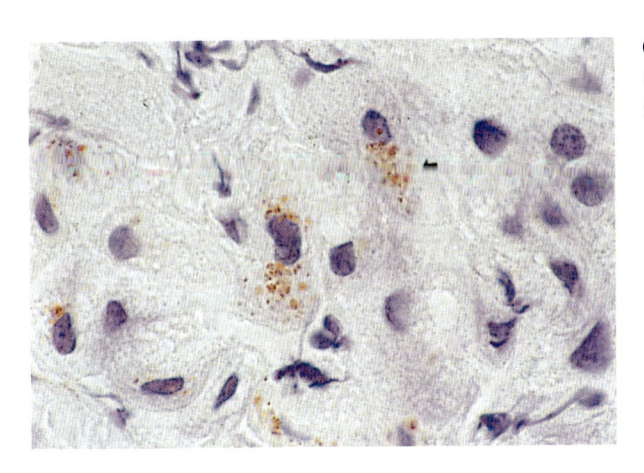

CP158：原発性胆汁うっ滞症の肝生検（×100）：パラジメチルアミノベンチリデンロダニン法による銅の証明．肝細胞の細胞質内に橙赤色顆粒状陽性像を認める（矢印）．

2．ルベアン酸法
Rubeanic acid method

目 的	銅の検出を目的とする．銅に特異的ではないがロダニン法と併用されることが多く最も信頼される方法の一つである．
原 理	ルベアン酸と銅との複塩による呈色反応．
準備試薬	ルベアン酸（ジチオオキサミド）$NH_2CSCSNH_2$ アルコール C_2H_5OH 酢酸ナトリウム $CH_3COONa・3H_2O$ ケルンエヒテロート染色液（17頁参照） 　ケルンエヒテロート $C_{14}H_8NO_7SNa$ 　硫酸アルミニウム $Al_2(SO_4)_3$
試薬の調製	1．ルベアン酸染色液 　0.1％ルベアン酸純アルコール溶液　2～5ml ☞ 1 　10％酢酸ナトリウム水溶液　100ml 　使用直前に混合する． 2．ケルンエヒテロート染色液（注意等の詳細は17頁参照） 　ケルンエヒテロート（ヌクレアファースト赤）　0.1g 　硫酸アルミニウム　5g 　蒸留水　100ml 　加温溶解し約5分間煮沸，冷却後濾過して使用する．
固 定	中性ホルマリン液，10～20％ホルマリン液，純アルコール
薄 切	3μm

染色方法		
脱パラ・水洗・洗浄	step 1：	脱パラフィン，流水水洗　2～3分，蒸留水　5～10秒 ☞ 2
染色	step 2：	ルベアン酸染色液　36℃　12～24時間以上 ☞ 3
水洗	step 3：	流水水洗　2～3分
核染色	step 4：	ケルンエヒテロート液　3～5分
水洗	step 5：	流水水洗　約1分
脱水・透徹・封入	step 6：	脱水，透徹，封入

染色結果　銅：暗緑色
　　　　　　核：淡赤色

注意点
☞ 1：ルベアン酸は溶けにくいため加温溶解するが，ガスバーナーでは危険なので恒温槽を利用する．
☞ 2：陽性コントロール（胎児肝など）を一緒に染色する．
☞ 3：蓋をした容器にパラフィルムを巻くなどして液の蒸発を防止する．

付記
●パラジメチルアミノベンチリデンロダニン法とルベアン酸法は併用して行うのが望ましい．
●オルセイン染色（131頁参照）でも濃紫色あるいは紫褐色に銅の染め出されることがある．

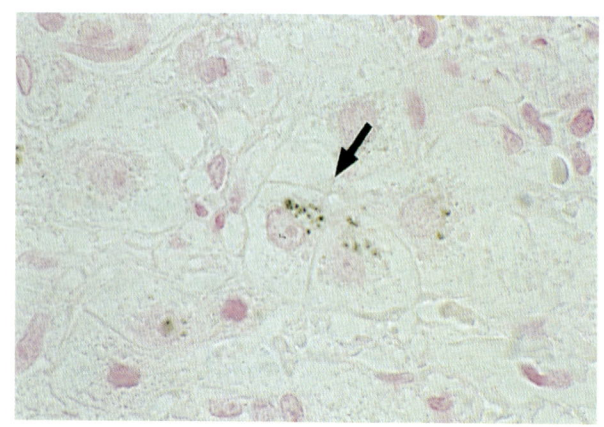

CP159：原発性胆汁うっ滞症の肝生検（×100）．ルベアン酸法による銅の証明．肝細胞の細胞質内に暗緑色顆粒状陽性像を認める（矢印）．

[参考文献]
恩村雄太ら：肝疾患と肝組織内金属の検査．臨床検査，24：251-258，1980．
末吉徳芳：病理技術研究会編，病理標本の作り方，178-181，文光堂，1992．

第10章 生体内色素の証明法

　生体内では数多く種々の色素が存在する．それらは複雑な代謝経路を辿り，中間産物，あるいは最終産物として存在し，単一物質ではなく，いろいろな複合物質より成り立っているので，非常に似た性状，性質を示す．組織化学的な証明法も特異性が低い．純粋物質を扱っている「化学の分野」をそのまま人体組織および，各種固定液で固定されたアーチファクト状態の組織，切片に応用するには十分に注意する必要がある．その辺を踏まえた上で，他の証明法をも併用し，総合的に判断，同定した方がよい．

主な体内色素の性状

	HE染色での色調および形態	局在	AgNO₃の適応性	溶解性 酸	溶解性 アルカリ	酸化剤による漂白性
胆汁色素 　ビリルビン 　ビリベルジン	黄緑褐色	胆管および細胞内	−	−	(−)	(−)
フェノール系色素 　メラニン	茶〜黒褐色	主として細胞内	＋	−	−	＋
類脂質化合物 　セロイド 　リポフフチン 　仮性メラニン		細胞内 細胞内 細胞内	(＋) (＋) (＋)	− − −	− − −	＋ ＋ ＋

（　）内は構成成分により異なる

主な色素の分類とその主な構成成分

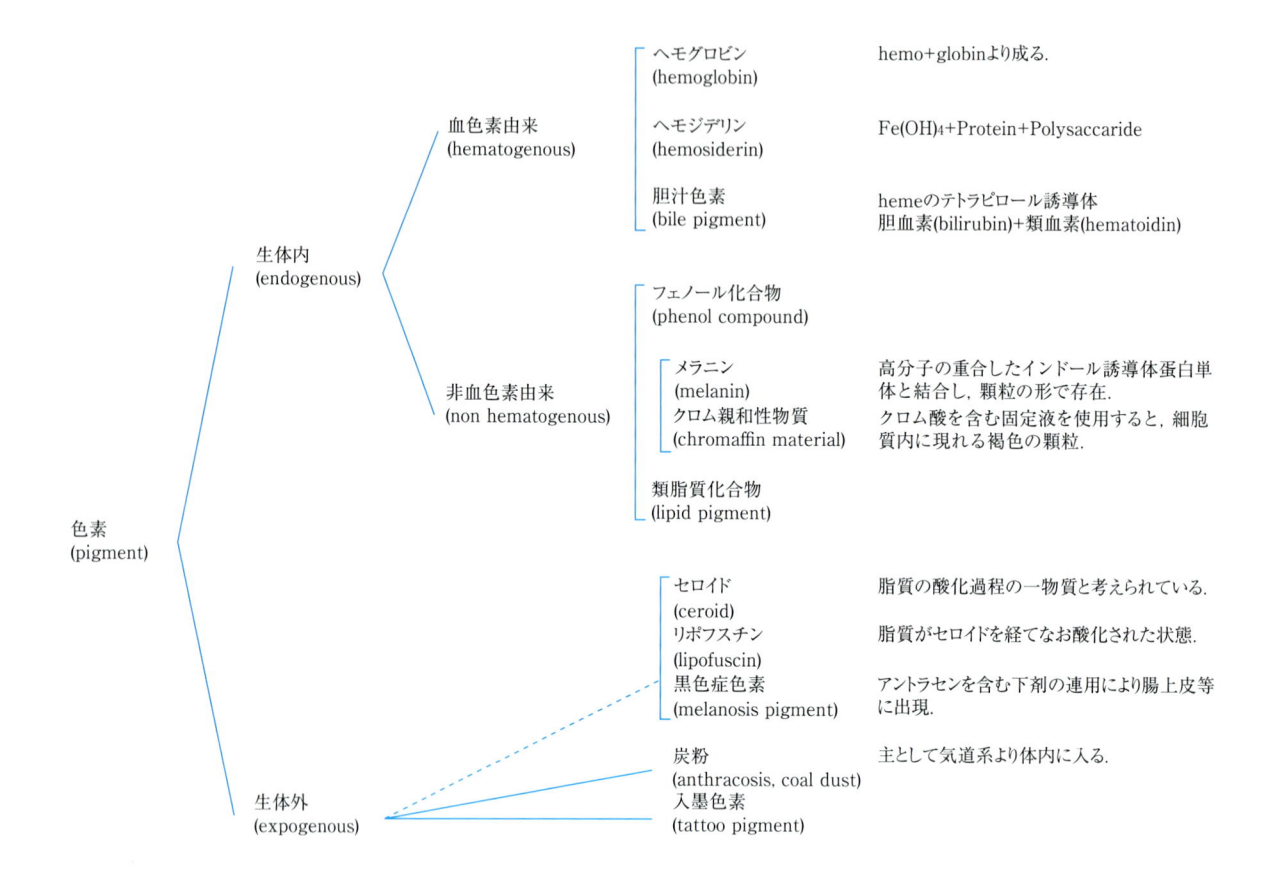

- 色素 (pigment)
  - 生体内 (endogenous)
    - 血色素由来 (hematogenous)
      - ヘモグロビン (hemoglobin) — hemo+globinより成る.
      - ヘモジデリン (hemosiderin) — Fe(OH)₄+Protein+Polysaccharide
      - 胆汁色素 (bile pigment) — hemeのテトラピロール誘導体 胆血素(bilirubin)+類血素(hematoidin)
    - 非血色素由来 (non hematogenous)
      - フェノール化合物 (phenol compound)
        - メラニン (melanin) — 高分子の重合したインドール誘導体蛋白単体と結合し, 顆粒の形で存在.
        - クロム親和性物質 (chromaffin material) — クロム酸を含む固定液を使用すると, 細胞質内に現れる褐色の顆粒.
      - 類脂質化合物 (lipid pigment)
  - 生体外 (expogenous)
    - セロイド (ceroid) — 脂質の酸化過程の一物質と考えられている.
    - リポフスチン (lipofuscin) — 脂質がセロイドを経てなお酸化された状態.
    - 黒色症色素 (melanosis pigment) — アントラセンを含む下剤の連用により腸上皮等に出現.
    - 炭粉 (anthracosis, coal dust) — 主として気道系より体内に入る.
    - 入墨色素 (tattoo pigment)

A. メラニン色素

1. マッソン・フォンタナ法 (MF法)
Masson-Fontana's method

目 的　　　メラニン細胞, 腸クロム親和性細胞の同定.

原 理　　　本法は細胞のもつ銀親和性を利用した銀親和性反応である. 銀親和性物質に銀イオンが吸着し, 細胞自身の還元力によって可視化される.

準備試薬　　硝酸銀 $AgNO_3$
　　　　　　　アンモニア水 NH_4OH
　　　　　　　チオシアン酸アンモニウム NH_4SCN
　　　　　　　チオ硫酸ナトリウム $Na_2S_2O_3$
　　　　　　　塩化銀 $AgCl$

ケルンエヒテロート染色液（17頁参照）
 硫酸アルミニウム $Al_2(SO_4)_3$
 ケルンエヒテロート $C_{14}H_8NO_7SNa$

試薬の調製

1. フォンタナのアンモニア銀 ☞ 1
 10％硝酸銀水溶液 20ml
 冷アンモニア水（28％） 適量
 蒸留水 100ml
 100ml容量の三角フラスコ中で10％硝酸銀水溶液20mlにアンモニア水（28％）を滴下しながらよく振る．最初，褐色の酸化銀の沈殿ができる．アンモニア水をさらに1滴ずつ注意深く滴下し，沈殿がわずかに残る状態まで加える．この液に蒸留水を加え100mlとする．濾過して使用液とする．

2. ケルンエヒテロート液：5％硫酸アルミニウムに0.1％の割にケルンエヒテロートを加温溶解し冷却後濾過してチモール1塊を入れて保存．使用直前に，再度濾過する．

3. 2％チオ硫酸ナトリウム水溶液
 チオ硫酸ナトリウム 2g
 蒸留水 100ml
 上記を混合溶解する．

固定 20％ホルマリン液，ブアン液

薄切 3μm前後 ☞ 2

染色方法

脱パラ・水洗	step 1：脱パラフィン，流水水洗　2〜3分
洗浄	step 2：蒸留水（2槽）　各3〜5秒
鍍銀	step 3：フォンタナのアンモニア銀液　60℃ 2時間または室温1晩 ☞ 3
洗浄	step 4：蒸留水（2槽）　各3〜5秒
定着	step 5：2％チオ硫酸ナトリウム　1〜2分
水洗	step 6：流水水洗　3分 ☞ 4
核染色	step 7：ケルンエヒテロート液　3分
水洗	step 8：流水水洗　2分
脱水・透徹・封入	step 9：脱水，透徹，封入

染色結果 メラニン保有細胞，銀親和性細胞，銀親和性カルチノイド細胞，他の銀親和性物質：茶褐色〜黒
 細胞核：赤

注意点

☞ 1：銀液は濃度（1％，5％，10％）や調整法に神経質になることはないようで，むしろ使用器具の汚染に気を配った方がよい．なお染色には竹製のピンセットを使用した方がよい．

☞ 2：皮膚等の陽性コントロールを併用する．

☞ 3：銀液の処理時間が必要以上に長いと他の弱い還元能力のある物質も検出するので，必要以上に長くしないこと．またメラニンの場合は確証を少しでも高めるために漂白法も併用した方がよい．

☞ 4：チオ硫酸ナトリウムはアルコールには難溶なので流水で十分水洗する．

付記

●メラニンはメラノサイト（melanocyte）のメラノソーム内でチロシナーゼ（tyrosinase）の作用を受け，L-tyrosine, 3, 4-dihydroxyphenylalanine（DOPA）等から酵素酸化作用の結果生じてくる．また，その有色部分はチロシン残基の酸化誘導体であるキノイド化合物と考えられているが，具体的な生成機構は今なお明らかでない．

●メラノサイトの分布は皮膚以外に毛髪，虹彩，網膜，軟網膜子宮腔部，前立腺，尿道，食道，口腔，鼻腔，気管支等にも認められる．メラニン顆粒は皮膚では黒色人種よりも黄色人種に多いといわれており，硝酸銀を還元する作用があり，量により黄褐色〜黒褐色の顆粒として主として細胞内に見られる．

●銀反応には，銀親和性反応または嗜銀反応といわれていた反応と，好銀性反応とがある．銀親和性反応は細胞に含有される物質自体の還元作用でアンモニア銀を還元し，銀粒子を析出させる反応である．

●Massonによればアンモニア銀との反応時間が室温24〜36時間で完全に還元されるという．

●step 4 の後，次の処方で背景を明るくする方法もある．
　　　6％チオシアン酸アンモニウム　1ml ＋ 6％チオ硫酸ナトリウム　1ml
　上記混液に2％塩化金液を粗い沈殿ができるまで加え，その液を切片の上に注ぎ色調を整える．切片は黄褐色から灰褐色に変化する（CP162）．混合液は冷蔵庫で1週間は保存できる．

●銀液が手指などに付着した場合，放置しておくとその部分が黒く変色硬化するので，発色する前に食塩（あるいはNaCl）を手に振りかけて何回かこすり，それから水道水で洗い落としておく．

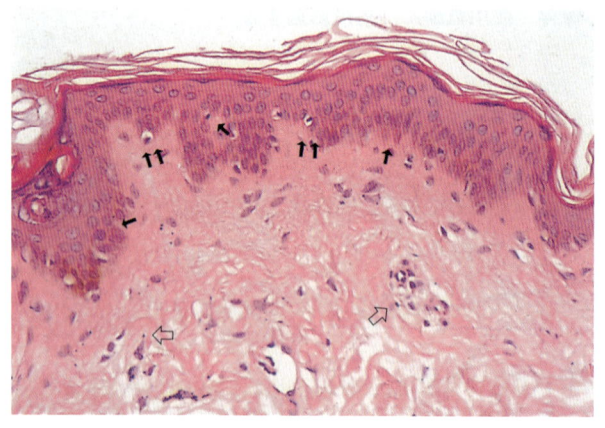

CP160：34歳　男性，HE染色（×20）．右上腕皮膚入れ墨除去のための切除例．基底細胞層にメラニンの増量が見られる（↑），メラノサイト（↑↑）も若干増えている真皮内に黒色調の入れ墨色素（⇧）が見られる．

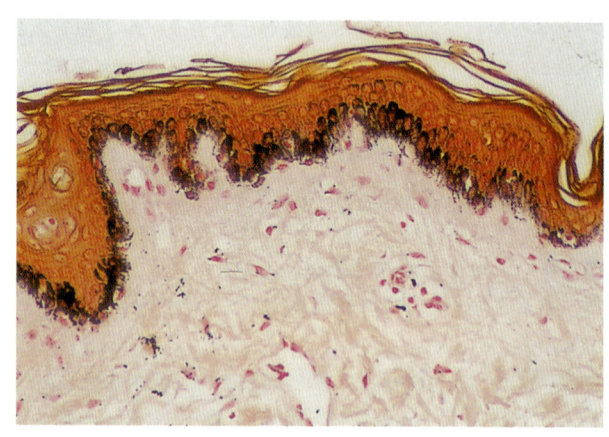

CP161：CP160の隣接切片（×20）．表皮基底細胞中にメラニンが銀に染め出されている．

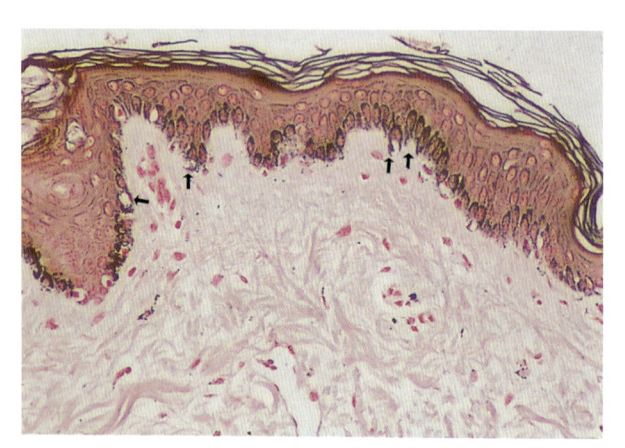

CP162：CP161の隣接切片（×20）．色調整液を使用した標本．表皮等の背景が明るい．↑印のメラノサイトがメラニンを作り表皮上部の方にtransferしている状態がよくわかる．

2．漂白法（過マンガン酸カリウムシュウ酸法）

目　的　　　　　メラニンの確認．

原　理　　　　　メラニンの有色部はチロジン tyrosine 残基の酸化誘導体であるキノイド化合物に由来すると考えられている．それらは部位により作用時間が異なるが，過マンガン酸カリウム等，種々の酸化剤でその色調を消失する．その時，メラニンの分子構造は変化し，また生じた暗褐色の二酸化マンガン MnO_2 の沈殿をシュウ酸で還元することにより漂白化（無色化：実際には吸光波長で可視光外となり可視化不能となり見えなくなる）する．melanoma の腫瘍を薄く切り出し酸化剤に浸漬しても漂白化が確認できる．

準備試薬　　　　過マンガン酸カリウム $KMnO_4$
　　　　　　　　　シュウ酸 $HOCOCOOH \cdot 2H_2O$

試薬の調製　　　1．0.25％過マンガン酸カリウム水溶液
　　　　　　　　　　過マンガン酸カリウム　0.25g
　　　　　　　　　　蒸留水　100ml
　　　　　　　　　　上記を混合溶解する．
　　　　　　　　　2．2％シュウ酸液
　　　　　　　　　　シュウ酸　2g
　　　　　　　　　　蒸留水　100ml
　　　　　　　　　　上記を混合溶解する．
　　　　　　　　　3．ケルンエヒテロート染色液（17頁参照）

固　定　　　　　20％ホルマリン液
薄　切　　　　　約3μm ☞ 1

染色方法		
脱パラ・水洗	step 1	脱パラフィン，流水水洗　2〜3分 ☞ 2，3
洗浄	step 2	蒸留水（2槽）各3〜5秒
酸化	step 3	0.25％過マンガン酸カリウム液　1〜24時間 ☞ 4
水洗	step 4	流水水洗　1分
洗浄	step 5	蒸留水（2槽）各3〜5秒
還元	step 6	シュウ酸　5分
水洗	step 7	流水水洗　2分
核染色	step 8	ケルンエヒテロート　5分
水洗	step 9	流水水洗　2分
脱水・透徹・封入	step 10	脱水，透徹，封入

染色結果　　　　メラニン，リポフスチン，セロイド：漂白される（CP154）

| 注意点 | ☞ 1：切片が剥がれやすいので，ポリL-リジンコーティングスライド等に貼り付ける．
☞ 2：コントロールとして未漂白の隣接切片をstep 3〜7の操作をせずに，step 8より一緒に行う．
☞ 3：必要に応じてホルマリン色素等も除去する．
☞ 4：過マンガン酸カリウム液の浸漬時間は，皮膚メラニンで1〜2時間，眼球メラニンで16〜24時間と異なる． |
|---|---|
| 付　記 | ●メラニン同定法の一つとして用いられるが，メラニン以外の色素も漂白されるため，特異的ではない． |

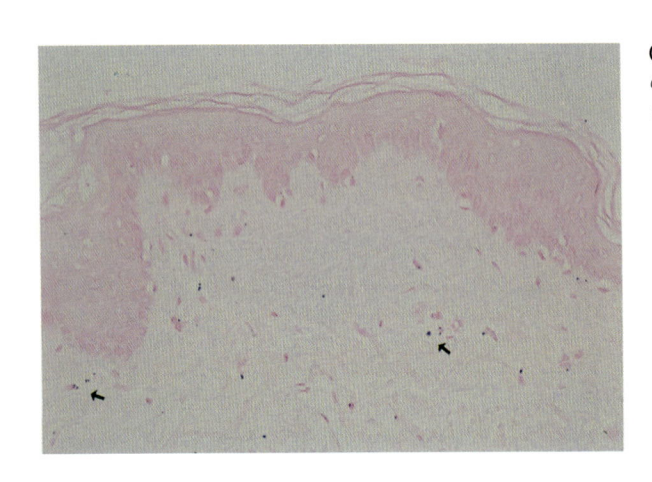

CP163：CP162の隣接切片，漂白法（×20）．表皮基底細胞層のメラニンは漂白されている．真皮の入れ墨色素（↑印）は漂白されずに黒色調に認められる．

［参考文献］
Bancroft JD：Theory and practice of histological techniques, 2nd ed, 252-257, Churchill Livingstone, 1982.
病理技術研究会編：病理標本の作り方，132-145，1992.
平山　章：Histologic 10, No.2, 159, マイルス三共，1983.
小川和朗ら：新組織化学，625-628，朝倉書店，1980.
Lillie RD：Histopathologic technic and practical histochemistry, 4th ed, McGraw-Hill, 1976.
Sheehan DC：Theory and practice of histotechnology, 2nd ed, 214-232, Mosby, 1980.

3. DOPA反応

目　的	DOPA反応はDOPA基質液の中に組織切片を浸漬してドーパキノンへの酸化過程に作用する酵素チロシナーゼ（ドーパオキシダーゼ）の存在を確認し，メラニン産生細胞を同定する方法である．特に病理分野ではamelanotic melanoma（無色素性黒色腫）のようにHE染色でメラニン顆粒が確認できない腫瘍では本反応陽性の場合，有力な診断根拠となる．つまりDOPA反応によって人工的にメラニン色素産生が確認され，チロシナーゼ活性陽性であることが証明される（付記，図1参照）．
原　理	基質D, L-DOPAから5, 6ジヒドロキシインドールが生じ，これと組織内のフェノールオキシダーゼ複合体，分子状酸素によりインドール-5, 6-キノンとなり，急速に重合してメラニンになるといわれている．

第10章 生体内色素の証明法　149

準備試薬	D,L－ジヒドロキシフェニルアラニン（D,L-dihydroxyphenylalanine：D,L-DOPA） リン酸一ナトリウム リン酸二ナトリウム Mayerのヘマトキシリン
試薬の調製	D,L-DOPA　0.1 g PBS（0.1M, pH7.4）　100ml
固　定	10～20％ホルマリン液（12時間くらい），新鮮凍結切片（組織片でも可能）
薄　切	5～8μm

染色方法

前処理	step 1	固定済の組織片をホルトのゴムサッカロース液に沈むまで浸漬
薄切	step 2	クリオスタットで型のごとく薄切
拾い上げ	step 3	コートスライドガラスに拾い上げる
乾燥	step 4	約2時間冷風乾燥
水和	step 5	蒸留水水洗　3～5秒
反応	step 6	基質液37℃　1～3時間　☞ 1
洗浄	step 7	蒸留水水洗　3～5秒
後染色	step 8	必要に応じてマイヤーヘマトキシリンで核染　30秒～1分
色出し	step 9	微温湯で色出し　約1分
脱水・透徹・封入	step 10	脱水，透徹，封入

反応結果	酵素活性部位は黒褐色～黒色の顆粒状沈殿物として認識できる．肥満細胞，好中球顆粒も陽性像を取る．☞ 2
注意点	☞ 1：基質液が酸化して着色してきたら新鮮な基質液と取り替える．顕微鏡にてチェックして反応時間を決める． ☞ 2：反応が陽性でも非特異的反応があるので判定に注意する．炎症性細胞浸潤の中で好中球顆粒が反応するがpolyphenolaseによる非特異的反応といわれている．陽性コントロールを併用する．陰性対照は緩衝液のみにて反応する．
付　記	●必須アミノ酸のフェニルアラニンがフェニルアラニンヒドロキシラーゼでチロシンに，チロシンがチロシナーゼでジヒドロキシフェニルアラニン（DOPA）に，ジヒドロキシフェニルアラニンがチロシナーゼでドーパキノンを経て種々に重合しメラニンとなる（図1）．

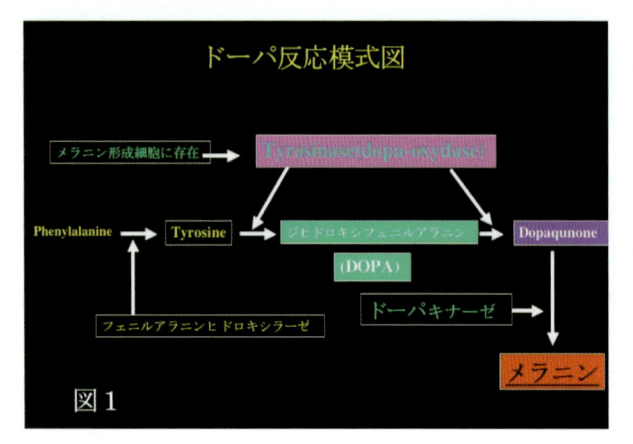

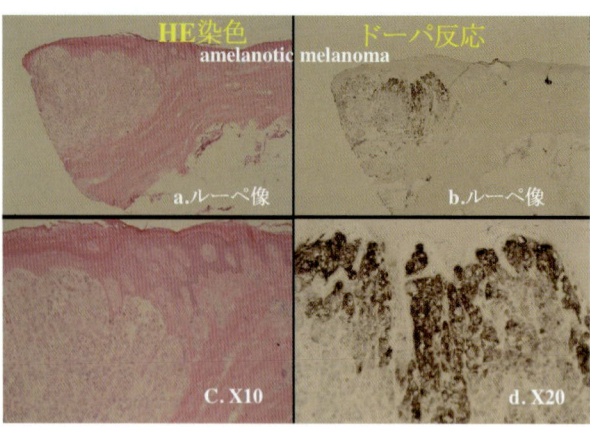

図1

図1　ドーパ反応模式図

CP164：
a. 皮膚 amelanotic melanoma 症例のルーペ像，HE染色．
b. 同症例のDOPA反応ルーペ像．
c. aの拡大図．メラニン顆粒は見当たらない．
d. bの拡大図．腫瘍細胞に黒褐色〜黒色に染まったメラニンが確認できる．

[参考文献]
Pearse AGE：Oxidoreductases I (Oxidases and peroxidases), Histchemistry, Theoretical and Applied 3rd ed., Vol.2, 874-883, Churchill-Livingstone, 1985.

B. 胆汁色素の証明法

1. スタインのヨード反応 ☞ 1
Stein's method for bile pigments

目　的　　　　　胆汁色素の証明．

原　理　　　　　ヨウ素のもつ酸化作用を利用し，ビリルビンを緑色のビリベルジンにする．

準備試薬　　　　ヨウ素 I
　　　　　　　　ヨウ化カリウム KI
　　　　　　　　アルコール C_2H_5OH
　　　　　　　　チオ硫酸ナトリウム $Na_2S_2O_3$
　　　　　　　　ケルンエヒテロート染色液（17頁参照）

試薬の調製　　　1．ルゴール・ヨードチンキ液
　　　　　　　　　ヨウ化カリウム　2.75g
　　　　　　　　　ヨウ素　2.5g
　　　　　　　　　アルコール　23ml

蒸留水　　約80ml

　　ヨウ化カリウムを蒸留水4mlに溶かし，ヨウ素を加え，溶けたらアルコールを加え，蒸留水で全量100mlとする．

　２．5％チオ硫酸ナトリウム水溶液

　　　チオ硫酸ナトリウム　　5g
　　　蒸留水　　100ml
　　上記を混合溶解する．

　３．ケルンエヒテロート染色液（17頁参照）

固　定　　20％ホルマリン液
薄　切　　約3μm☞2

染色方法

脱パラ・水洗	step 1	脱パラフィン，流水水洗　2〜3分
酸化	step 2	ルゴールのヨードチンキ液　20分
水洗	step 3	流水水洗　3〜5分
定着	step 4	5％チオ硫酸ナトリウム　15〜30秒
水洗	step 5	流水水洗　1分
核染色	step 6	ケルンエヒテロート　3分
水洗	step 7	流水水洗　2〜3分
脱水・透徹	step 8	アセトン脱水，アセトンキシレン透徹
透徹・封入	step 9	キシレン透徹，封入☞3

染色結果　　胆汁色素：黄褐色〜暗緑色☞4
　　　　　　　細胞核：赤

注意点
　☞1：この方法だけでなく，他の方法も併用するとよい．
　☞2：パラフィン切片での保存は空中の酸素等で，bilirubin→biliverdin→bilivolin→bilipurpurin→cholestelinへと酸化が進むことが考えられる．それゆえ，正規の反応を示さないことも考えられるので，パラフィンブロックより新たに薄切した切片を用いる．
　☞3：封入剤はpHが中性のものを使用するのが望ましい．封入後，陽性色が色調変化することがある．
　☞4：緑色の段階は，ビリベルジンと酸化されてないビリルビンの混合物の色調とされている．混合比により色調は若干異なるのであろう．

付　記
●胆汁色素（bile pigment）は血色素由来の色素（hematogenous pigment）で，ビリルビン（bilirubin）とビリベルジン（biliverdin）より成る．ビリルビンは胆汁色素の主成分でヘム（heme）の終末代謝産物として肝細胞でグルクロン酸抱合を受け水溶性となり1日約250〜350mg生成される．一方，ヘマトイジン（hematoidine）はVirchowにより1847年に命名されたもので，食細胞中の赤血球よりヘモジデリン（hemosiderine）を経て作られる．これらの色素の代謝系が障害されることにより細胞組織に沈着し，それがために，また細胞を障害したりする．それゆえに病理学の分野ではその動態を知るのは意義あることである．現在Gmelin反応Stein反応とがいずれも陽性で過酸化水素等の他の酸化剤で脱色されない時は，胆汁色素と断定できる．
●ヨウ素の酸化作用に基づいているだけでなく，ヨウ素と胆汁色素との間に何らかの結合性も考えられる（Pearse, 1960）とされている．

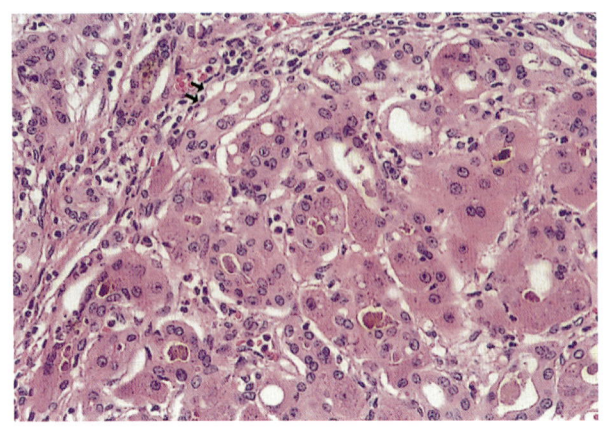

CP165：剖検例．肝硬変症．HE染色（×10）．胆汁色素とヘモジデリンが見られる（↑↑印）．

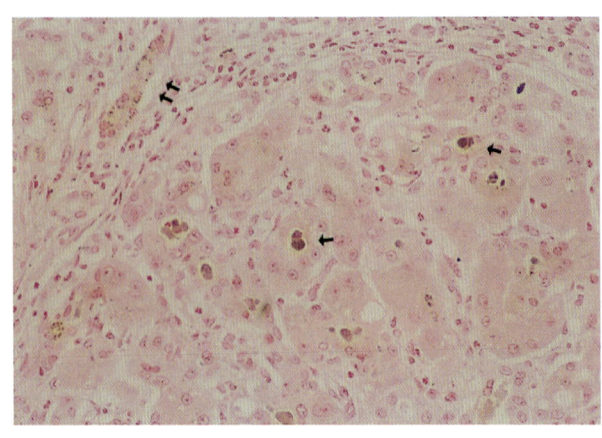

CP166：CP165の隣接切片．スタイン法（×20）．胆汁色素が緑～黄褐色に染め出されている（↑↑印）．ヘモジデリンは染まっていない（↑印）．

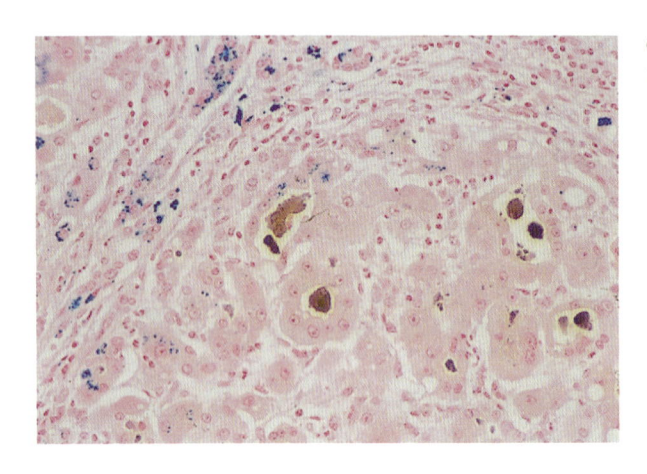

CP167：CP166の隣接切片（×20）．ベルリン青反応を先に行い，ヘモジデリンを検出してから，スタイン法を行ってケルンエヒテロートにて核染色した標本．胆汁色素は緑色調，ヘモジデリンは青藍色に染まっている．

2．グメリン法
Gmelin's method

目　的　　　　胆汁色素の証明．

原　理　　　　1826年，TiedemanとGmelinによって発表された方法で，硝酸と純アルコールの混合液で反応させると，緑色のビリベルジンから青～紫～黄褐色へと色調変化することを利用している．

準備試薬　　　濃硝酸 HNO_3
　　　　　　　　純アルコール C_2H_5OH

試薬の調製　　濃硝酸・純アルコール等量混合液
　1　　　　　　濃硝酸　0.5ml
　　　　　　　　純アルコール　0.5ml

十分に注意し，ピペットを用いて10m*l*用試験管にアルコール0.5m*l*を入れ，続いて硝酸0.5m*l*を加える．

固　定	20％ホルマリン液
薄　切	3～5 μm

染色方法	脱パラ・水洗	step 1：脱パラフィン，流水水洗　2～3分
	洗浄	step 2：蒸留水水洗（2槽）　各3～5秒
	反応	step 3：濃硝酸・純アルコール等量混合液で切片を覆いカバーガラスを被せる．
	鏡検	step 4：カバーガラス周辺の余分な試薬を濾紙で吸取り鏡検☞2

染色結果　　　緑色→青色→紫→黄褐色→最終的には黄色のcholestelinとなる．

注意点　　　　☞1：試薬は取り扱いに十分に注意し，最少使用量を作るようにする．
　　　　　　　☞2：色調は逐次変化するので，写真等に記録する場合は，撮影装置上で反応させ順次撮影をした方がよい．

付　記　　　●グメリン反応とスタインのヨード反応の両者が陽性で，過酸化水素H_2O_2のような酸化剤で脱色されなければ，胆汁色素と考えられている．

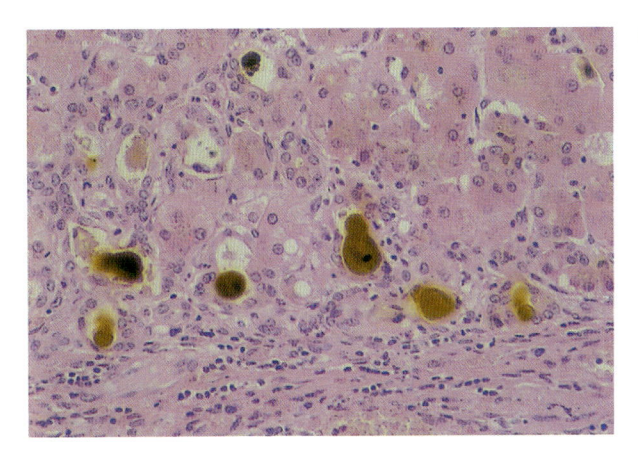

CP168：CP165と同一症例．肝硬変症．HE染色（×20）．

154

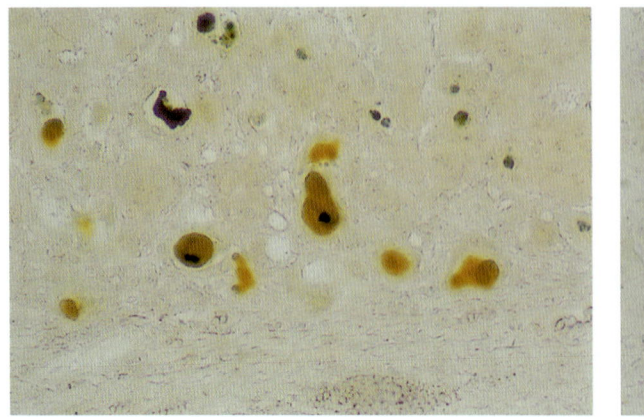

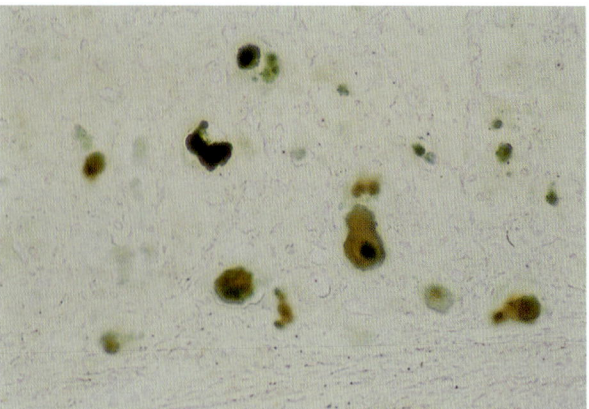

CP169

CP170

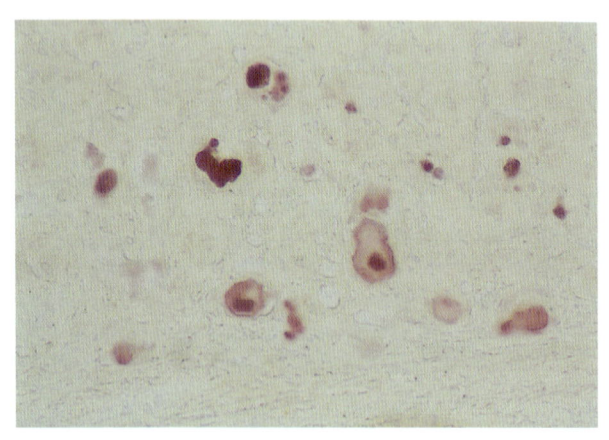

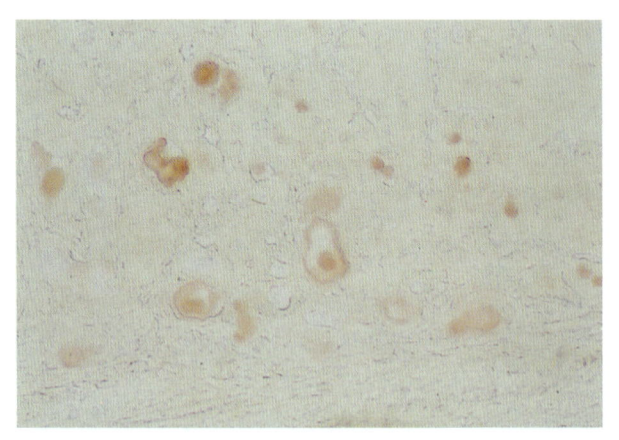

CP171

CP172

CP169〜172：CP168の隣接切片（×20）．グメリン反応の経時的な色調変化．胆汁色素は緑色〜青緑色〜紫色〜黄褐色と変化している．

[参考文献]
Bancroft JD：Theory and practice of histological techniques, 2nd ed, 245-249, Churchill Livingstone, 1982.
病理技術研究会編：病理標本の作り方，138-141，170-171，1992.
Lillie RD：Histopathologic technic and practical histochemistry, 4th ed, 490-500, McGraw-Hill, 1976.
Pearse AGZ：Histochemistry theoretical and applied, Vol.2, 4th ed, 896-898, 1985.
Sheehan DC：Theory and practice of histotechnology, 2nd ed, 219, Mosby, 1980.

C．消耗性色素の証明法

1．アルデヒドフクシン法
Aldehyde fuchsin stain

目　的　　　　　セロイドの証明．

原　理　　　　　詳細は不明．

準備試薬　　　　塩基性フクシン $C_{19}H_{18}N_3Cl$
　　　　　　　　　アルコール C_2H_5OH
　　　　　　　　　パラアルデヒド $(CH_3CHO)_3$
　　　　　　　　　塩酸 HCl
　　　　　　　　　過マンガン酸カリウム $KMnO_4$
　　　　　　　　　硫酸 H_2SO_4
　　　　　　　　　クロモトロープ2R　CI 16570
　　　　　　　　　ライト緑SF　CI 42095
　　　　　　　　　リンタングステン酸 $P_2O_5・24M_0O_3・XH_2O$
　　　　　　　　　酢酸 CH_3COOH
　　　　　　　　　亜硫酸水素ナトリウム $NaHSO_3$

試薬の調製　　　1．ゴモリのアルデヒドフクシン液（著者の勧める処方）
　　　　　　　　　　塩基性フクシン　　4g
　　　　　　　　　　70％アルコール　　100ml
　　　　　　　　　　パラアルデヒド　　8ml
　　　　　　　　　　塩酸　8ml
　　　　　　　　200ml容量の三角フラスコに70％アルコール100mlを入れ，塩基性フクシン4gを加えて溶解する．その後パラアルデヒド8ml，塩酸8mlを順次加える．2日目より使用可能．－20℃で数年間保存可．使用直前に濾過する．
　　　　　　　　　2．酸性過マンガン酸カリウム液
　　　　　　　　　　3％過マンガン酸カリウム　　10ml
　　　　　　　　　　3％硫酸液　　10ml
　　　　　　　　　　蒸留水　80ml
　　　　　　　　蒸留水に3％過マンガン酸カリウムと3％硫酸液を加えて混合．
　　　　　　　　　3．ゴモリのOne step trichrome液
　　　　　　　　　　クロモトロープ2R　0.6g
　　　　　　　　　　ライト緑SF　0.3g
　　　　　　　　　　リンタングステン酸　0.6～0.7g
　　　　　　　　　　1％酢酸水　100ml
　　　　　　　　1％酢酸水100mlにクロモトロープ2R，ライト緑SF，リンタングステン酸を順次溶解させる．

4．2％亜硫酸水素ナトリウム溶液
　　亜硫酸水素ナトリウム　2g
　　蒸留水　100m*l*
　　上記を混合溶解する．
5．1％酢酸水
　　酢酸　5m*l*
　　蒸留水を加えて500m*l*とする．

固　定	20％ホルマリン液
薄　切	3μm ☞1

染色方法

脱パラ・水洗	step 1：脱パラフィン，流水水洗　2〜3分
酸化	step 2：酸性過マンガン酸カリウム液　2分
水洗	step 3：流水水洗　2〜3秒
還元・脱色	step 4：2％亜硫酸水素ナトリウム液　2分
水洗	step 5：流水水洗　5分
親和	step 6：70％アルコール　3〜5秒
染色	step 7：アルデヒドフクシン液　5〜10分
分別	step 8：70％アルコールで分別（2槽）　2〜3秒ずつ洗って鏡検確認 ☞2
洗浄	step 9：1％酢酸水（2槽）　各3〜5秒
染色	step 10：ゴモリのOne step trichrome液　2〜5分
分別	step 11：1％酢酸で分別
脱水・透徹・封入	step 12：95％アルコールで脱水，透徹，封入

染色結果	セロイド，弾性線維，膵ラ氏島B細胞：紫色
	リポフスチン：ほとんど不染
注意点	☞1：強い酸化剤を使用するので切片が剥がれやすいため，ポリL–リジン等のコーティングスライドに切片を拾い上げるとよい．
	☞2：弾性線維が紫色に明瞭に染まっているのを確認する．
付　記	●染色性が悪い時は，脱パラフィン後切片をブアン固定液中に入れ，1〜2時間再固定後に染色すると良好な結果が得られる．

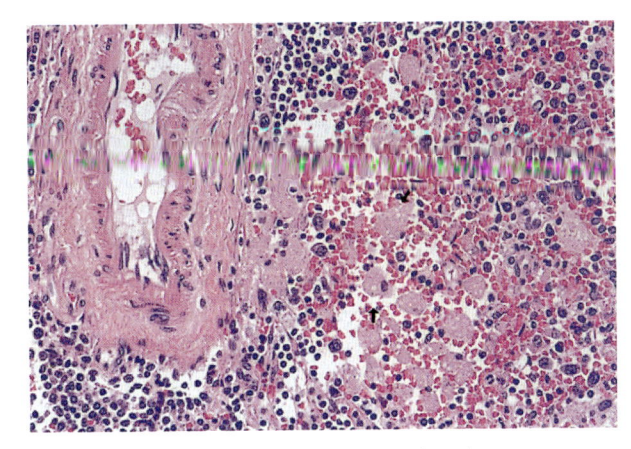

CP173：38歳　男性，解剖例．HE染色（×20）．Hermansky-Pudlack Syndrome．脾動脈周囲にマクロファージ様細胞に貪食されたセロイドがやや黄色調を帯びて見られる（↑印）．

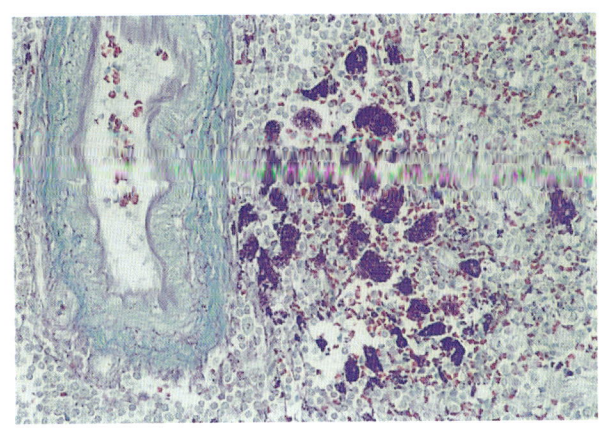

CP174：CP173の隣接切片（×20）．アルデヒドフクシンにセロイドが紫色に染まっている．

2．耐酸性フクシン法

目　的	セロイド，リポフスチンの証明．
準備試薬	チールの石炭酸フクシン液（112頁参照） マイヤーのヘマトキシリン液（3頁参照） 純アルコール C_2H_5OH 塩酸 HCl
試薬の調製	1．チールの石炭酸フクシン液（112頁参照） 2．1％塩酸・70％アルコール分別液 　　塩酸　1 ml 　　70％アルコール　100 ml 　　70％アルコール 100 ml に濃塩酸 1 ml を徐々に混合する． 3．マイヤーのヘマトキシリン（3頁参照）
固　定	20％ホルマリン液
薄　切	3 μm

染色方法		
脱パラ・水洗	step 1：脱パラフィン，流水水洗　2〜3分
染色	step 2：石炭酸フクシン　60℃　3時間
水洗	step 3：瞬時水洗　1〜2秒
分別	step 4：1％塩酸70％アルコールで分別　1〜2時間　☞1, 2
水洗	step 5：流水水洗　1〜2分
核染色	step 6：マイヤーのヘマトキシリン　3〜5分　☞3

| 水洗・色出し | step 7：流水水洗，色出し　3〜5分 ☞ 4 |
| 脱水・透徹・封入 | step 8：脱水，透徹，封入 |

染色結果　　セロイド，リポフスチン：輝赤色
　　　　　　　細胞核：青

注意点
☞ 1：step 4が重要なポイントで赤血球が薄いピンクになるまで分別する．
☞ 2：長時間染色液中に放置すると3％塩酸・アルコールでも脱色できないことがある．そのような時には，0.25％ $KMnO_4$ 水溶液で5〜10分酸化し，シュウ酸で脱色するとクリアーな切片になるので，再度染色が可能となる．
☞ 3：ヘマトキシリンの代わりにレフレルのメチレン青も使用できる（この場合，背景は青となる）．
☞ 4：炭酸リチウム希釈溶液（2頁参照）で色出ししてもよい．

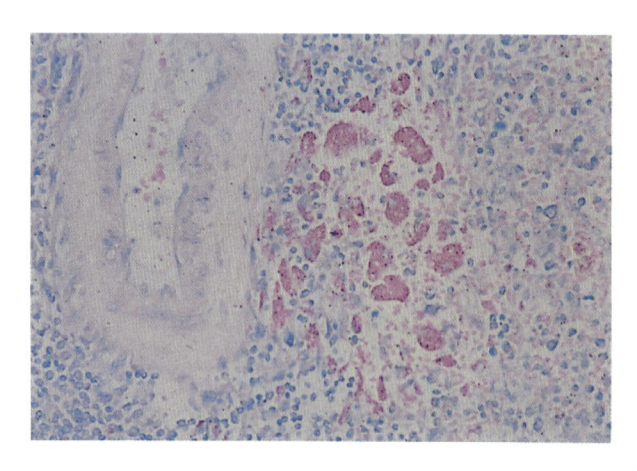

CP175：CP174の隣接切片（×20）．石炭酸フクシンに赤〜赤褐色に染め出されている．

3．ナイル青・硫酸塩法
Nile blue sulfate method

目　的　　　　セロイドの証明．

準備試薬　　　ナイル青硫酸塩
　　　　　　　　硫酸 H_2SO_4
　　　　　　　　第一リン酸ナトリウム $NaH_2PO_4・2H_2O$

試薬の調製　　0.02％ナイル青硫酸塩染色液（pH3.0）
　　　　　　　　　ナイル青硫酸塩　10mg
　　　　　　　　　0.01M硫酸水溶液　15m*l*
　　　　　　　　　0.1M第一リン酸ナトリウム水溶液　35m*l*

①0.01M硫酸水溶液の調整法：濃硫酸0.56m*l*を約900m*l*の蒸留水に少量ずつゆっくり加える．その後さらに蒸留水を加え1,000m*l*とする．

②0.1M第一リン酸ナトリウム水溶液の調整法：第一リン酸ナトリウム15.6gを蒸留水で溶かし1,000m*l*とする．

固　定　　20％ホルマリン液

薄　切　　3 μm

染色方法
脱パラ・水洗　step 1：脱パラフィン，流水水洗　2〜3分
染色　　　　　step 2：ナイル青染色液　2〜3時間 ☞ 1
水洗　　　　　step 3：流水水洗　3分
脱水　　　　　step 4：95％，100％アルコール（2槽），手早く脱水　計3分以内
透徹・封入　　step 5：キシロール透徹，封入

染色結果
セロイド：青〜青緑色
リポフスチン：染まらないとされているが，時に微染．

注意点　　☞ 1：標本によって染色時間を工夫する．顕微鏡下で確認すること．

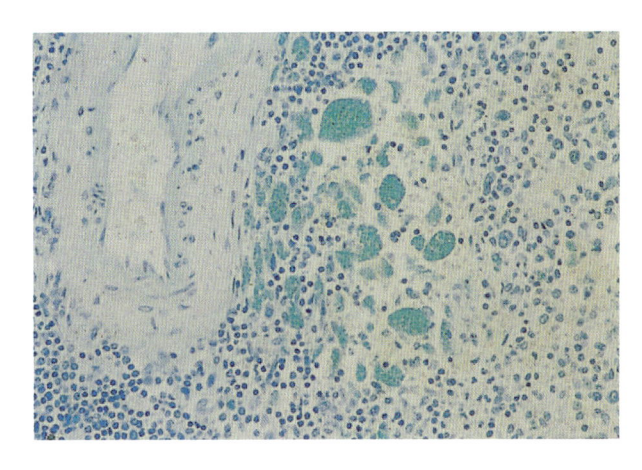

CP176：CP175の隣接切片（×20）．ナイル青にやや緑色調に青〜青緑色に染め出されている．

付　記

● セロイド色素：1941年，Lillieらが蛋白質欠乏食飼育の肝硬変ラット肝細胞中の黄色色素に対して提唱して以来，その由来についてはいまだはっきりせず，諸説入り乱れている．Hass（1939），Endicott（1944）以来，不飽和脂肪説が主流を占めている．Peaseは不飽和脂肪酸がリポフスチンまで酸化される一つの段階でその酸化の度合いにより染色態度が異なるとしている．また，前田ら（1967）は多糖類と蛋白との複合物質を色素基質とし，それに赤血球の介助により脂質成分が加わってできた物質としている．いずれにせよ性状はリポフスチンと酷似している．

[参考文献]

病理技術研究会編：病理標本の作り方，142-145，1992．

小川和朗ら：新組織化学，630-653，1980．

4．シュモール反応
Schmorl method

目　的　　消耗性色素とも呼ばれるリポフスチンの証明に用いられるが特異的ではない．

原　理　　色素本来の還元能力を利用した反応である．推定の域を脱しえないが，フェリック・フェリシアン液の還元反応でフェリシアンが還元されてプルシアン青が生じるのではなく，第二鉄イオンが第一鉄イオンに還元されてフェリシアンと反応し，ターンブル青が生じるとしている（Lillie, 1953）．

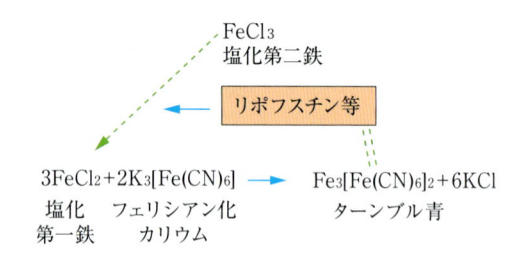

$$FeCl_3 \text{（塩化第二鉄）}$$

リポフスチン等

$$3FeCl_2 + 2K_3[Fe(CN)_6] \longrightarrow Fe_3[Fe(CN)_6]_2 + 6KCl$$
塩化第一鉄　　フェリシアン化カリウム　　　　　ターンブル青

フェリック・フェリシアン液

準備試薬　　塩化第二鉄 $FeCl_3$
　　　　　　　フェリシアン化カリウム $K_3Fe(CN)_6$
　　　　　　　酢酸 CH_3COOH
　　　　　　　ケルンエヒテロート染色液（17頁参照）

試薬の調製　　1．フェリック・フェリシアン液 ☞ 1, 2
　　　　　　　①1％塩化第二鉄水溶液 ☞ 3
　　　　　　　　無水塩化第二鉄　1 g
　　　　　　　　蒸留水　100 ml
　　　　　　　　無水塩化第二鉄は潮解性が強いので，三角フラスコなど使用容器で直接秤量し，蒸留水100 mlを加える．
　　　　　　　②1％フェリシアン化カリウム水溶液 ☞ 3
　　　　　　　　フェリシアン化カリウム　1 g
　　　　　　　　蒸留水　100 ml
　　　　　　　　上記を混合後溶解する．
　　　　　　　　使用液：1％塩化第二鉄液30 mlと1％フェリシアン化カリウム4 ml，蒸留水6 mlを使用直前に調整する．
　　　　　　2．ケルンエヒテロート染色液（17頁参照）
　　　　　　3．1％酢酸水

固　定　　20％ホルマリン液
薄　切　　3 μm

第10章 生体内色素の証明法

染色方法

水洗・洗浄	step 1：	脱パラフィン，流水水洗　2～3分
洗浄	step 2：	蒸留水水洗（2槽）各3～5秒
染色	step 3：	フェリック・フェリシアン液　5～10分 ☞ 4
分別	step 4：	1％酢酸水　2～3秒
洗浄	step 5：	蒸留水水洗　3～5秒
核染色	step 6：	ケルンエヒテロート　5分
脱水・透徹・封入	step 7：	脱水，透徹，封入

染色結果

リポフスチン，セロイド，メラニン，胆汁色素，腸クロム親和細胞，その他の還元作用のある物質：青緑～暗青色 ☞ 5

細胞核：赤色

注意点

☞ 1：フェリック・フェリシアン液は作製後30分以内に使用する．

☞ 2：染色液の濃度が濃いと背景が濃く染まるので注意する．

☞ 3：各試薬の保存液もできるだけ使用直前に作製した方がトラブルが少ない．

☞ 4：フェリシアン化カリウムはアルカリ溶液中では，それ自体酸化剤として働くので，反応中にアルカリの混入を防ぐようにする．

☞ 5：組織中の還元作用を示す物質（SH基など）も検出するので，背景は多少青味を帯びる．

☞ 6：ベルリン青反応となるので，あらかじめ連続切片で鉄の存在を確認しておく．

付記

●リポフスチンは，正常成人では主として神経細胞，心筋細胞，副腎皮質，精嚢上皮等にみられる．消耗性色素という概念は，組織の消耗に伴い生成される色素という意味で，Lubarsch（1902）以来確認されてきた．また1912年，この消耗性色素には脂肪が含まれているため，Hueckは脂肪から誘導されたという意味でリポフスチンと命名したが，構成成分やその重合度合い，生成部位によって差異があり，Lison（1960）やPearse（1972）はリポフスチン類と総称している．

●step 4の後で，1％水酸化カリウム，50％アルコール液で分別し，70％アルコールと蒸留水ですすぐとよい結果が得られる（Culling LFA：Cellular pathology technique, 286, 1985）とあるが，1％ KOH，50％アルコール液だと脱色力が強過ぎる．KOHの濃度を0.1％位の濃度にすれば使用に耐えうるが，陽性色調も脱色されてしまうようである．

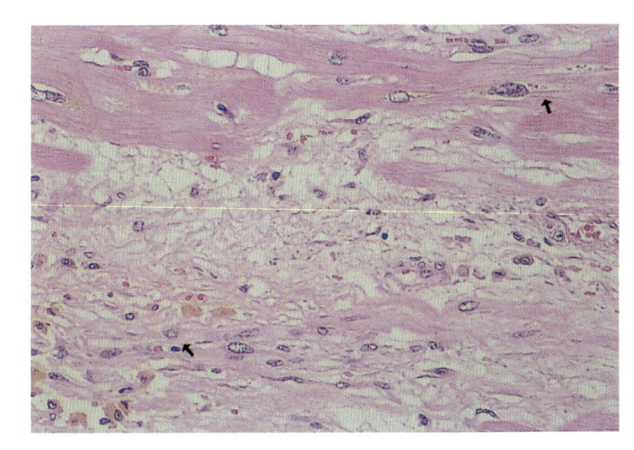

CP177：92歳　女性，解剖例，HE染色（×20）．急性心筋梗塞の症例．心筋細胞の核周囲および梗塞巣にマクロファージ様細胞に貪食されたリポフスチンが見られる（↑印）．

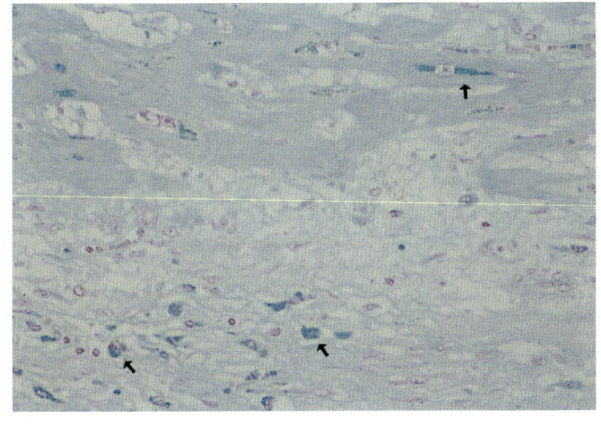

CP178：CP177の隣接切片のシュモール反応（×20）．リポフスチンが青緑色に染め出されている（↑印）．

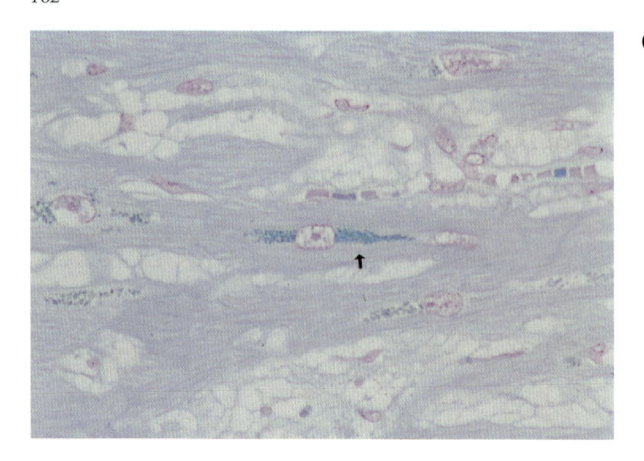

CP179：CP178の強拡大（×40）．

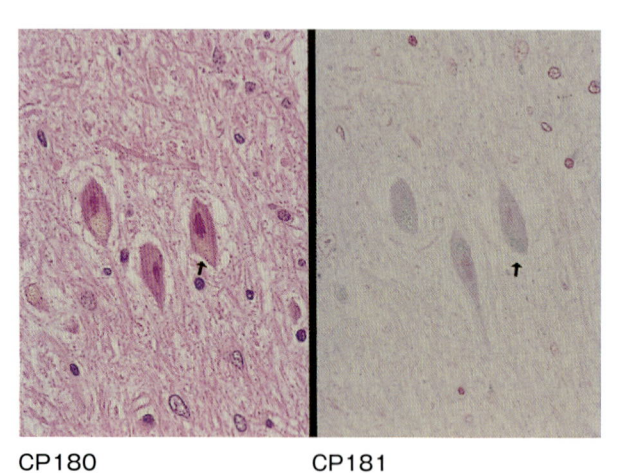

CP180　　　　　CP181　　　　　　CP182　　　　　CP183

CP180：CP177と同一症例．HE染色（×40）．小脳歯状核の神経細胞中にやや黄色調のリポフスチンが見える．
CP181：CP180の隣接切片（×40）．神経細胞の細胞質中に青緑色にリポフスチンが染め出されている．

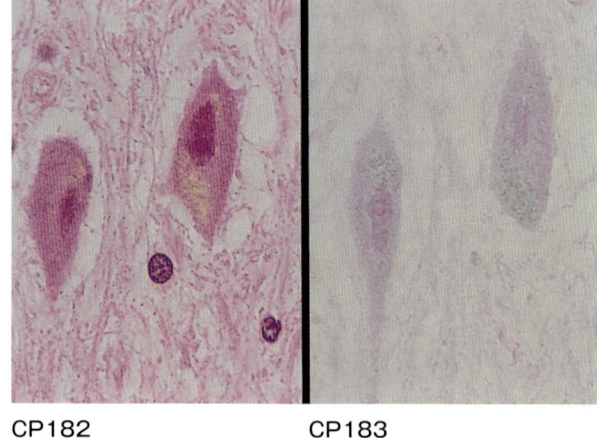

CP182, 183：CP180と181の強拡大（×100）．

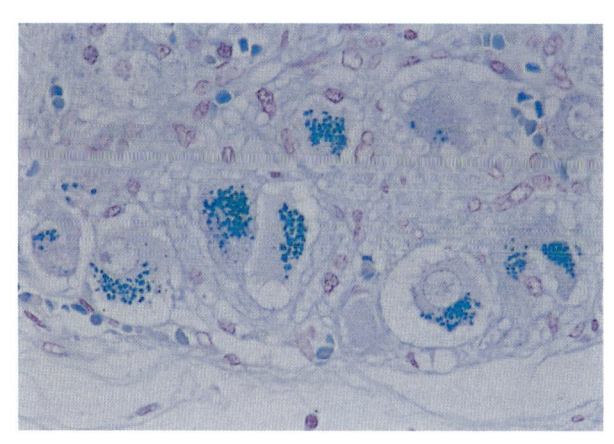

CP184
CP185 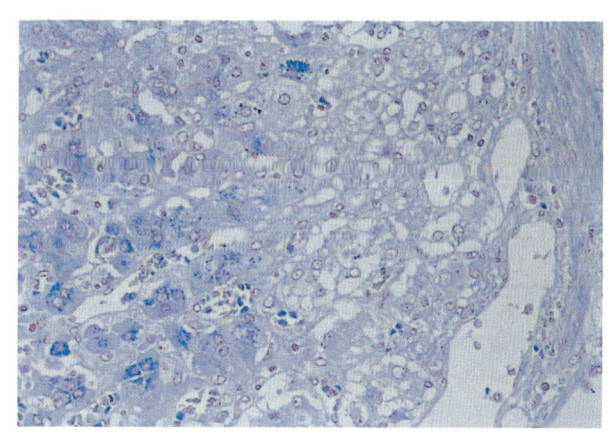

CP184：CP177と同一症例（×40）．傍副腎の末梢神経節の神経細胞中に顆粒状にリポフスチンが見られる．
CP185：CP177と同一症例（×20）．副腎網状帯の細胞質中に青緑色にリポフスチンが染め出されている．

[参考文献]
Bancroft JD：Theory and practice of histological techniques, 2nd ed, 251-252, 1982.
病理技術研究会編：病理標本の作り方，136-137，1992．
Lillie RD：Histopathologic technic and practical histochemistry, 4th ed, 234-246, 1976.
Lillie RD：The ferric ferricyanide reduction test histochemistry, J Histochem Cytochem Ⅰ：87-92, 1953.
Sheehan DC：Theory and practice of histotechnology, 2nd ed, 223, 1980.

第 11 章
組織内血液細胞の染色法

A．ギムザ染色
Giemsa stain

目　的　　　　　血液顆粒球系細胞の細胞質を好酸性，好塩基性に染め分ける．骨髄生検組織標本に有用である．

準備試薬　　　　ギムザ染色液原液（市販品）
　　　　　　　　　氷酢酸 CH_3COOH
　　　　　　　　　イソプロピルアルコール $(CH_3)_2CHOH$

試薬の調製　　　1．**ギムザ染色液**：使用のたびに調整
　　　　　　　　　　　ギムザ染色液原液　約1 ml
　　　　　　　　　　　蒸留水　50 ml
　　　　　　　　　　　上記を混合する
　　　　　　　　　2．**分別液**：蒸留水100 mlに氷酢酸を2～4滴加える

固　定　　　　　中性緩衝ホルマリン液または10～20％ホルマリン液
薄　切　　　　　2 μm以下 ☞ 1

染色方法
脱パラ・水洗	step 1：脱パラフィン，流水水洗　2～3分
染色	step 2：ギムザ染色液　3～4時間（長くても可）☞ 2
分別	step 3：分別液　切片を出し入れし鏡検しながら ☞ 3
水洗・洗浄	step 4：流水水洗　蒸留水　数回出入　2～3秒 ☞ 4
脱水	step 5：イソプロピルアルコール（2～3槽）脱水　各5，6秒～1分
透徹	step 6：キシロール（2～3槽）各2～3分
封入	step 7：封入

染色結果　　　　核：赤紫色
　　　　　　　　　細胞質：青～淡青色
　　　　　　　　　好酸性顆粒：赤色
　　　　　　　　　好塩基性顆粒：紫青色～青色
　　　　　　　　　赤血球：桃赤色

注意点

☞ 1：2μm以下の薄い切片を用いること．厚い切片では分別に際し顆粒の状態などがわからないだけでなく，鏡検しても細胞の種類が把握しにくく，青色の強い標本となる．
☞ 2：ギムザ染色液に浸す時間は長い方が脱色しにくいといわれる．4時間以上染めた方がよい．
☞ 3：切片が赤紫色の感じになるのをおおよその基準とするが，顕微鏡で確認しながら行う．急には分別を止められないので，少し濃いめのところで終了する．目安は赤血球が桃赤色で濃い染色性を示す時点．
☞ 4：顕微鏡で染色性を最終確認する．

付 記

●メイ・グリュンワルド染色液を用いる方法
　メイ・グリュンワルド染色液原液（市販品）　10ml
　蒸留水　30ml
　メイ・グリュンワルド希釈液で30分～1時間染色後，直接ギムザ染色液へ入れて染めると，細胞質内顆粒が鮮明で染めあがりが美しいといわれるが，検体によっても異なる．

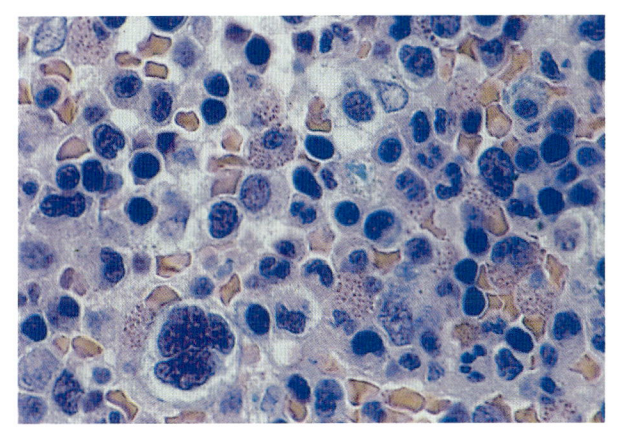

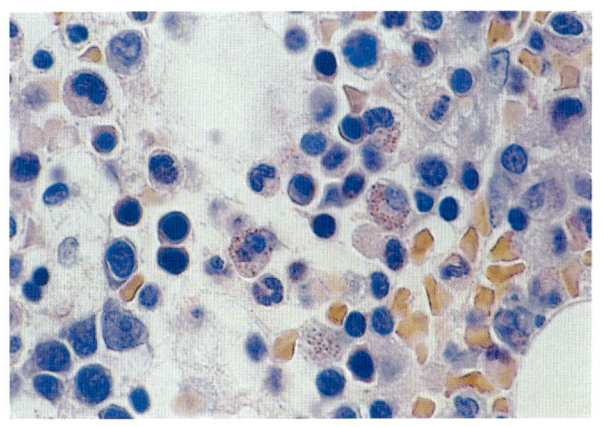

CP186

CP187

CP186, 187：骨髄生検．ギムザ染色（×100）．**CP186** 1晩，**CP187** 2時間：染色時間による染色性に大きな差は認めにくいが，2時間の染色では分別が早いので注意が必要．

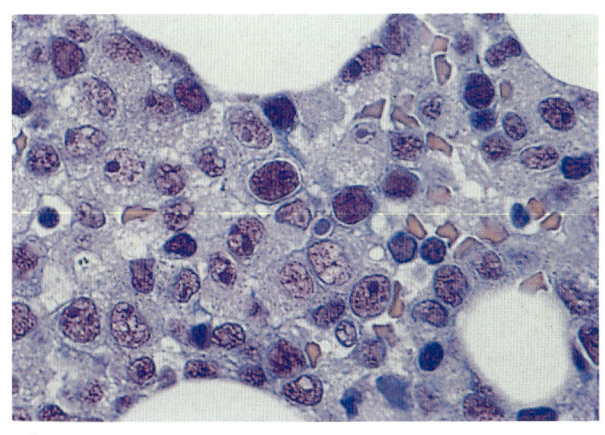

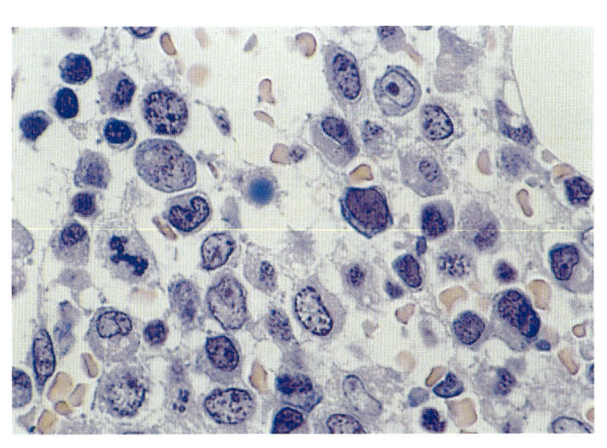

CP188

CP189

CP188, 189：骨髄生検．メイ・ギムザ染色（×100）．**CP188** 1晩，**CP189** 2時間：1晩染色すると，2時間染めたものやギムザ染色よりも紫の色調が全体的に強調される傾向にある．ギムザ染色でも，メイ・ギムザ染色でも，いずれにせよ切片の薄いことが染色を成功させるうえで重要である．

B. 骨髄顆粒球系細胞のためのダイレクトファーストスカーレット4BS（DFS）染色法
DFS stain for myeloid granular cells

目 的	パラフィン切片上の骨髄顆粒球系細胞の認識を容易にする．
準備試薬	ダイレクトファーストスカーレット4BS（CI 29160）：DFS 塩化ナトリウム NaCl 純アルコール C_2H_5OH マイヤーのヘマトキシリン液（3頁参照）
試薬の調製	**DFS液** DFS　0.1g 塩化ナトリウム　0.4g アルコール　40ml 蒸留水　60ml 蒸留水にDFSと塩化ナトリウムを溶解後，アルコールを加える（1〜2カ月使用可能）．
固 定	10〜20％ホルマリン液
薄 切	2μm以下

染色方法		
脱パラ・水洗	step 1：	脱パラフィン，流水水洗　2〜3分 必要に応じてホルマリン色素を除去
染色	step 2：	DFS液　10〜15分
水洗	step 3：	流水水洗　切片を揺すりながら　2〜3秒
核染色	step 4：	マイヤーのヘマトキシリン　約1分 ☞ 1
水洗	step 5：	流水水洗　30〜60秒
色出し	step 6：	炭酸リチウム希釈液　30〜60秒 ☞ 2
水洗	step 7：	流水水洗　2〜3分
脱水・透徹・封入	step 8：	脱水，透徹，封入

染色結果	好酸球：強い橙赤色顆粒状 その他の顆粒球，肥満細胞：橙赤色顆粒状
注意点	☞ 1：ヘマトキシリンを濃く染めると顆粒球の染色性が抑制されるため，薄く染める．また，脱灰標本では先に核を染色する． ☞ 2：アンモニア水（蒸留水100mlに濃アンモニア水を数滴加える），微温湯あるいは飽和炭酸リチウム希釈液（2頁参照）を用いる．
付 記	●EDTAによる脱灰は染色性に影響を与えないが，迅速脱灰液は背景に強い共染を認める．

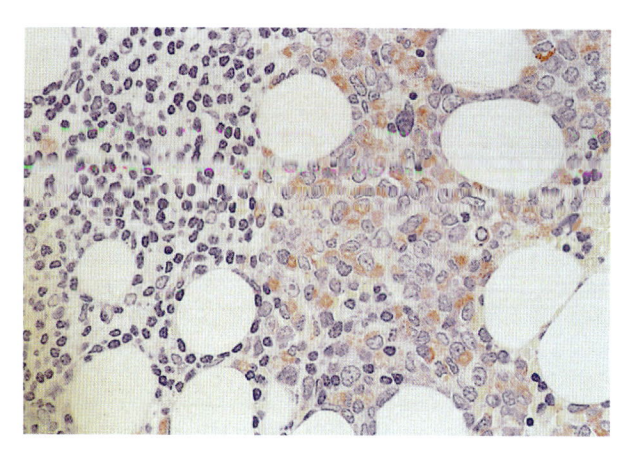

CP190：骨髄芽球性白血病例の骨髄生検（×40）．写真の左半分にみられる白血病細胞集簇巣では分化した顆粒球を混在しないが，右には各種分化段階の正常顆粒球系細胞が存在するためDFSにより赤く染まった細胞が目立つ．

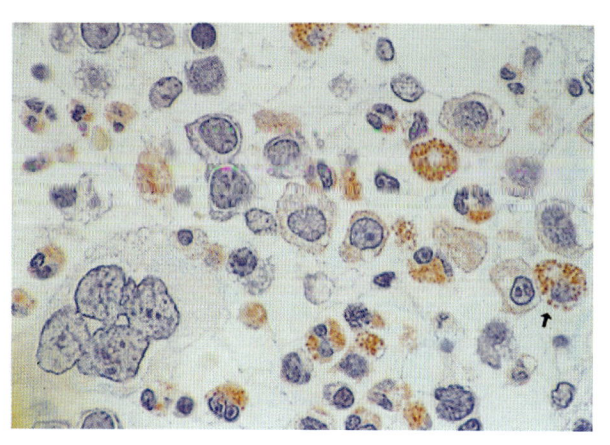

CP191：骨髄生検（×100）．顆粒球系細胞はDFSにより橙赤色顆粒状に染まるが，中でも好酸球の顆粒は強く疎な顆粒状に染色されている（矢印）．

[参考文献]

前田陽子ら：パラフィン切片による骨髄顆粒球系細胞の染色―ダイレクトファーストスカーレット4BS（DFS）を用いた方法について―，病理技術，42：6-8, 1990.

日本病理学会編：病理技術マニュアル3．病理組織標本作製技術　下巻　染色法，105-109, 医歯薬出版，1981.

第12章
線維素の染色法

結合組織や脳の染色法としても用いられる本法にはいくつかの変法があるが，ここでは試薬作製直後に染色可能で，良好な染色結果が得られる前田変法をとりあげる．

A. リンタングステン酸・ヘマトキシリン染色（前田変法）
PTAH (Phosphotungstic acid hematoxylin) stain

目　的　　　浸出液中や漿膜面，そして血栓内などに生じた線維素の検出を目的とする．

原　理　　　染色機構は明らかではない．

準備試薬　　重クロム酸カリウム $K_2Cr_2O_7$
　　　　　　　塩酸 HCl
　　　　　　　過マンガン酸カリウム $KMnO_4$（過ヨウ素酸 HIO_4 でも可）
　　　　　　　シュウ酸 $H_2O_4C_2・2H_2O$（過ヨウ素酸使用では不要）
　　　　　　　ヘマトキシリン $C_{16}H_{14}O_6$
　　　　　　　純アルコール C_2H_5OH
　　　　　　　ヨウ素酸ナトリウム $NaIO_3$
　　　　　　　リンタングステン酸 $P_2O_5・24WO_3・nH_2O$

試薬の調製　　1．媒染剤
　　　　　　　　　重クロム酸カリウム　3g
　　　　　　　　　蒸留水　100ml
　　　　　　　　　濃塩酸　1ml
　　　　　　　　三角フラスコ（100ml用）に蒸留水100mlを入れ，重クロム酸カリウム3gを溶解後，濃塩酸1mlを加え混和する．
　　　　　　　　2．0.5%過マンガン酸カリウム水溶液（または1%過ヨウ素酸水溶液）
　　　　　　　　　過マンガン酸カリウム　0.5g（過ヨウ素酸　1g）
　　　　　　　　　蒸留水　100ml
　　　　　　　　上記を混合溶解する．

3．2％シュウ酸水溶液（過ヨウ素酸を使用した場合は不要）
　シュウ酸　2 g
　蒸留水　100 ml
　上記を混合溶解する．

4．リンタングステン酸・ヘマトキシリン（PTAH）染色液
　Ⅰ液：ヘマトキシリン　0.0 g
　　　　純アルコール　0.2 ml
　　　50 ml容量のビーカーにアルコールとヘマトキシリンを加え完全に溶解しておく．
　Ⅱ液：ヨウ素酸ナトリウム　0.06 g
　　　　蒸留水　10 ml
　　　50 ml用の三角フラスコかメスシリンダーで蒸留水にヨウ素酸ナトリウムを溶解しておく．

① Ⅰ液にⅡ液を加えスターラーで1時間撹拌（液が飛散しない回転数で撹拌）する．回転後時間経過とともに赤味を帯びた沈殿物が生じる．
② ビーカーを湯煎にかける．湯浴が沸騰してくると沈殿物も溶解するが，ガラス棒でビーカー壁の沈殿物を落とし完全に溶解する．しばらく湯浴にかけておく．
③ 液面に金属性光沢をもつ浮遊物が見られたら，火を細くし，さらに5分間湯浴中におく．
④ ビーカーを水中に入れて冷却後濾過する．濾液は不用．
⑤ ビーカー内に残存した沈殿物は洗浄ビンで極力洗って濾紙内に移す．
⑥ ビーカーに蒸留水を満たし，濾紙上に静かに注ぐ．この濾過操作を3回繰り返し，沈殿物を洗う．
⑦ 濾過した濾紙の折り目を伸ばして新しい濾紙の上に広げ，水分をできる限り吸着させる．
⑧ 濾紙を約40℃のフラン器中で2時間乾燥させる．
⑨ ビーカー（500 ml容量）に蒸留水300 mlを入れ，2 gのリンタングステン酸を溶解しておき，その中に乾燥した沈殿物を濾紙ごと入れて軽く撹拌し，強火にかけて沸騰させる．
⑩ 沸騰してから1分間，強火のままにする．
⑪ 火からおろし，ビーカーを水中で冷却後濾過する☞1
　　濾過した液は直ちに使用可能

固　定	10〜20％ホルマリン液
薄　切	3 μm

染色方法	脱パラ・水洗	step 1：脱パラフィン，流水水洗　2〜3分
	媒染	step 2：媒染剤：3％重クロム酸カリウム＋1％塩酸水溶液 　　　　60℃に加温済み（恒温槽またはパラフィン溶融器中）の場合　30分 　　　　室温から60℃に加温する場合　60〜90分 step 3：60℃（恒温槽またはパラフィン溶融器）から染色ドーゼを出して室温でさらに30分放置し媒染
	水洗	step 4：流水水洗　約10分☞2

酸化	step 5：	0.5％過マンガン酸カリウム水溶液　7分　☞3
水洗	step 6：	流水水洗　切片を揺すりながら　10〜20秒
還元	step 7：	2％シュウ酸水　1分
水洗	step 8：	流水水洗　5分
洗浄	step 9：	蒸留水切片を揺すりながら　5〜10秒
染色	step 10：	PTAH染色液　12〜24時間
分別・脱水	step 11：	水洗せずに純アルコールで分別脱水（3槽）各5〜10秒　☞4
透徹・封入	step 12：	キシロールで透徹し，封入

染色結果　　線維素，筋線維，その他（神経膠線維など）：青〜紫青色
　　　　　　　膠原線維，基底膜：赤色〜橙赤色
　　　　　　　弾性線維：紫青色

注意点　　☞1：残った液は密栓し保存する（数カ月間保存可能）
　　　　　　☞2：切片から黄色調がなくなるまで
　　　　　　☞3：1％過ヨウ素酸水溶液の場合は約10分間，その後step 8へ進める（シュウ酸を通さない）
　　　　　　☞4：アルコール中で赤色成分が脱色されやすいためすばやく通す

付　記　　●ワイゲルトの線維素染色：アニリン・メチル紫で線維素を青紫色に染める古典的方法であるが，今日ではあまり使われない．

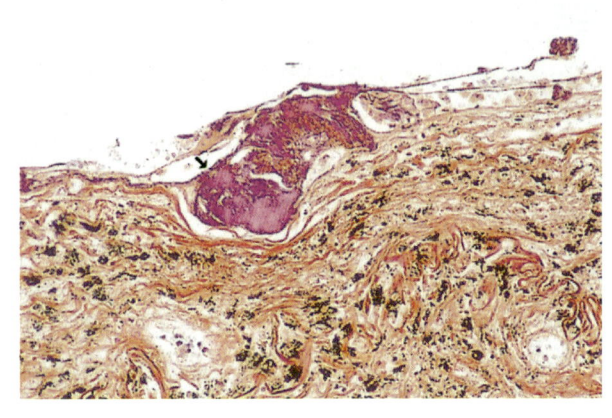

CP192：剖検肺（×20）．この標本では線維素が紫色に染まっている（矢印）．本来は青−青紫色に染まる．

CP193：剖検肺（×40）．血管内の線維素が糸状に青紫色を呈している（矢印）．

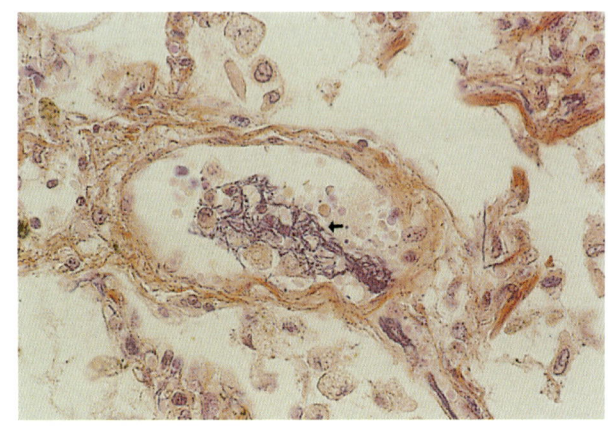

CP194：剖検心（×40）．心筋の横紋が明瞭に染め出される．

[参考文献]
前田　明：作製直後に使えるリンタングステン酸―ヘマトキシリン（PTAH）染色液の一調製法，病理と臨床，3：933-935，1985．

第13章
細胞診標本のための染色法

A. パパニコロウ染色
Papanicolaou (Pap.) stain

何種類かの変法が発表されているのに加え，各施設で多少異なっているが，染色結果は基本的に変わらない．

目 的　細胞診に不可欠な形態観察用の一般染色法．Papanicolaouによって発表されて以来，広く普及し，**細胞診断には欠くことのできない代表的染色法**となっている．特に扁平上皮癌では，細胞の分化度合によって個々の細胞が染め分けられ，他の染色では得られない貴重な情報を提供する．

原 理　ヘマトキシリンの酸化により生じたヘマチンが，媒染剤の金属部分と錯体を形成して正に帯電すると，負に帯電している核のリン酸基と結合し，核を染める．一方，細胞質は分子量の異なった3種類の色素（オレンジG，エオジン，ライト緑SF）の細胞への拡散度の相違によって，オレンジ～赤～緑系統に染め分けられる．

準備試薬　Gillのヘマトキシリン液
☞ 1
　　ヘマトキシリン $C_{16}H_{14}O_6$
　　エチレングリコール $HO(CH_2)_2OH$
　　ヨウ素酸ナトリウム $NaIO_3$
　　硫酸アルミニウム $Al_2(SO_4)_3 \cdot 18H_2O$
　　氷酢酸 CH_3COOH
　　　または
Harrisのヘマトキシリン液
　　ヘマトキシリン $C_{16}H_{14}O_6$
　　アルコール C_2H_5OH
　　酸化第二水銀 HgO
　　カリウムミョウバン $AlK(SO_4)_2 \cdot 12H_2O$
　　氷酢酸 CH_3COOH
塩酸 HCl
OG-6液

第13章 細胞診標本のための染色法　173

　　　オレンジG $C_{16}H_{10}N_2Na_2O_7S_2$
　　　リンタングステン酸 $P_2O_5・24WO_3・nH_2O$
　　　アルコール C_2H_5OH
EA-50液
　　　ライト緑SF $C_{37}H_{34}N_2O_9S_3Na_2$・CI 42095
　　　エオジンY $C_{20}H_6Br_4Na_2O_5$
　　　ビスマルクブラウンY $C_{18}H_{20}N_8Cl_2$
　　　アルコール C_2H_5OH
　　　飽和炭酸リチウム水溶液 Li_2CO_3（82頁参照）

試薬の調製

1．ヘマトキシリン染色液
a．Gillのヘマトキシリン染色液
　　ヘマトキシリン　2g
　　蒸留水　730ml
　　硫酸アルミニウム　17.6g
　　ヨウ素酸ナトリウム　0.2g
　　エチレングリコール　250ml
　　氷酢酸　20ml ☞ 2
　①三角フラスコ（200ml用）に約100mlの蒸留水を入れ，ヘマトキシリン2gを加温溶解する（温めてもよいが煮沸はしない）．
　②1,000〜2,000ml用量の三角フラスコに残りの蒸留水約630mlを入れ，硫酸アルミニウム17.6gを加えて振盪し，スターラーで完全に溶解後，①のヘマトキシリンを混和する．
　③ヨウ素酸ナトリウム0.2gを混和後，エチレングリコール250ml，氷酢酸20mlを加える．
　　作製後直ちに使用可能．

b．Harrisのヘマトキシリン染色液 ☞ 3
　　ヘマトキシリン　5g
　　100％アルコール　50ml
　　カリウムミョウバン　100ml
　　蒸留水　1,000ml
　　酸化第二水銀　2.5g
　①100ml用量の三角フラスコにアルコール50mlを入れ，ヘマトキシリン5gを溶解しておく．
　②2,000ml用量の三角フラスコに蒸留水1,000mlを入れ，カリウムミョウバン100gを加熱溶解後，①のヘマトキシリン液を加え，さらに加熱沸騰させる．
　③三角フラスコを火からおろし，微量ずつ酸化第二水銀2.5gを加える（一度に加えると突沸し，ふきこぼれるので注意深く行う）．
　④三角フラスコを流水中で急冷後，濾過して褐色ビンに保存する．
　　使用の都度，濾過して用いる．

2．OG-6染色液
　　オレンジG　5g
　　蒸留水　50ml

　　　　　　100％アルコール　950m*l*
　　　　　　リンタングステン酸　0.15g
　　　　50m*l*の蒸留水にオレンジG 5gを溶解後，アルコール950m*l*とリンタングステン酸0.15gを加え混和する．そのまま使用液とする．

　　3．EA-50染色液
　　　　Ⅰ液：0.1％ライト緑液
　　　　　　10％ライト緑SF　yellowish水溶液　2m*l*
　　　　　　95％アルコール　198m*l*
　　　　Ⅱ液：0.5％エオジン液
　　　　　　10％エオジンY水溶液　10m*l*
　　　　　　95％アルコール　190m*l*
　　　　Ⅲ液：0.5％ビスマルクブラウン液
　　　　　　10％ビスマルクブラウン水溶液　2.5m*l*
　　　　　　95％アルコール　47.5m*l*
　　　　使用液：Ⅰ液45m*l*＋Ⅱ液45m*l*＋Ⅲ液10m*l*の計100m*l*の混合液にリンタングステン酸0.2gを混和溶解し，飽和炭酸リチウム水溶液1滴を加える．

　　4．0.5％塩酸アルコール溶液（分別液）☞ 4
　　　　濃塩酸　0.5m*l*
　　　　70％アルコール　100m*l*
　　　　上記を混和する．

固　定　　95％アルコール湿潤固定30分以上 ☞ 5

染色方法
親水	step 1：80％，70％，50％アルコール（各1槽）　各10回出入（約1秒間隔）	
水洗	step 2：流水水洗　20〜30秒	
核染色	step 3：Gillのヘマトキシリン液　3〜4分 ☞ 3	
水洗	step 4：流水水洗　20〜30秒	
分別	step 5：0.5％塩酸・70％アルコール　10〜20回出入（約1秒間隔） ☞ 6	
水洗	step 6：流水水洗　2〜3分 ☞ 7	
親和	step 7：50％，70％，80％，95％アルコール　各10回出入（約1秒間隔）	
染色	step 8：OG-6染色液　1分30秒〜2分	
分別	step 9：95％アルコール（2槽）　各10回出入（約1秒間隔） ☞ 8	
染色	step 10：EA-50染色液　3分	
分別	step 11：95％アルコール（2槽）　各10回出入（約1秒間隔） ☞ 8	
脱水	step 12：100％アルコール（3個）　各1分	
透徹	step 13：キシロール（3〜5槽）　各1分 ☞ 9	
封入	step 14：封入	

染色結果　　核：青藍色
　　　　　　　重層扁平上皮系細胞の細胞質：オレンジ色〜桃色〜淡青緑色〜濃青緑色

表層細胞：橙赤色〜桃色
中層細胞：淡い青緑色
深層細胞（傍基底細胞，基底細胞）：青緑色〜濃青緑色
腺細胞・中皮細胞：淡い青緑色〜青緑色
核小体：暗赤色〜淡青緑色
赤血球：オレンジ色〜緑色
類脂肪：淡い褐色（ビスマルクブラウンによる）

注意点

☞ 1：Papanicolaou染色用の各染色液はほとんどの施設で市販品が使用されている（武藤化学薬品：ギルのヘマトキシリン液，OG-6染色液，EA-50染色液など）．
☞ 2：氷酢酸は加えなくてもよいとする記載もある．
☞ 3：Papanicolaou原法ではHarrisのヘマトキシリン液を使用している．Harrisのヘマトキシリンは染色性がすばらしくきれいだが，残念ながら水銀を含むため使用されなくなっている．
☞ 4：塩酸濃度は0.25％〜1.0％いずれを用いてもよく，また塩酸水溶液を使用してもよい．
☞ 5：Papanicolaou染色の良否は固定によってきまる．湿潤固定は細胞が乾燥しないうちに素速く固定液に浸すことを意味する．原法は95％アルコールとエーテルの等量混合液固定だが，エーテルには固定作用がなく，引火性が強いため危険であり，95％アルコール単独で使用されるようになっている．
☞ 6：塗抹面がサーモンピンクになる．
☞ 7：顕微鏡で核の染色状態を確認（好中球の核を目安にして，核は濃いが，核質はしっかりと抜けていることが大切）．
☞ 8：Papanicolaou染色で用いられる染色液は95％濃度のアルコールを溶媒としているため，染色液後のアルコールは分別という大切な意味をもつ．95％アルコールを用いた方がクロマチンなど核内構造が詳細に表現されるので，特にEA-50染色液の後は必ず用いる．核がライト緑の分別不良のため，薄くライト緑の共染を示し，霞のかかったような標本にしばしば遭遇する．
☞ 9：染色の標本枚数によってキシロールの個数は適宜調節する．染色後の脱色の原因となるためアルコールを完全に除去することが重要である．

付記

●液の濾過操作：細胞診の染色では，しばしば別の標本から剥離した細胞が別の標本に付着するいわゆる"contamination"が生じやすいため，染色行程の各液すべてを毎日濾過するのが望ましい．少なくともヘマトキシリン液までの全行程と染色液は，毎日染色前に濾過すべきである．
●染色液の交換：染色液を一度に全部捨てて新しい液と交換すると，交換直後は分別不良でしばしば共染をきたす．染色枚数にもよるが，日常は毎日濾過のたびに不足した液量を追加する程度にしておき，1週間に一度，全液量の1／2〜1／3を捨てて新しい液を補充すると，安定した染色結果が得られる．
●染色カゴを次の槽へ移動する時は，十分に液を切ってから移すよう心掛ける．

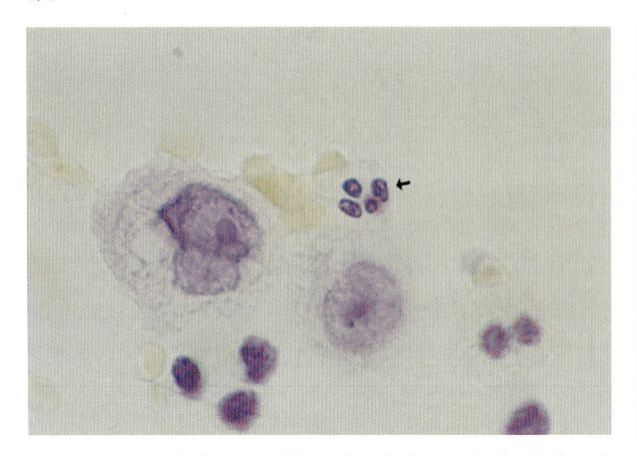

CP195：ヘマトキシリン液による核染色の目安（×100）．核染後の色出し直後の標本：分葉核好中球の核質がしっかりと分別され抜けて見える（矢印）．湿潤固定が厳守された検体で好中球の核が一様に染まるのは過染で分別不良である．

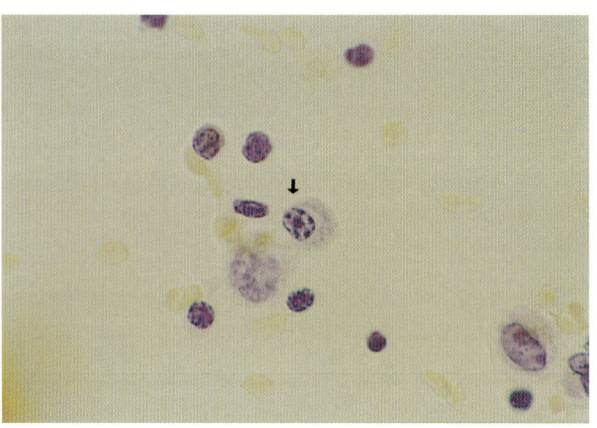

CP196：ヘマトキシリン液による核染色の目安（×100）．核染後の色出し直後の標本：形質細胞の核も明瞭に染め分けられている（矢印）．

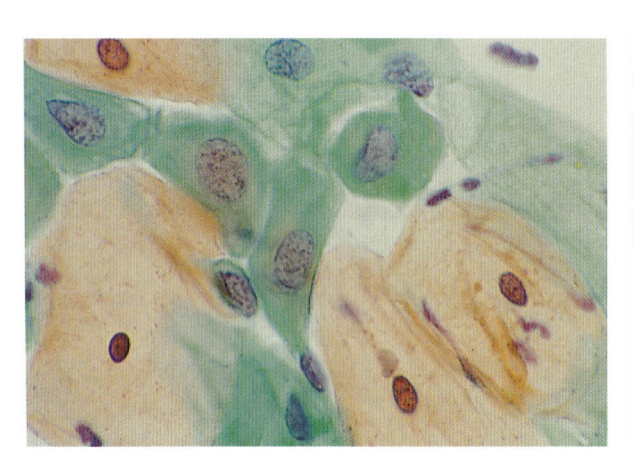

CP197：固定良好な子宮頚部擦過材料のPap.染色標本（×100）．表層細胞はオレンジG〜エオジンで橙赤色に，深層細胞（化生変化を伴っている）はライト緑によって緑に明瞭に染め分けられている．核網も明瞭に分別されている．

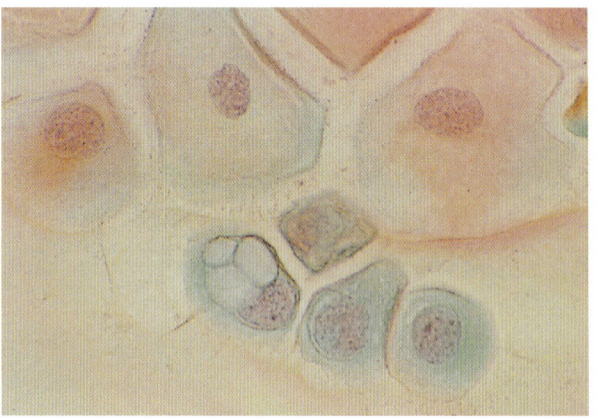

CP198：湿潤固定が厳守されないことにより，細胞が乾燥のため染色不良となった子宮頚部擦過材料のPap.染色標本（×100）．CP197と比較すると明らかだが，各色素の染色性が淡く，核クロマチンも不鮮明である．細胞全体が膨化を示す．

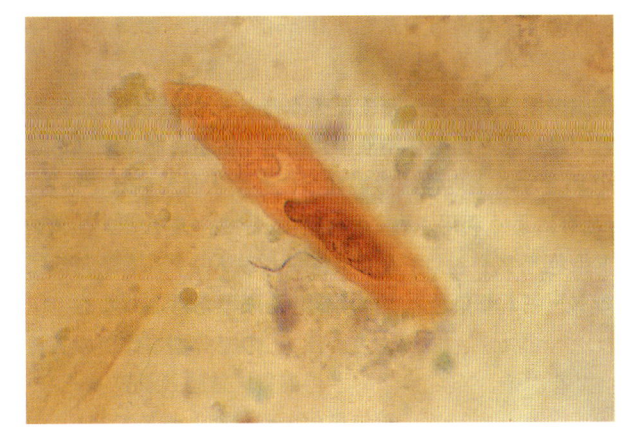

CP199：喀痰中の角化型扁平上皮癌細胞．Pap.染色（×100）．オレンジGにより細胞質が強い橙色を示し，不整形核を有している．

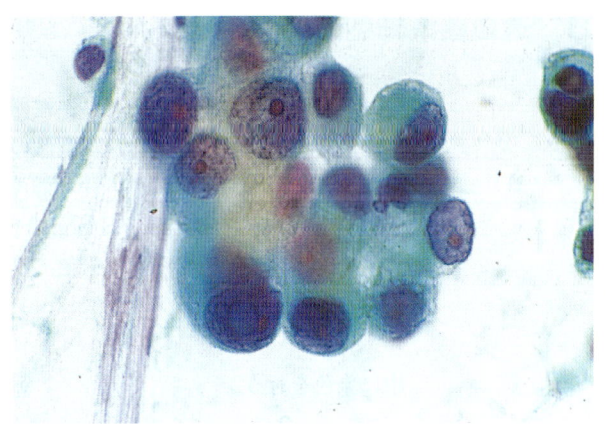

CP200：気管支洗浄液中の腺癌細胞．Pap.染色（×100）．ライト緑により青緑色に染まった細胞質内に，偏在性に核が存在する腺癌細胞の集団．網状の核内には円形明瞭な核小体をもつ細胞もみられる．

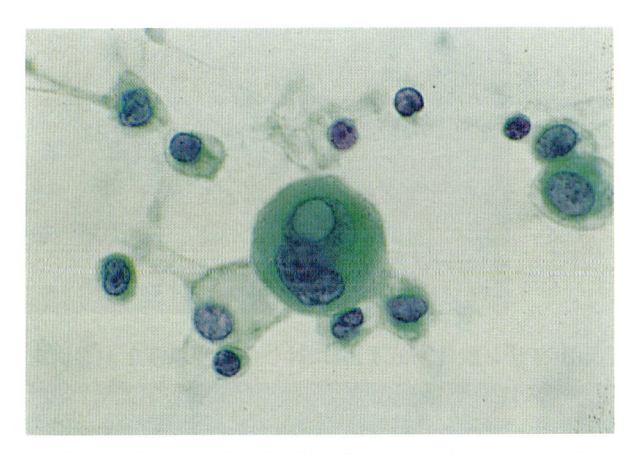

CP201：胸水中の悪性中皮腫細胞．Pap.染色（×100）．核内に空胞を有する悪性細胞．体腔液中の中皮はライト緑に染色される．

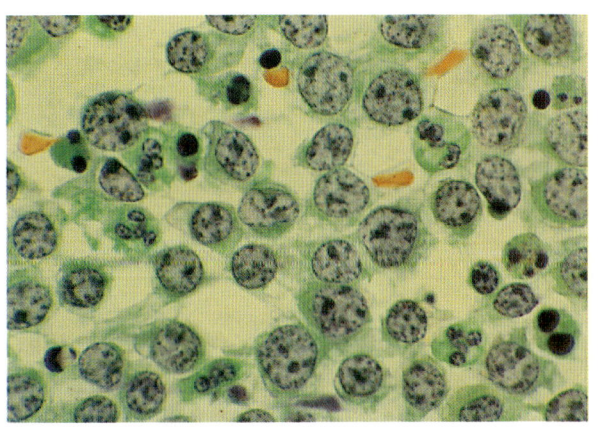

CP202：体腔液中の悪性リンパ腫細胞．Pap.染色（×100）．孤立散在性に出現している．N/C比の増大した大型細胞のほとんどが悪性細胞である．核が明瞭に分別されておりクロマチン構造が明らかである．

[参考文献]
田中　昇ら：細胞診教本―その基礎と実際―，72-80，宇宙堂八木書店，1979．

注意点　　　☞ 1：冷風乾燥との記載が多いが，脊髄液ではドライヤーの温風を利用して，できる限り早く乾燥後，冷風にした方が細胞形態の保存がよい．体腔液を温風乾燥しても染色性に大差ない．
　　　　　☞ 2：メタノール溶液で蒸発しやすいため液をたっぷりと盛り，必要に応じて追加する．乾燥すると色素粒子が強固に付着し，塗抹面では決して除去できず見にくい標本となる．
　　　　　☞ 3：検体の種類，塗抹状態によって染色時間は異なる：緩衝液1mlにギムザ原液2滴を混合した時の検体の種類による染色時間の目安を下記に示す．
　　　　　　脊髄液：3分（脊髄液は長く染めるとリンパ系細胞を含め，すべて濃染してしまうので極端に短時間で染色する）．
　　　　　　体腔液（胸水，腹水，心嚢水）：6〜7分
　　　　　　リンパ節・骨髄（造血器系細胞が対象の時）：9〜10分
　　　　　　乳腺穿刺・甲状腺穿刺・尿など：6〜7分
　　　　　　一般的に上皮細胞を対象とする時は短い時間で，非上皮性細胞は長めに染める．悪性リンパ腫細胞は淡く染まる傾向にあり，必要に応じてギムザ染色を追加する．
　　　　　☞ 4：使用した濾紙は乾燥すると歪んでおり，塗抹面を傷つけるので新しい濾紙を数枚重ねて用いる．自然乾燥してもよいが，遅く乾燥した水滴部分が脱色され染色ムラを生じる．
　　　　　☞ 5：キシロールに浸す前に顕微鏡で染色状態を確認し，染色不足の時はギムザ染色を2〜3分追加する．染めすぎた時は水を盛り脱色する．

付　記　　　● 1滴ずつメイ・グリュンワルド液を塗抹面に乗せるように記載した成書もあるが，リング状に色素顆粒が付着し，見にくい標本となる．必ず一度に約3mlをスライドガラス全面に注ぐ．
　　　　　　● メイ・グリュンワルド液の後，液を捨てずに緩衝液を1〜2分間盛り，染色するのが一般的であるが，著者らは行わない．

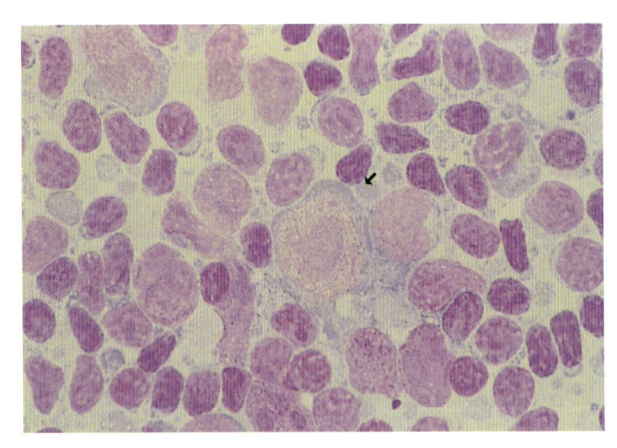

CP206：反応性病変のリンパ節捺印標本，MGG染色（×100）．中央には核小体の明瞭な大型類リンパ球（矢印）が見られる．周囲の細胞相互を比較するとクロマチンパターンが微妙に異なって表現されていることに注目．

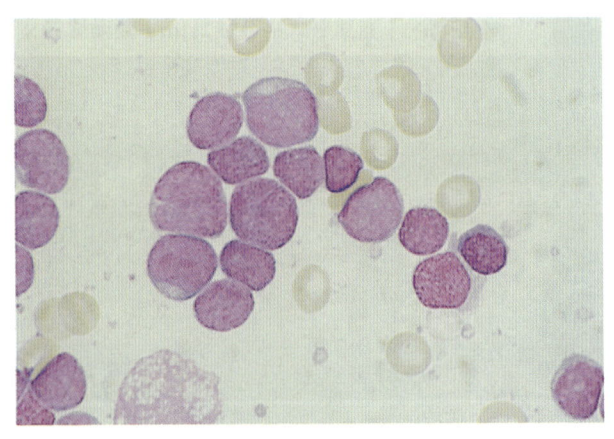

CP207：リンパ芽球型リンパ腫細胞．リンパ節吸引，MGG染色（×100）．N/C比増大の著明なリンパ腫細胞で，核内には細顆粒状から細網状に均等分布するクロマチン構造が明らかである．

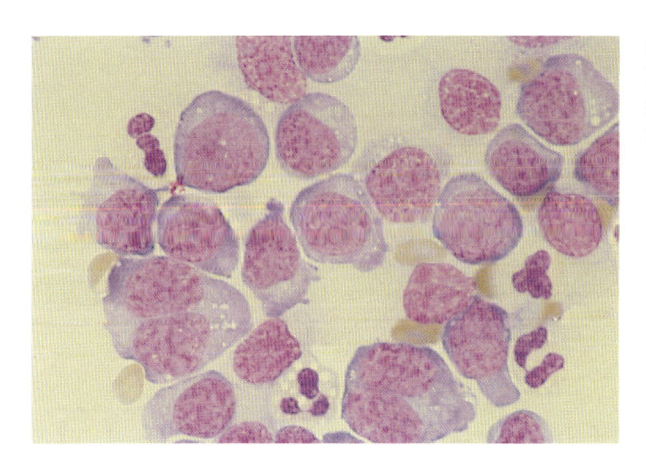

CP208：大細胞型悪性リンパ腫細胞．腹水，MGG染色（×100）．約25〜30μmの大型で好塩基性細胞質をもつ細胞内には粗網状クロマチン構造の明らかな核を認める．明瞭な1〜2個の核小体が見られる．

2．ギムザ染色
Giemsa stain

準備試薬　　メタノール
　　　　　　　市販Giemsa染色液（アズールエオジン，アズール，メタノール，グリセリンを含む）．
　　　　　　　pH6.4リン酸緩衝液

試薬の調製　**希釈ギムザ液**：メスシリンダーを用いてpH6.4リン酸緩衝液1mlに対しギムザ原液1〜2滴を駒込ピペットで混合する（1枚のスライドガラスに約3ml必要）．

固　定　　塗抹後直ちにドライヤーで急速乾燥し，100％メタノールで3〜5分間固定して乾燥させる．

染色方法

染色	step 1：	希釈ギムザ液をスライドガラス全面に盛る　5〜20分
洗浄・分別	step 2：	洗浄・分別：洗浄ビンを用いてスライドガラスの端から水を注ぎ，一気に押し出すように染色液を洗い流す操作を3回繰り返す．2回目は塗抹面に水を盛った後，1分間放置し分別する．
乾燥	step 3：	数枚の濾紙上に塗抹面を下にして置き，上から別の濾紙で押さえて水分を吸い取る．
透徹・封入	step 4：	乾燥後，キシロール透徹し，封入

染色結果　　顆粒の染まりがやや弱いほかはMGG染色に類似する．

注意点　　MGG染色に順じる．

C. 過ヨウ素酸シッフ染色（36頁参照）
Periodic acid schiff (PAS) stain

目　的	糖質を検出する一般的染色法で，細胞診では主に粘液とグリコーゲンの鑑別を目的に用いられる．
原　理	過ヨウ素酸酸化によって糖質からアルデヒドを産生し，生じたアルデヒドをシッフ（Schiff）試薬で検出する．PAS反応の酸化条件下では糖蛋白質の近接水酸基のみが反応していると考えられている．
準備試薬	過ヨウ素酸 HIO_4 塩基性フクシン $C_{19}H_{18}N_3Cl$ メタ重亜硫酸ナトリウム $Na_2S_2O_5$ または亜硫酸ナトリウム Na_2SO_3 濃塩酸 HCl 活性炭末 マイヤーのヘマトキシリン染色液（3頁参照）
試薬の調製	1．**0.5%（1%でも可）過ヨウ素酸水溶液** 　過ヨウ素酸　0.5g 　蒸留水　100m*l* 　上記を混合溶解する． 2．シッフ試薬（cold schiff）：試薬調整が簡単で良好な結果が得られるコールド・シッフ試薬の作製法を取りあげる． 　蒸留水　192m*l* 　濃塩酸　8m*l* 　メタ重亜硫酸ナトリウム　5g 　塩基性フクシン　2g ☞ 1 　①300m*l*容量の三角フラスコに蒸留水192m*l*を入れ，続いて濃塩酸8m*l*，メタ重亜硫酸ナトリウム5g，塩基性フクシン2gを順に加え撹拌溶解する（スターラーで1晩撹拌する）． 　②濃黄色透明な液に活性炭末1gを入れて5〜10分撹拌後濾過すると透明な液となる． 　③密栓し冷蔵保存する（数カ月間は使用可能）． 3．亜硫酸水 　10%メタ重亜硫酸ナトリウム水溶液　6m*l* 　1N塩酸　5m*l* 　蒸留水　100m*l* 　蒸留水100m*l*にメタ重亜硫酸ナトリウム水溶液，1N塩酸を順に加え混合． 4．マイヤーのヘマトキシリン染色液（3頁参照）．
固　定	95%アルコール，カルノア液，ブアン液 ☞ 2

第13章　細胞診標本のための染色法　183

染色方法		
親水・洗浄	step 1：	軽く流水水洗し，標本を水に馴染ませる．蒸留水　3～5秒
酸化	step 2：	0.5％過ヨウ素酸水溶液　10分
水洗	step 3：	流水水洗　5分
洗浄	step 4：	蒸留水　3～5秒
反応	step 5：	シッフ試薬　室温10～15分 ☞ 3
分別	step 6：	亜硫酸水（3槽）　各2分 ☞ 4
水洗	step 7：	流水水洗　約10分
核染色	step 8：	マイヤーのヘマトキシリン液　30秒～1分 ☞ 5
水洗	step 9：	流水水洗　30～60秒 ☞ 6
色出し	step 10：	炭酸リチウム水溶液　1～2分 ☞ 7
水洗	step 11：	流水水洗　3～5分
脱水・透徹・封入	step 12：	脱水，透徹，封入

染色結果　　グリコーゲン，糖脂質，糖蛋白（中性粘液，シアロムチン，スルフォムチン），赤痢アメーバ，真菌類，ある種の細菌類：赤色～紫赤色（骨髄巨核球は淡赤色に染まるので注意）．

注意点

☞ 1：塩基性フクシンにはパラローズアニリン Pararosaniline（Magenta 0），ローズアニリン rosaniline（Magenta I），Magenta II，ニューフクシン New fuchsin（Magenta III）などがある．いずれもシッフ試薬になるが，パラローズアニリン（Magenta 0）が最もよい．

☞ 2：湿潤固定標本でも，乾燥標本をアルコール固定後，染色してもよい．リンパ球など造血器系細胞は乾燥標本の方が微細な陽性像が得られる．

☞ 3：シッフ試薬は繰り返し使用可能だが，淡桃色に変色した液は非特異的着色が生じるため使用しない．少量のホルマリン原液にシッフ試薬を滴下してすぐに発色しなくなったら交換する．

☞ 4：繰り返し使用しない．

☞ 5：過ヨウ素酸酸化によって染まりやすくなっているため短い時間で染色する．ヘマトキシリンが濃いと赤色調の鮮明さに欠け陽性色が紫がかった色調になる．

☞ 6：最初に数回流水中で標本を上下し，余分な染色液を洗い落とす．

☞ 7：飽和炭酸リチウム水溶液を3～5倍に希釈した液．

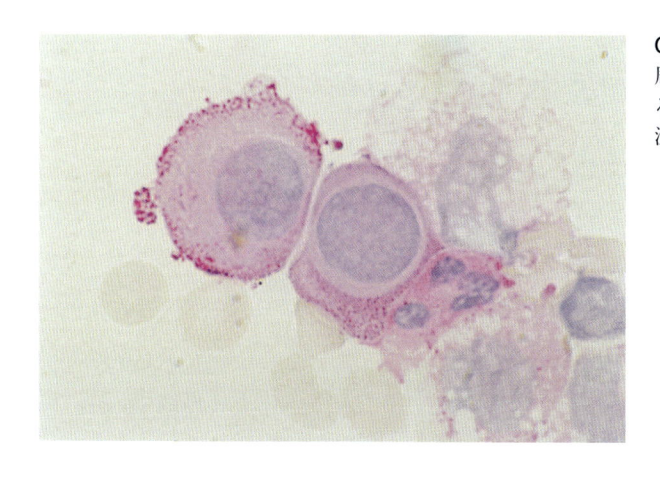

CP209：中皮細胞のPAS染色像．乾燥標本（×100）．細胞質周辺の顆粒状紫赤色の陽性所見は中皮に特徴的な染色態度である．PAS染色は湿潤固定標本で多く行われるが，乾燥標本では湿潤固定標本よりも繊細な陽性像が得られる．

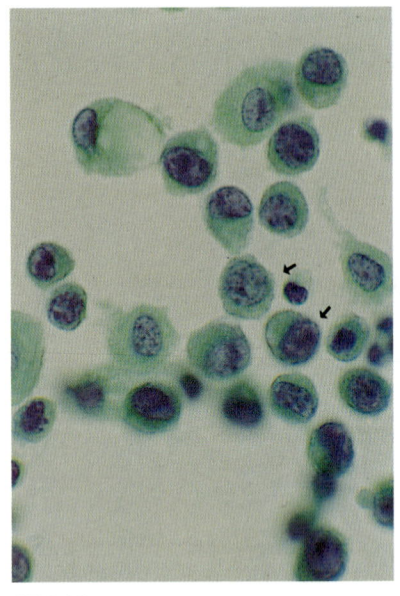

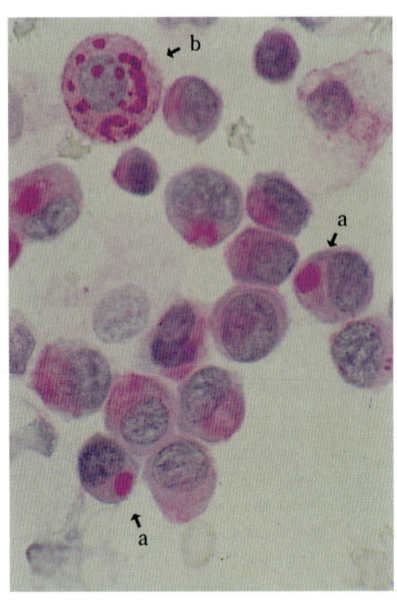

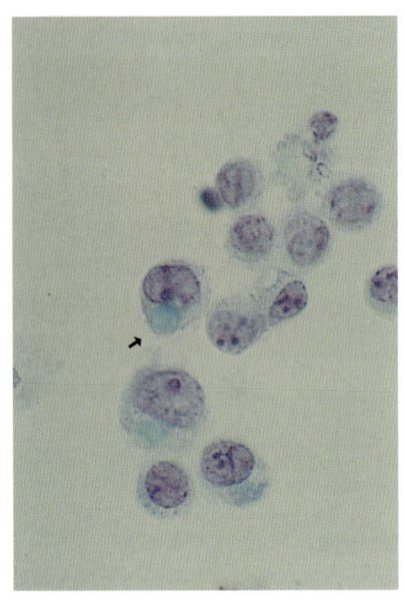

| CP210 | CP211 | CP212 |

CP210〜212：同一検体（胃癌例の胸水）からのPap.染色，PAS染色，アルシアン青染色像．**CP210**：Pap.染色，小型でN/C比増大を示す細胞が悪性細胞であるが（矢印），形態的に悪性と断定するのは困難かもしれない．**CP211**：PAS染色で細胞質内に滴状陽性を示す所見は粘液であり，腺癌細胞と判定する根拠となる（a）．左上の細胞（b）には粗顆粒状陽性像を認めるが中皮細胞と思われる．**CP212**：粘液であることはアルシアン青染色（pH2.5）でPAS染色と同様の染まりを示すことで確認できる．

[参考文献]
　　病理技術研究会編：病理標本の作り方．70-71，文光堂，1992．

D. ジアスターゼ（α-アミラーゼ）消化・PAS染色

目　的　　　　　種々のPAS陽性物の中からグリコーゲンを鑑別する．

原　理　　　　　ジアスターゼによってグリコーゲンを分解しシッフ試薬との反応を妨げる．

試薬の調製　　　α-アミラーゼ溶液（消化液）：唾液を濾過して用いてもよい ☞ 1
　　　　　　　　　α-アミラーゼ　0.1g
　　　　　　　　　0.1molリン酸緩衝液（pH6.0）　100ml ☞ 2

固　定　　　　　95％アルコール，カルノア液，ブアン液

染色方法　　　　　　　step 1：標本を2枚用意し，アルコールに入れる ☞ 3
　消化　　　　　　　　step 2：1枚を軽く流水水洗してから蒸留水に通し，α-アミラーゼ液に入れる
　　　　　　　　　　　　　　　　　　　　　　　　　　　　　　　　　37℃　1時間 ☞ 4
　　　　　　　　　　　もう1枚はアルコール中で保存しておく

| 染色 | step 3：2枚とも蒸留水で軽く洗う　2〜3秒 |
| PAS染色 | step 4：通常のPAS染色を行う |

染色結果　2枚の標本を比較し，α-アミラーゼ溶液（消化液）を通した標本で消失していたらグリコーゲンであると理解される．他はPAS染色と同様．

注意点
☞ 1：唾液を用いると標本に粘液が残り，汚くなる場合があるといわれる．著者らの経験ではそれほど気にならなかった．
☞ 2：0.1Mリン酸緩衝液（pH6.0）の作り方．
　第一リン酸ナトリウム（$NaH_2PO_4 \cdot 2H_2O$）　2.74g
　第二リン酸ナトリウム（$Na_2HPO_4 \cdot 12H_2O$）　4.40g
　上記試薬を300mlの三角フラスコに入れ，蒸留水を加えて全量200mlとする．
☞ 3：標本を2枚用意して対照として用いること．グリコーゲンの存在が不明の場合はグリコーゲンを含むコントロールを一緒に染めるのが望ましい．
☞ 4：唾液の場合は短く10〜20分．

E．pH2.5アルシアン青（酢酸アルシアン青）染色 （40頁参照）
pH2.5 Alcian blue stain

目　的　生体に広く存在する酸性粘液多糖類検出法として広く用いられている．スルフォムチンとカルボキシルムチンの両者を染色するためにはpH2.5の溶液が，スルフォムチンのみの検出にはpH1.0以下の溶液が使用される．細胞診ではpH2.5が使用される．体腔液細胞診では必修の染色法の一つである．

原　理　アルシアン青と酸性粘液多糖類のカルボキシル基（COOH）と硫酸基（SO_3）とのイオン結合に基づく．

準備試薬　氷酢酸 CH_3COOH
アルシアン青8GX（8GSでも可）
ケルンエヒテロート（ヌクレアファースト赤）$C_{14}H_8NO_7SNa$
硫酸アルミニウム $Al_2(SO_4)_3$

試薬の調製
1．3％酢酸水溶液
　氷酢酸　3ml
　蒸留水　97ml
　上記を混合する．
2．pH2.5アルシアン青溶液
　アルシアン青8GX（8GSでも可）　1g
　3％酢酸水溶液　100ml
　200ml用量の三角フラスコに3％酢酸水とアルシアン青を入れ，スターラーで約30分撹拌溶解

後濾過して使用液とする．

3．ケルンエヒテロート染色液

　　ケルンエヒテロート（ヌクレアファースト赤）　0.1g
　　硫酸アルミニウム　5g
　　蒸留水　100ml

① 200〜300ml用量のビーカーあるいは三角フラスコに蒸留水100mlを入れ，5gの硫酸アルミニウムを溶解する．
② で作製した5％硫酸アルミニウム水溶液に0.1gのケルンエヒテロートを加え約5分間火にかけて沸騰する．
③ 室温で冷却後，濾過して使用液とする☞1

固　定　　95％アルコール，カルノア液，ブアン液

染色方法

親水	step 1：80％，70％，50％アルコールを通し流水水洗　5〜10秒
洗浄	step 2：3％酢酸水　3〜5分☞2
染色	step 3：pH2.5アルシアン青溶液　30〜60分☞3
分別	step 4：3％酢酸水（2槽）　各2〜3分☞4
水洗	step 5：流水水洗　2〜3分
核染色	step 6：ケルンエヒテロート染色液　3〜5分☞5
水洗	step 7：流水水洗　1〜2分☞6
脱水・透徹・封入	step 8：脱水，透徹，封入

染色結果　　酸性糖蛋白（シアロムチン，スルフォムチン），酸性ムコ多糖（ヒアルロン酸，コンドロイチン硫酸，ヘパリンなど），クリプトコッカスの莢膜：青色
　　　　　　　核：赤色
　　　　　　　骨髄巨核球の細胞質：淡い青（陽性）

注意点

☞1：作製直後はよく染まるが，日数が経つと染色性が落ちるので染色時間を調節する．沈殿物が生じた時は濾過して使用するが，染まりが悪くなった時は再度煮沸すると染色性が一時的に回復する．

☞2：3％酢酸水を通さないとアルシアン青液のpHが変化しやすい．数回で交換した方がよい．

☞3：染色液は安定しており劣化しにくいが，pHの変化を防ぐために，使用頻度にもよるが3週間ほどで交換する．

☞4：余分なアルシアン青の色がなくなる．

☞5：ケルンエヒテロートに代えてマイヤーのヘマトキシリン液で染めても可．

☞6：ケルンエヒテロートの染色性は液作製後の保存期間によるが，長く水洗すると脱色する．余分な色素を洗い流す程度の時間でよいが，短過ぎると硫酸アルミニウムが残存し脱水アルコール中で標本が白濁する．

付　記
●核染色を最初に行った後アルシアン青を染めてもよい．
●アルシアン緑2GXによる染色法でも，アルシアン青法に類似した染色性が得られる．

[参考文献]
山本格士ら：Alcian green 2GX色素を用いた新しい粘液染色法の検討―Alcian green染色，臨床検査，34：358-362，1990

F．メチル緑・ピロニン染色（ウンナ・パッペンハイム染色）
Methylgreen pyronin stain (Unna-Pappenheim stain)

目　的　　核酸のDNAをメチル緑で染め，RNAをピロニンで染色する．形質細胞の染色によく用いられ，骨髄腫の診断に利用される．

原　理　　原理はよくわかっていないが，塩基性色素であるメチル緑がDNAのリン酸基と結合し，ピロニンは核小体や粗面小胞体の発達した部位を染めることからRNAとの結合が示唆されている．

準備試薬　　メチル緑
　　　　　　ピロニンG（ピロニンY）
　　　　　　クロロホルム $CHCl_3$
　　　　　　第3級ブタノール $(CH_3)_3COH$
　　　　　　酢酸 $CH_3COOH = 60.05$
　　　　　　酢酸ナトリウム $CH_3COONa = 82.03$

試薬の調製
1．0.2%メチル緑水溶液　☞1
　メチル緑　0.2g
　蒸留水　100ml
　上記を混合溶解する．

2．0.2%ピロニンG水溶液
　ピロニンG　0.2g
　蒸留水　100ml
　上記を混合溶解する．

3．0.1M酢酸・酢酸ナトリウム緩衝液（pH4.2）
　Ⅰ液：0.1M酢酸ナトリウム水溶液
　　　　酢酸ナトリウム　8.2g（酢酸ナトリウム三水和物の場合13.6g）
　　　　蒸留水　1,000ml
　Ⅱ液：0.1M酢酸水溶液
　　　　酢酸　6ml
　　　　蒸留水　1,000ml
　使用液：Ⅰ液15mlとⅡ液5mlを混合する．

4．メチル緑・ピロニン染色液
　　0.2％メチル緑水溶液　18m*l*
　　0.2％ピロニン水溶液　9 m*l*
　　0.1M酢酸・酢酸ナトリウム緩衝液　13m*l*
　　蒸留水　13m*l*
　　三角フラスコ（100m*l*容量）を用いて順次混合する．

固　定　　純アルコール，カルノア液

染色方法
親水・水洗・洗浄	step 1：	80％，70％，50％アルコールを通し流水水洗，蒸留水　3〜5秒
染色	step 2：	メチル緑・ピロニン液　冷蔵庫（0〜5℃）　30〜60分
洗浄・脱水	step 3：	蒸留水で1〜2秒洗い，濾紙に挟んで水分を除去する
分別	step 4：	n-ブタノール（3槽）　各2〜3秒
透徹・封入	step 5：	キシロール透徹，封入

染色結果
　　DNA：メチル緑で青〜青緑色〜緑色
　　RNA：ピロニンで桃色

注意点　　☞ 1：メチル緑は精製して用いた方が染まりがよい（65頁参照）．

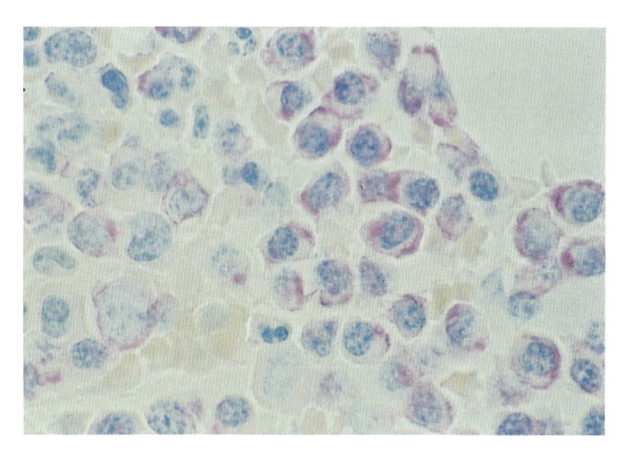

CP213：多発性骨髄腫のメチル緑・ピロニン染色．骨髄組織標本（×100）．RNAはピロニンで赤，DNAはメチル緑で青から青緑に染まる．

G．細胞診に利用されるその他の染色法

　必要に応じて組織標本作製に用いられるのと同様な染色法が応用される．特に近年ではS-AB法を始めとする種々の原理に基づく，酵素抗体法が頻繁に細胞診の分野に取り入れられるようになっている．悪性リンパ腫における表面マーカーの解析などはその代表的応用である．主に用いられる染色法を列挙するが，具体的染色法に関してはそれぞれの項を参照されたい．

ヘマトキシリン・エオジン染色（1頁）：パパニコロウ染色と同目的で，形態観察に用いられる．
ムチカルミン染色：粘液が紅色に染まる．粘液の証明のためAl青染色と同目的で用いられる．
オイル赤O染色（97頁），**ズダンⅢ染色**：脂肪の証明に用いられる．オイル赤では赤く，ズダンⅢでは橙赤色に染まる．細胞診ではホルマリン蒸気固定後に行う．
マンMann染色：核小体のための染色法である．核小体か赤紫色に染まる．
フォイルゲン反応：核酸中のDNAを染める方法で，DNAは赤く染まる．
ペルオキシダーゼ反応：乾燥標本で行われる．顆粒球系細胞の確認には不可欠．体腔液では組織球と中皮細胞の反応が異なる．
酵素抗体染色法：ほとんどの方法が細胞診に応用可能であり，抗体の種類も豊富に揃っており大多数は利用できる．
グロコット染色：真菌類，原虫などの観察に用いられる．黒色調に染まる．
コンゴー赤染色：アミロイドの証明に用いられる．橙赤色に染まる．
ドーパ（DOPA）反応：悪性黒色腫，特に無色素性黒色腫のメラニン産生能を証明する．
抗酸菌染色：結核が疑われる場合に結核菌の証明．
その他組織染色で用いられる多くの染色法が応用可能である．鉄染色等．

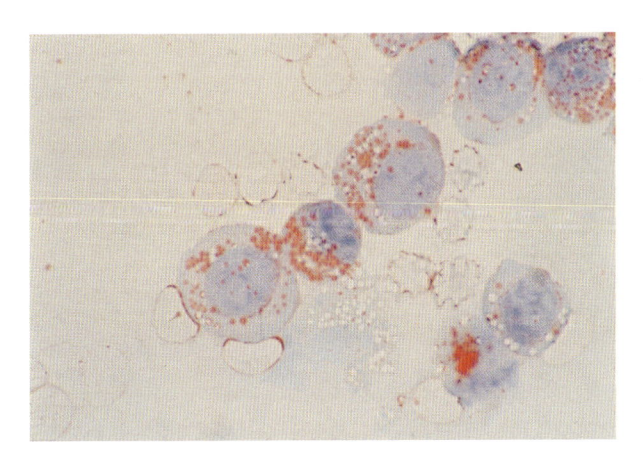

CP214：体腔液の脂肪染色（オイル赤O染色）．悪性リンパ腫細胞の細胞質に顆粒状陽性を認める．

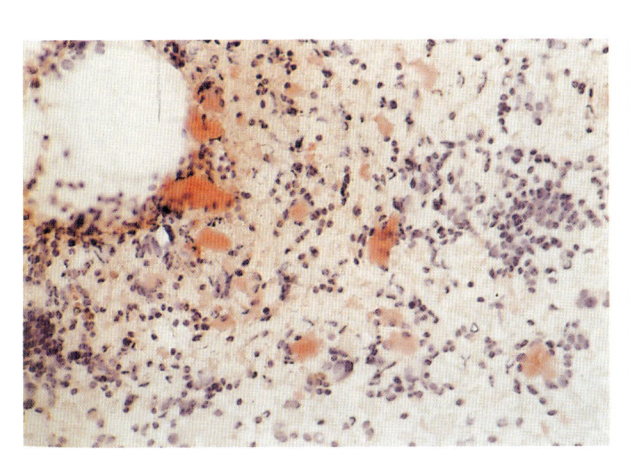

CP215：コンゴー赤染色によるアミロイドの証明．甲状腺髄様癌の捺印標本．背景には橙赤色に染まる無構造物が認められる．

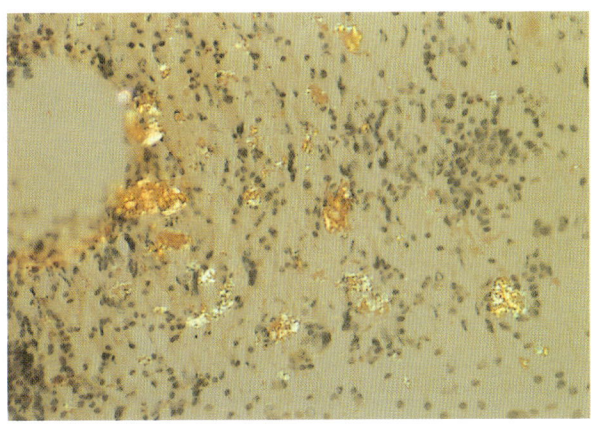

CP216：CP215の標本の同一視野を偏光で観察．黄緑色調に偏光を示すものは，アミロイドであることが確認される．

H. 各科領域の細胞診

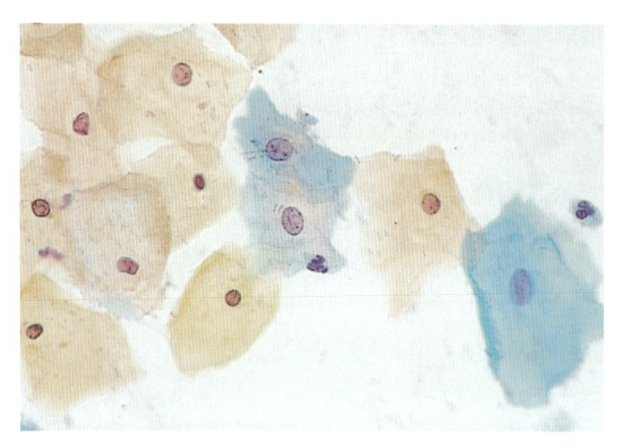

CP217：婦人科検体（腟・頚部擦過）．表層型・中間層型正常扁平上皮細胞（対物×40）．

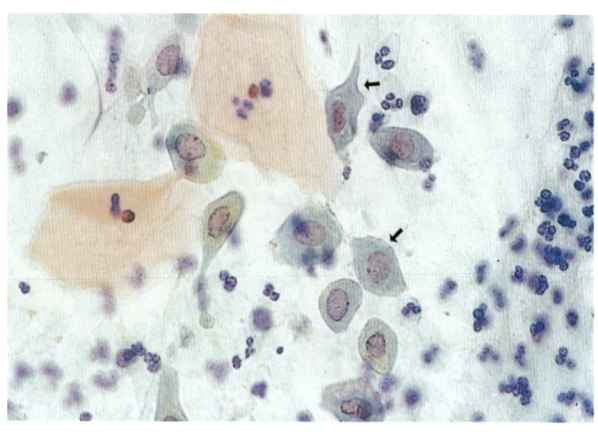

CP218：婦人科検体（腟・頚部擦過）．扁平上皮化生細胞．重厚感を示す細胞質の多辺形や突起状構造が特徴的（対物×40）．

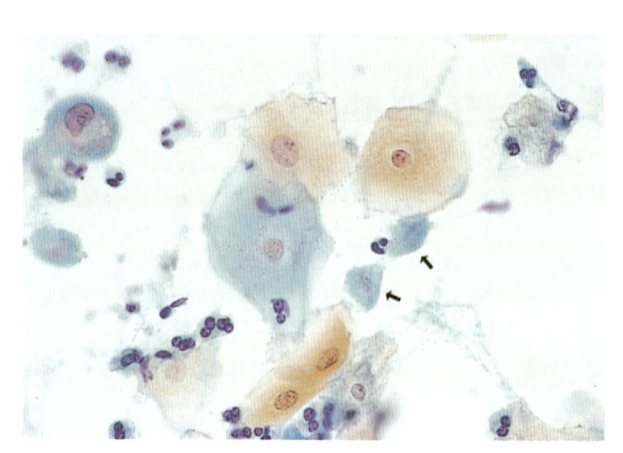

CP219：婦人科検体（腟・頚部擦過）．トリコモナス感染症（対物×40）．

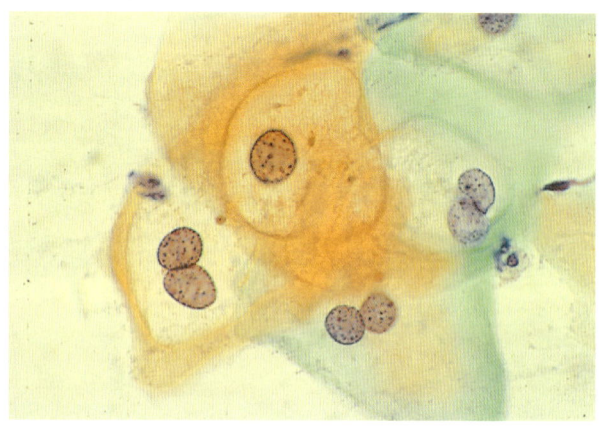

CP220：婦人科検体（腟・頚部擦過）．軽度異形成由来の表層型扁平上皮細胞の核異常細胞．HPV感染を示唆する所見の一つである核周囲細胞質の空胞状変化，コイロサイトーシス（koilocytosis）を伴うことも多い．HPV感染では2核化も認められる．

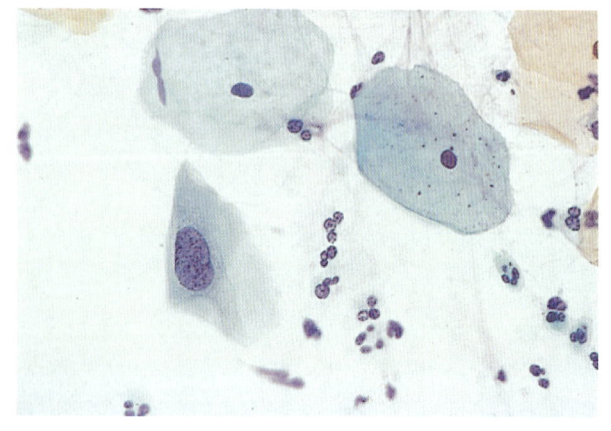

CP221：婦人科検体（腟・頚部擦過）．中等度異形成由来の中層型扁平上皮細胞の核異常細胞（対物×40）．

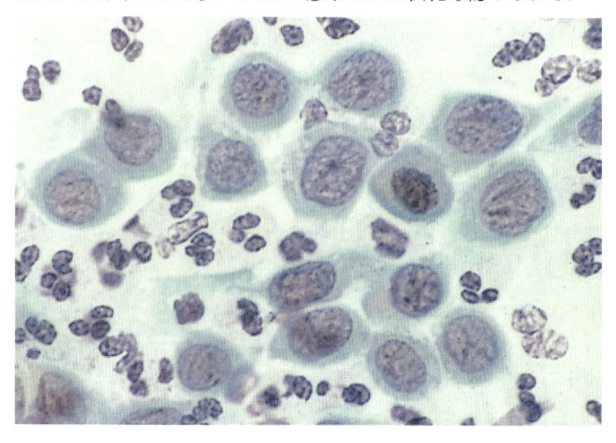

CP222：婦人科検体（腟・頚部擦過）．高度異形成由来の深層型扁平上皮細胞の核異常細胞．核形不整やクロマチンの軽度増量をみるが，核の緊満感はない（CP223と比較，対物×100）．

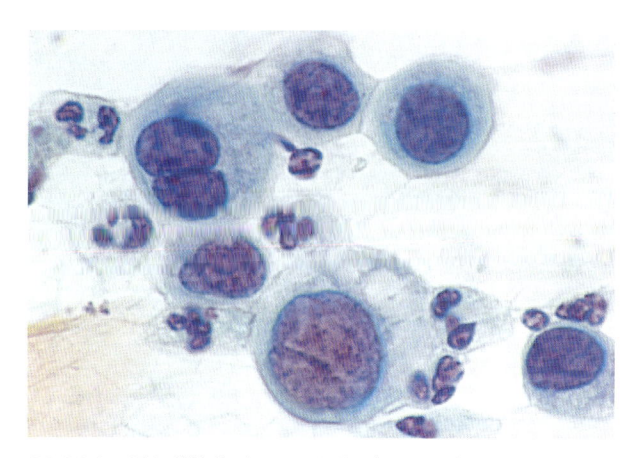

CP223：婦人科検体（腟・頚部擦過）．上皮内癌細胞．N/C比の高い核内にはクロマチンが増量し，核の緊満感を認める（対物×100）．

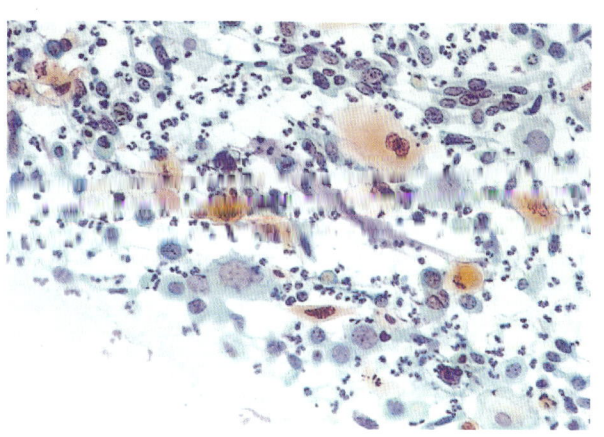

CP224：婦人科検体（腟・頚部擦過）．角化型扁平上皮癌細胞．変性した白血球のみられる汚い背景に，オレンジG好性を示すなどの悪性細胞を散見する（対物×20）．

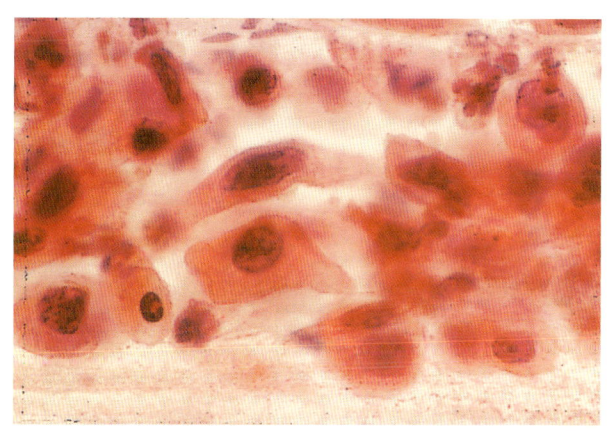

CP225：婦人科検体（腟・頚部擦過）．角化型扁平上皮癌細胞．エオジン好性の細胞内には濃縮状の大きな核が形の不整などを伴って出現（対物×100）．

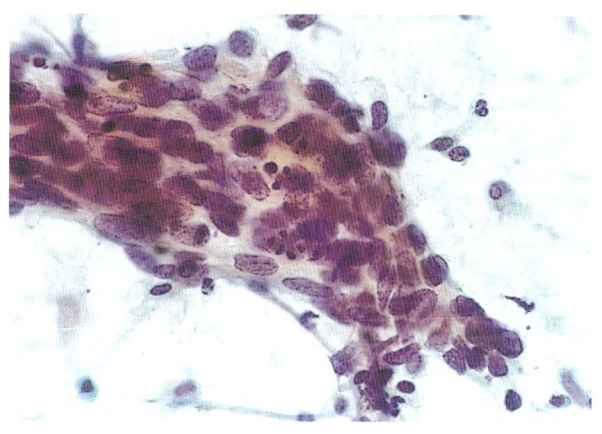

CP226：婦人科検体（頚部擦過）．非角化型扁平上皮癌細胞．クロマチン増量を示す核が不規則配列を示し，重積性に集塊として出現（対物×40）．

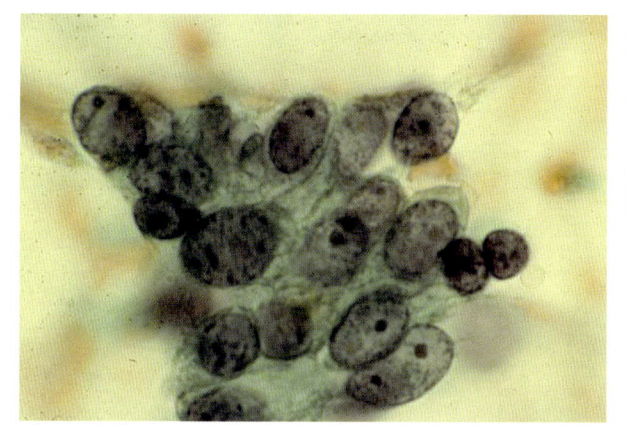

CP227：婦人科検体（頚部擦過）：頚部腺癌細胞．核の大小不同と不規則重積集塊．クロマチン増量，腫大した核小体（対物×100）．

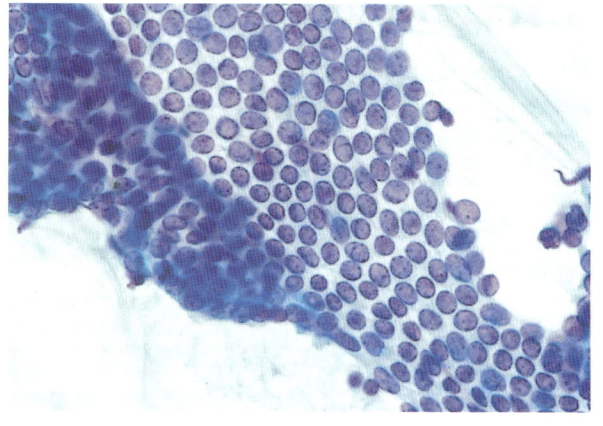

CP228：婦人科検体（子宮体内膜細胞診）．正常体内膜増殖期細胞（対物×40）．

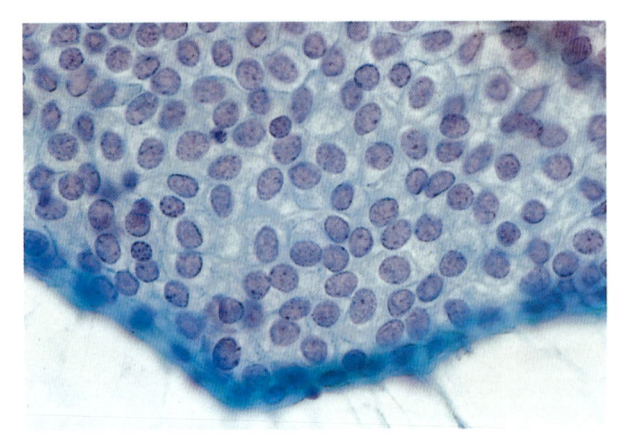

CP229：婦人科検体（子宮体内膜細胞診）．正常体内膜分泌期細胞（対物×40）．

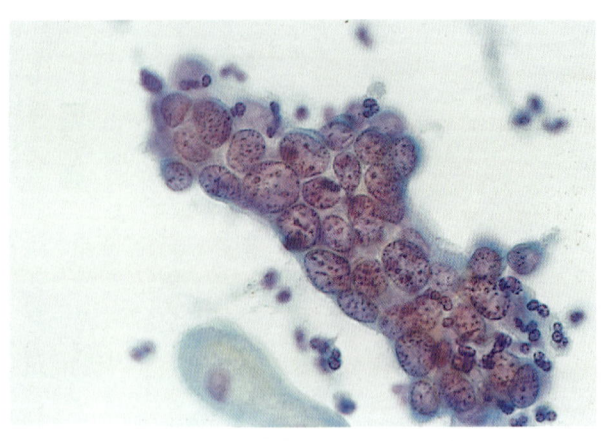

CP230：婦人科検体（子宮体内膜細胞診）．体内膜腺癌細胞（対物×40）．

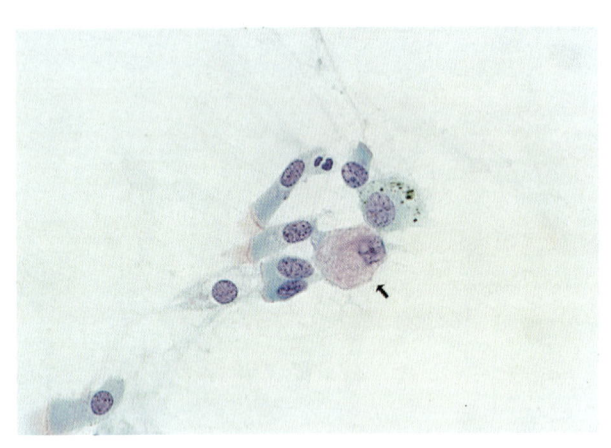

CP231：呼吸器検体（喀痰）．正常線毛円柱上皮細胞・杯細胞（矢印）（対物×40）．

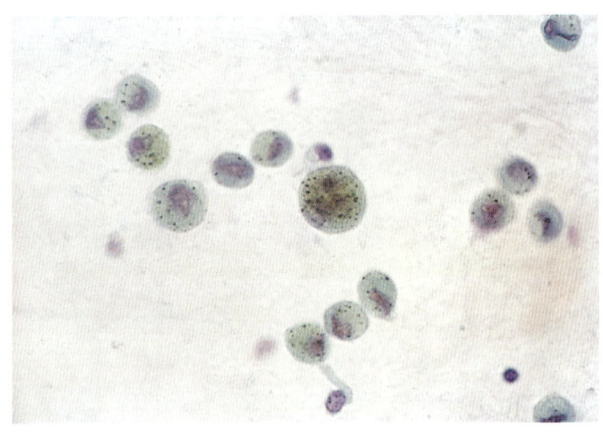

CP232：呼吸器検体（喀痰）．塵埃細胞（組織球）．本細胞を確認することによって肺癌の検査として適切な喀痰か否かが判断される（対物×40）．

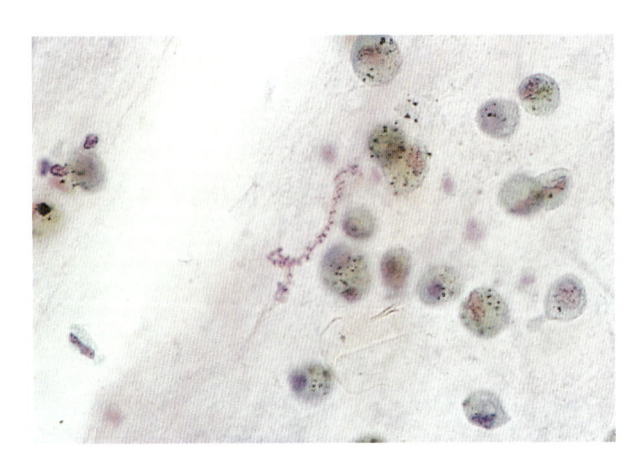

CP233：呼吸器検体（喀痰）．クルシュマン螺旋体．末梢細気管支から粘液が押し出されることにより形成される（対物×40）．

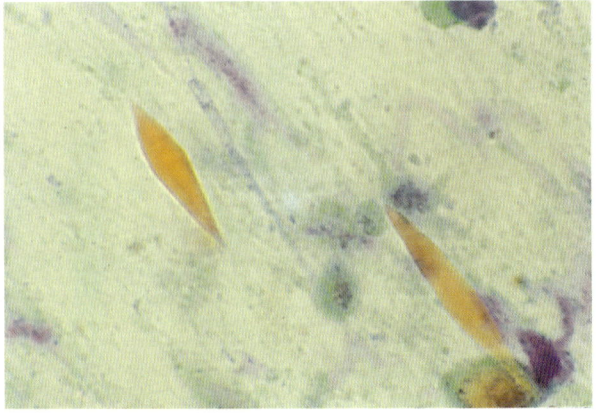

CP234：呼吸器検体（喀痰）．シャルコライデン結晶．喘息や寄生虫感染の患者さんにみられる．好酸球の顆粒が再結晶化することにより形成される（対物×100）．

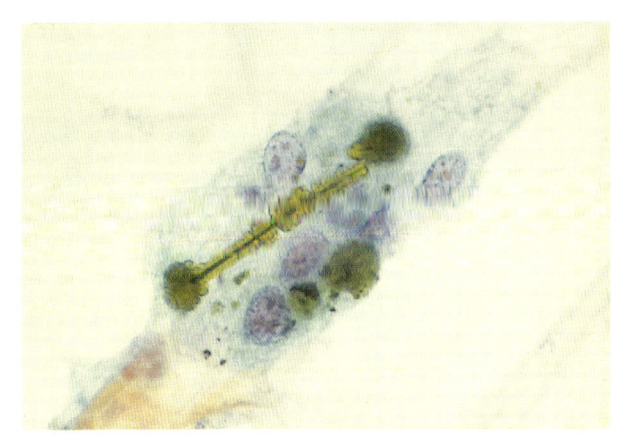

CP235：呼吸器検体（喀痰）．アスベスト小体（含鉄小体）（対物×100）．

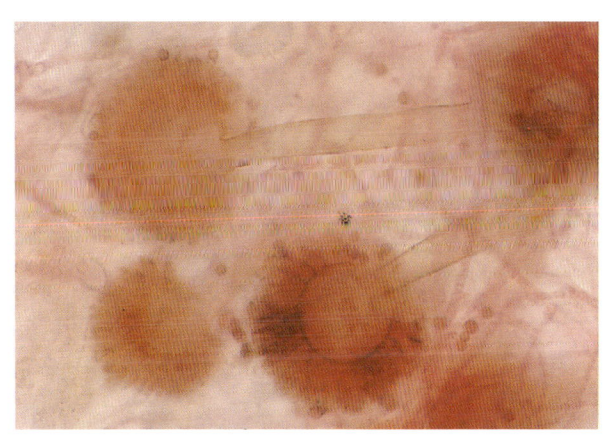

CP236：呼吸器検体（喀痰）．アスペルギルス感染（対物×40）．

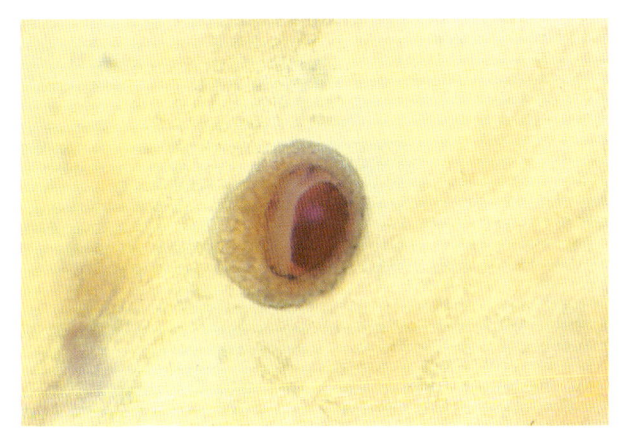

CP237：呼吸器検体（喀痰）．サイトメガロウイルス感染細胞．フクロウの眼と表現されるような核内の巨大封入体が特徴（対物×100）．

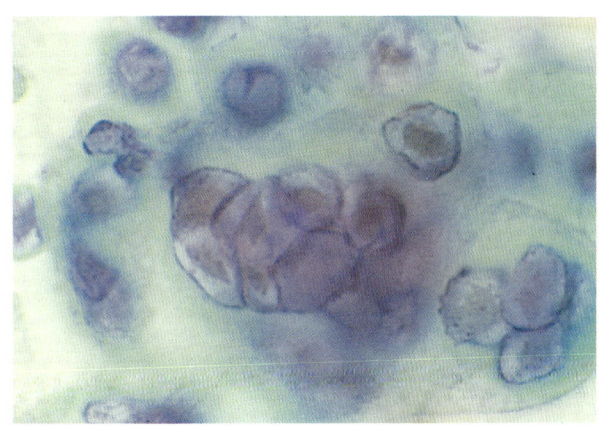

CP238：呼吸器検体（喀痰）．ヘルペスウイルス感染細胞．核内封入体を有する多核細胞を認める（対物×100）．

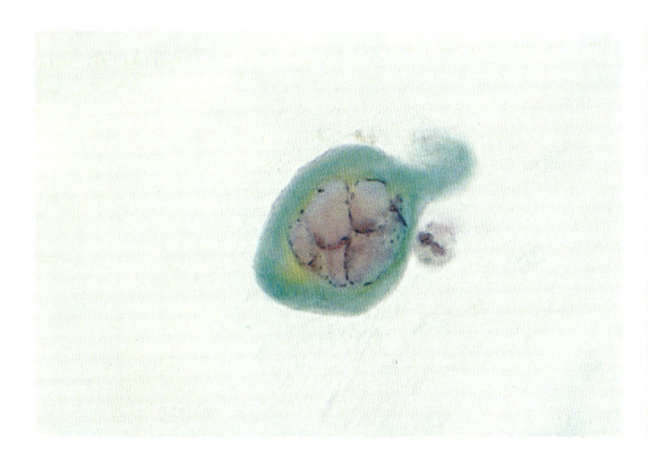

CP239：呼吸器検体（喀痰）．ヘルペスウイルス感染細胞．封入体を伴わない型．スリガラス状核をもつ多核細胞（対物×100）．

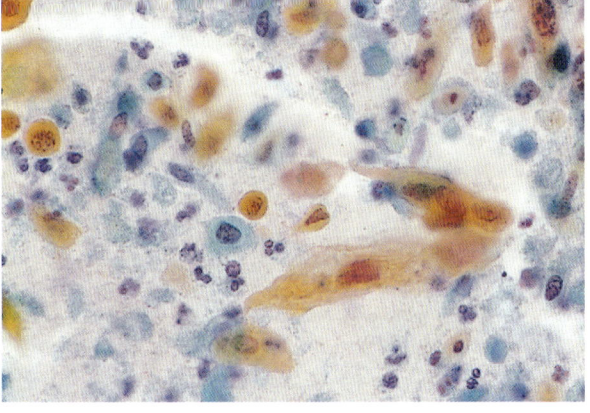

CP240：呼吸器検体（喀痰）．角化型扁平上皮癌細胞．壊死性背景にエオジン好性を示す悪性細胞が出現（対物×40）．

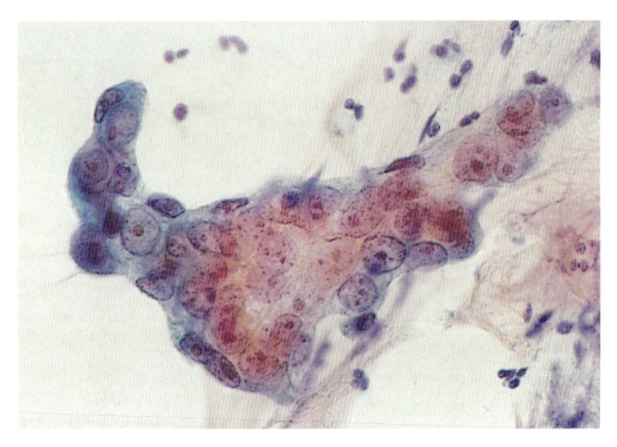

CP241：呼吸器検体（喀痰）．腺癌細胞．密な結合を示す集塊として出現（対物×40）．

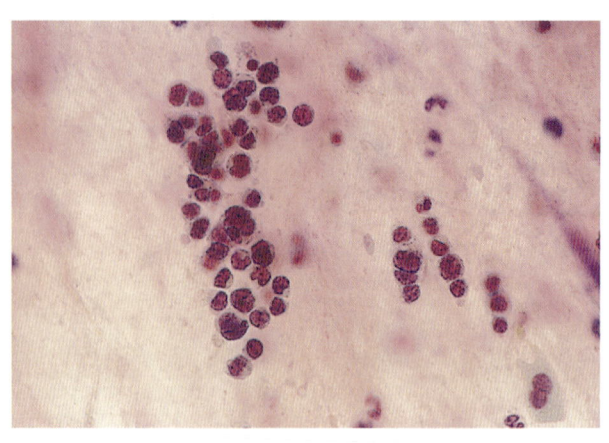

CP242：呼吸器検体（喀痰）．小細胞癌・燕麦細胞型．小型でN/C比増大が著しく，細胞質の不明瞭なリンパ球様悪性細胞（対物×40）．

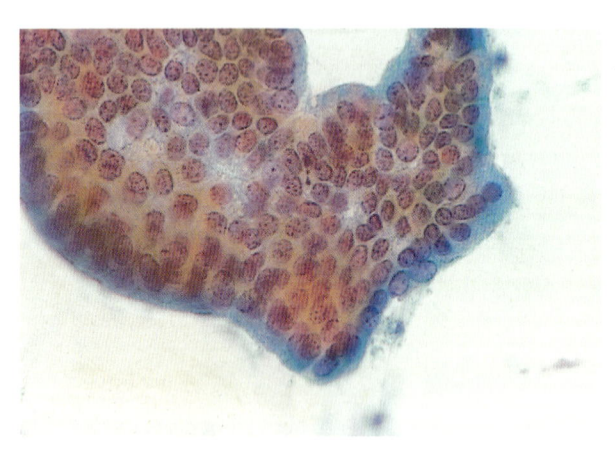

CP243：胆汁（PTC-D）．正常円柱上皮細胞のシート状集団．規則的配列を示す（対物×40）．

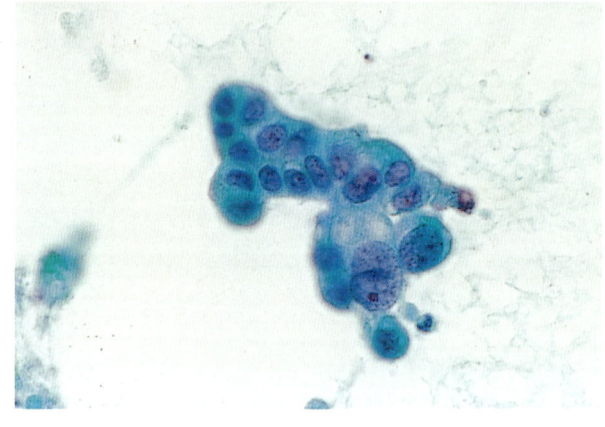

CP244：胆汁（PTC-D）．腺癌細胞（総胆管癌）．核の大小不同，配列の不規則性を認める．（CP243と比較．対物×40）．

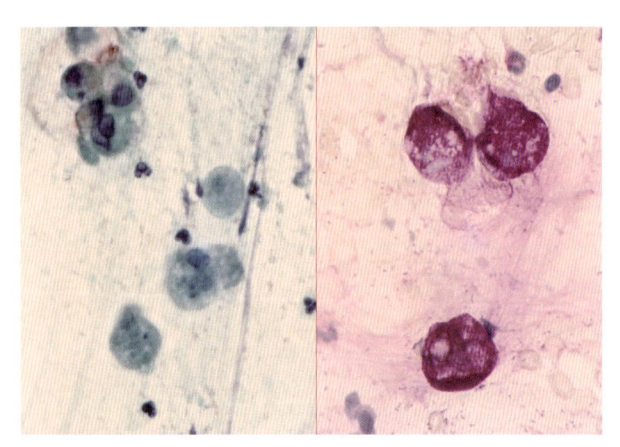

CP245：消化管検体（大腸生検捺印）．赤痢アメーバ（左：Pap，右：PAS染色，対物×100）．

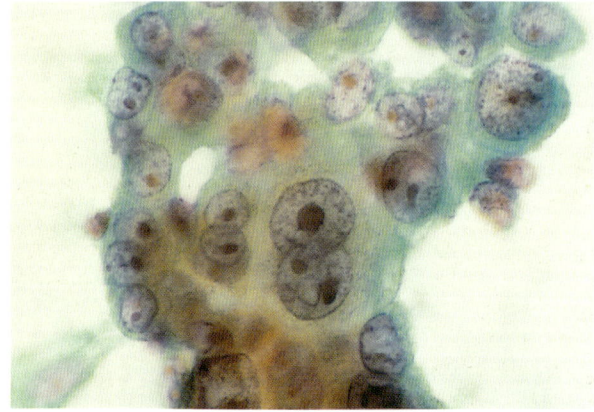

CP246：肝穿刺吸引細胞診．肝癌（ヘパトーマ）細胞（対物×100）．

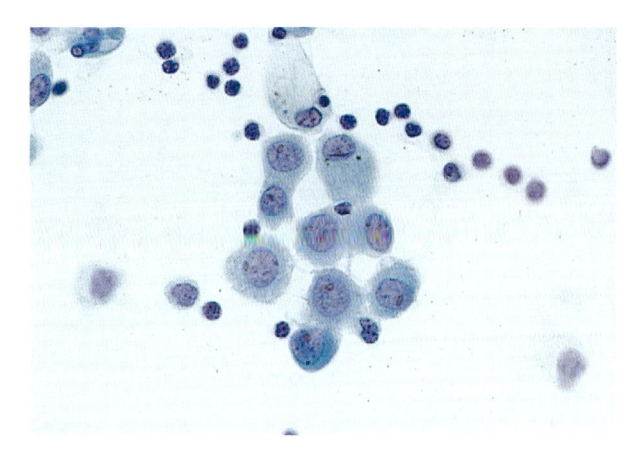

第13章　細胞診標本のための染色法　195

CP247：体腔液（腹水）．反応性中皮細胞（対物×40）．

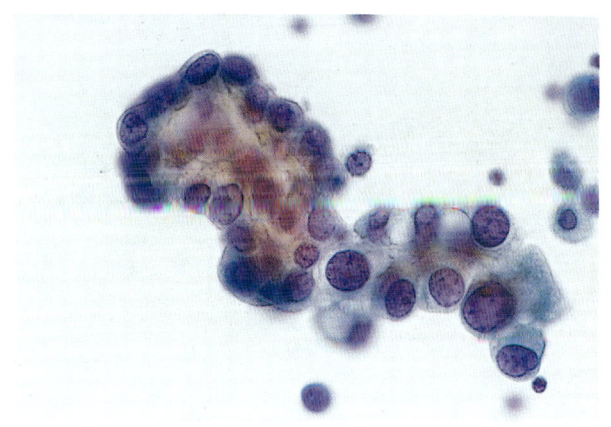

CP248：体腔液（腹水）．腺癌細胞（対物×40）．

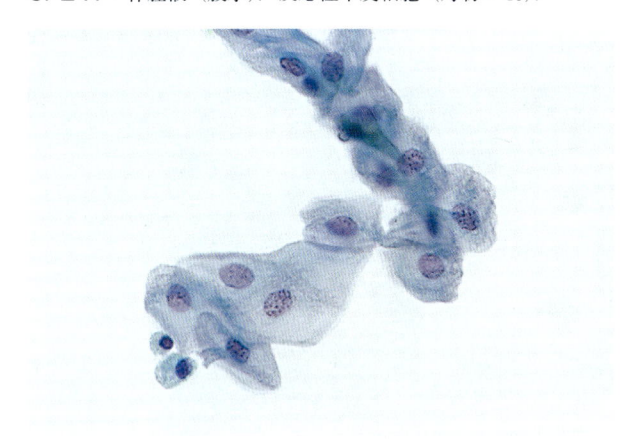

CP249：尿．正常移行上皮細胞（対物×40）．

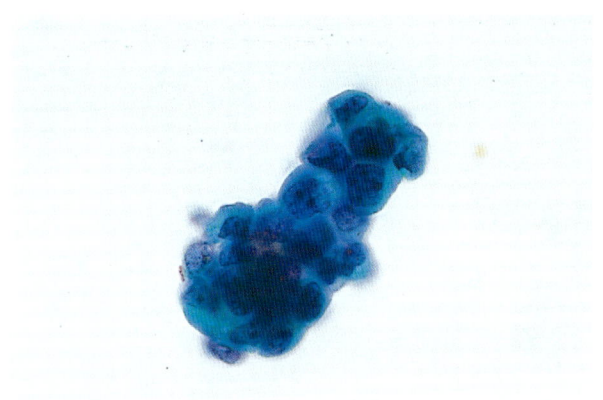

CP250：尿．移行上皮癌（G-Ⅱ）（対物×40）．

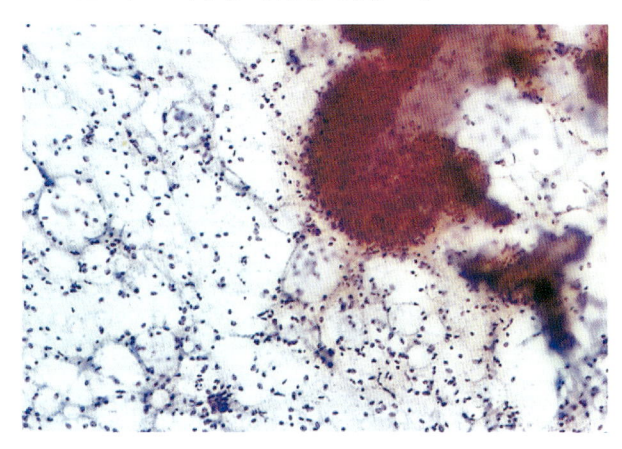

CP251：乳腺穿刺吸引細胞診．線維腺腫．増生した乳管上皮細胞と背景には双極裸核細胞をみる（対物×10）．

CP252：CP251の拡大．背景の双極裸核細胞（対物×40）．

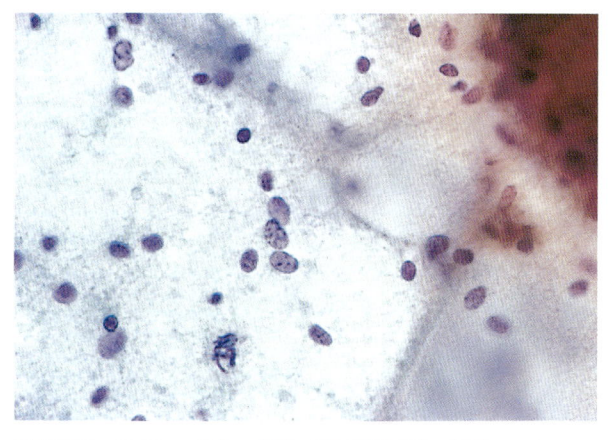

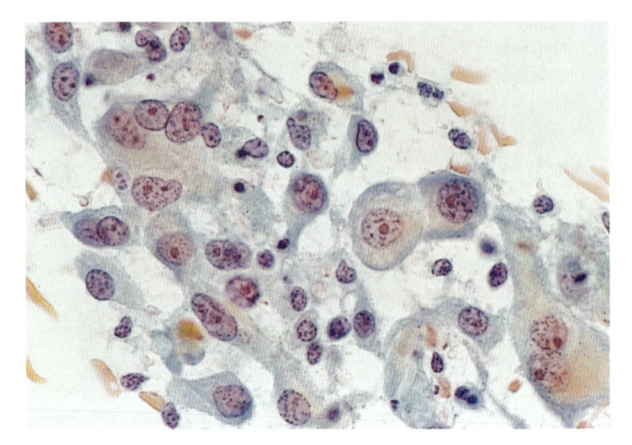

CP253：乳腺穿刺吸引細胞診．浸潤性乳管癌（充実腺管癌例）（対物×40）．

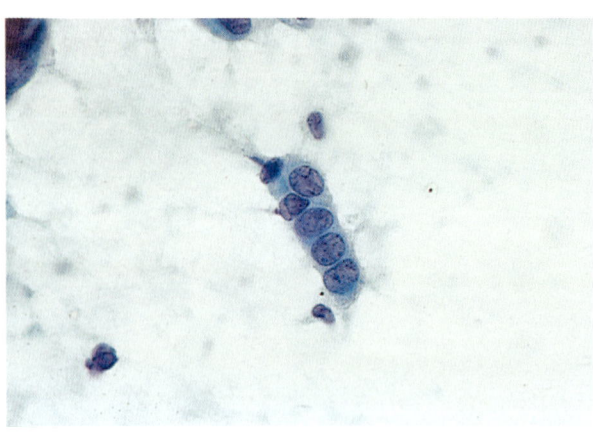

CP254：乳腺穿刺吸引細胞診．浸潤性乳管癌（硬癌例）．硬癌に特徴的なインディアンファイル状配列を示す（対物×40）．

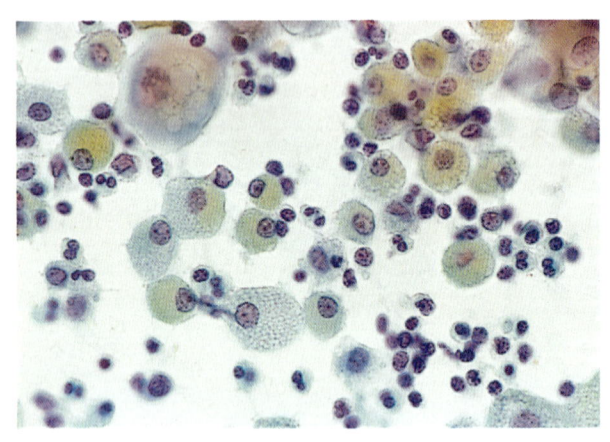

CP255：甲状腺穿刺吸引細胞診．多数の泡沫細胞（嚢胞例）（対物×40）．

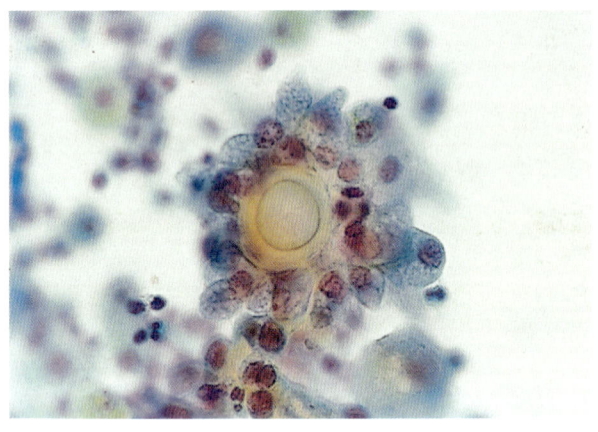

CP256：甲状腺穿刺吸引細胞診．乳頭癌．石灰化小体（Psammoma body）を伴う癌細胞集団（対物×40）．

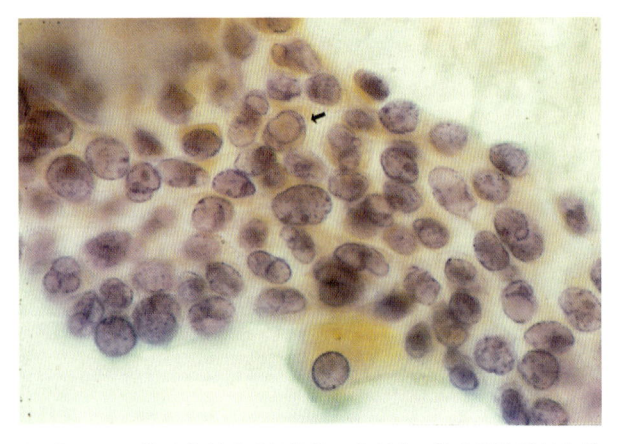

CP257：甲状腺穿刺吸引細胞診．乳頭癌．核内細胞質封入体（矢印）を含む細胞を混在した乳頭状細胞集団（対物×100）．

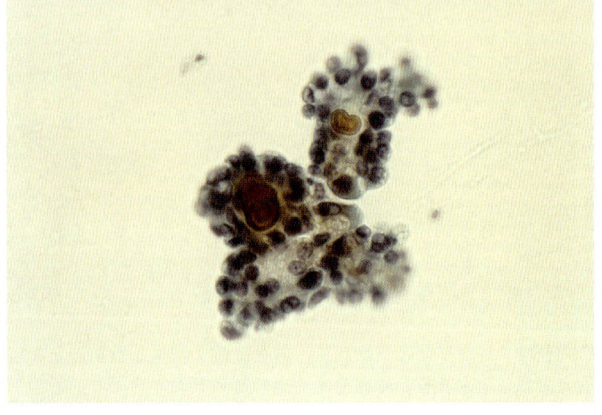

CP258：甲状腺穿刺吸引材料．乳頭癌．乳頭状癌細胞集塊内に存在する石灰化小体（対物×40）．

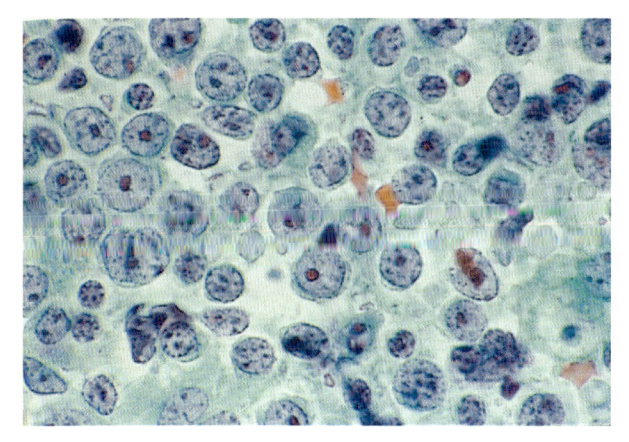

第13章 細胞診標本のための染色法　197

CP259：リンパ節捺印．悪性リンパ腫（大細胞型）．（Pap.染色，対物×100）．

CP260：CP259のメイ・ギムザ染色（対物×100）．

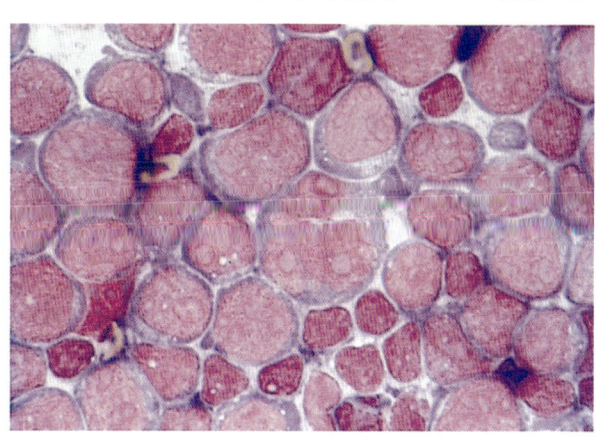

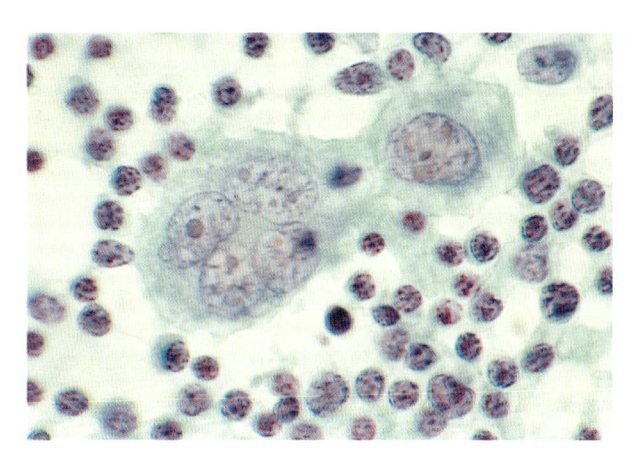

CP261：リンパ節捺印．ホジキンリンパ腫．Reed-Sterunberg細胞（Pap.染色，対物×100）．

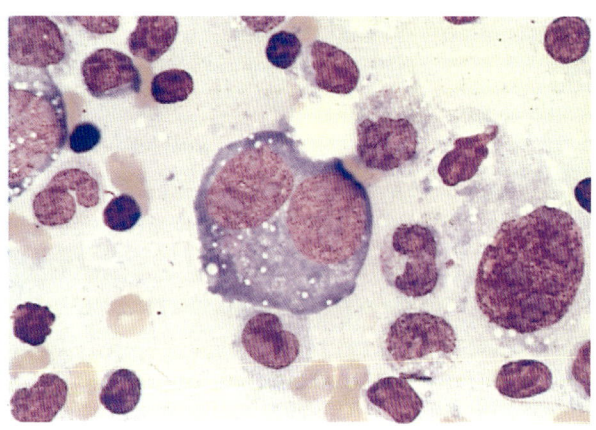

CP262：リンパ節捺印．ホジキンリンパ腫．2核のホジキン細胞（鏡像）．（メイ・ギムザ染色，対物×100）．

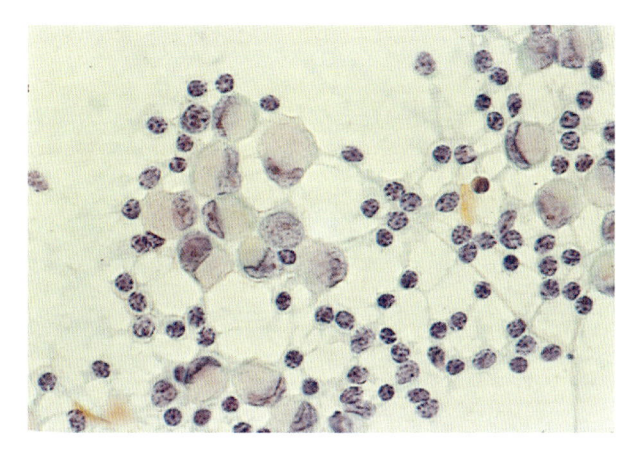

CP263：リンパ節捺印．胃の印環細胞癌の転移（対物×40）．

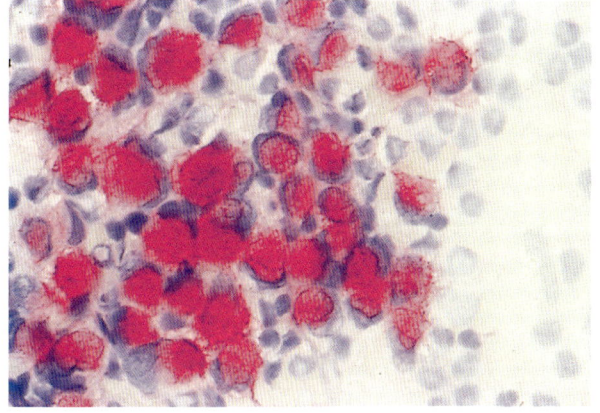

CP264：CP263のPAS染色．印環細胞は粘液を有するため強陽性を示す（対物×40）．

第14章
酵素抗体法

　　酵素抗体法は免疫組織化学の中の1つの手法であり，抗原抗体複合体産物の視覚化に酵素組織化学を応用しているものである．免疫組織化学法には組織細胞中の抗原の局在を観察する抗体標識法（抗原に対する特異抗体にhorseradish peroxidase（HRP）などの酵素を標識し，この標識物を3,3'-diaminobenzidine（DAB）等の基質の存在下で酵素組織化学的に染色する方法）と，抗原性のある物質にHRPなどの酵素を標識し，生体内での抗原の行方，抗体産生臓器に産生される特異抗体の局在を観察する抗原標識法とがあるが，通常の酵素抗体法は抗体標識法のことをさしている．酵素抗体法は病理組織標本ならびに細胞診標本より上皮性抗原，非上皮性抗原，癌抗原（従来の狭義の意味での），組織蛋白抗原，免疫グロブリン，ホルモン，アイソザイム，細胞膜糖鎖抗原，ウイルス抗原，癌遺伝子，癌抑制遺伝子などの細胞機能，組織蛋白，代謝産物を抗原とし，その物質に対する抗体を用いて抗原抗体複合体形成物を光学顕微鏡下で視覚化させるための方法である．視覚化するための標識物質に蛍光色素を用いた場合は蛍光抗体法，酵素を用いた場合を酵素抗体法と呼んでいる．生化学的，血清学的な抗原抗体反応は抗原（あるいは抗体）の有無を定性，定量化する方法であるが，病理学的に組織切片上で行う場合は陽性反応が認められた部位が抗原の局在を示し，ウイルスの局在や癌関連抗原などの検出が可能になる．

A．パラフィン切片で検出可能な対象と臨床的意義

　　現在では，ほとんどすべての抗原がパラフィン切片で検出可能となっており，大まかに分類すると従来から検出されている癌関連抗原（腫瘍マーカー），癌遺伝子と癌抑制遺伝子，ホルモン関連物質，病原体関連抗原，アイソザイム，薬剤耐性関連抗原などに分けられる．

a．呼吸器で有用な抗体

　　肺小細胞癌：synaptophysin，CD56，TTF-1
　　腺癌：TTF-1，サーファクタントプロテイン

b．生殖器

　　子宮頚管腺における悪性線種（Adenoma malignum）：HIK1083
　　未分化胚細胞腫瘍：placental aikaliphosphatase，OCT-4
　　顆粒膜細胞腫，ライデイッヒ細胞腫：inhibin

精巣胚細胞腫瘍，セミノーマ：Oct-4
セミノーマ：placental alkaline phosphatase（PLAP）

c．乳腺

ホルモン感受性細胞のマーカー：estrogen receptor, progesterone receptor
抗HER2抗体療法適応決定：HER2
筋上皮細胞のマーカー：actin smooth muscle（SMA），SM-MHC，p63，CD10
感度は高くないが，特異性が高い：GCDFP-15

d．胸腹膜

悪性中皮腫：calretinin, cytokersatin 5/6

e．その他

Gastrointestinal stromal tumor（GIST）：c-kit
悪性黒色腫：S-100蛋白，HMB45, Melan A

表14-1　パラフィン切片で検出可能な抗原とその種類

上皮性抗原	EMA, Keratin
非上皮性抗原	Desmin, Vimentin
腫瘍関連抗原	AFP, CEA, Moc-31,hCG, CA19-9, CA125,
組織蛋白	α1-AT, α1-AcT, Actin, Factor?・, GFAP, Myoglobin, Myosin, S-100
血清蛋白抗原	Ig G, Ig A, Ig M, Ig D, Ig E, κ, λ
ホルモン	ACTH, insulin, glucagon, somatostatin,FSH, hGH, LH, TSH, Prolactin
アイソザイム	aldolase, amylase, creatinin phosphokinase, NSE（neuron specific enolase）,γ-GTP, LDH, PAcP, AL-P
細胞膜糖鎖抗原	血液細胞分化抗原，上皮神経細胞膜分化抗原，
癌遺伝子・癌抑制遺伝子	src family, ras family, myc family, etc
病原体関連抗原	ウイルス（HPV, HBV, HCV, HTLV-1），細菌，真菌，クラミジア
その他	薬剤耐性関連抗原（P-糖蛋白）

B．癌関連抗原

　従来からいわれている狭義の意味での癌抗原としてはCEA（carcinoembryonic antigen），AFP（alpha-1-fetoprotein），BFP（basic fetoprotein），hCG（human chorionic gonadotropin）などがあり，悪性と診断する際の補助的役割が大きかったが，腫瘍細胞の細胞質内にCA19-9，CA125が検出された場合は消化管癌（特に膵癌），あるいは卵巣癌と原発病巣を推定しうるものもある．

　上皮性抗原はEMA（epithelial membran antigen），keratinなどがあり，非上皮性（間葉系）抗原にはdesmin, vimentinなど，また組織特異蛋白としてはactin, myosin, myoglobinの筋原性蛋白，またPSA（prostatic specific antigen），GFAP（glial fibrilary acid protein），S-100 protein α，βがある．

　免疫グロブリンのクラス分類ではIgM，IgG，IgA，IgD，IgE，またμ，γ，α，δ，εのH鎖とκ，λのL鎖の検出によりリンパ腫，白血病あるいは形質細胞腫の組織学的分類，細胞膜糖

鎖抗原のLCA (leucocyto common antigen), HLA-DR, MHAg, UCHL-1などの検出, また, CD (cluster of differentiation) によって細胞分化度の同定. そのほかaldolase, amylase, creatinin phosphokinase, NSE (neuron specific enolase), γ-GTP, LDH, PacP, AL-Pなどの酵素とアイソザイムがあり, ほとんどすべての目的物質がパラフィン切片で検出可能となっている.

表14-2 癌関連抗原と臨床的意義
(上段は正常存在部位ならびに陽性対照組織, 下段は主な陽性腫瘍)

EMA	腺上皮, 導管上皮, 中皮 (乳腺, 消化管など)
	上皮性腫瘍 (特に腺癌), 滑膜肉腫, 脊索腫
Keratin	
34βE12	扁平上皮, 基底細胞
(高分子ケラチン)	乳癌, 膵癌, 胆管癌, 膀胱癌
AE1/AE3	上皮細胞, 中皮細胞 (食道, 子宮腟部, 皮膚など)
	上皮性腫瘍, 絨毛性腫瘍, 中皮腫, 滑膜肉腫, 脊索腫
CAM5.2	扁平上皮以外の上皮細胞
(低分子ケラチン)	腺癌と内分泌系腫瘍
CK7 と CK20	腺癌の原発巣の推定
	CK7+/CK20+:卵巣の粘液性腺癌, 胆嚢・膵癌, 尿路上皮癌
	CK7+/CK20−:消化管以外の腺癌, 乳房外パジェット病, 肺の小細胞癌
	CK7−/CK20+:大腸癌,
	CK7−/CK20−:肝細胞癌, 胃癌, 前立腺癌
Desmin	横紋筋, 平滑筋 (心臓, 消化管など)
	横紋筋肉腫, 平滑筋肉腫
Vimentin	結合織, 繊維細胞などの間葉系細胞 (ほとんどすべての組織)
	非上皮性腫瘍, 上皮性腫瘍の一部
AFP	胎児肝, 卵黄嚢, 腸管上皮
	ヨークザック腫瘍, 肝芽腫, 肝細胞癌, 未熟奇形腫
BFP	胎児腸, 脳, 肺, 泌尿性殖器, 腎, 前立腺, 卵巣, 子宮
	肝細胞癌, 胃, 胆, 膵などの消化管腺癌, 泌尿生殖器腺癌
CEA	胎児肝, 胎児唾液腺, 大腸粘膜
	消化管腺癌の大半, 肺癌, 乳癌, 甲状腺髄様癌
CA19-9	胎児肝, 膵, 胆, 成人肝, 膵, 胃
	膵癌, 胆道系癌, 胃癌, 大腸癌, 奇形腫
CA125	正常組織には存在しない
	卵巣癌, 肺癌, 膵癌 (進行度の指標となる場合がある)
Calretinin	中皮細胞, シュワン細胞, 卵巣胚上皮
	悪性中皮腫
Chromogranin	内分泌系細胞 (十二指腸, 膵臓, 脳下垂体など)
	神経系腫瘍
hCG	胎盤絨毛細胞 (胎盤)
	絨毛性腫瘍, 腺癌, 大細胞癌の一部
α1-AT	肝細胞, 組織球, 単球
(antitripsin)	肝細胞癌, 卵黄嚢腫, 組織球系腫瘍
α1-AcT	組織球
(antichimotripsin)	組織球系腫瘍
factorVIII	血管リンパ管内皮細胞, 骨髄巨核球
	血管内皮細胞由来の腫瘍
GFAP	星状膠細胞, 脳室上衣細胞
	神経膠腫, 神経膠芽腫, 脳室上衣腫
LCA	リンパ球 (脾臓, リンパ節) など
	悪性リンパ腫, 形質細胞腫
NF	神経細胞, 神経線維, 副腎髄質細胞
(neurofilament)	神経芽腫, 褐色細胞腫, 神経内分泌腫瘍, 甲状腺髄様癌
NSE	神経細胞, 神経線維, 副腎髄質細胞, 内分泌細胞
	神経芽種, 褐色細胞腫, 内分泌系腫瘍
MelanA	メラノサイト
	悪性黒色腫
MOC31	上皮細胞
	腺癌細胞

Myoglogin	骨格筋	
	横紋筋肉腫	
Oligo-2	稀突起細胞腫	
PALP	胎盤絨毛細胞, 子宮内膜被覆上皮（胎盤, 子宮内膜など）	
	精上皮腫, 腺癌	
PAP	前立腺, 内分泌細胞	
	前立腺癌, 内分泌系腫瘍	
PSA	前立腺	
	前立腺癌	
PIVKA II（Protein induced by Vitamin K Absence or Antagonist II）		
	正常組織には存在しない	
	肝細胞癌	
S-100	脂肪細胞, 軟骨細胞, 星状膠細胞, シュワン細胞	
	脂肪肉腫, 神経性腫瘍, 黒色腫, 腎癌	
Synaptophysin	神経ないし神経内分泌系細胞	
	神経内分泌系腫瘍	
TA-4, SCC	扁平上皮（食道, 子宮腟部, 皮膚など）	
	扁平上皮癌（子宮癌, 食道癌）	
TTF-1	肺胞上皮, 甲状腺濾胞上皮	
	肺原発の腺癌, 甲状腺癌	
TPA（Tisssue polypeptide antigen）		
	正常組織には存在しない	
	腺癌などの分裂の旺盛な細胞	

表14-3 リンパ球表面マーカー

CD1a	未熟T細胞, ランゲルハンス細胞	胸腺腫, ランゲルハンス細胞組織球症
CD3	T細胞	最も信頼できるT細胞マーカー
CD4	T細胞	T細胞リンパ腫の補助
CD8	サプレッサーT細胞	T細胞リンパ腫の補助
CD10	胚中心のB, T細胞	濾胞リンパ腫
CD20	B cell 全般	
CD30	活性化B or T cell	未分化大細胞型リンパ腫, ホジキンリンパ腫
CD34	造血前駆細胞, 血管内皮	血管系腫瘍, GISTなど
CD43	T細胞, 組織球, 骨髄球系	マントル細胞
CD56	NK/T　リンパ球	NK/T　リンパ腫の診断
CD57	NK/T　リンパ球	NK/T　リンパ腫の診断
CD68	マクロファージ, クッパー細胞, など	組織球系腫瘍
CD79a	末梢B cell, 形質細胞	B細胞性リンパ腫
CD99	胸腺皮質, 卵巣顆粒膜細胞	Ewing/PNET
CD163	組織球と単球	組織球系腫瘍
Bcl-2	胚中心を除くB細胞, T細胞	反応性濾胞と濾胞リンパ腫の鑑別
CyclineD1	組織球, 血管内皮	マントル細胞リンパ腫ノマーカーとして重要
TdT	リンパ芽球	リンパ芽球性リンパ腫

C. 癌遺伝子と癌抑制遺伝子

　　癌遺伝子（oncogene）とは，癌遺伝子に類似した正常細胞の持つ遺伝子（癌原遺伝子：proto-oncogene）が，ウイルスゲノムに取り込まれる過程において種々の変異をきたし，染色体に点突然変異などの構造異常や増幅によって働きが増強された結果，細胞を癌化（活性化）する遺伝子群の名称である．大別すると①増殖因子，②増殖因子レセプター，③細胞質チロシンキナーゼ，④セリン・スレオニンキナーゼ，⑤GTP結合蛋白，⑥核内蛋白，⑦その他に分類される．これらは相同染色体の片方に異常が起こるだけで，癌遺伝子として機能（対立遺伝子の片方のみで活性化）する．癌抑制遺伝子（anti oncogene）は，癌化を抑制する正常細胞の持つ遺伝子で

あり，相同染色体の両方に欠失や構造異常によって正常の癌抑制遺伝子としての働きが失われた結果，癌化を引き起こす遺伝子である．いいかえると対立遺伝子の両方の機能を失わない限り抑制作用が残り，不活性化で癌抑制遺伝子の異常が発現する．

　光学顕微鏡で観察できる腫瘍の染色体解析は従来から行われ，染色体異常の1p欠失では褐色細胞腫，3p欠失では子宮頸癌，13q欠失では網膜芽腫が診断なされ，また慢性骨髄性白血病のフィラデルフィア（Ph1）染色体は9番と22番の染色体の転座によって出現し，8番と14番の染色体転座ではバーキットリンパ腫の頻度の高いことが知られている．

　近年においては分子生物学や分子遺伝学の進歩によりDNAレベルでの癌遺伝子の増幅や，点突然変異などもサザンブロット法やドットブロット法を用いて検索され，現在では100種以上の癌遺伝子が同定されている．癌遺伝子はプロトオンコジンとして正常細胞でもhaploidあたり1コピー認められ，H-ras，N-ras，K-rasの点突然変異はいまだ酵素抗体法で観察することはできないが，癌細胞ではコピー数が数倍から数百倍にも増幅されるため観察が可能となっている．悪性腫瘍組織で増幅が認められるとされている癌遺伝子にはc-myc，N-myc，c-erbB，c-erbB-2，hst-1/int-2などがあげられ，さらに腫瘍特異性の高い癌遺伝子や進行程度，生物学的悪性度との

表14-4　主な癌遺伝子の分類

分類	癌遺伝子	ヒト染色体座	機能
1）増殖因子	sis	22q12.3-q13.1	PDGF-β鎖
	int-2	11q13	FGFファミリー
	hst-1	11q13	FGFファミリー
	cyclin D	11q13	サイクリンD
2）細胞増殖因子レセプター	erbB-1	7q12-13	EGFレセプター
	erbB-2	17q21	EGFレセプター類縁
	fms	5q35	CFSレセプター
	met	7q31	HGFレセプター
	PDGF-R	5q31-q32	PDGFレセプター
	trk	1q31-q41	PDGFレセプター類縁
	ret	10q11.2	GDNFレセプター
3）細胞質チロシンキナーゼ	src	20q12-q13	神経系中心に発現
	yes	18q21.3	尿管，神経系に発現
	fgr	1p34-p36	B細胞（EBV感染）で発現
	abl	9q34	CMLのPh1染色体転座部位
4）セリン・スレオニンキナーゼ	mos	8q11	CSF，精巣で発現
	raf	3p25	Rasシグナル伝達
5）GTP結合蛋白	H-ras	11p15.5	GTPase活性
	K-ras	12p12.1	GTPase活性
	N-ras	1p11-13	GTPase活性
6）核内蛋白	c-myc	8q24	転写因子
	N-myc	2p24-p23	転写因子
	L-myc	1p32	転写因子
	myb	6q15-q21	転写因子
	fos	14q21-q24	転写因子
	jun	1p31-p32	転写因子
	erbA	17q21	甲状腺ホルモンレセプター
7）その他	bcl-1	11q13	ヒトBリンパ腫転座部位
	bcl-2	18q21.3	ヒトBリンパ腫転座部位　アポトーシス抑制因子
	bax	19q13.3	アポトーシス抑制因子

表14-5 主な癌原遺伝子の異常と関連腫瘍

癌原遺伝子	異常	腫瘍
erbB-2	遺伝子増幅	乳癌, 胃癌, 卵巣癌, 膀胱癌
c-myc	遺伝子増幅	肺小細胞癌, 乳癌, 子宮頸癌
N-myc	遺伝子増幅	神経芽腫, 肺小細胞癌, 網膜芽腫
L-myc	遺伝子増幅	肺小細胞癌
EGFレセプター	遺伝子増幅	扁平上皮癌, 肺小細胞癌, 膠芽腫
H-ras	点突然変異	急性骨髄性白血病, 甲状腺癌
K-ras	点突然変異	大腸癌, 肺癌, 膵癌
N-ras	点突然変異	甲状腺癌, 悪性黒色腫
ret	遺伝子再編成	甲状腺癌
abl	転座	慢性骨髄性白血病

表14-6 主な癌抑制遺伝子の分類

遺伝子	ヒト染色対座	機能	遺伝性腫瘍	非遺伝性腫瘍
RB	13q14	転写抑制	家族性網膜芽腫	網膜芽腫, 骨肉腫, 肺癌, 乳癌
p53	17p13	転写抑制	Li-Fraumeni症候群	大腸癌, 肺癌, 乳癌
p16				子宮頸部癌など
WT-1	11p13	転写抑制	ウィルムス腫瘍	ウィルムス腫瘍
APC	5q21	カテニン	家族性大腸腺腫症	大腸癌, 胃癌, 膵癌
DCC	18q21.3	細胞接着	不明	大腸癌
NF1	17q11.2	GTPase活性	神経線維腫症	悪性黒色腫, 神経芽腫
VHL	3p26	転写抑制	von Hippel-Lindau病	腎癌
BRCA1	17q21	転写抑制	家族性乳癌・卵巣癌	卵巣癌
MSH2	2p22-p21	DNA修復	遺伝性非腺腫性大腸癌	大腸癌
MLH1	3p21.3	DNA修復	遺伝性非腺腫性大腸癌	大腸癌
PMS1	2q31-q33	DNA修復	遺伝性非腺腫性大腸癌	大腸癌
PMS2	7p22	DNA修復	遺伝性非腺腫性大腸癌	大腸癌

関連の示唆されているものもある．このような欠失，転座，点突然変異，増幅などによりアミノ酸組成が変化して活性化される結果，種々の遺伝子産物が過剰に産生され癌化や増殖に拍車をかけている．

D．ホルモン関連物質

　ホルモンは導管を持たず血管やリンパ管へ直接放出する内分泌腺からの分泌産物をいい，正常内分泌組織（腫瘍組織）からの正所性と，正所組織以外から発生し，正常には存在しない腫瘍組織から産生される異所性とに分けられる．異所性ホルモン産生腫瘍の中でも，副腎皮質刺激ホルモン，メラニン細胞刺激ホルモン，抗利尿ホルモン，カテコールアミン，セロトニン，インシュリン，グルカゴン，ガストリンなどポリペプチドホルモンを第一義的に分泌する腫瘍をamime content and/or amine precursor uptake and decarboxylationの頭文字を取りAPUDOMAと呼び，これは同時に多種のホルモンを産生する腫瘍として知られている．

表14-7 ホルモン関連物質と臨床的意義（正所性）

脳下垂体（下垂体腫瘍）
- ACTH-MSH　　色素沈着，クッシング症候群，ネルソン症候群
- プロラクチン　　乳汁分泌・無月経症候群
- 成長ホルモン　　アクロメガリー（末端肥大症），巨人症
- 甲状腺刺激ホルモン　　甲状腺機能亢進
- 抗利尿ホルモン　　低ナトリウム血症

松果体（松果体腫瘍）
- メラニン細胞刺激ホルモン　　色素沈着

上皮小体
- パラトルモン　　高カルシウム血症

甲状腺（甲状腺腫瘍）
- カルチトニン　　高カルシウム血症

膵臓（ランゲルハンス氏島腫瘍）
- インシュリン　　低血糖，インシュリノーマ
- グルカゴン　　高血糖，グルカゴノーマ症候群
- ソマトスタチン　　糖尿，下痢，ソマトスタチノーマ症候群
- ガストリン　　消化性潰瘍，ゾリンガーエリソン症候群
- VIP　　水様下痢，低カリウム血症，WAHA症候群

副腎（副腎腫瘍）
- 皮質
  - アルドステロン　　Conn症候群，高血圧，低カリウム血症
  - コルチゾル　　クッシング症候群，高血圧，肥満
  - アンドロゲン　　男性化症候群
  - エストロゲン　　女性化症候群
- 髄質
  - アドレナリン　　高血圧，糖尿（褐色細胞腫，神経芽細胞腫）
  - ノルアドレナリン　　高血圧，糖尿（褐色細胞腫，神経芽細胞腫）

腎臓（腎腫瘍）
- レニン　　高血圧，低カリウム血症
- エリスロポエチン　　多血症

消化管（消化管腫瘍）
- セロトニン　　下痢，呼吸困難，カルチノイド症候群

卵巣（卵巣腫瘍）
- エストロゲン　　顆粒膜細胞腫，莢膜細胞腫

精巣（精巣腫瘍）
- アンドロゲン　　男化腫瘍

表14-8 異所性ホルモン産生腫瘍

ACTH	肺小細胞癌，悪性胸腺腫，カルチノイド腫瘍
MSH	小細胞癌，悪性胸腺腫，カルチノイド腫瘍
PTH	肺扁平上皮癌，腎癌，肝癌
プロラクチン	肺癌，腎癌
hGH	肺癌，胃癌
カルチトニン	肺癌，カルチノイド腫瘍
エリスロポエチン	副腎皮質癌，肝癌，褐色細胞腫，子宮筋腫
VIP	肺癌，甲状腺髄様癌
グルカゴン	胃癌
インシュリン	肝癌，カルチノイド腫瘍
ADH	肺小細胞癌，膵癌
セロトニン	甲状腺髄様癌
エストロゲン	胃癌，肺癌
アンドロゲン	副腎腫瘍

E．病原体関連抗原

　病原体関連抗原として真菌，細菌（含クラミジア），ウイルスなどの類があげられ，本稿では特に感染すると癌を発生させる腫瘍ウイルスについて述べる．腫瘍ウイルスは遺伝情報源の違いによってDNAウイルスとRNAウイルスに分類される．DNAウイルスの中にパピローマウイルス，アデノウイルス，ヘルペスウイルス，サイトメガロウイルス，EBウイルスなどがあり，RNAウイルスはレトロウイルスの総称をさしている．また近年，クラミジアは性行為感染症（STD）や非淋菌性尿道炎の病原体として注目され，鼠径リンパ肉芽腫の起因菌としても注目を集めているが，ここでは腫瘍性病変を起こす起因ウイルスと好発腫瘍の関連を簡単にまとめた．

表14-9　病原体関連抗原と臨床的意義

DNA virus	
Papilloma viridae	
HPV	子宮頸癌, 外陰癌, 皮膚癌
Herpes viridae	
EBV	バーキットリンパ腫, B細胞性リンパ腫, 上咽頭癌
HSV-II	子宮頸癌
CMV	カポジ肉腫
Hepadna viridae	
HBV	肝細胞癌
RNA virus	
Retro viridae	
LLV	リンパ性白血病
MMTV	乳癌
HTLV-I (ATLV)	成人T細胞性白血病, T細胞性リンパ腫, AIDS
HIV (HTLV-III, LAV)	AIDS (acquired immunodeficiency syndrome)

F．その他

1．細胞増殖因子（癌遺伝子の中に含まれる）

　通常の病理組織標本から形態学的に腫瘍の予後や悪性度を推定する因子としては，腫瘍の組織型や分化度，異型度があげられる．これらの因子に対しては病理医の診断に差はさほどないと思われる．その他の因子として腫瘍細胞の核分裂期像の数があげられ，この核分裂像の数は数え方や腫瘍の部位によって異なり，また切除されてから固定液に投入されるまでの時間によっても変化すると考えられる．しかし同種の腫瘍であれば核分裂像の多い腫瘍の方が少ない腫瘍より細胞増殖能が早く，より悪性度が高いと考えるのは当然のことのように思われる．

　正常細胞においては増殖能を持たない細胞と，増殖能は持っているが休止期（G_0期）にある細胞で大半が占められ，また恒常的に増殖を行っている細胞増殖相（G_1, S, G_2, M期）にある細胞によって構成されている．悪性細胞が正常細胞と異なる点は，細胞のほとんどが絶えず細胞増殖相（G_0, G_1, S, G_2, M期）に存在し，分裂，増殖を繰り返していることである．この細胞増殖相に発現している物質を増殖関連抗原といい，近年これら細胞増殖能をcell cycleの面から，EGF（epidermal growth factor），PDGF（platlet derived growth factor），TGF（transforming growth factor），BrdU（Bromodeoxyuridine），DNA polymerase a，Prolliferation-associated nuclear antigen, PCNA (Proliferating cell nuclear antigen), Transferrin receptorなどのモノクローナル抗体を用いて推定し, 腫瘍の予後や悪性度の指標としている.

表14-10 細胞増殖因子と臨床的意義

EGF (epidermal growth factor)
EGFは顎下腺に多く, 甲状腺, 十二指腸Brunner腺などにも存在し上皮系, 間葉系などのほとんどすべての細胞分化や, 増殖の促進作用をもつ増殖因子として知られている.

PDGF (platlet derived growth factor)
PDGFは血小板が産生する細胞増殖因子の一つで, 特に中胚葉由来の平滑筋細胞, 線維芽細胞, 軟骨細胞などの増殖が促進される因子である.

TGF (transforming growth factor)
TGFは血小板, 骨, 胎盤などに存在する細胞増殖促進因子の一つであるが, 間葉系細胞にのみ増殖促進作用を持ち, 上皮細胞系には増殖抑制作用を示す増殖因子である.

FGF (fibroblast growth factor)
FGFは脳下垂体, 網膜などに存在し, 多くの腫瘍細胞も産生する増殖因子で, 線維芽細胞や血管内皮細胞を含むすべての中胚葉系の細胞に対して増殖促進作用を示す (int-2はFGF様の癌遺伝子である).

BrdU (5-Bromodeoxyuridine)
BrdUはthymidineの類似体で, これと同様DNA合成期 (S期) の細胞核に取り込まれ, BrdUを取り込んだ細胞が放射線感受性が高まることから, 頭頸部腫瘍の治療に用いられた薬剤として開発されたが, 最近では核内に取り込まれたBrdUの検出によって腫瘍細胞の増殖能の把握に用いられている.

PCNA (Proliferating cell nuclear antigen＝cyclin)
PCNAはSLE患者の増殖細胞の核のみと反応する血中自己抗体から精製された抗体で, G1後期からS期にかけて核内に蓄積される核蛋白である. 凍結切片の必要性がなくパラフィン切片で観察が可能であるため, 日常使用している病理標本からも検索することが可能で, 広範囲にわたり, また容易に腫瘍の悪性度を知る指標の一つになり得るが, 核内抗原の細胞質内流出が認められるとされている.

DNA polymelase α
DNA polymerase αは休止期 (G0期) 以外の細胞の細胞増殖相 (G1, S, G2, M期) にあるすべての核内に発現するため, 広範囲の増殖性細胞の同定が可能で細胞分裂時には細胞質もびまん性に染色される. しかし, パラフィン切片では観察が不可能で, 凍結切片によらなければ検出ができないため, 応用範囲が限られる.

TrFR (Transferrin receptor)
TrfRは細胞膜状の糖蛋白で, 厳密な意味での増殖細胞抗原ではない. 増殖能の高い細胞膜と反応する. しかし, パラフィン切片では観察が不可能で, 凍結切片によらなければ検出ができないため, 応用範囲が限られる.

Ki-67 (Proliferation-associated nuclear antigen)：MIB-1
Ki-67はホジキン病腫瘍細胞の培養株の核分画を抗原として作製された抗体で, G0期以外の細胞増殖相のG1後期とS, G2, M期のすべてに発現する.

2. サイトケラチンの応用

Cytokeratin (CK) は上皮と中皮細胞に存在する. 分子量の違いでCK1～20に分けられ, 広範囲のケラチンを認識する抗体を上皮性腫瘍マーカーとして使用するだけでなく, 低分子と高分子, あるいはCK7と20の組み合わせによって腺癌の原発部位の推定に応用するなど, 多くの試みがなされている.

AE1/AE3は汎CKであるが, 高分子CKは認識しない. CAM5.2は低分子CKであり, 腺上皮や神経内分泌上皮に陽性となる. 34βE2は高分子ケラチンとして用いられ, 扁平上皮癌に特に有用である. また, CKの7と20を組み合わせることによって, 腺癌の原発巣が推定できる場合がある. 以下に例を記載する.

	CK7+	CK7−
CK20+	女性生殖器, 胃癌, 肝胆癌, 移行上皮癌など	胃癌, 大腸癌など
CK20−	消化管以外の腺癌, 悪性中皮腫など	肝・腎・前立腺, 小細胞癌など

3．分子標的療法と酵素抗体法

分子標的治療が適応か否かを決定する際に，免疫組織化学的手法を用いて標的分子の発現を検索することが重要となる．現在一般的に行われている分子標的治療には乳癌のHER2陽性症例に対するトラスツズマブ（商品名ハーセプチン）消化管間葉系腫瘍のc-kit陽性症例に対するイマチニブ（商品名グリベック）などがあげられる．B細胞リンパ腫などのCD20発現確認後のリツキシマブ（商品名リツキサン）なども一般的である．非小細胞性肺癌におけるゲフィチニブ（商品名イレッサ）の治療効果予測をEGFRの発現チェックにて行うこともある．

G．各方法の注意点，原理，染色法

1．各染色法の注意点

○固定，脱水，脱脂は十分に行う
○抗原の失活を考え，標本作製過程には極力高温を避ける
○パラフィン切片の伸展，乾燥を十分に行う
○脱パラフィンは完全に行う
○凍結切片，パラフィン切片とも，反応中に切片剥離の可能性があるため張り付けは十分に行う
○シランコーティングスライドが市販されており，これらを用いると切片の剥離はほぼ完全に防ぐことができる
○反応中は湿潤箱を用い，標本を乾燥させてはならない
○切片周囲を油性ペンなどで囲むと，水分除去の手間を省くことが可能であるが，呈色反応の基質にDABを用いる場合以外は，除去できない欠点がある

2．各染色法の試薬調整作製法

※下記の試薬は市販されているもので十分可能

a．固定液の作製法

20％ホルマリン溶液
　ホルマリン原液　1容
　蒸留水　4容

Zamboni溶液
①飽和ピクリン酸水溶液　150m*l*
②20％パラホルムアルデヒド水溶液　100m*l*
　60℃加温で不溶状態にあるが，2.52％ NaOH滴下（1m*l*程度）によって完全溶解する．
③リン酸緩衝液（pH7.3）
　$NaH_2PO_4・H_2O$　3.3mg
　$Na_2HPO_4・7H_2O$　33.7mg
　蒸留水　1,000m*l*

④①150ml + ②100ml + ③750mlを使用液とする．

４％パラホルムアルデヒド溶液
　パラホルムアルデヒド　4mg
　0.1Mリン酸緩衝液（pH7.4）　100ml
　使用時，60℃で加温溶解後，濾液を用いる．

PLP（periodate-lysine-paraformaldehyde）溶液
①保存液A（4℃，1週間の保存可能）
　リジン塩酸　1.827mg
　蒸留水　50ml
　0.1M：Na_2HPO_4でpH7.4に調節する．
　0.1Mリン酸緩衝液（pH7.4）で全体量を100mlとする．
②保存液B（4℃，1週間の保存可能）
　パラホルムアルデヒド　8mg
　蒸留水　100ml
　60℃加温で不溶状態にあるが，1N-NaOH 1〜3滴で完全溶解する．
③使用液（使用時調整）
　保存液A1：保存液B3　40ml
　$NaIO_4$　85.6mg

b．緩衝液の作製法

　　0.1Mリン酸緩衝液（pH7.4）
　　　$Na_2HPO_4・12H_2O$　28.7mg
　　　$NaH_2PO_4・2H_2O$　3.3mg
　　　蒸留水　1,000ml

　　0.01Mリン酸緩衝食塩液（pH7.2）
　　　0.1Mリン酸緩衝液（pH7.4）　100ml
　　　NaCl　8.5mg
　　　蒸留水　900ml

　　0.05Mトリス塩酸緩衝液（pH7.6）
　　　トリス塩基　1.39mg
　　　トリス塩酸塩　6.06mg
　　　蒸留水　1,000ml

c．0.005% H_2O_2加3,3-ジアミノベンチジン（DAB）溶液作製法

　　市販品を使用してもよい．
　A液
　　トリス緩衝液　100ml

3,3'-ジアミノベンチジン・4塩酸塩　20mg
　B液
　　蒸留水　500μl
　　H₂O₂原液　100μl
　　A液100ml濾過後，不溶のDABを濾紙で濾過する．
　　B液100μlを加えて使用液とする．
　　※保存に耐えないため使用時調整

d．蛋白分解酵素による抗原性の賦活法

　　　抗原性の失活する場合もあるため，考慮して行う．

　トリプシン処理法
　①脱パラフィン，水洗後トリス塩酸緩衝液
　②0.1％トリプシン水溶液　室温，30分
　　10mlトリス塩酸緩衝液に10mgトリプシンと10mg塩化カルシウムを溶かす．
　③PBSに馴染ませる

　プロナーゼ処理法
　①脱パラフィン，水洗後PBSに馴染ませる
　②0.05％プロナーゼ水溶液　室温，10分
　　10ml PBSに5mgプロナーゼを溶かす．
　③PBSに馴染ませる

　ペプシン処理法
　①脱パラフィン後，水洗
　②0.4％ペプシン水溶液　37℃，20〜30分
　　10mlの0.01N塩酸水溶液に40mgペプシンを溶かす．
　③水洗後，PBSに馴染ませる

e．内因性酵素活性（ペルオキシダーゼ）の除去法

　過酸化水素加メタノールによる方法
　①脱パラフィン後，95％メチルアルコールで止める
　②0.3％過酸化水素加95％メチルアルコール（室温，20〜30分）
　　95％メチルアルコール100mlに過酸化水素原液1ml．
　③水洗後，PBSに馴染ませる

　Isobeの方法
　①脱パラフィン，水洗後冷PBS洗浄　5分×3回
　②5mM過ヨウ素酸水溶液　室温，10分
　　蒸留水100mlに過ヨウ素酸114mgを溶かす．
　③冷PBS洗浄　5分×3回

④3mM 水素化ホウ素ナトリウム水溶液　室温，30分
⑤冷 PBS 洗浄　5分×3回
⑥アジ化ナトリウムを加えた DAB 呈色使用液を用いる
　DAB　100m*l* に NaN₃　65mg を溶かす．

Straus のフェニルヒドラジン法
①脱パラフィン，水洗後冷 PBS 洗浄　5分×3回
②0.1％フェニルヒドラジン加 PBS　室温，30〜120分
③冷 PBS 洗浄　5分×6回

Straus のニトロプルシド法
①脱パラフィン後，メチルアルコールで止める
②1％ニトロプルシドナトリウム加0.2％酢酸加メタノール　室温，60分
③冷 PBS 洗浄　5分×6回

Streefkerk の方法
①脱パラフィン後，メチルアルコール　30分
②冷 PBS 洗浄　5分×3回
③0.03％過酸化水素加 PBS　30分
④冷 PBS 洗浄　5分×3回
⑤抗原の賦活化（脱パラ後，内因性酵素活性除去前に行う）
⑥マイクロウェーブ処理　5〜10分
⑦蒸留水煮沸処理　5〜10分
※これら抗原賦活化の必要性については，使用する抗血清の納書に明記されているが，Ki-67（MIB-1），p53 など特別な前処理法以外のものについては，行わなくても差し障りはない．

f．非特異反応の除去（ブロッキング試薬）

　　通常はキットの中に含まれる．
　1〜5％の正常動物血清（家兎，山羊，豚など）　室温，5〜10分

G．対比染色（後染色，核染色）

マイヤーヘマトキシリンの場合　3〜5秒
メチルグリーンの場合　3〜10分

h．標識に用いられる酵素の種類

ペルオキシダーゼ
アルカリフォスファターゼ
酸フォスファターゼ
グルコースオキシダーゼ

i．基質に用いられる種類

　　　3, 3'-diaminobenzidine（DAB）法（脱水，透徹可能）
　　　3-amino-9-ethlcarbasole（AEC）法（脱水，透徹不可能）
　　　DAB-cobalt法（脱水，透徹可能）
　　　4-chloro-1-naphol法（脱水，透徹不可能）
　　　Hanker-Yates法（脱水，透徹可能）

3．各方法の原理と染色方法

a．直接法（direct method）

原理　　直接法は**1回の抗原抗体反応**と**酵素組織化学反応**で目的物質の検出を行う方法である．これは目的とする抗原"a"に対する抗a特異抗体（家兎，鼠，山羊血清）に，HRP酵素を標識した酵素標識抗a特異抗体を，組織切片上に直接作用（反応）させ，抗原抗体反応を行う．次に抗原抗体複合体に標識されている酵素をDAB基質で呈色反応させ，抗原の局在を顕微鏡で観察する方法をいう．

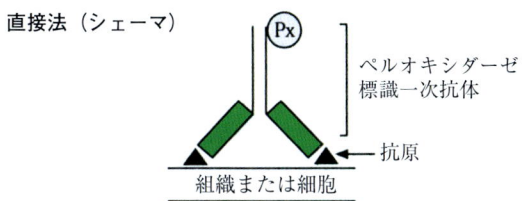

直接法（シェーマ）

　　　Px ← ペルオキシダーゼ標識一次抗体
　　　　← 抗原
　組織または細胞

染色方法

脱パラ	step 1：	脱パラフィン後，95%アルコール（染色カゴ，染色ビンを使用） キシレン　3〜5槽　各3〜5分 純アルコール　2槽　各30〜60秒 95%アルコール　1槽　30〜60秒
内因性酵素活性の除去	step 2：	内因性酵素活性の除去　室温，20分（染色カゴ，染色ビンを使用） 0.3% H_2O_2（過酸化水素）加95%メチルアルコール H_2O_2原液　1 ml 95%メチルアルコール　99 ml
水洗	step 3：	流水水洗後，PBSになじませる（染色カゴ，染色ビンを使用） 流水水洗30〜60秒 PBS　1〜2槽　各1〜2分
非特異反応の除去	step 4：	ブロッキング試薬による非特異反応の除去　室温，5〜10分（湿潤箱を使用） ※反応部位のマーキング：染色カゴからスライドを1枚ずつ取り出し，余分な水分をティシュペーパーや濾紙などでぬぐい去り，疎水性のマーカーなどで切片の周囲を囲む．この操作1回で，以後の水分除去はスライドを軽く振って水分を飛ばすだけで十分となる（マーカーの乾燥には10〜20秒を要する）．

	染色カゴからスライドを 1 枚ずつ取り出し，余分な PBS を除去した後，ブロッキング試薬を切片に滴下する． 抗血清中に混入している非特異反応の除去（前処理）
洗浄	step 5：軽く PBS で洗浄（行わなくともよい） スライドガラスを 1 回（1～2 秒）PBS へ浸す．
抗原抗体反応	step 6：標識特異抗体と抗原抗体反応　室温あるいは 37℃，30～60 分（湿潤箱を使用） 余分な PBS を除去した後，標識特異抗体を切片に滴下する．
洗浄	step 7：PBS 洗浄　3～5 分，3 回（染色カゴ，染色ビンを使用）
呈色	step 8：0.005% H_2O_2 加 DAB 溶液で呈色反応　室温，1～5 分（染色ビンを使用） DAB 溶液の呈色反応時間は，組織固定の良否，切片の厚さ，組織内抗原量など種々の条件下で反応時間は異なるため，反応は 1 枚ずつ顕微鏡下で行う．
水洗	step 9：反応停止（PBS）後，水洗 PBS 溶液中で反応停止を行い，水洗は PBS を除去する程度でよい．
対比染色	step 10：マイヤーヘマトキシリンなどで対比染色　3～5 秒
脱水・透徹・封入	step 11：水洗（色出し）後，脱水，透徹，封入

b．間接法（indirect method）

原理　　間接法は **2 回の抗原抗体反応と酵素組織化学反応** で目的物質の検出を行う方法である．はじめに目的とする抗原 "a" に対する抗 a 特異抗体（家兎，鼠，山羊血清）を組織切片上で反応し，抗原抗体反応複合体を形成させる．さらに抗 a 特異抗体に対する抗体（抗家兎，抗鼠，抗山羊血清）に HRP 酵素を標識した標識抗体で，2 度目の抗原抗体反応を行う．この後，2 度目の抗原抗体複合体に標識されている酵素を DAB 基質で呈色反応させ，抗原の局在を顕微鏡で観察する方法をいう．間接法は抗原抗体反応を 2 回行うため，**直接法の 2 倍量** の標識酵素がつくことになり，染色性は増強される．

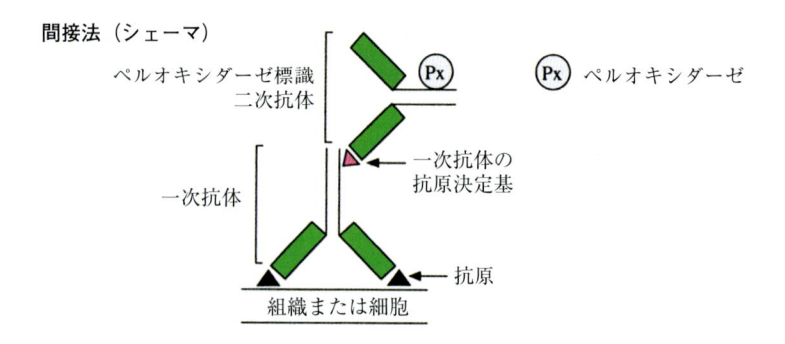

間接法（シェーマ）

染色方法

	step 1～step 5：直接法と同じ
抗原抗体反応	step 6：特異抗体と抗原抗体反応　室温あるいは 37℃，30～60 分（湿潤箱を使用） 余分な PBS を除去した後，標識特異抗体を切片に滴下する．
洗浄	step 7：PBS 洗浄　3～5 分，3 回（染色カゴ，染色ビンを使用）

抗原抗体反応	step 8	標識 2 次抗体と抗原抗体反応　室温，30 分（湿潤箱を使用） 余分な PBS を除去した後，標識 2 次抗体を切片に滴下する．
洗浄	step 9	PBS 洗浄　3〜5 分，3 回（染色カゴ，染色ビンを使用）
呈色	step 10	0.005％ H_2O_2 加 DAB 溶液で呈色反応　室温，1〜5 分 DAB 溶液の呈色反応時間は，組織固定の良否，切片の厚さ，組織内抗原量など種々の条件下で反応時間は異なるため，反応は 1 枚ずつ顕微鏡下で行う．
水洗	step 11	反応停止（PBS 洗浄）後，水洗 PBS 溶液中で反応停止を行い，水洗は PBS を除去する程度でよい．
対比染色	step 12	マイヤーヘマトキシリンなどで対比染色　3〜5 秒
脱水・透徹・封入	step 13	水洗（色出し）後，脱水，透徹，封入

c．PAP 法（peroxydase-anti peroxydase complex method）

原理　　PAP 法は 1970 年に Sternberger らによって開発された方法であり，直接法や間接法のように HRP 酵素を抗体に標識することなく，全反応を抗原抗体反応のみで行う方法である．はじめに目的とする抗原 "a" に対する抗 a 特異抗体（家兎，鼠，山羊血清）を組織切片上で反応し，抗原抗体反応複合体を形成させる．次に抗 a 特異抗体に対する酵素非標識中間抗体（抗家兎，抗鼠，抗山羊血清）で 2 度目の抗原抗体反応を行う．次に HRP と 1 次抗体の抗 a 特異抗体（家兎，鼠，山羊血清の同種動物で作製した抗 HRP（家兎，鼠，山羊血清）抗体の可溶性抗原抗体複合物（PAP）を反応させる．この後，3 次試薬で反応させた HRP 酵素を DAB 基質で呈色反応させ，抗原の局在を顕微鏡で観察する方法をいう．理論上，間接法は 1 分子当り 1 分子の HRP が標識されているが，PAP 法は 1 分子当り 3 分子の HRP が標識されるため，間接法の 3 倍の感度を持つことになる．

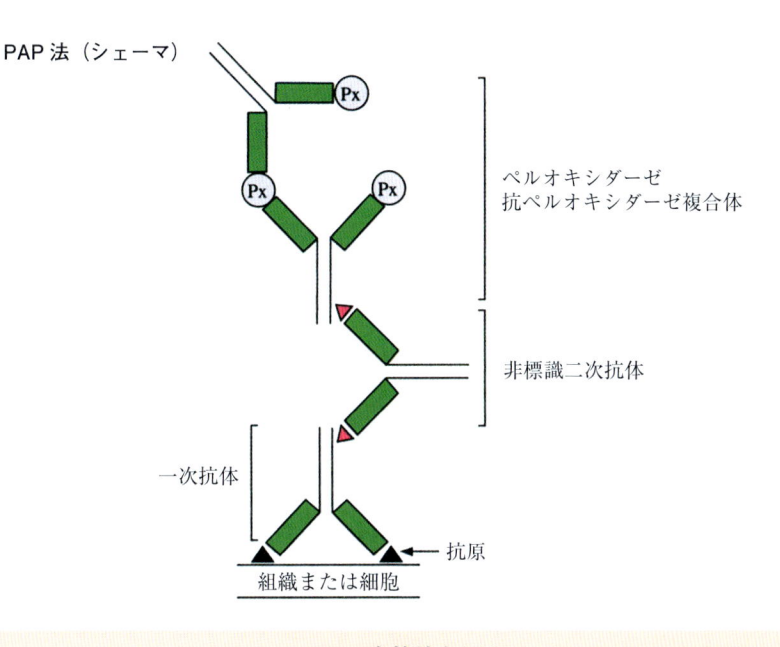

PAP 法（シェーマ）

染色方法	step 1〜step 5：直接法と同じ
抗原抗体反応	step 6：特異抗体と抗原抗体反応　室温あるいは 37℃，30〜60 分（湿潤箱を使用） 余分な PBS を除去した後，特異抗体を切片に滴下する．

洗浄	step 7	PBS洗浄　3〜5分，3回（染色カゴ，染色ビンを使用）
抗原抗体反応	step 8	酵素非標識中間抗体と抗原抗体反応　室温，30分（湿潤箱を使用） 余分なPBSを除去した後，酵素非標識中間抗体を切片に滴下する．
洗浄	step 9	PBS洗浄　3〜5分，3回（染色カゴ，染色ビンを使用）
抗原抗体反応	step 10	抗HRP抗体複合物と抗原抗体反応　室温，30分（湿潤箱を使用） 余分なPBSを除去した後，抗HRP抗体複合物を切片に滴下する．
洗浄	step 11	PBS洗浄　3〜5分，3回（染色カゴ，染色ビンを使用）
呈色	step 12	0.005％ H_2O_2 加DAB溶液で呈色反応　室温，1〜5分 DAB溶液の呈色反応時間は，組織固定の良否，切片の厚さ，組織内抗原量など種々の条件下で反応時間は異なるため，反応は1枚ずつ顕微鏡下で行う．
水洗	step 13	反応停止（PBS洗浄）後，水洗 PBS溶液中で反応停止を行い，水洗はPBSを除去する程度でよい．
対比染色	step 14	マイヤーヘマトキシリンなどで対比染色　3〜5秒
脱水・透徹・封入	step 15	水洗（色出し）後，脱水，透徹，封入

d．ABC法（avidin-biotine-peroxydase complex method）

原　理　　ABC法は抗原抗体反応とは全く異なり，1974年，Heitzman and Richardsらによって電子顕微鏡に導入された方法で，免疫組織化学的には1979年，Guesdonによってlabeled avidin biotin（LAB）法が開発された親和性を応用した方法である．これは卵白の塩基性蛋白であるアビジンと水溶性ビタミンであるビオチンの強固な親和性を応用した方法で，抗体反応の結合に比べ100万倍以上も強く，実質的には不可逆適結合であると考えられている．はじめに目的とする抗原"a"に対する抗a特異抗体（家兎，鼠，山羊血清）を組織切片上で反応し，抗原抗体反応複合体を形成させる．次にビオチンを標識させた抗a特異抗体に対する抗体（抗家兎，抗鼠，抗山羊血清）で2度目の抗原抗体反応を行う．次に多数のHRPを標識したビオチンにアビジンを結合させて作製したアビジン・ビオチン複合体を反応させた後，HRP酵素をDAB基質で呈色反応させ，抗原の局在を顕微鏡で観察する方法をいう．

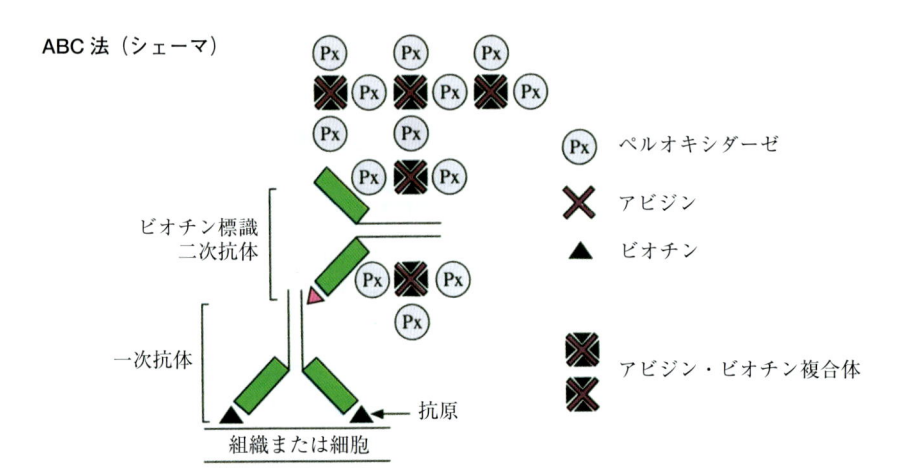

ABC法（シェーマ）

Px　ペルオキシダーゼ
✕　アビジン
▲　ビオチン
　　アビジン・ビオチン複合体

ビオチン標識二次抗体
一次抗体
抗原
組織または細胞

染色方法		step 1 ～ step 5：直接法と同じ
	抗原抗体反応	step 6：特異抗体と抗原抗体反応　室温あるいは37℃，30 ～ 60分（湿潤箱を使用） 余分なPBSを除去した後，特異抗体を切片に滴下する．
	洗浄	step 7：PBS洗浄　3 ～ 5分，3回（染色カゴ，染色ビンを使用）
	抗原抗体反応	step 8：ビオチン標識2次抗体と抗原抗体反応　室温，30分（湿潤箱を使用） 余分なPBSを除去した後，ビオチン標識2次抗体を切片に滴下する．
	洗浄	step 9：PBS洗浄　3 ～ 5分，3回（染色カゴ，染色ビンを使用）
	酵素試薬と反応	step 10：HRP標識アビジン・ビオチン複合体（酵素試薬）と反応　室温，30分 余分なPBSを除去した後，HRP標識アビジン・ビオチン複合体を切片に滴下する．
	洗浄	step 11：PBS洗浄　3 ～ 5分，3回（染色カゴ，染色ビンを使用）
	呈色	step 12：0.005% H_2O_2加DAB溶液で呈色反応　室温，1 ～ 5分 DAB溶液の呈色反応時間は，組織固定の良否，切片の厚さ，組織内抗原量など種々の条件下で反応時間は異なるため，反応は1枚ずつ顕微鏡下で行う．
	水洗	step 13：反応停止（PBS洗浄）後，水洗 PBS溶液中で反応停止を行い，水洗はPBSを除去する程度でよい．
	対比染色	step 14：マイヤーヘマトキシリンなどで対比染色　3 ～ 5秒
	脱水・透徹・封入	step 15：水洗（色出し）後，脱水，透徹，封入

e．SABC法とLSAB法（Storept-avidin-biotinylated enzyme complex methodとLabeled strept-avidin-biotin method）

原　理　　原理はABC法の反応と同様であるが，卵白から抽出精製されたアビジン（分子量6.8万）のかわりに，微生物（streptmyces avidinii）から分離された分子量6万のアビジン類似物質であるストレプトアビジンを用いている．ストレプトアビジンは糖を含まないため，糖を約7％含むアビジンと比べてバックグラウンドが低く，高いS/N（signal/noise）比が得られる．またアビジンの等電点はpH10付にあるため，生理的状態では陽性に荷電して非特異的結合を示すが，ストレプトアビジンの等電点は中性付近にあるため，SABC法，LSAB法はABC法よりも非特異的な結合を除去でき，よりすぐれた感度が得られる．

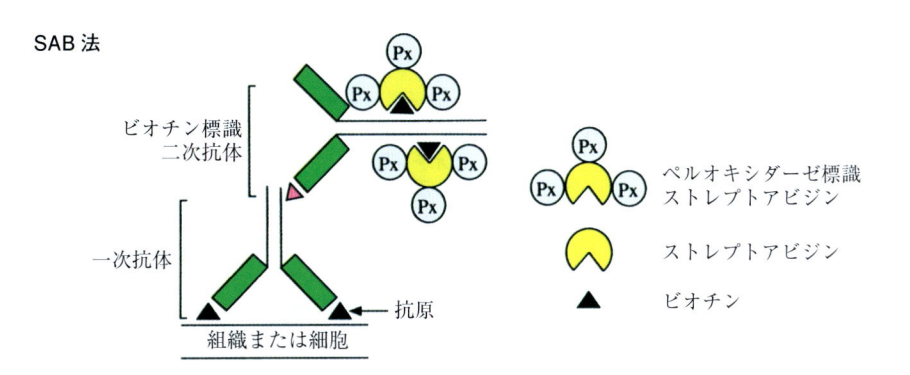

SAB法

ビオチン標識二次抗体
一次抗体
抗原
組織または細胞

ペルオキシダーゼ標識ストレプトアビジン
ストレプトアビジン
ビオチン

染色方法		step 1 ～ step 5：直接法と同じ
	抗原抗体反応	step 6：特異抗体と抗原抗体反応　室温あるいは37℃，30 ～ 60分（湿潤箱を使用） 余分なPBSを除去した後，特異抗体を切片に滴下する．

洗浄	step 7：PBS洗浄　3〜5分，3回（染色カゴ，染色ビンを使用）
抗原抗体反応	step 8：ビオチン標識2次抗体と抗原抗体反応　室温，30分（湿潤箱を使用） 余分なPBSを除去した後，ビオチン標識2次抗体を切片に滴下する．
洗浄	step 9：PBS洗浄　3〜5分，3回（染色カゴ，染色ビンを使用）
酵素試薬と反応	step 10：SABC法：ストレプトアビジンとビオチン化酵素の複合体と反応 LSAB法：酵素標識ストレプトアビジンと反応　室温，30分 余分なPBSを除去した後，試薬を切片に滴下する．
洗浄	step 11：PBS洗浄　3〜5分，3回（染色カゴ，染色ビンを使用）
呈色	step 12：0.005％ H_2O_2 加DAB溶液で呈色反応　室温，1〜5分 DAB溶液の呈色反応時間は，組織固定の良否，切片の厚さ，組織内抗原量など種々の条件下で反応時間は異なるため，反応は1枚ずつ顕微鏡下で行う．
水洗	step 13：反応停止（PBS洗浄）後，水洗 PBS溶液中で反応停止を行い，水洗はPBSを除去する程度でよい．
対比染色	step 14：マイヤーヘマトキシリンなどで対比染色　3〜5秒
脱水・透徹・封入	step 15：水洗（色出し）後，脱水，透徹，封入

f．APAAP法（alkaline phosphatase-anti alkaline phosphatase method）

原理　HRP酵素の代わりにアルカリ性フォスファターゼ（Al-P）を抗体に標識して行う方法で，PAP法と同様，全反応を抗原抗体反応のみで行う方法である．はじめに目的とする抗原"α"に対する抗α特異抗体（家兎，鼠，山羊血清）を組織切片上で反応し，抗原抗体反応複合体を形成させる．次に抗α特異抗体に対する酵素非標識中間抗体（抗家兎，抗鼠，抗山羊血清）で2度目の抗原抗体反応を行う．次にAl-Pと一次抗体の抗α特異抗体（家兎，鼠，山羊血清の同種動物で作製した抗Al-P（家兎，鼠，山羊血清）抗体の可溶性抗原抗体複合物（APAAP）を反応させる．この後，3次抗体で反応させたAl-P酵素をレバミゾール基質で呈色反応させ，抗原の局在を顕微鏡で観察する方法をいう．

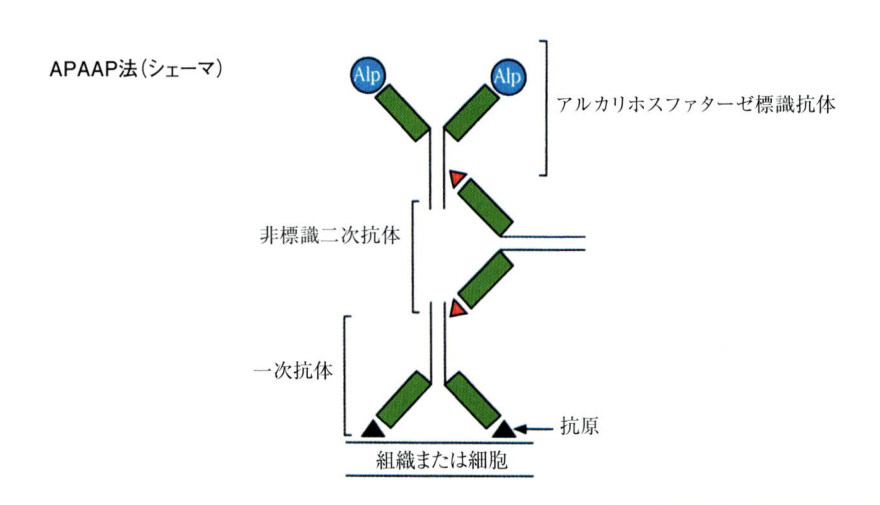

APAAP法（シェーマ）

- アルカリホスファターゼ標識抗体
- 非標識二次抗体
- 一次抗体
- 抗原
- 組織または細胞

染色方法	
	step 1〜step 5：直接法と同じ
抗原抗体反応	step 6：特異抗体と抗原抗体反応　室温あるいは37℃，30〜60分（湿潤箱を使用）

		余分なPBSを除去した後，特異抗体を切片に滴下する．
洗浄	step 7：	PBS洗浄　3〜5分，3回（染色カゴ，染色ビンを使用）
抗原抗体反応	step 8：	酵素非標識中間抗体と抗原抗体反応　室温，30分（湿潤箱を使用）
		余分なPBSを除去した後，酵素非標識中間抗体を切片に滴下する．
洗浄	step 9：	PBS洗浄　3〜5分，3回（染色カゴ，染色ビンを使用）
抗原抗体反応	step 10：	Al-P標識APAAP複合体（酵素試薬）と抗原抗体反応　室温，30分（湿潤箱を使用）
		余分なPBSを除去した後，Al-P標識APAAP複合体を切片に滴下する．
洗浄	step 11：	PBS洗浄　3〜5分，3回（染色カゴ，染色ビンを使用）
呈色	step 12：	0.005% H_2O_2加DAB溶液で呈色反応　室温，1〜5分
		DAB溶液の呈色反応時間は，組織固定の良否，切片の厚さ，組織内抗原量など種々の条件下で反応時間は異なるため，反応は1枚ずつ顕微鏡下で行う．
水洗	step 13：	反応停止（PBS洗浄）後，水洗
		PBS溶液中で反応停止を行い，水洗はPBSを除去する程度でよい．
対比染色	step 14：	マイヤーヘマトキシリンなどで対比染色　3〜5秒
脱水・透徹・封入	step 15：	水洗（色出し）後，脱水，透徹，封入

g．IGSS法（immunogold-silver staining method）

原理　　イムノゴールド法は免疫電顕用に開発された方法であり，光学顕微鏡下でも観察できるように工夫されたのが，この方法である．はじめに目的とする抗原"a"に対する抗a特異抗体（家兎，鼠，山羊血清）を組織切片上で反応し，抗原抗体反応複合体を形成させる．次に抗a特異抗体に対する抗体（抗家兎，抗鼠，抗山羊血清）に，金コロイド粒子を標識させた抗体で2度目の抗原抗体反応を行う．この金粒子の周囲に銀粒子を沈着させることにより，抗原の局在を光学顕微鏡下で観察可能にする方法である．酵素反応を利用しないため内因性酵素活性の影響がなく，バックグラウンドがほとんど出現しないのが特徴といえるが，染色カゴなどの金属イオンにも反応するため，通常洗浄に使用するPBSは使えず高純度の脱イオン水を使用しなければならない．

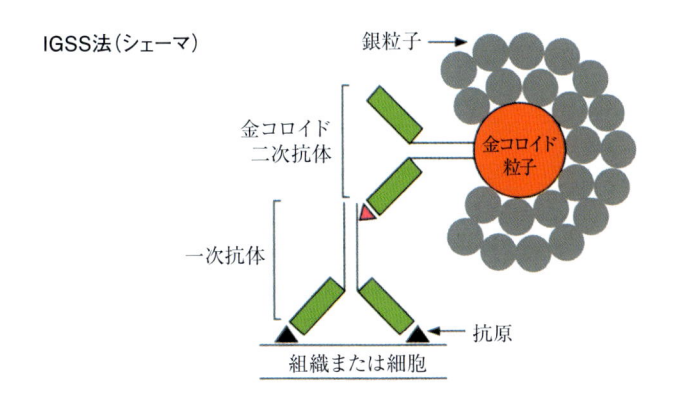

IGSS法（シェーマ）

染色方法		step 1〜step 5：直接法と同じ
洗浄	step 6：	脱イオン水洗浄　3〜5分，3回（染色ビンを使用）
抗原抗体反応	step 7：	金コロイド標識抗体と抗原抗体反応　室温，30分（湿潤箱を使用）

		余分な脱イオン水を除去した後，金コロイド標識抗体を切片に滴下する．
洗浄	step 8：	脱イオン水洗浄　3〜5分，3回（染色ビンを使用）
親和反応	step 9：	銀増感液と金コロイド粒子の親和反応　室温，10〜15分（湿潤箱を使用）
水洗	step 10：	脱イオン水洗浄による反応停止（染色ビンを使用）
対比染色	step 11：	マイヤーヘマトキシリンなどで対比染色　3〜5秒
脱水・透徹・封入	step 12：	水洗（色出し）後，脱水，透徹，封入

h．EPOS法（enhanced polymer one-step staining）

原理　　直接法と同様，1回の抗原抗体反応と酵素組織化学反応で目的物質の検出を行う方法である．直接法は目的とする抗原"a"に対する抗a特異抗体に，HRP酵素を標識した酵素標識抗a特異抗体を用いるのに対し，EPOS法ではデキストランポリマーに抗a特異抗体とHRP酵素を結合させた試薬を用いる点が異なる．デキストランポリマーは高分子多糖類で，グルコース重合体の一つであり，複数の抗体と多数のHRP酵素を標識しているため，特異性も高く好感度な染色結果が得られる．【シェーマ：DAKO協賛】

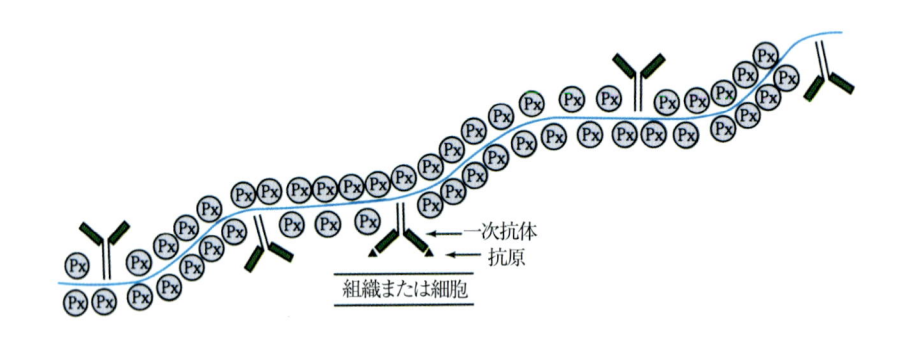

染色方法

	step 1〜step 5：	直接法と同じ
抗原抗体反応	step 6：	標識特異抗体（1次抗体−EPOS/HRP）と抗原抗体反応　室温あるいは37℃，30〜60分（湿潤箱を使用）
		余分なPBSを除去した後，標識特異抗体を切片に滴下する．
洗浄	step 7：	PBS洗浄　3〜5分，3回（染色カゴ，染色ビンを使用）
呈色	step 8：	0.005% H_2O_2加DAB溶液で呈色反応　室温，1〜5分（染色ビンを使用）
		DAB溶液の呈色反応時間は，組織固定の良否，切片の厚さ，組織内抗原量など種々の条件下で反応時間は異なるため，反応は1枚ずつ顕微鏡下で行う．
水洗	step 9：	反応停止（PBS）後，水洗
		PBS溶液中で反応停止を行い，水洗はPBSを除去する程度でよい．
対比染色	step 10：	マイヤーヘマトキシリンなどで対比染色　3〜5秒
脱水・透徹・封入	step 11：	水洗（色出し）後，脱水，透徹，封入

ⅰ. 高分子ポリマー試薬を用いた染色法

ENVISION法（DAKO社），あるいはシンプルステイン（ニチレイ社）

原理　　間接法と同様，2回の抗原抗体反応と酵素組織化学反応で目的物質の検出を行う方法である．間接法は目的とする抗原"α"に対する抗α特異抗体の反応後，さらに抗α特異抗体に対する抗体にHRP酵素を標識した標識抗体を2次抗体に用いるのに対し，ENVISION法ではデキストランポリマー（シンプルステインではアミノ酸ポリマー）に抗α特異抗体に対する抗体とHRP酵素を結合させた試薬を用いる点が異なる．この結果，間接法が直接法の2倍の感度であるのと同様，ENVISION法（間接法）はEPOS法（直接法）と比べるとさらに特異性も高く，好感度な染色結果が得られることになる．分子量が大きいため組織内への浸透が悪いという欠点を改良したChemMate EnVisionやシンプルステインMAXなどが市販されている．

【シェーマ：DAKO協賛】

染色方法

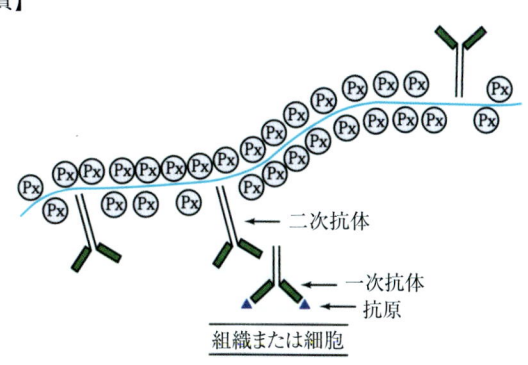

	step 1 〜 step 5：直接法と同じ
抗原抗体反応	step 6：特異抗体と抗原抗体反応　室温あるいは37℃，30〜60分（湿潤箱を使用） 余分なPBSを除去した後，標識特異抗体を切片に滴下する．
洗浄	step 7：PBS洗浄　3〜5分，3回（染色カゴ，染色ビンを使用）
ポリマー試薬と反応	step 8：ポリマー試薬　室温，30分（湿潤箱を使用） 余分なPBSを除去した後，標識2次抗体を切片に滴下する．
洗浄	step 9：PBS洗浄　3〜5分，3回（染色カゴ，染色ビンを使用）
呈色	step 10：0.005% H_2O_2 加DAB溶液で呈色反応　室温，1〜5分 DAB溶液の呈色反応時間は，組織固定の良否，切片の厚さ，組織内抗原量など種々の条件下で反応時間は異なるため，反応は1枚ずつ顕微鏡下で行う．
水洗	step 11：反応停止（PBS洗浄）後，水洗 PBS溶液中で反応停止を行い，水洗はPBSを除去する程度でよい．
対比染色	step 12：マイヤーヘマトキシリンなどで対比染色　3〜5秒
脱水・透徹・封入	step 13：水洗（色出し）後，脱水，透徹，封入

j．CSA法（catalyzed signal amplification）

原理 ABC法にbiotin増幅試薬の反応とHRP標識ストレプトアビジンの反応を加えたもので，超高感度の免疫増感染色（ABC法増感システム）となり，微量抗原の検出が可能となっている．

【シェーマ：DAKO協賛】

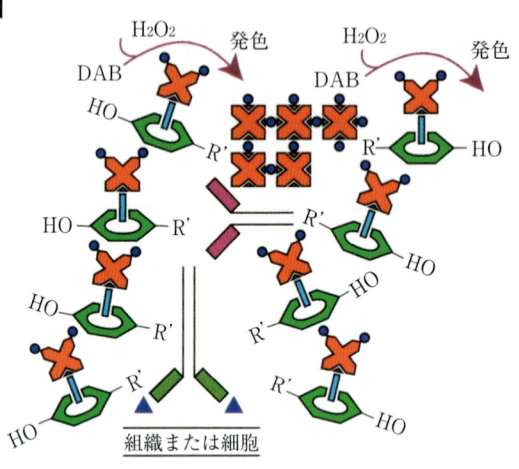

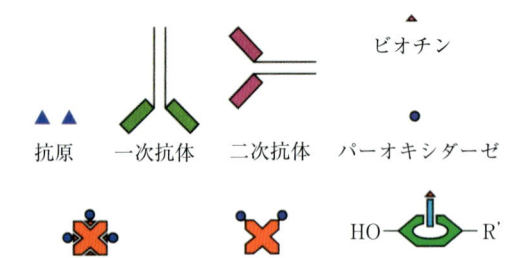

図中ラベル：
- 抗原
- 一次抗体
- 二次抗体
- ビオチン
- パーオキシダーゼ
- ビオチン標識パーオキシダーゼストレプトアビジン
- パーオキシダーゼ標識ストレプトアビジン
- ビオチン標識タイラマイド
- 組織または細胞

染色方法		
	step 1 ～ step 5	直接法と同じ
抗原抗体反応	step 6	特異抗体と抗原抗体反応　室温あるいは37℃，30～60分（湿潤箱を使用）余分なPBSを除去した後，標識特異抗体を切片に滴下する．
洗浄	step 7	PBS洗浄　3～5分，3回（染色カゴ，染色ビンを使用）
抗原抗体反応	step 8	ビオチン標識2次抗体と抗原抗体反応　室温，15～30分（湿潤箱を使用）余分なPBSを除去した後，ビオチン標識2次抗体を切片に滴下する．
洗浄	step 9	PBS洗浄　3～5分，3回（染色カゴ，染色ビンを使用）
酵素試薬と反応	step 10	ビオチン標識HRP－アビジン・ビオチン複合体（酵素試薬）と反応　室温，15～30分　余分なPBSを除去した後，ビオチン標識HRP－アビジン・ビオチン複合体を切片に滴下する．
洗浄	step 11	PBS洗浄　3～5分，3回（染色カゴ，染色ビンを使用）

		PBS溶液中で反応停止を行い，水洗はPBSを除去する程度でよい．
増幅試薬と反応	step 12：	余分なPBSを除去した後，ビオチン標識タイラマイドを切片に滴下する．室温，15分
洗浄	step 13：	PBS洗浄　3〜5分，3回（染色カゴ，染色ビンを使用）
酵素試薬と反応	step 14：	HRP標識ストレプトアビジンと反応　室温，15分
洗浄	step 15：	PBS洗浄　3〜5分，3回（染色カゴ，染色ビンを使用）
呈色	step 16：	0.005% H_2O_2加DAB溶液で呈色反応　室温，1〜5分
		DAB溶液の呈色反応時間は，組織固定の良否，切片の厚さ，組織内抗原量など種々の条件下で反応時間は異なるため，反応は1枚ずつ顕微鏡下で行う．
水洗	step 17：	反応停止（PBS洗浄）後，水洗
		PBS溶液中で反応停止を行い，水洗はPBSを除去する程度でよい．
対比染色	step 18：	マイヤーヘマトキシリンなどで対比染色　3〜5秒
脱水・透徹・封入	step 19：	水洗（色出し）後，脱水，透徹，封入

k．マイクロウェーブの使用法

原　理　　マイクロウェーブ（MW）は2,450MHzのマイクロ波を発生させ，物質に含まれる水分の分子運動を促すことにより発熱させるもので，病理組織の固定や種々の染色時間の短縮に応用されている．近年では免疫抗体法の迅速化にも用いられているが，ここではわれわれが日常ルチンに使用しているLSAB法のMW（BIO-RAD社，H2500型）の方法を記しておく．

　　BIO-RAD社，H2500型は出力600WのMWでパワーレベルコントロール（0〜100％）によって出力を選択し，適正条件を決める．染色枚数にもよるが，35〜40％の出力範囲内でMW照射を行うと温度上昇はほとんどなく，組織破壊や非特異反応もほとんどみられない．

染色方法		step 1〜step 5：直接法と同じ
抗原抗体反応	step 6：	特異抗体と抗原抗体反応　MW，35〜40％，5〜10分（湿潤箱を使用）
		余分なPBSを除去した後，特異抗体を切片に滴下する．
洗浄	step 7：	PBS洗浄　3〜5分，3回（染色カゴ，染色ビンを使用）
抗原抗体反応	step 8：	ビオチン標識2次抗体と抗原抗体反応　MW，35〜40％，5〜10分（湿潤箱を使用）
		余分なPBSを除去した後，ビオチン標識2次抗体を切片に滴下する．
洗浄	step 9：	PBS洗浄　3〜5分，3回（染色カゴ，染色ビンを使用）
酵素試薬と反応	step 10：	HRP標識ストレプトアビジン・ビオチン複合体（酵素試薬）と反応　MW，35〜40％，5〜10分（湿潤箱を使用）
		余分なPBSを除去した後，HRP標識ストレプトアビジン・ビオチン複合体を切片に滴下する．
洗浄	step 11：	PBS洗浄　3〜5分，3回（染色カゴ，染色ビンを使用）
呈色	step 12：	0.005% H_2O_2加DAB溶液で呈色反応　室温，1〜5分
		DAB溶液の呈色反応時間は，組織固定の良否，切片の厚さ，組織内抗原量など種々の条件下で反応時間は異なるため，反応は1枚ずつ顕微鏡下で行う．

水洗	step 13：反応停止（PBS洗浄）後，水洗 PBS溶液中で反応停止を行い，水洗はPBSを除去する程度でよい．
対比染色	step 14：マイヤーヘマトキシリンなどで対比染色　3〜5秒
脱水・透徹・封入	step 15：水洗（色出し）後，脱水，透徹，封入

付．ISH法（In situ hybridization）

酵素抗体法（免疫染色）は細菌の菌体，細胞内で増殖しているウイルス粒子などを抗原として検出する方法であり，ハイブリダイゼーションは，目的の核酸DNA，RNAの塩基配列を検出する方法で，例えば，ウイルス粒子が形成される以前のゲノムの検出が可能で，局所生体反応部位の病原体感染の有無を知ることが可能な点が異なる．このハイブリダイゼーションは溶液ハイブリダイゼーション法，フィルターハイブリダイゼーション法，in situ hybridizationの3種に分かれ，溶液ハイブリダイゼーション法は細胞や組織から抽出したDNA（RNA）を対象とし，フィルターハイブリダイゼーション法は抽出した核酸をニトロセルロースなどのフィルター上に固定し，DNAプローブ（核酸鎖）を用いて目的の塩基配列を検出する方法で，核内のDNAを対象とするのがサザン・ブロット法，mRNAを対象とするのがノザン・ブロット法である．In situ hybridization法は核酸を細胞や組織から抽出する事なく，組織切片や塗抹細胞をそのままDNAプローブとハイブリダイゼーションさせ，目的の塩基配列を検出する方法であり，細胞異型や組織構築を同時に観察できる利点を持っている．

原理

核酸は糖，塩基，リン酸の3成分からなる結合物（ヌクレオチド）で，相補的な塩基性配列を持つ4塩基はアデニン，グアニン，シトシン，チミン（RNAはウラシル）であり，アデニン≡グアシン，シトシン＝チミン（ウラシル）の水素結合によって複合体を形成している．ISHの原理は，まずDNAあるいはRNAの4種類の核酸からなる塩基の2重鎖結合を加熱により1重鎖へと分離させ（分かれた相補的な鎖は，適当な条件下で再び2重鎖DNA（RNA）分子形成結合する性質を持つ），この過程をhybridizationと呼び，目的とする生物"a"DNAに対して特異的で相補的な1重鎖の断片であるDNAプローブを用いたhybridizationで分子雑種を形成させ，特異塩基配列の検出を行い菌体，粒子，ゲノムの同呈を行う方法である．

染色方法

ここではLife Technologies社のVira type in situ HPV DNAプローブとHPV tissue hybridizationキットの使用法を示す．

脱パラ	step 1：シランコーティングスライドに切片を張りつける キシレンで脱パラフィン後，100％アルコールで脱水，乾燥 キシレン×3〜5槽　各3〜5分 純アルコール×2槽　各30〜60秒 冷風乾燥
前処理	step 2：Digestion solution（蛋白分解酵素および塩酸）で前処理　37℃，15分（湿潤箱を使用）
洗浄1	step 3：buffer 1溶液で洗浄　1分（Tris buffered saline）
脱水	step 4：アルコール脱水後，冷風乾燥 純アルコール×3槽　各30〜60秒

hybridization	step 5	：DNAプローブを切片に滴下し，カバーガラスをかける．スライドガラスを100℃，5分間加熱しDNAのdenatureを行う（沸騰している湯の上にステンレス製容器をおき，その上にスライドをおく）．hybridization 37℃，120分（湿潤箱を使用）
洗浄2	step 6	：buffer 2溶液中でカバーガラスをはずした後，洗浄 37℃，3分×3回（bovine serum albuminを含むTris burrered saline）
検出	step 7	：detection solution（streptavidin allkaline phosphatase conjugate）切片に滴下し37℃，20分（湿潤箱を使用）
洗浄3	step 8	：buffer 3溶液で洗浄 37℃，3分×3回（Tris buffered saline）
発色（呈色）	step 9	：BCIP（5-bromo-4-chloro-3-indolylpyosphate）とNBT（nitroblue teraz olium）を含む溶液中で発色 37℃，60分
洗浄	step 10	：Tris buffered salineで反応停止 1分
対比染色	step 11	：蒸留水水洗後，ケルンエヒトロートで対比染色 5〜10分
脱水・透徹・封入	step 12	：水洗後，脱水，透徹，封入

H. 結果と解釈

①反応陽性部位が陰性
②反応陽性部位が弱陽性
③反応陽性部位が弱く，非特異反応が強い
④非特異反応が強く，共染のみ
⑤染色ムラが目立つ
⑥反応中に細胞，切片が剥離する

 1）対照標本が陽性であれば抗原の失活も考えられ，被検体側の問題点
  a：過固定，固定不十分，固定液の劣化，固定液の調整ミス①②③
  b：固定液の選択ミス①②③
  c：自動包埋器，包埋時のパラフィン浸透過多，温度設定の誤り①②③
  d：染色前の脱パラフィン不完全③④
  e：反応前の蛋白分解酵素による抗原性の賦活法の過ち①②③④
  f：反応前の内因性酵素活性の除去法の過ち①②③④
  g：反応温度や時間設定ミス①②③④
  h：反応後の基質調整ミス①②③④
  i：被検体中に含まれる抗原量が乏しいか，持っていない①②

 2）対照標本も陰性であれば抗原の失活は考えられず，抗体側の問題点
  a：抗体力価の失活，希釈倍率の調整ミス，使用抗体の取り違え①②③④
  b：標識抗体の失活，標識抗体の取り違え①②③
  c：反応温度や時間設定ミス①②③④
  d：PBSの拭き取り不足①②③
  e：不十分な抗体量①②③

3）その他の問題点
　　a：標本の張り付け不十分④⑤⑥
　　b：lot番号の異なる抗体使用①②③④
　　c：反応中の標本乾燥④⑤⑥

I．一次抗体の保存法

　原液の市販抗体は，アジ化ナトリウムなどの防腐剤添加済みの状態で，入手時の抗体価は冷蔵庫内で数年間は安定している（5年以上安定するものもある）ため，適正希釈倍率の決定後，使用時希釈液で使用液を作製するのがよいと思われる．また，調整済みの希釈されている抗体は長期保存に耐えないため，使用期限が6～12カ月あることを確かめることが懸命である．

　入手困難な原液抗体の場合は10年以上の長期保存が望まれる．液体窒素保存が可能であれば完全であるが，ディープフリーザー内（－80℃）保存でも十分と思われる．しかし，抗体の凍結と融解は抗体価の低下を促進するため，使用時の適正希釈倍率，使用量を考えに入れて保存方法を選択すべきである．

例1．使用時200（～300）倍に希釈できる原液抗体が0.1m*l*ある場合の保存法
①原液抗体を10μずつ8～9本に分注
　　（1.2～1.5m*l*入りのサンプルチューブなどを使用）
②原液抗体10μに希釈液90μ加え10倍希釈抗体とする
②'原液抗体20μに希釈液180μ加え10倍希釈抗体とする
　　※希釈液：1％BSA（ウシ血清アルブミン）加PBS
③10倍希釈抗体を20μずつ5本に分注
③'10倍希釈抗体を40μずつ5本に分注
④10倍希釈抗体20μに希釈液400μ加え，使用液とする
④'10倍希釈抗体40μに希釈液800μ加え，使用液とする
⑤①，③，③'のチューブは，パラフィルムなどで完全密封し－80℃で保存
⑥10倍希釈抗体を使い果たしたら，①で作製した原液抗体1本から再度作製する

例2．使用時1,000倍に希釈できる原液抗体が0.1m*l*ある場合の保存法
①原液抗体を10μずつ9本に分注
　　（1.2～1.5m*l*入りのサンプルチューブなどを使用）
②原液抗体10μに希釈液90μ加え10倍希釈抗体とする
　　※希釈液：1％BSA（ウシ血清アルブミン）加PBS
③10倍希釈抗体を5μずつ20本に分注
③'10倍希釈抗体を10μずつ10本に分注
④10倍希釈抗体5μに希釈液500μ加え，使用液とする
④'10倍希釈抗体10μに希釈液1,000μ加え，使用液とする
⑤①，③，③'のチューブは，パラフィルムなどで完全密封し－80℃で保存
⑥10倍希釈抗体を使い果たしたら，①で作製した原液抗体1本から再度作製する

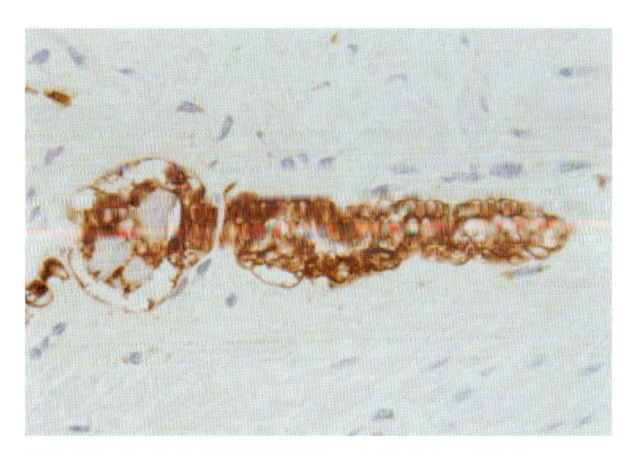

CP265：DAB反応時間適正標本：S-100染色．消化管アウエル神経叢が良好に染色されている．

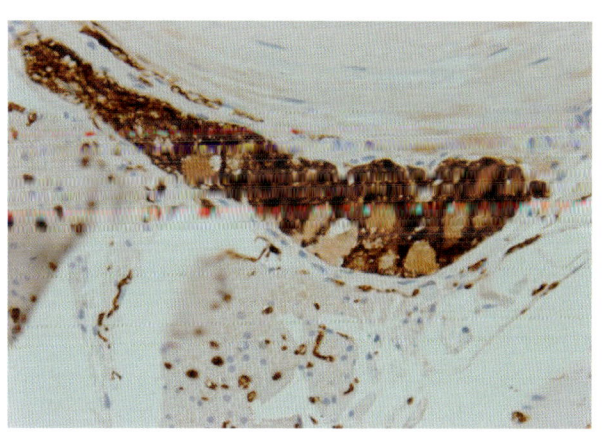

CP266：DAB反応時間過剰：S-100染色．

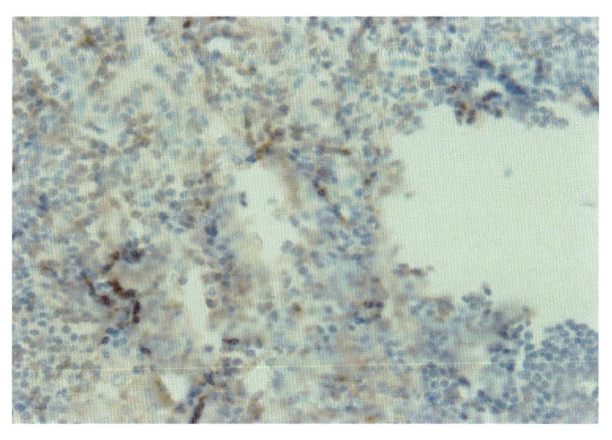

CP267：リンパ節CD3染色．切片剥離により判定が難しくなっている．

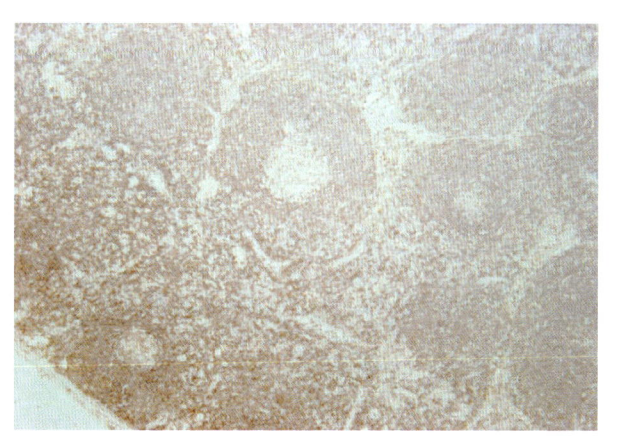

CP268：染色ムラ：リンパ節LCA染色．

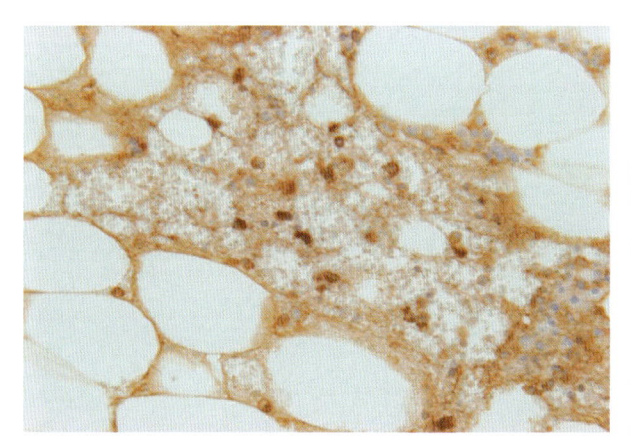

CP269：免疫グロブリンκ鎖．PBSの洗浄不足による共染がみられる．

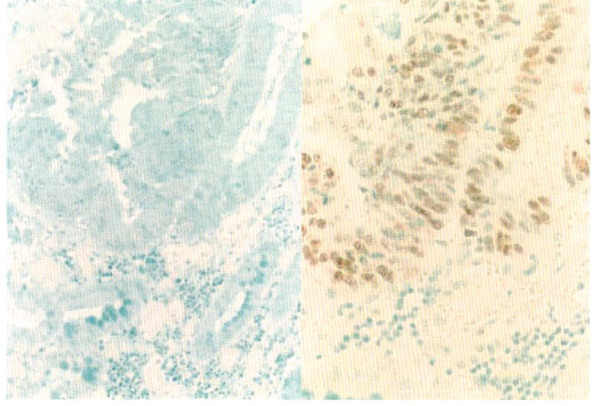

CP270：P53抗体は，加熱処理が必須である．左処理なし，右クエン酸処理．

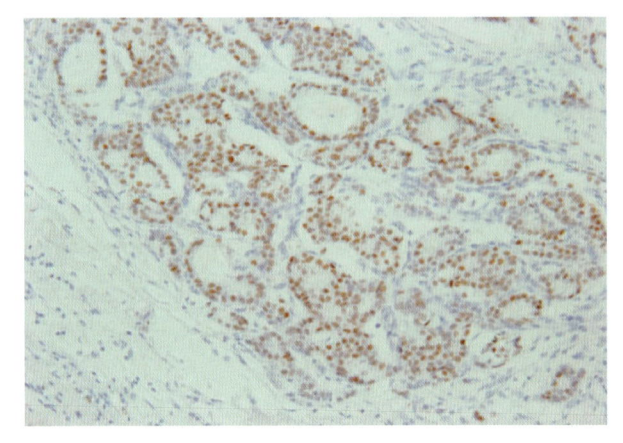

CP271：DAB反応時間適正標本：ER.

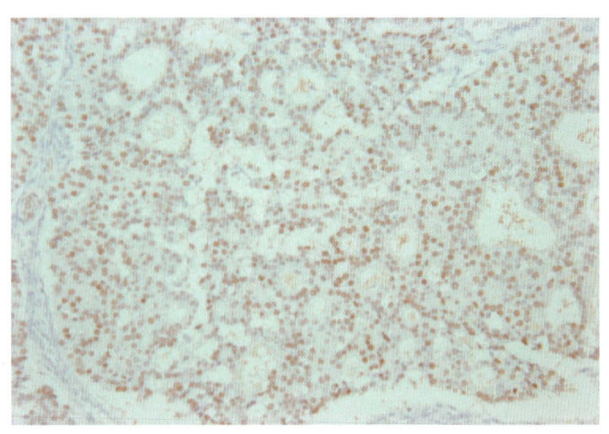

CP272：DAB反応時間が短いと陽性反応が減弱する：ER.

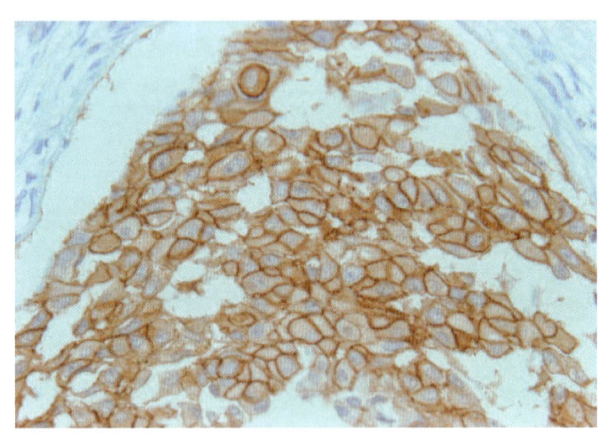

CP273：対照切片を薄切しておくと染色性が落ちる場合がある．薄切直後のHER-2染色．

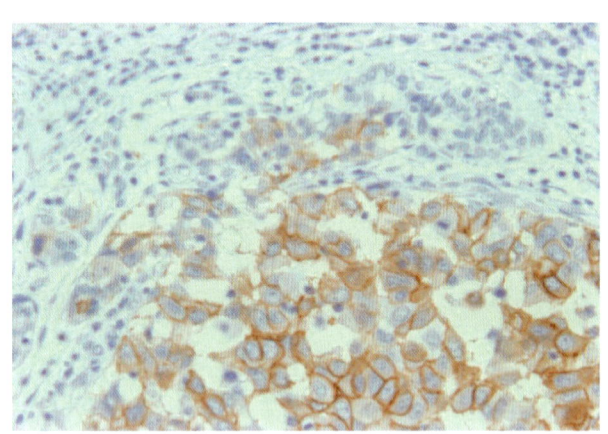

CP274：薄切後5カ月室温放置した同一標本．

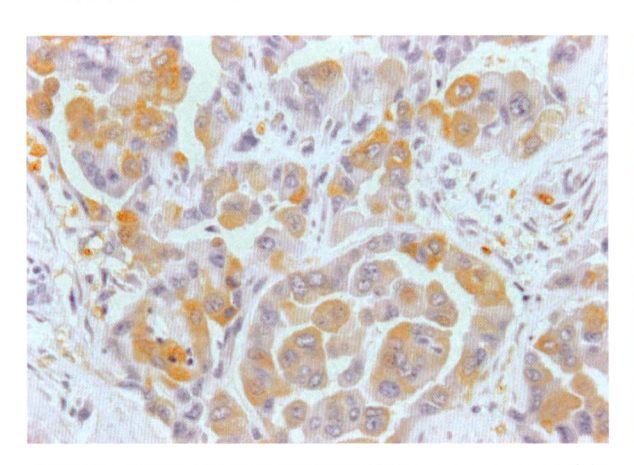

CP275：悪性中皮腫の診断に有用な抗体：カルレチニン；良好な標本．

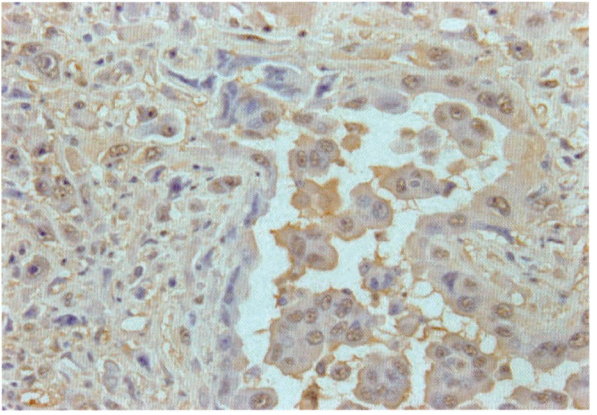

CP276：悪性中皮腫の診断に有用な抗体：カルレチニン；抗体の希釈が濃い．

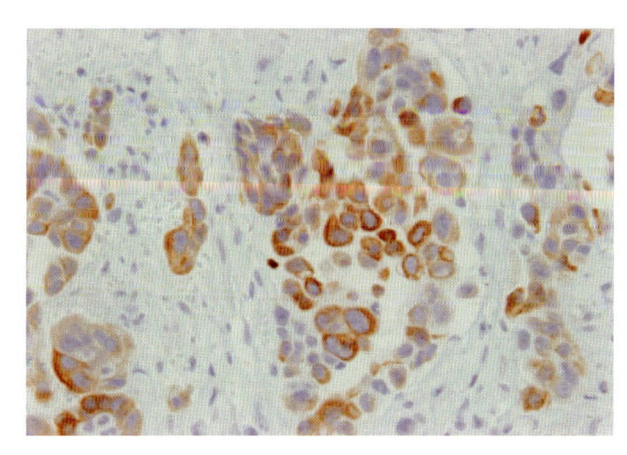

CP277：悪性中皮腫の診断に有用な抗体：サイトケラチン5/6；細胞質が明瞭に染色されている．

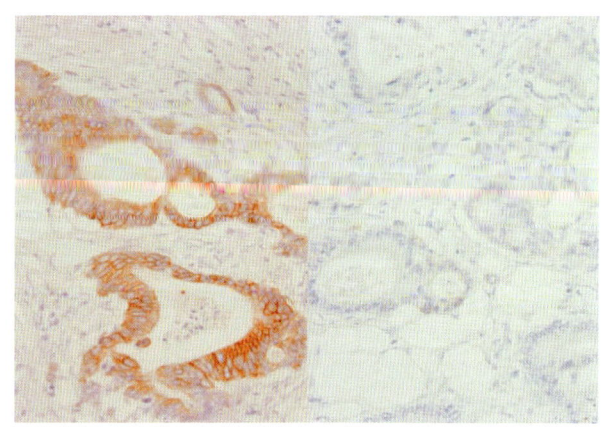

CP278：サイトケラチン(CK)7と20の染色が腺癌の原発巣の推定に有用な場合がある．
大腸癌の症例：左CK20陽性，右CK陰性．

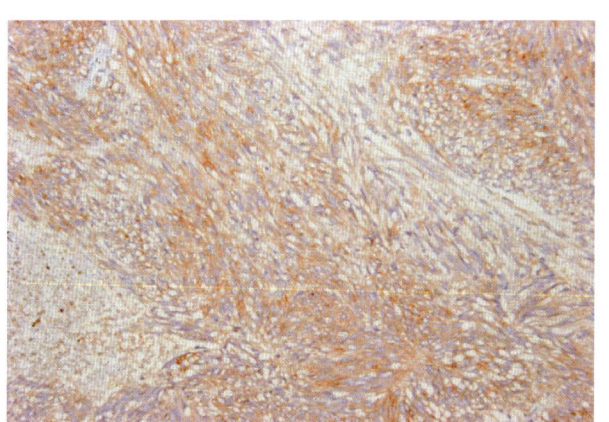

CP279：CD117：GIST．

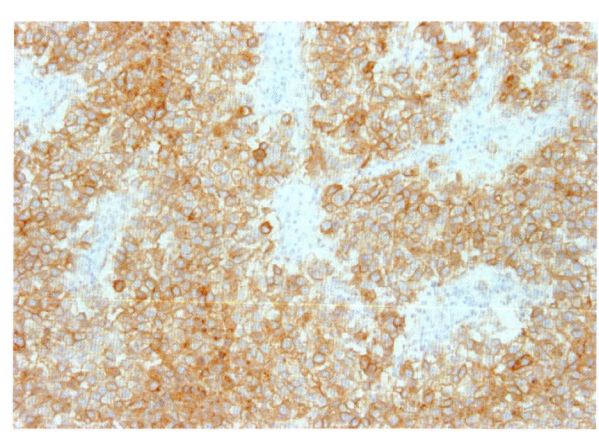

CP280：PLAP：セミノーマ．

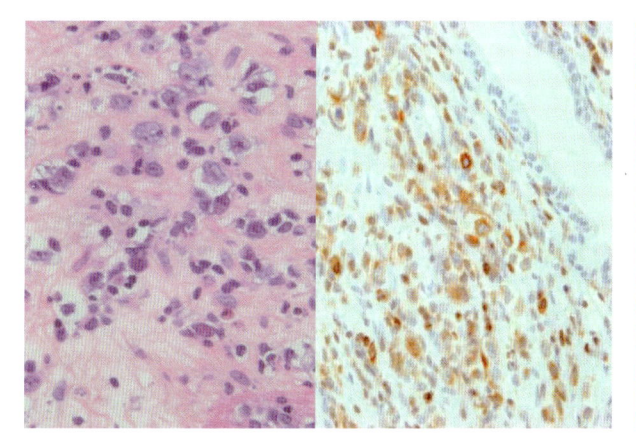

CP281：大細胞性未分化癌症例：左HE染色，右CD30．

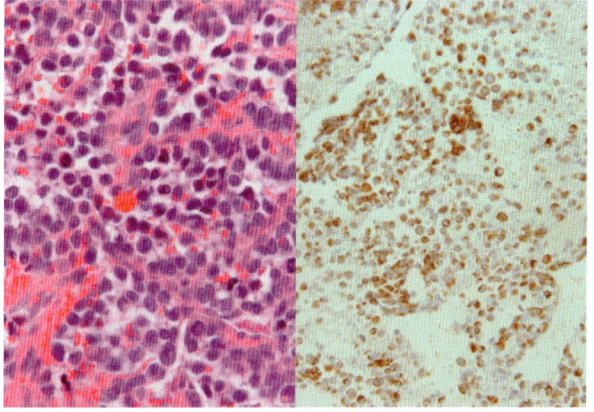

CP282：横紋筋肉腫症例：左HE染色，右デスミン．

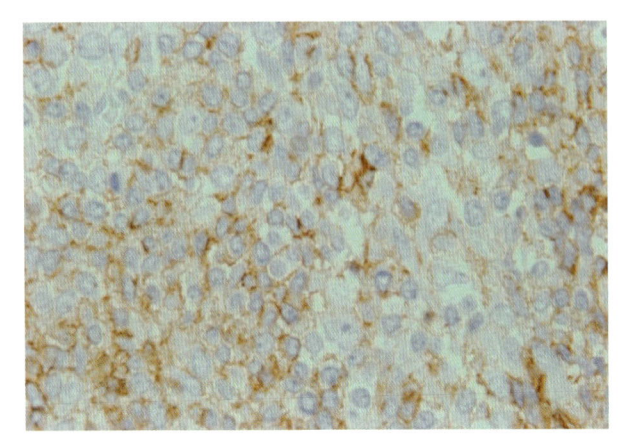

CP283：CD56：小細胞癌．

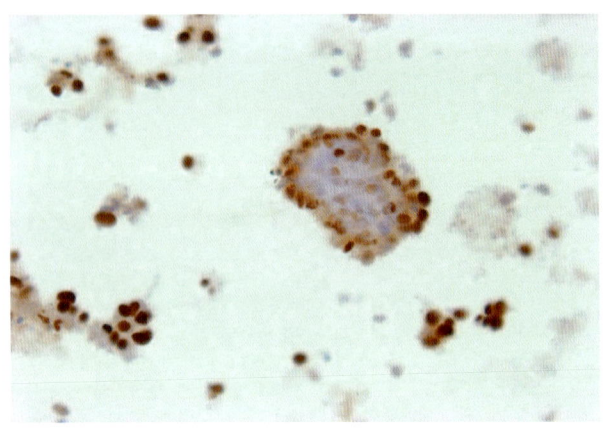

CP284：細胞診標本は細胞が重なる中央部分は染まらないことがある．p53染色．

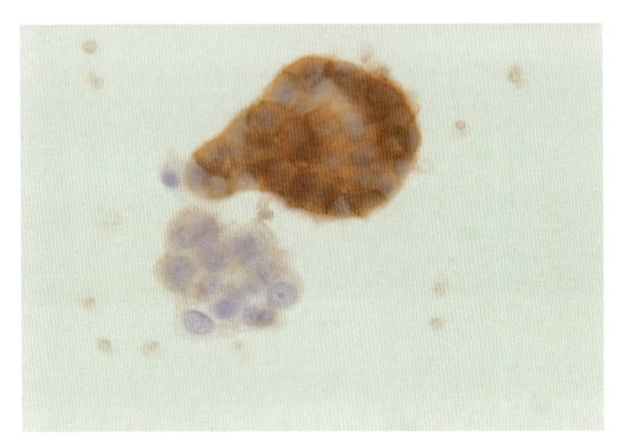

CP285：胸水細胞診標本でのCEAやMoc-31などの抗原が陽性の場合は悪性を考える．
下のclusterは中皮細胞．上のclusterは腺癌細胞．

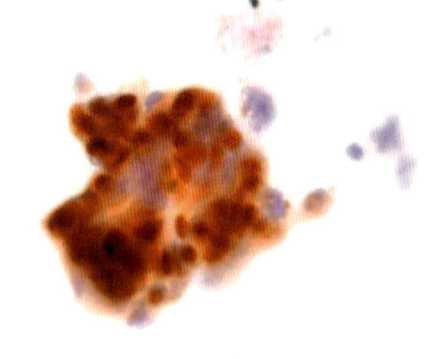

CP286：液状処理の細胞診：ER染色標本．

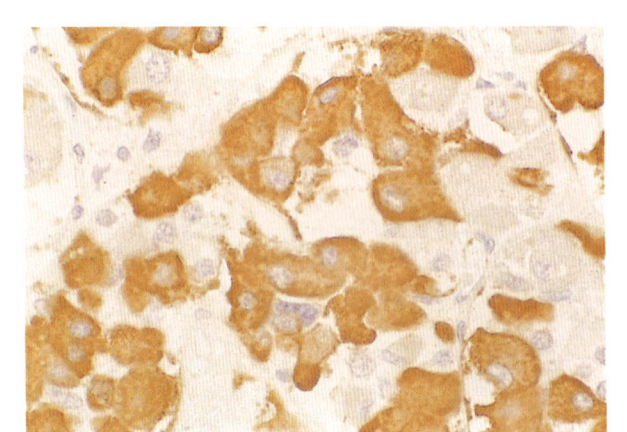

CP287：至適希釈倍数．特異反応が強く共染もほとんどない（×40）．良好な標本．

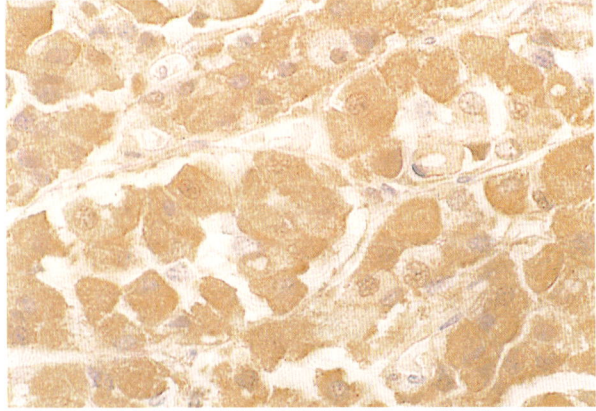

CP288：CP287と同一例．低倍率の希釈．特異反応はわかるが共染が強く判定に適さない（×40）．

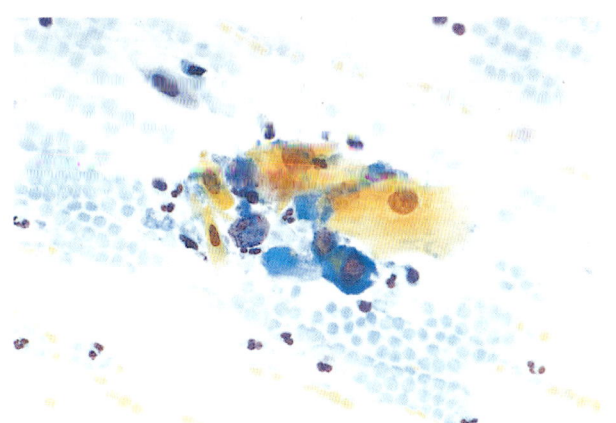

CP289：子宮腟部擦過．Pap.染色（×40）．扁平上皮癌細胞．

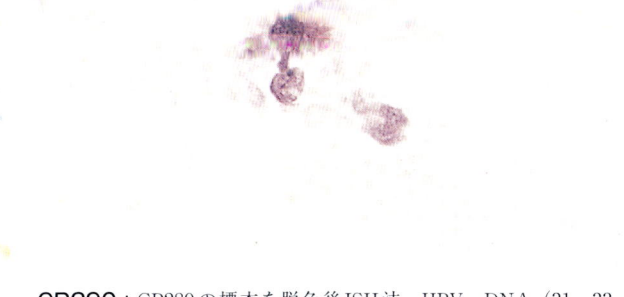

CP290：CP289の標本を脱色後ISH法．HPV・DNA（31, 33, 35）の陽性シグナルが核異常細胞の核に一致してみられる（×40）．同一視野．

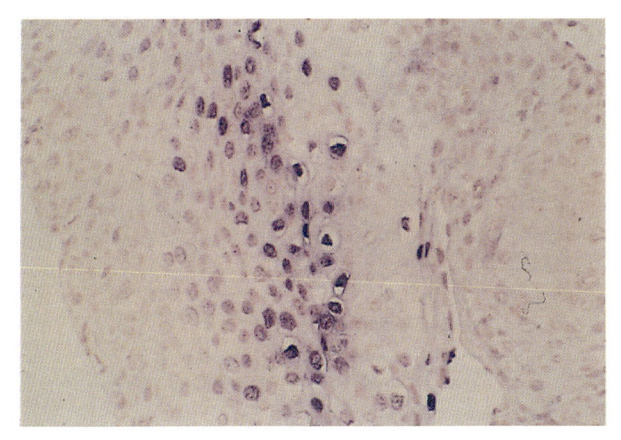

CP291：同一例の組織標本．HPV・DNA（31, 33, 35）の陽性シグナルが多数みられる（×40）．

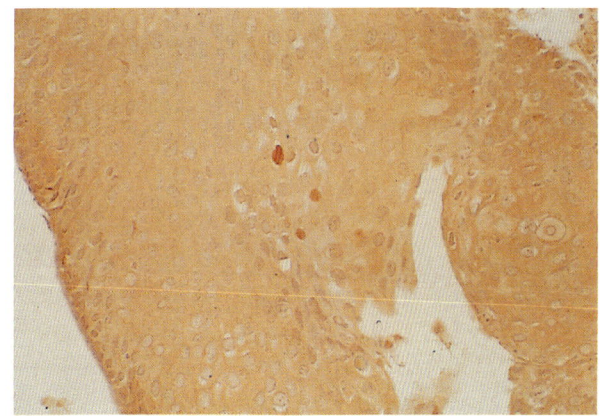

CP292：連続切片の組織標本．抗-HPVによる酵素抗体法．共染は強いが特異反応が少数みられる（×40）．

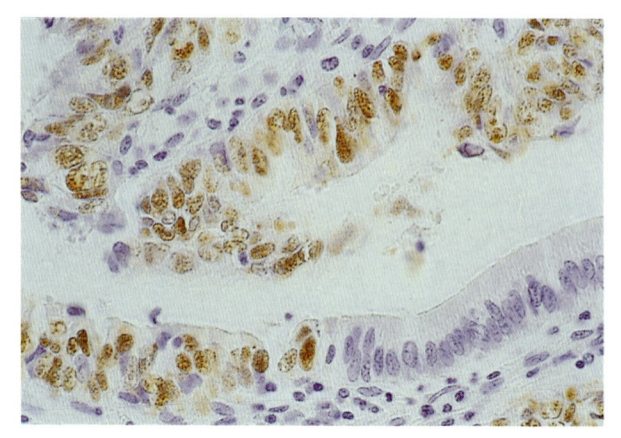

CP293：大腸癌．p53．
一部に陰性の正常腺上皮を認める．陽性細胞はすべて癌細胞．

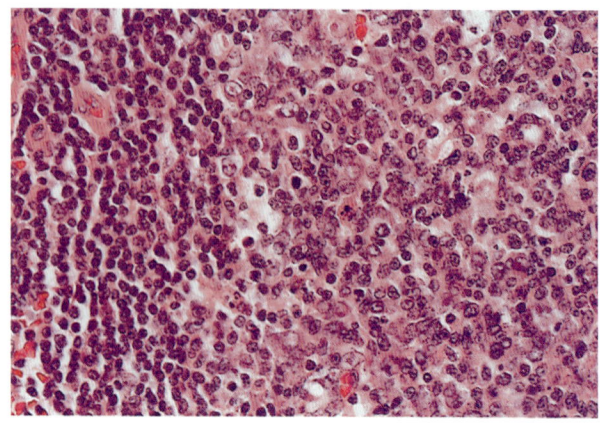

CP294：リンパ節過形成病変．HE染色．

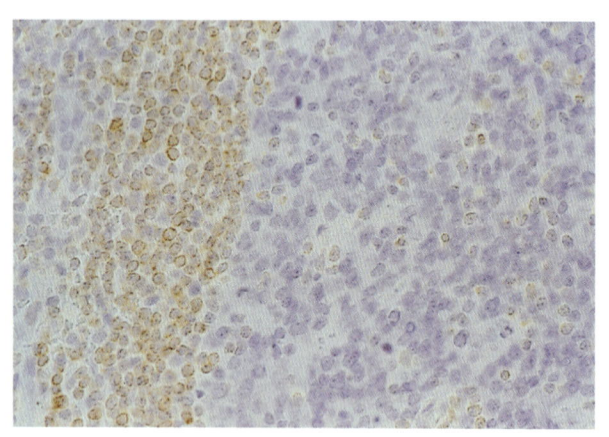

CP295：CP294と同一例．bcl-2．
濾胞周囲の正常リンパ球が陽性．

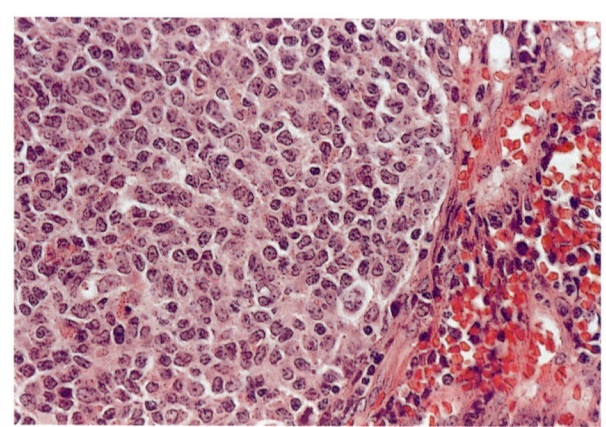

CP296：濾胞性リンパ腫．HE染色．

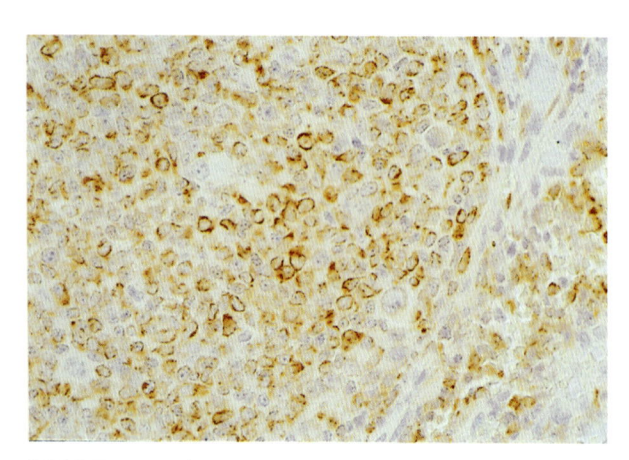

CP297：CP296と同一例．bcl-2．
濾胞内の腫瘍細胞が陽性．

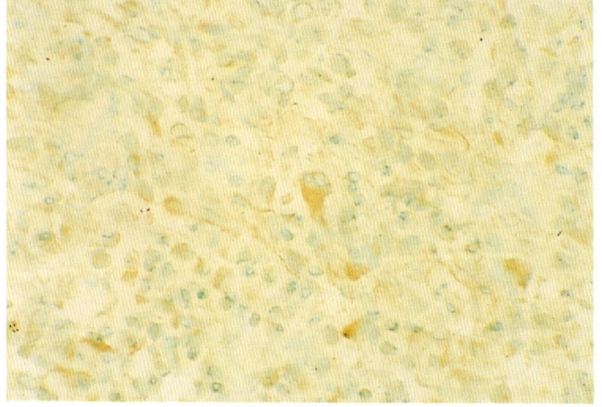

CP298：悪性線維性組織球腫例（凍結切片）．IL-1α（インターロイキン）．
発熱活性をもつとされるIL-1が腫瘍細胞内に陽性．

[参考文献]

浜島義博, 安田健次郎：蛍光抗体法・酵素抗体法. 医学書院, 1977.
川生明：酵素抗体法, A基礎編, 組織細胞化学の基礎と応用. 日本メディカルセンター. 101-123, 1978.
川生明, 稲庭義巳：酵素抗体法の細胞診への導入. 臨床病理, 41：33-44, 1980.
川生明, 稲庭義巳：酵素抗体法によるリンパ球表面マーカーの検出法. 臨床病理, 44：171-179, 1981.
稲庭義巳, 佐藤秀子ら：酵素抗体法（PAP法）染色用キットの使用とその評価. 臨床検査, 26：609-612, 1982.
渡辺廣一, 中桐一雄編：改訂版, 酵素抗体法. 学際企画, 1985.
佐藤秀子, 稲庭義巳：PAP法の原理. 検査と技術, 13：839-843, 1985.
椎名義雄, 稲庭義巳ら：酵素抗体間接法染色用キットの組織・細胞診への応用. 臨床検査, 31：1505-1508, 1987.
斉藤修, 水口國雄編：免疫病理診断法. 医学書院サウンダース, 1987.
末桝恵一, 大倉久直編：腫瘍マーカー. 図説臨床「癌」シリーズ, No.25, メジカルビュー社, 1988.
広橋説雄, 大倉久直編：腫瘍マーカーの新展開. 病理と臨床 8（臨時増刊）：1990.
鶴尾隆, 西条長宏編：癌化学療法1990-91. 中外医学社, 1990.
永田和宏, 長野敬ら：分子生物学・免疫学キーワード辞典. 医学書院, 1994.
伏木信次：病理学への招待. 共和書院, 1997.
特集 癌遺伝子研究97. Molecular Medicine, 34（No.6）：1997.
北村幸彦, 青笹克之編：新病理学入門. 南山堂, 1997.
病理学キーワード97：病理と臨床, 15（臨時増刊号）：1997.
小川道雄：癌遺伝子と臨床. メジカルセンス, 1998.
診断に役に立つ免疫組織化学：病理と臨床, 25（臨時増刊号）：2007.

第 15 章
染色理論

A. カラーインデックス

　　色素はメーカーにより製品名が異なっており，ユーザーに混乱をもたらすことが多かった．そこで英国のThe Society of Dyers and Colorists（SDC）と米国のThe American Association of Textile Chemists and Colorists（AATCC）が協力して色素を系統的に調査し，その化学構造および性質から分類したカラーインデックス（Color Index）を出版した．このカラーインデックスには二種類の分類法があるが，化学構造から分類して色素に固有の番号を与えたのがカラーインデックスナンバー（C.I.No.）であり，色素の性質から分類したものがカラーインデックス一般名（Color Index Generic Name）である．

1. カラーインデックスナンバー（Color Index Number）

　　1975年にカラーインデックスの第3版が出版されたが，この版では各色素に5ケタのカラーインデックスナンバーがつけられていて，このナンバーにより色素が識別できるようになっている．
　　現在，色素の多くは合成品であるが，塩基性フクシンの例でもわかるように，製造技術の進歩によって以前は混合物であった色素（例：ダイヤモンドフクシン）が，単一の色素として分離され，それぞれ固有のカラーインディックスナンバーを有する色素として市販されている（表15-1）．複雑な色素を明確にするために，今後記録の際にはカラーインデックスナンバーを記載しておくとよい．

2. カラーインデックス一般名（C.I.Generic name）

　　色素を性質から分類したC.I.Generic nameにより，色素の化学的性質および色調がわかる．

　　［例］　C.I.Acid Red 87（EosinYのC.I.Generic name）
　　　　　　　↓　　　赤（色調）
　　　　　Acid dye（酸性色素）

　　カラーインデックス一般名の分類に基づく色素の中で，形態学検査分野で用いられる主要な色素としては，酸性色素，塩基性色素，直接色素，油溶性色素などがある．

表15-1

フクシン Fuchsin			
塩基性フクシン			酸性フクシン
C.I.No.42500	C.I.No.42500	C.I.No.42520	C.I.No.42685
Pararosaniline	Fuchsin	New Fuchsin	Fuchsin acid
(化学構造式) 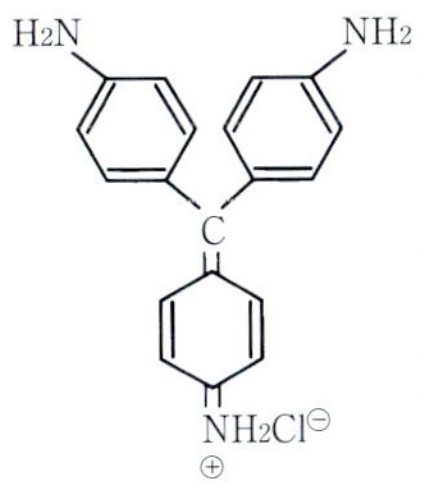 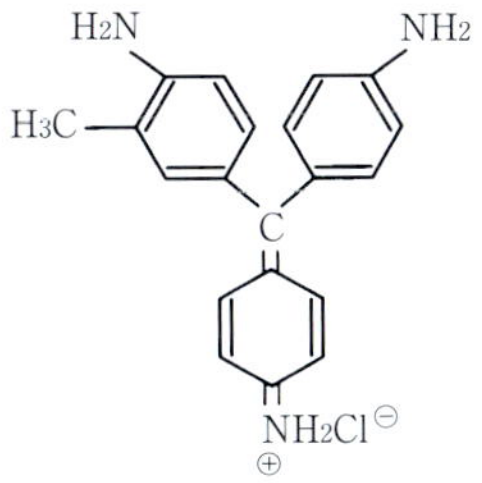 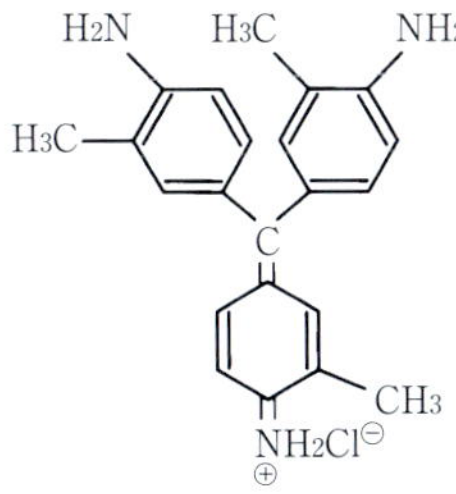 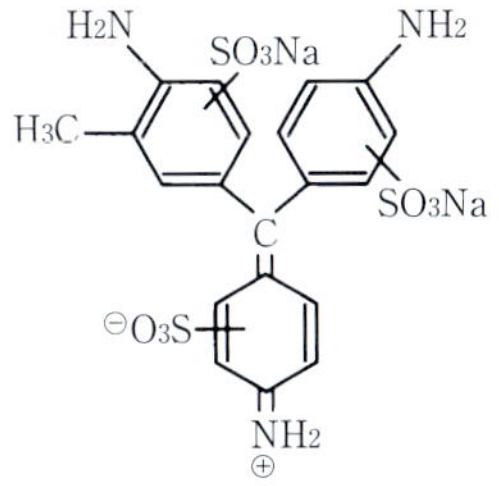	(化学構造式)	(化学構造式)	(化学構造式)
Magenta O シッフ試薬, アルデヒドフクシン	Magenta I レゾルシンフクシン, 細菌染色	Magenta Ⅲ 細菌染色	Acid Magenta ワンギーソン染色

a. 酸性色素（Acid dye）

　　COONa，SO_3Na などの**酸性官能基を有し，水溶液中では色素本体は負（−）に荷電する**．負（−）に荷電する酸性色素は，正（＋）に荷電する生体構成成分（NH_2アミノ基を有するリジン，アルギニン等を多く有する蛋白質）と静電気的結合（イオン結合）すると考えられるが（式15−1），主に細胞質の染色に用いられる．**酸性色素は一般的に水に溶けやすく**，アルコールに溶解しにくい（酸性色素の例　Acid Red 87：Eosin Y）．

式15-1 酸性色素（エオジンY）の染色メカニズム

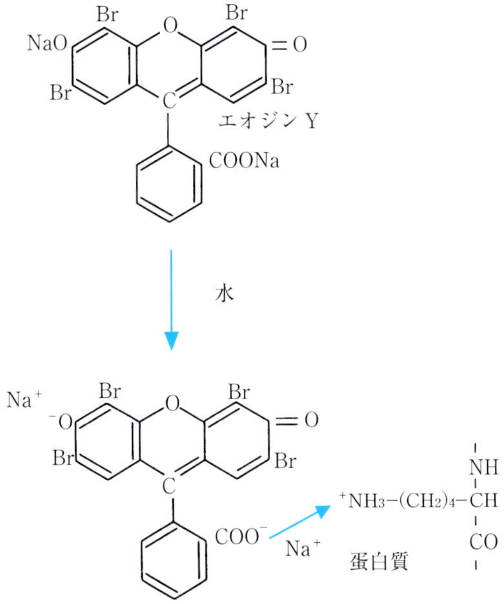

酸性色素はその分子の大きさにより二つに分類される．
①均染性色素 Levelling dye：分子量が小さく，水に分子状に溶解し，色素が速く水中へ拡散して均一に染色する特徴がある．しかし，セルロースに対しては親和性を示さない酸性色素（例：オレンジG）．
②ミリング色素 Milling dye：分子量が大きく，水中では色素分子同士が集合したイオンミセルを形成する．拡散は遅く，均染性は悪いが，一旦生体部位へ浸透し染色すると，分別や水洗しても色素が離脱しにくい特徴がある（堅牢性が大）酸性色素（例：ニグロシン）．

三種類の酸性色素を組合せて用いる染色（例：アザン染色，パパニコロウ染色など）では，分子の大きさの異なる酸性色素が用いられ，小さな分子の色素が構築の密な部位へ入りこみ，一方大きな分子の色素は構築の疎な部位へ入りこんで，染色の選択性が得られる．大きな色素は一度部位へ浸透し入りこむとなかなか離脱しない性質があるので，数種類の酸性色素を用いて染色する場合，小さい色素から染色することが多い．

b．塩基性色素（Basic dye）

NH_2，$NHCH_3$，$N(CH_3)_2$ などの塩基性官能基を有し，色素本体は水溶液中では正（＋）に荷電する．正（＋）に荷電する塩基性色素は負（－）に荷電する生体構成成分（リン酸基を有する核酸やカルボキシル基COOHをもつグルタミン酸等を多く有する蛋白質など）とイオン結合し（式15-2），主に核の染色に用いられる．塩基性色素は一般的に水よりもアルコールに溶解しやすい色素が多い（塩基性色素の例：Basic blue 9：Methylene blue）．

式15-2　塩基性色素（メチレン青）の染色メカニズム

色素本来の色とは異なる色調で生体部位を染色するメタクロマジア（異染性）の性質を有する塩基性色素がある．このメタクロマジアは色素が生体部位に二量体ないしポリマー状に生体部位へ親和または結合して，吸収極大波長が左に（低波長側）シフトして起こる現象と考えられている．

下記の条件の場合メタクロマジアを起こしやすい．
① 塩基性色素：官能基のアミノ基が１級（−NH$_2$）ないし２級アミン（−NHR）（例：アズールD，トルイジン青）
② 生体部位・クロモトロープ性の酸性官能基を有する（COOH＜PO$_4$＜SO$_4$の順にメタクロマジアが強くなる）
③ 色素の濃度と溶媒：色素の濃度が高く，また有機溶媒でなく水の方がメタクロマジアが強くなる．

c．直接色素（Direct dye）

"媒染剤を用いなくても直接セルロースを染色できる色素"と定義される直接色素は，その分子構造が線型で，水素結合を形成する化学的官能基をもつ特徴を有する（例：Direct Red 28：Congo赤）．

Congo赤

一つの色素分子中に負（−）の酸性官能基のスルホン酸基（SO$_3$Na）と，正（＋）の塩基性官能基のアミノ基（NH$_2$）をもつコンゴー赤は，水中では色素分子同士で凝集し，コロイドを形成しやすい．そこで塩化ナトリウムのような電解質を添加すると色素が分散するようになり染色性が高まる．コンゴー赤によるアミロイド染色の際に塩化ナトリウムを添加するのはこのためである．しかし市販のコンゴー赤は製造由来の塩（塩化ナトリウムなど）を含むものが多く，塩を多く加えると塩析となり色素が沈殿する．

d．油溶性色素（Solvent dye）

油溶性色素による染色は化学的結合による染色ではなく，用いた有機溶媒が組織，細胞に浸透する際に油溶性色素がともに組織に入りこむ物理的染色である．親水性の官能基をもたないので水に不溶で有機溶媒に溶けやすい（例：Solvent Red 2：Sudan Ⅲ）．

油溶性色素にも種々あり，染色目的となる脂質の種類に応じて選択する必要がある．
① β−ナフトール系油溶性色素：メチル基やフェニル基（ベンゼン環）が増加するに従って，吸収極大波長が右（長波長側）へシフトし，オレンジ色−赤色へ変わり，またより親油性が強くなる（表15−2）．同量の色素が溶媒から脂質の方へ溶解すると仮定すると，色調の濃い色素の方が顕微鏡下で観察しやすくなるので，色調の濃いズダンⅣやオイル赤の方が脂肪，特に中性脂肪の染色にはよい色素といえる．
② ズダン黒Bとズダン赤7B：ズダン黒Bとズダン赤7Bは油溶性色素として，溶解または分配という物理的機構により脂質を染色するが，これらの色素には塩基性のアミノ基があり，やや極性を有する．したがって脂質の中でもやや極性を有し，リン酸基を有するリン脂質と化学的親和性を示し，このリン脂質をより濃く染めることができる．逆に中性脂肪への溶解性はやや劣るので薄い染まりとなる（式15−3）．

表15-2　β-ナフトール系油溶性色素

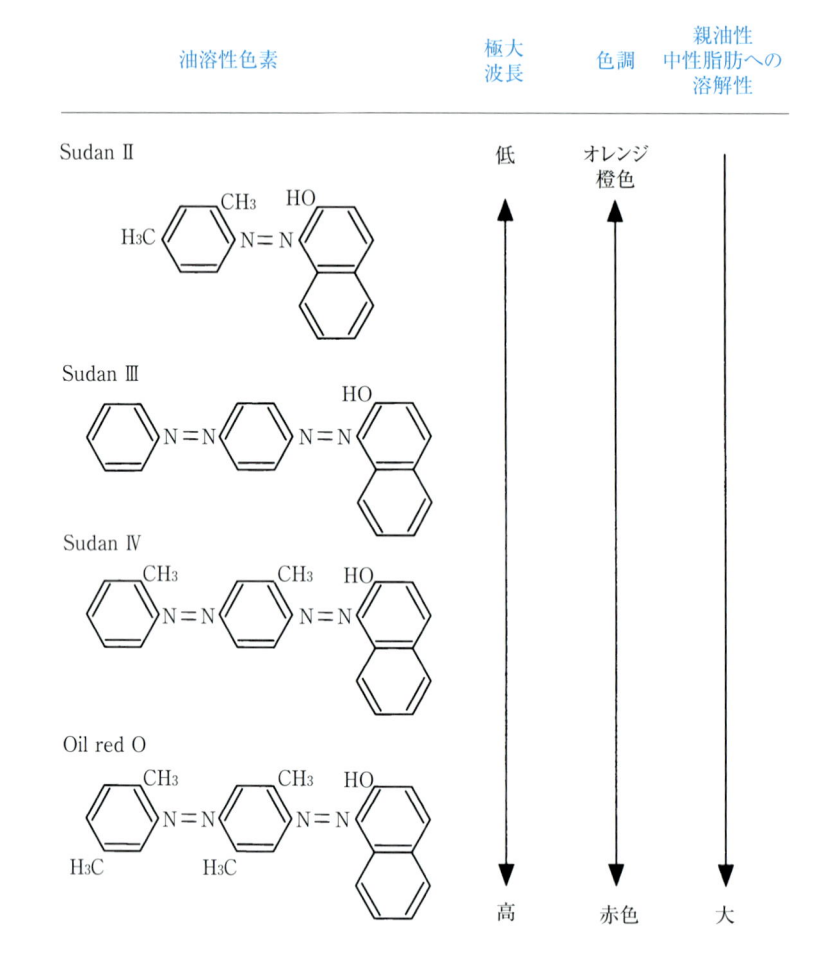

油溶性色素	極大波長	色調	親油性中性脂肪への溶解性
Sudan II	低 → 高	オレンジ橙色 → 赤色	小 → 大
Sudan III			
Sudan IV			
Oil red O			

式15-3　ズダン黒Bとズダン赤7Bによる脂肪染色

ズダン黒B　　　　　　　　　　　　　ズダン赤7B

B. ヘマトキシリン・エオジン染色

1. ヘマトキシリン

a. ヘマトキシリンの染色メカニズム

　ヘマトキシリン自身は無色ないし白色であるが，まずヨウ素酸ナトリウムのような酸化剤で酸化して橙色のヘマテインにする．この酸化体のヘマテインは生体成分と強く結合できる化学的官能基がないので，媒染剤（2価，3価などの多価原子価を有する金属の塩，特にアルミニウムを含む塩）を添加する．するとヘマテイン中のフェノール性OH基と金属イオンが静電気的結合をし，次に電子供与体としてのヘマテイン酸素原子が金属イオンに配位して，5員環（Al-O-C-C-O）が形成され安定化する．こうしてヘマテイン－媒染剤結合物，すなわちレーキ（ラック）が生成される．このレーキは正（＋）に荷電しており，生体成分の負（－）の性質を帯びる部位（化学的にはリン酸基やカルボキシル基などを多く含む部分：細胞核など）にイオン結合し，その部位を青紫色から青色に染める（式15-4）．

式15-4 ヘマトキシリンの染色メカニズム

b. ヘマトキシリン染色液の調製

　①ヘマトキシリンの濃度：組織切片染色用ヘマトキシリン染色液は，通常ヘマトキシリンの濃度が約0.1％であるが，薄い切片（例：2 μm）を染色する場合は，ヘマトキシリン濃度を高くした2倍，3倍カラッチないし，2倍，3倍マイヤーがより適している．薄い切片の場合，染色に関与する生体部位の官能基の絶対数が少なくなるので，通常の濃度のヘマトキシリン染色液では染まりが薄くなる．そこでヘマトキシリン濃度の高い染色液が望まれる．

　②酸化剤：ヘマトキシリンを有色のヘマテインへ酸化するには，通常酸化剤が使用される．酸化剤の中では主にヨウ素酸ナトリウムが使用されるが，ヨウ素酸ナトリウムは水に溶解しやすく，常温で酸素を放ち，また反応生成物のヨウ化ナトリウムが無毒で水に溶けやすい特長を有する．

　ヘマトキシリン・1水化物（MW = 320.29）1gを酸化するのに必要なヨウ素酸ナトリウムは0.205gと計算されるが，ヨウ素酸ナトリウムは正確に秤量することが重要である．誤って少しでも多く酸化剤を加えると過剰酸化が起こり，オキシヘマテインが生じる．良好な染色液の可視領域の吸収スペクトルは約560nmに吸収極大を有し，紫色を呈するが，過剰酸化が起こると約430nmに吸収をもち，その液の色は黄褐色を呈する．

　天然品であるヘマトキシリンはメーカーによって，またロットによって純度に多少のばらつきがあり，純度の低いヘマトキシリンから染色液を調製するのに教科書通りの量の酸化剤を用いると，酸化が進みすぎて過剰酸化が起こりオキシヘマテインが生じる．このオキシヘマテインは可視部に吸収をもたないので，ヘマトキシリン染色液の染色性を低下させる．過剰酸化を防ぐには，ヘマトキシリンの純度に応じて酸化剤の量を減じる必要がある．一般的にヘマテインを多く含むヘマトキシリンほど褐色を呈しているが，この場合少なめの酸化剤を用いて染色液を調製し，実際染色してみて，もし染まりが薄い場合は少し酸化剤を追加するとよい．

c. 分別と色出し

　①分別：細胞の核および細胞質がともに染まっている共染状態の切片ないし塗抹を軽く水洗した後，0.5〜0.1％塩酸アルコールに浸して分別を行う．細胞全体を濃く染めて酸（H^+）に浸すと，細胞質に結合していたレーキと水素イオン（H^+）が交換し，その結果，細胞質部分の色がとれる（図15-1）．しかし長く浸漬すると核に結合していたレーキも水素イオンと交換してしまい色が落ちる．また塩酸濃度によってもかなり分別の強さが変ってくるので，分別における塩酸濃度，浸漬時間，浸漬温度などには注意する必要がある．塩酸濃度が高く，浸漬時間が長く，浸漬温度が高いほど分別力は強くなる．分別をコントロールするには，穏やかな条件の方がよい．

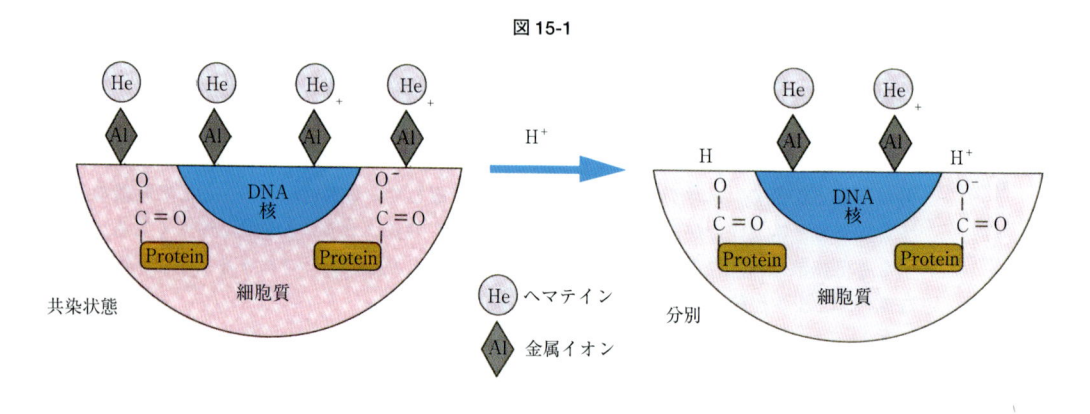

図15-1

②色出し：ヘマトキシリン染色液は酸性なので，核染や酸を用いた分別のままでは染色部位は赤褐色を呈し，しかも退色しやすい．ヘマトキシリンはpH指示薬としても使われるもので，pHにより色が変化する．ヘマトキシリン水溶液はpH 4～5で黄色，pH 6～7で赤～紫色を呈する．酸（H⁺）が残っている場合，核に結合しているレーキが水素イオンと交換して退色する．そこで水洗や中和によりpH値を高くすると，核は青色を呈し，またレーキが強く結合して安定化する．色出しには流水水洗，また温水や弱アルカリ水溶液が用いられる．

水道水や蒸留水のpHは必ずしも一定ではない．色出ししても核の色がヘマトキシリン本来の青～青紫色にならない場合は，色出しに使用した水のpHが問題となる．pH値の低い水で水洗した場合，核の色が青紫～青色にならず赤紫色になる．また水道水中の塩素が染色した部位の色を薄くすることがある．塩素は漂白作用があるので，水道水で長時間水洗する場合，塩素に注意しなければならない．

水道水の温度にも注意したい．夏期と冬期では水温にかなり差があり，色出しの時間が変ってくる．水温の低い時は色出しに時間がかかる．色出しは切片の色合いを肉眼で見たり，または鏡検しながら行う．

2．エオジン

a．エオジンの化学構造と組成

エオジンY（Tetrabromofluorescein sodium salt）は臭素を有しないFluorescein sodium saltを臭素化して合成するが，一般的にエオジンYには臭素の数の少ないもの（臭素数が3，2，1ないし0）が混入することが多い（参照：エオジンのTLC写真）．臭素の数が少ないものほど黄色を呈してくる．臭素の数の少ないものの含量が製造ロットにより異なり，多少黄色の強いエオジンYや，赤色の強いエオジンYがある．

分子式　$C_{20}H_6Br_4Na_2O_5$
分子量　691.91
溶解性　水に可溶（30～40%）

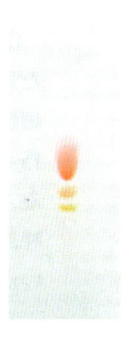

b．エオジンの染色メカニズム

エオジンの染色機構については種々考えられるが，なかでもイオン結合による組織への結合が最も大きく関与していると考えられる．酸性色素であるエオジンの色素分子は，水溶液中では負（－）に荷電している．よって組織中で正（＋）に荷電する生体部位に結合する．しかし組織構成成分は等電点が低く，エオジン水溶液中では負に荷電している部位が多い．そこで酢酸などの酸を少量加えると組織成分がより正（＋）に荷電し，負（－）のエオジンが結合しやすくなる．蛋白質からなる生体部位は酸性条件にすればするほどそのアミノ基が正（＋）にイオン化し，好酸性が強くなり，エオジンが結合しやすくなる．

しかし酸を加え過ぎるとエオジンが沈殿する．ナトリウム塩になっているエオジンは，そのカルボキシル基がイオン化して水に溶解しているが（-COO⁻），酸の濃度が高くなる——すなわち水素イオン濃度（H^+）が高くなると，イオン化していたカルボキシル基に水素イオンがつき，その結果カルボン酸フリー（COOH）の形で沈殿する（式15-5）．

式15-5　エオジンYの水への溶解と酸による沈殿

C．染色結果に影響を与える因子と染色のポイント

染色結果は固定をはじめとして種々の因子に影響を受ける．ここでは主要な因子について述べる．

1．固定

固定することにより，組織の変性・融解からの保存，形状および構造の安定化，染色性の増大，組織成分の溶出の防止などの効果が得られるが，固定が組織ないし組織成分を化学的または物理的にどのように変化させ，また染色にどのような影響を与えるかを理解することは重要である．ここでは病理組織学に広く利用されているホルマリン固定について解説する．

a．ホルマリン固定の機序と固定時間および濃度

ホルマリン中の化学的成分のホルムアルデヒドは，式15-6のように第一段階で主に蛋白質中のアミノ基（NH_2）と反応してヒドロキシメチル基を生じ，これがさらに他のアミノ基（NH_2）と反応して蛋白質分子内あるいは分子間でメチレン架橋（ブリッジ）が形成され，蛋白質が安定化する．ただしこのメチレンブリッジは不安定で，固定後の標本作製過程（水洗など）で加水分解され，元のアミノ基に戻る場合がある．このようにホルマリンによる短期間の固定では，その化学的反応は可逆的である．

式15-6　ホルムアルデヒドと蛋白質の化学的反応

$$R-NH_2 + HCHO \rightarrow R-NH-CH_2OH$$
アミノ基（蛋白質中）　　ホルムアルデヒド　　　ヒドロキシメチル

$$R-NH-CH_2OH + H_2N-R' \rightleftharpoons R-NH-CH_2-NH-R' + H_2O$$
ヒドロキシメチル　　　　　　　　　　　　　　メチレンブリッジ

一方長期間ホルマリン固定すると，反応速度は遅いが不可逆的な反応（トリプトファンなどの芳香環水素とホルムアルデヒドが反応）が進行し，ホルムアルデヒドと蛋白質がより広くかつ強く結合し，その結果色素の結合や浸透が阻害され，染色を非常に弱いものにする．

ホルマリンの固定速度はその濃度や温度に依存するので，固定を迅速に行う場合は，ホルマリン濃度を高くしたり，温度を上げる必要がある．

b．好酸性／好塩基性の程度の変化

前述のホルムアルデヒドの化学反応式にみられるように，ホルマリン固定では蛋白質のアミノ基間にメチレン架橋が生じ，その結果このアミノ基に結合する負（－）の性質の酸性色素（エオジンなど）が結合しにくくなり，すなわち好酸性が低下する．酸性色素（エオジン）と塩基性色素（アズールB）が一つの染色液に含まれるギムザ染色液は，リン酸緩衝液で希釈して使用するが，メタノール固定が使用される血液塗抹と異なり，ホルマリン固定した組織切片をギムザ液で染色する場合は，ホルマリン固定による好酸性の低下を補うためpH値の低い緩衝液でギムザ希釈液を調製し，組織切片をより正（＋）に荷電させ負（－）のエオジンを結合させやすくする必要がある．

c．透過性への影響

数種類の酸性色素を組合せて使用するポリクローム染色（アザン染色，トリクローム染色）においては，色素分子の大きさと生体の構築の疎密の関係が重要となるが，固定は組織の空間的ないし物理的様子を変化させ染色に影響を与える．ホルマリン固定では，その固定の程度により蛋白質のアミノ基のメチレン架橋の形成度合が異なり，その結果メチレン架橋によって生じる網目の程度が変わり，色素の生体部位への透過性が変化するので，特にポリクローム染色では影響が顕著である．

d．マスキング：染色性の低下

免疫組織化学染色において問題となるが，抗原蛋白質，特に中間フィラメントはホルマリン固定により抗原がマスキングされ，抗原性がかなり低下する．そこで第一抗体をインキュベーションする前にトリプシン等の蛋白分解酵素を用いてホルマリンによりマスクされた抗原をむきだしにしてやり，第一抗体と反応させやすくする必要がある．

2．染色液のpH値

染色液のpH値は染色結果に大きく影響する．エオジンの項でも述べたように，エオジン染色液の調製に際して酢酸を添加することにより，生体蛋白質をより正（＋）に荷電させ負（－）のエオジンを結合させやすくする．また2種類以上の色素を同一の染色液で用いた染色法では，特にpH値により染色結果が影響されるので，もし色調のバランスが異なる染色結果が生じた場合は染色液のpH値をチェックするとよい．

a．pH値による生体部位の荷電の変化

蛋白質のpHによる性質の変化と結合する色素の関係を図15－2に示す．本図において側鎖に塩基性のアミノ基（NH_2）を有するリジン，また側鎖に酸性のカルボキシル基（COOH）を有す

るグルタミン酸から構成される蛋白質の場合，pHを低くすると水素イオン（H^+）がリジンのアミノ基の窒素原子（N）につき，窒素原子が正（＋）に荷電し，エオジンのような負（－）に荷電した酸性色素が結合しやすく（好酸性が強く）なり，ギムザ染色では標本は全体的に赤色が強調されるようになる．一方pHが高くなると，グルタミン酸の側鎖のカルボキシル基（COOH）が負（－）になり（COO^-），アズールBのような正（＋）の性質を有する塩基性色素が結合しやすく（好塩基性が強く）なり，ギムザ染色では標本は全体的に青色が強くなる．したがって再現性ある染色結果（特に色調）を得るためには，ギムザ液の希釈には一定のpH値の緩衝液を使用する必要がある．

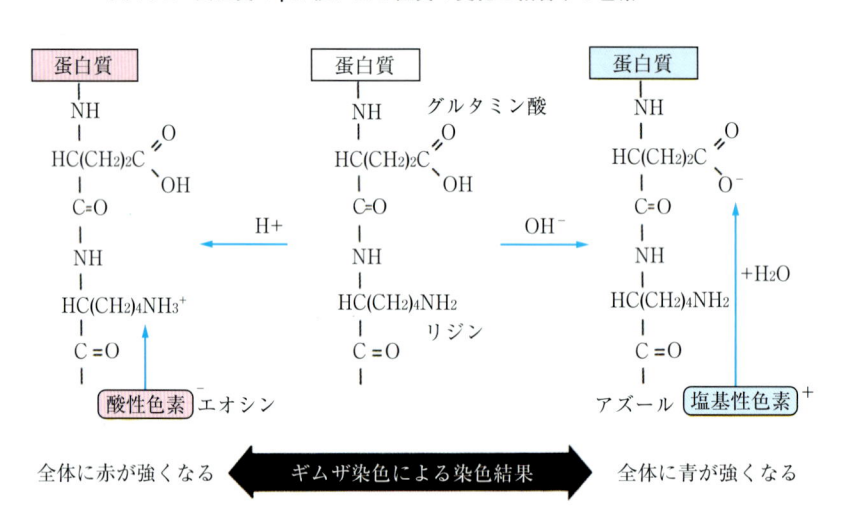

図 15-2　蛋白質の pH 値による性質の変化と結合する色素

b．pH値と色素の染色力（結合力）

ピロニン・メチル緑を用いてRNAとDNAを染色するウンナ・パッペンハイム染色では，分子の小さいピロニンが構築の密なRNAを赤く染め，分子の大きなメチル緑が構築の疎なDNAを緑色に染める．しかしこの染色結果は染色液のpH値に影響される．

一般的にpHが低いとピロニンの赤が優勢になり，pHが高くなるとメチル緑の緑色が優勢になる．これは強酸性領域においては，分子量の小さいピロニンがより拡散しやすくピロニンが優勢になるが，pHが高くなるとイオン化するアミノ基が一つしかないピロニンはそのアミノ基のイオン化が抑制され，染色力が低下するためである．一方荷電数が多く極性の高いメチル緑は，pHが高くなってもまだイオン化し結合する能力を有するので，pHが高くなるとメチル緑が優勢になる．

3．染色液の色素濃度と切片の厚さ

　　一般に染色液の色素の濃度が高くなると染色が強くなる．市販の色素粉末はメーカーや製造ロットにより，その色素含有量が異なることが少なくない．そこで他の染色条件が同じであるにもかかわらず染まりが薄い場合は，色素濃度を高くするとよい．またヘマトキシリンの項で記載したように，切片が薄い場合は染色に関与する生体部位の成分の濃度が薄くなるので，染色液の濃度を高くして染色する必要がある．

4．染色時間と染色温度

　　染色時間が長く，染色温度が高いほど強い染色となる．逆に染色液の色素濃度が低く，染色時間が短く，染色温度が低いほど染まりは薄くなる．冬期で室温が低い時，染まりが薄くなる場合には，染色時間を延長するか，染色液の濃度を高めるとよい．

5．水洗と分別

　　水洗と分別が重要なポイントとなる染色法は少なくない．水に溶解しやすい色素で染色した後の水洗は，切片や塗抹の上にのっている過剰の染色液やスライドガラスに付着した色素浮遊物や沈着物を取り除く程度でよい．水洗しすぎると組織に結合していた色素が溶出し，その結果染まりが薄くなる．

　　分別の場合，その分別の程度をコントロールすることが重要となるが，分別して除去しようとする色素がその分別液にどの程度溶解するかを十分理解する必要がある．分別に際しては，やや穏やかな条件の方がその程度をコントロールしやすい．

D．色素の安定性と保存

　　色素は室温密栓暗所保存すると一般的に長期間安定であるが，開封後は3～5年以内に使用することが望ましい．
　　色素の種類によっては安定性や耐久性がやや劣り，特に外的条件（空気，光，温度など）に影響を受けるものがあるので注意を要する．
　　1．密栓保存：空気（酸素）による酸化を最小にする．フェノール性OH基をもつ色素（例：ヘマトキシリン，オルセイン）や芳香族性アミノ基をもつ色素（メチレン青）は酸化されやすい性質があり，酸化されるとキノイド系物質が生じる．これらの色素は酸化されると色調が濃くなることが多い．ヘマトキシリンは酸化されるとそのキノイド物質であるヘマテインになり，白色から褐色に変る．またメチレン青は酸化されるとアズールなどが生じ色調が変化する．
　　2．低温，遮光保存：熱や光による分解を防ぐ．ジアゾカップリング試薬として組織化学に使用されるファースト青ソルトBのようなジアゾニウム塩は，光や熱によって分解しやすい性質がある．また，同じく組織化学に利用されるテトラゾリウム化合物も光や熱に弱い色素である．したがってこれらの色素は冷暗所保存（15℃以下）を厳守する．またプロテイン銀のような銀を含むものは，銀の光還元を防ぐために遮光保存を厳守する．

E．染色液の安定性と保存

　　色素粉末と異なり，染色液すなわち溶液の状態では，色素は外的要因（空気，光など）により影響を受けやすいので，色素粉末より染色液は劣化が早い．そこで染色液の保存にはより注意が必要になる．染色液は通常室温密栓暗所保存を厳守する．

1．温　度

　　色素のほぼ飽和溶液であるギムザ染色液，メイ・グリュンワルド染色液，ライト染色液などは必ず室温保存する（シッフ試薬の場合は冷所保存が可能）．15℃以下になると色素が析出し沈殿物が生じる．そのまま用いると色素の沈殿物がスライドガラスに付着し，また溶解している色素の濃度が低く，染色力が弱いので薄い染まりとなる．誤って沈殿が生じた場合は約40℃の湯浴上で1時間程度沈殿物を溶解させ，徐冷後濾過して使用する．

2．密　栓

　　密栓の意義は二つある．一つは空気酸化による劣化を最小にすることであり，もう一つは溶媒蒸発を防ぐことである．

a．空気酸化防止

　　ヘマトキシリン染色液は空気酸化により，その熟成度が変化し，またさらに酸化が進むと過剰酸化が生じる．またライト染色液やメイ・グリュンワルド染色液の青系チアジン色素は酸化によりそのメチル基がとれて色調が変り，染色においてコントラストに影響を与えるようになる．またシッフ試薬は空気（酸素）により酸化されると液の色が無色から赤紫色に変化し，シッフ試薬としての能力がなくなる．

b．溶媒蒸発防止

　　溶媒としてメタノールやエタノールのような揮発しやすい有機溶媒を多く含む染色液は，溶媒が蒸発すると色素が析出して染色強度が変化する．またアルコール類は吸湿性があるので，水分を吸収しやすく，固定をかねる染色液（例：ライト染色液）の場合は注意が必要である．吸湿したままのライト液で血液塗抹を固定すると，固定が不完全になり，染まりが薄くなる．

[参考文献]
Baker JR：Principles of Biological Microtechnique. Methuen & Co.Ltd. London, 1958.
Conn HJ：Biological stains. 9th ed. The Williams & Wilkins Co. Baltimore, 1977.
Horobin RW：Histochemistry. Butterworths, 1982.
Lillie RD et al：Histopathologic Technic and Practical Histochemistry, 4th ed. McGraw-Hill Book Co. New York, 1965.

第16章 付説

■**標準温度**：標準温度は20℃，常温は15～25℃，室温は1～30℃とする．冷所は規定するもののほか15℃以下の場所とする．
■**液性の意味**

	pHの範囲		pHの範囲
微酸性	約5～6.5	微アルカリ性	約7.5～9
弱酸性	約3～5	弱アルカリ性	約9～11
酸性，強酸性	約3以下	アルカリ性，強アルカリ性	約11以上

（日本薬学会編，衛生試験法・注解，1990．金原出版より）

A．固定液の種類

1．ホルマリンを主体にした固定液

●**10%～20%ホルマリン液**（ホルムアルデヒド濃度3.7～7.4%）
ホルマリン原液　100～200ml（20%濃度の方が固定がよい）．
水　900～800ml
固定時間：1～数日間

●**中性ホルマリン液**
炭酸カルシウム，あるいは炭酸マグネシウムをホルマリン原液の入ったビンに入れて振盪後，24時間以上放置しビンの底に1～2cm沈殿させる．使用時は10%あるいは20%濃度になるように蒸留水で希釈する．
固定時間：1～数日間

●**Lillieのリン酸緩衝ホルマリン液**
ホルマリン原液　100ml
第一リン酸ナトリウム（1水塩）　4g
第二リン酸ナトリウム（無水）　6.5g
蒸留水　900ml
固定時間：1～数日間

●**等張ホルマリン液**
ホルマリン　100ml
塩化ナトリウム　8.5g

蒸留水　900ml
　　固定時間：1〜数日間

2．アルコールを主体にした固定液

●カルノア Carnoy 液
　　純アルコール　60ml
　　クロロホルム　30ml
　　氷酢酸　10ml
　　固定時間：1〜2mm厚の薄い切片で2〜3時間

●95％アルコール，純アルコール固定液
　　固定時間：薄い切片で2〜3時間

●アルコール・ホルマリン液
　　ホルマリン原液　100ml
　　70％エタノール　900ml
　　固定時間：2〜3時間

●ホルマリン・メタノール液
　　ホルマリン原液　100ml
　　メタノール　100ml
　　固定時間：数時間〜1晩

3．ピクリン酸を用いる固定液

●ブアン Bouin 液
　　ピクリン酸飽和水溶液　75ml
　　ホルマリン原液　25ml
　　氷酢酸　5ml
　　固定時間：5〜24時間固定後，70％エタノールに入れる

●アレン Allen 液
　　ピクリン酸飽和水溶液　75ml
　　ホルマリン原液　20ml
　　氷酢酸　5ml
　　クロム酸　1.5g
　　尿素　2g
　　固定時間：4〜15時間後，70％エタノールに入れる

4．重金属を用いる固定液

（六価クロムや水銀を含むため処理に問題があり，現在ではほとんど使用されない）

- ●オルト Orth 液
  - 重クロム酸カリウム　2.5 g
  - 硫酸ナトリウム　1 g
  - 蒸留水　100 ml
  - ホルマリン　10 ml
  - 固定時間：1～2日

- ●ツエンカー Zenker 液
  - 重クロム酸カリウム　2.5 g
  - 硫酸ナトリウム　1 g
  - 蒸留水　100 ml
  - 昇汞　5 g
  - 氷酢酸　5 ml
  - 固定時間：6～8時間

- ●スーサ Susa 液
  - 昇汞　4.5 g
  - 塩化ナトリウム　0.5 g
  - 蒸留水　80 ml
  - トリクロル酢酸　2 g
  - 氷酢酸　4 ml
  - ホルマリン原液　20 ml
  - 固定時間：5～10時間

- ●ヘリー Helly 液
  - 重クロム酸カリウム　2.5 g
  - 硫酸ナトリウム　1 g
  - 蒸留水　100 ml
  - 昇汞　5 g
  - 中性ホルマリン原液　5 ml
  - 固定時間：12～24時間

5．組織化学や酵素抗体法で用いられる固定液

- ●4％パラホルムアルデヒド液
  - パラホルムアルデヒド　4 g
  - 0.1 Mリン酸緩衝液（pH7.4）　100 ml

固定時間：24時間
使用時60℃で加温溶解後，濾液を用いる．

● ザンボニー Zamboni液
　パラホルムアルデヒド　　20g
　飽和ピクリン酸水溶液　　150ml
　2.5%水酸化ナトリウム　　約2〜3ml
　0.15Mリン酸緩衝液（pH7.3）　約850ml
　飽和ピクリン酸水とパラホルムアルデヒドを混合し，60℃に加温し撹拌しながら，2.5% NaOH溶液を滴下し，完全溶解したら冷却して濾過する．濾液に0.15Mリン酸緩衝液（$NaH_2PO_4・2H_2O$ 3.74g，$Na_2HPO_4・12H_2O$ 45.11gに蒸留水を加え1,000mlとする．pH7.3）を加え1,000mlとする．
　固定時間：4℃，4〜12時間

● PLP（Periodate-lysine-paraformaldehyde）液
　保存液A（4℃，1週間保存可能）
　①L-リジン塩酸塩1.827gを蒸留水50mlに溶解する．
　②0.1M第二リン酸ナトリウム溶液Na_2HPO_4でpH7.4に調節する．
　③0.1Mリン酸緩衝液（pH7.4）を加えて全量を100mlとする．
　保存液B（4℃，1週間保存可能）
　パラホルムアルデヒド　　8g
　蒸留水　　100ml
　60℃に加温しても不溶状態だが，1N水酸化ナトリウムを1〜3滴加えて完全に溶解する．
　使用液：A液，B液を3：1に混合し，その10mlに対し過ヨウ素酸ナトリウム$NaIO_4$を21.4mgの割合（0.01M）で加える．
　　例：A液　90ml
　　　　B液　30ml
　　　　過ヨウ素酸ナトリウム　0.257g（256.8mg）
　固定時間：4℃，24時間

B. 酵素抗体法で用いられる代表的緩衝液

● 0.1Mリン酸緩衝液（pH7.4）
　第一リン酸ナトリウム $NaH_2PO_4・2H_2O$　3.3g
　第二リン酸ナトリウム $Na_2HPO_4・12H_2O$　28.7g
　蒸留水に溶かして1,000mlとする．

● 0.01Mリン酸緩衝生食液（pH7.2）
　方法1
　第一リン酸ナトリウム $NaH_2PO_4・2H_2O$　4.50g
　第二リン酸ナトリウム $Na_2HPO_4・12H_2O$　32.27g

塩化ナトリウム NaCl　80g
蒸留水に溶かして10*l*とする．

方法2

0.1Mリン酸緩衝液（pH7.4）　100m*l*

塩化ナトリウム NaCl　8.5g

蒸留水　900m*l*

● 0.05Mトリス塩酸緩衝液（pH7.6）

方法1

トリス塩基（TRIZMA BASE：Sigma）　1.39g

トリス塩酸塩（TRIZMA HYDROCHLORIDE：Sigma）　6.06g

蒸留水　1,000m*l*

方法2

A液：トリス塩基（TRIZMA BASE：Sigma）　6.06g
　　　蒸留水に溶かして1,000m*l*とする．

B液：トリス塩酸塩（TRIZMA HYDROCHLORIDE：Sigma）　7.90g
　　　蒸留水に溶かして1,000m*l*とする．

使用液：B液を撹拌しながらA液を加え，pH7.6に調節する．B液100m*l*に対してA液約10m*l*が必要．

C．緩衝液の種類とpHおよび染色における役割

　染色法の種類により，特定のpH値の緩衝液で調製された染色液が利用されることがあり，その緩衝液の種類や特性，また染色における緩衝液の役割について記す．

1．緩衝液の原理

　ある水溶液に酸やアルカリを少し添加しても，水素イオン（H^+）濃度ないしpH値がほとんど変化しない液を緩衝液という．一般的に，緩衝液は弱酸とその塩（例：酢酸と酢酸ナトリウム），または弱塩基とその塩（例：アンモニア水と塩化アンモニウム）から構成される．

　グリメリウス染色において，硝酸銀溶液の調製に使用される酢酸緩衝液について，その緩衝作用を記す．酢酸緩衝液は，酢酸と酢酸ナトリウム水溶液を混合して調製されるが，酢酸は水中では次のように解離（イオン化）している．

　（A）　$CH_3COOH \leftrightarrows CH_3COO^- + H^+$

　弱酸である酢酸のイオン化の程度は低く，式（A）にて酢酸は水中でほとんどがCH_3COOHの形で存在するため，水素イオン（H^+）の濃度は低い．その酢酸水に酢酸ナトリウムを添加すると，非常に解離（イオン化）しやすい酢酸ナトリウムから次式のごとく多量のCH_3COO^-が生じる．

　（B）　$CH_3COONa \leftrightarrows CH_3COO^- + Na^+$

この混合液の中で，酢酸および酢酸ナトリウムの共通イオンであるCH_3COO^-の濃度が大きくなると，そのCH_3COO^-の濃度が低くなる方向へ，すなわち式（A）において平行が左へ移動するのでH^+濃度が少し減少する．そして，この混合溶液が緩衝液として機能する．

この緩衝液に酸の塩酸（HCl）を添加すると，HClのイオン化（$HCl \rightarrow H^+ + Cl^-$）により水素イオン（$H^+$）濃度が増加するが，その増加した$H^+$は$CH_3COO^-$と結合し$CH_3COOH$が生じ，$H^+$の濃度はほとんど変化しない．また，アルカリの水酸化ナトリウム（NaOH）が添加されるとNaOHのイオン化（$NaOH \rightarrow Na^+ + OH^-$）により$OH^-$が生じるが，$H^+$と結合し水が生じて$H^+$の濃度は減少する．しかし，その$H^+$の減少に伴い，式（A）の平衡が右へシフトし，$CH_3COOH$が解離（イオン化）して水素イオン（$H^+$）濃度が上昇し，結果的に水素イオン$H^+$濃度はほとんど変動しないことになる．以上のごとく，緩衝液に酸やアルカリを少量加えても，そのpH値はほぼ変動しないことになる．

2．緩衝液の種類と特性[1]

光顕分野で一般的に使用されている緩衝液の特徴について記す．

①リン酸緩衝液（Phosphate Buffer，緩衝能の大きいpH領域：pH5.3〜8.0）

リン酸緩衝液は中性領域に緩衝能を有し，細胞に対してほとんど毒性がなく，また安価に調製できるので，光顕分野だけでなく電顕分野でも広く利用されている．リン酸緩衝液は，リン酸水素二ナトリウム（Na_2HPO_4）とリン酸二水素ナトリウム（NaH_2PO_4）のおのおのの所定濃度の原液を調製し，所定の比で混和して調製される．

a）0.1Mリン酸水素二ナトリウム原液の調製

リン酸水素二ナトリウムは，無水物をはじめ種々の水和物が市販されている．無水物と水和物では分子量が異なり，その分子量からおのおののリン酸塩の0.1Mを正確に計量し，精製水に加え溶解し，全量を1lにして調製する．

リン酸水素二ナトリウム	0.1 モル（M）
Na_2HPO_4	14.20g
$Na_2HPO_4 \cdot 2H_2O$	17.80g
$Na_2HPO_4 \cdot 7H_2O$	26.81g
$Na_2HPO_4 \cdot 12H_2O$	35.81g

注：水和物と試薬としての安定性

吸湿性の性状を有する無機および有機化合物は経時的に水分を吸収し，それに伴い重量が変動するため，定量的に試薬を計量する必要がある場合，試薬としての安定性に欠ける．このような場合，水和水を含む試薬がより有用となる．

リン酸水素二ナトリウム（無水物）は吸湿性があり，開封後水分を吸収するので，試薬としての安定性に欠ける．そこでより安定な2水和物がリン酸緩衝液調製には適している．また2水和物より溶解性に優れた12水和物も有用である．ただし，12水和物は常温でも長期間空気にさらされると，その水和物から水分が失われる（この現象を"風解"と呼ぶ）ことがあり安定性に欠けるので，使用頻度が少ない場合は2水和物の方がよい．

b) 0.1Mリン酸二水素ナトリウム原液の調製

リン酸二水素ナトリウムは，無水物や2水和物があり，そのリン酸塩の0.1Mを正確に計量し，精製水に加えて溶解し全量を1 l にして調製する．

リン酸二水素ナトリウム	0.1 モル（M）
NaH_2PO_4	12.0g
$NaH_2PO_4・2H_2O$	15.6g

注：カリウム塩（リン酸二水素カリウム：KH_2PO_4）

NaH_2PO_4 の代わりにカリウム塩の KH_2PO_4 も使用できる．この場合，KH_2PO_4（無水物）の 0.1M（13.61g）を精製水に溶解し全量を1 l にして，0.1M KH_2PO_4 を調製する．生物の実験では，カリウム（K）の濃度が高いと細胞には有害なので，リン酸緩衝液の調製原料としてカリウム塩は使用されないが，通常の染色には問題ないのでカリウム塩がリン酸緩衝液の調製原料としてよく使用される．

c) リン酸緩衝液の問題点

リン酸緩衝液中のリン酸イオン（PO_4^{3-}）は，種々の金属イオン（Ag^+，Al^{3+}，Ca^{2+}，Fe^{3+}，Fe^{2+}，Zn^{2+} など）と非水溶性のリン酸塩［例：$Ca_3(PO_4)_2$，Ag_3PO_4］を形成し沈殿物が生じるので，これらの金属イオンが存在する系では，リン酸緩衝液は使用できない．

例：グリメリウス染色用として0.03％硝酸銀溶液を調製する際，リン酸緩衝液を使用すると，銀イオン（Ag^+）とリン酸イオン（PO_4^{3-}）が結合してリン酸銀（Ag_3PO_4）の沈殿が生じる．そこで酢酸緩衝液が使用されることになる．

② トリス緩衝液（Tris Buffer，緩衝能の大きいpH領域：pH7.2〜9.0）

トリス緩衝液は，酵素反応をほぼ阻害しないので，生物および生化学分野で広く利用されている．またトリス緩衝液は，リン酸緩衝液において沈殿を起こすような金属イオンとの反応性がなく，沈殿を起こしにくい特徴がある．ただし，トリスはアルデヒドと反応するアミノ基（NH_2）を有するので，アルデヒド系固定液（例：ホルマリン）には使用できない．

③ 酢酸緩衝液（Acetate Buffer，緩衝能の大きいpH領域：pH3.6〜5.6）

酢酸緩衝液は色素や金属とほぼ反応性がないので，弱酸領域の緩衝液として一般的に使用される．この酢酸緩衝液は酢酸と酢酸ナトリウムを混合して調製するが，酢酸ナトリウムには無水物と3水和物があり，前者は吸湿性があり，試薬としての安定性に欠ける．そこで通常は安定な3水和物が使用される．

酢酸ナトリウム	CH_3COONa	MW=82.03
酢酸ナトリウム・3水和物	$CH_3COONa・3H_2O$	MW=136.08

④クエン酸緩衝液（Citrate Buffer, 緩衝能の大きいpH領域：pH3.0 ～ 6.2）

　免疫組織化学染色の際の抗原の賦活化に0.01Mクエン酸緩衝液pH6.0などが使用されている．緩衝液調製に使用されるクエン酸ナトリウムとしては，無水物は吸湿性があり安定性に欠けるので，より安定な2水和物が一般的に使用される．

クエン酸ナトリウム	$C_6H_5Na_3O_7$	MW=258.07
クエン酸ナトリウム・2水和物	$C_6H_5Na_3O_7 \cdot 2H_2O$	MW=294.10

3．緩衝液の選択[1)]

　通常下記の事柄を基準にして緩衝液を選択する．

①目的とするpHにて緩衝能の高い緩衝液

　各緩衝液は，特定のpH領域においてのみ，その緩衝作用の強い範囲があり，酸やアルカリが加わってもpH値が変動しにくい緩衝能（緩衝容量，Buffer capacity）の大きい領域がある（例：リン酸緩衝液の緩衝能の大きいpH領域：pH5.3 ～ 8.0）．したがって，目的とするpH値で緩衝能の大きい緩衝液を選択する必要がある．

②使用する色素や金属イオンと反応性がなく，沈殿物を形成しないこと

　前述のごとく，リン酸緩衝液は種々金属イオン（例：Ag^+）と沈殿物を形成するので，このような場合，リン酸緩衝液の使用は不可となる．

③安価で調製が容易で，毒性の低い緩衝液

④適切な濃度の緩衝液

　緩衝能（緩衝容量）の大きさからすると，濃度の高い緩衝液の方がpHの変化が少なく望ましいことになるが，一般的に染色液の調製の際，使用する緩衝液は濃度の低い方がよい．水溶液中で緩衝剤成分は，その多くが，または一部が正（＋）と負（－）にイオン化しているが，これらのイオンは，染色液中でイオン化している色素と生体部位への結合ないし親和を競合する．したがって，緩衝剤の濃度が高いと色素の染色が抑制され，結果として染まりが淡くなる．

4．緩衝液調製上の注意事項

①新しいイオン交換水ないし蒸留水の使用

　イオン交換水ないし蒸留水は調製後，経時的に空気中の二酸化炭素が溶け込むので，緩衝液の調製にはできるだけ新しいイオン交換水ないし蒸留水の使用が望ましい．

②より安定な試薬の使用

　緩衝液の種類の項で記しているように，吸湿性のないより安定な試薬を使用すること．

③保存液の保管上の注意

　揮発性のある試薬の保存液（例，1Mアンモニア水）やアルカリ性試薬の保存液（例，1M水酸化ナトリウム）は，密栓保存を厳守する．アルカリ性保存液は空気中の二酸化炭素を吸収しやすく（例，水酸化ナトリウム水溶液は空気中の二酸化炭素を吸収し炭酸ナトリウムが生じる：$2NaOH + CO_2 \rightarrow Na_2CO_3 + H_2O$），そのため液のpH値が徐々に低下する．したがって，アルカ

リ性の保存液は長期間作りおきしない方がよい．

5．緩衝液の保存

　調製した緩衝液を保存する場合，密栓，冷所ないし冷蔵保存を厳守する．
　アルカリ性緩衝液の場合，経時的に空気中の二酸化炭素を吸収しやすいので，密栓を厳守する．また次の2種類の緩衝液は，微生物（カビなど）の汚染のリスクが高いので冷蔵保存を厳守する．
①微生物の栄養源となる有機物を含む緩衝液（例，トリス緩衝液など）
②中性〜アルカリ性緩衝液
　微生物が生育しやすいpH領域（中性〜アルカリ性）の緩衝液は，微生物の汚染のリスクが高い．そのため微生物汚染のリスクの高い緩衝液は，冷蔵保存を厳守し，またあまり作りおきしない方がよい．
注1）緩衝液の有効期間の目安
　　酸性緩衝液：約3カ月
　　中性〜アルカリ緩衝液：約1カ月
注2）防腐剤の添加
　微生物，特にカビの汚染を防ぐため，リン酸緩衝液などに防腐剤としてアジ化ナトリウム（例，0.001〜0.01％濃度）やチモールの小片を添加する場合がある．このような防腐剤は，酵素の活性を阻害することがあり，酵素染色用試薬溶液には使用できない（例：基質 a-Naphthyl butyrate を加水分解する非特異性エステラーゼ酵素はアジ化ナトリウムにより，その酵素活性が阻害される）が，通常の染色（例，ギムザ染色）ではほぼ影響を与えない．市販のリン酸緩衝液には防腐剤としてアジ化ナトリウムが微量添加されているものが多い．

6．緩衝液の染色における役割

　特異的ないし選択的，また再現性のある染色を行うのに，使用する染色液のpH値の調節が重要となり，そのため特定のpH値の緩衝液が必要となる．
　pH値が1低くなると水素イオン（H^+）濃度は10倍高くなるが［逆に，水酸イオン（OH^-）濃度は1/10になる］，pH値の変化に伴い，生体部位成分（蛋白質，核酸，アミンなど）のイオン化の状態が量的にまた質的に変化する．通常の染色では，色素は主にイオン結合により生体部位へ親和して染めることになるが，染色される生体部位のイオン化状態の変化は，当然色素の結合に大きく影響を与える．
　また，1つの染色液に2種類以上の色素が含まれる場合，その染色液のpH値がおのおのの色素の染色力（染色強度）をコントロールし，選択的染色や色のバランスのキーポイントとなる．
　特定のpH値の緩衝液からなる染色液が使用される染色法として，ギムザ染色，グリメリウス染色，メチルグリーン・ピロニン染色などがある．ギムザ染色におけるpHの影響については，本書の"第15章　染色理論"を参考にされたい．

[参考文献]
1）Kiernan JA：Histological & Histochemical Methods, Theory & Practice 3rd ed., Butterworth-Heinemann, 1999.

D. 各種緩衝液の作り方 （佐野豊：組織学研究法，第6版，南山堂，1985より）

Sörensen-Gomori 第一－第二リン酸ナトリウム緩衝液

pH	0.2M 第一リン酸ナトリウム (cc)	0.2M 第二リン酸ナトリウム (cc)	pH	0.2M 第一リン酸ナトリウム (cc)	0.2M 第二リン酸ナトリウム (cc)
5.9	90	10	7.1	33	67
6.1	85	15	7.3	23	77
6.3	77	23	7.4	19	81
6.5	68	32	7.5	16	84
6.7	57	43	7.7	10	90
6.9	45	55			

液の作り方：0.2M 第一リン酸ナトリウム（monobasic sodium phosphate, primäres Natriumphosphat）：$Na_2HPO_4 \cdot H_2O$ 27.6g に蒸留水を加えて 1,000cc にする．
0.2M 第二リン酸ナトリウム（dibasic sodium phosphate, sekundäres Natriumphosphat）：$Na_2HPO_4 \cdot 2H_2O$ の場合は 35.6g，$Na_2HPO_4 \cdot 7H_2O$ の場合は 53.6g，$Na_2HPO_4 \cdot 12H_2O$ の場合は 71.6g に蒸留水を加えて 1,000cc にする．

Sörensen 第二リン酸ナトリウム－第一リン酸カリウム緩衝液

pH	M/15 第二リン酸ナトリウム (cc)	M/15 第一リン酸カリウム (cc)	pH	M/15 第二リン酸ナトリウム (cc)	M/15 第一リン酸カリウム (cc)
5.29	0.25	9.75	6.81	5.0	5.0
5.59	0.5	9.5	6.98	6.0	4.0
5.91	1.0	9.0	7.17	7.0	3.0
6.24	2.0	8.0	7.38	8.0	2.0
6.47	3.0	7.0	7.73	9.0	1.0
6.64	4.0	6.0	8.04	9.5	0.5

液の作り方：M/15 第二リン酸ナトリウム（dibasic sodium phosphate, sekundäres Natriumphosphat）：$Na_2HPO_4 \cdot 2H_2O$ の場合は 11.9g，$Na_2HPO_4 \cdot 12H_2O$ の場合は 23.9g に蒸留水を加えて 1,000cc にする．
M/15 第一リン酸カリウム（potassium phosphate, Kaliumphosphat）：KH_2PO_4 9.1g に蒸留水を加えて 1,000cc にする．この緩衝液は K を多量に含んでいるので生物に対してきわめて有害である．したがって前記の第一－第二リン酸ナトリウム緩衝液が作られた．

シュウ酸カリウム－塩化第二鉄緩衝液

pH	0.1M シュウ酸カリウム (cc)	0.1M 塩化第二鉄 (cc)	pH	0.1M シュウ酸カリウム (cc)	0.1M 塩化第二鉄 (cc)
1.24	0	25	1.59	13	12
1.28	1	24	1.60	14	11
1.30	2	23	1.70	15	10
1.32	3	22	1.75	16	9
1.33	4	21	1.80	17	8
1.36	5	20	1.88	18	7
1.38	6	19	1.9	19	6
1.40	7	18	2.3	20	5
1.44	8	17	3.7	21	4
1.48	9	16	4.27	22	3
1.49	10	15	4.6	23	2
1.51	11	14	4.92	24	1
1.55	12	13	7.0	25	0

液の作り方：0.1M シュウ酸カリウム：$K_2C_2O_4 \cdot H_2O$ 18.2g に蒸留水を加えて 1,000cc にする．
0.1M 塩化第二鉄：$FeCl_3$ 16.22g に蒸留水を加えて 1,000cc にする．

Gomori コリジン−塩酸緩衝液

pH (23℃)	0.2M コリジン (cc)	0.1M 塩酸 (cc)	蒸留水 (cc)	pH (23℃)	0.2M コリジン (cc)	0.1M 塩酸 (cc)	蒸留水 (cc)
6.45	25	45.0	30.0	7.49	25	22.5	52.5
6.62	25	42.5	32.5	7.57	25	20.0	55.0
6.80	25	40.0	35.0	7.67	25	17.5	57.5
6.92	25	37.5	37.5	7.77	25	15.0	60.0
7.03	25	35.0	40.0	7.88	25	12.5	62.5
7.13	25	32.5	42.5	8.0	25	10.0	65.0
7.22	25	30.0	45.0	8.18	25	7.5	67.5
7.31	25	27.5	47.5	8.35	25	5.0	70.0
7.40	25	25.0	50.0				

液の作り方：0.2M コリジン：2,4,6-trimethylpyridine（分子量 121.18，比重 0.929）26.1cc に蒸留水を加えて 1,000cc にする．
0.1M 塩酸：塩酸（36.7%，比重 1.19）8.4cc に蒸留水を加えて 1,000cc にする．

Politisch ホウ酸−塩化ナトリウム−ホウ砂緩衝液

pH	0.2M ホウ酸・0.05N 塩化ナトリウム (cc)	0.05M ホウ砂 (cc)	pH	0.2M ホウ酸・0.05N 塩化ナトリウム (cc)	0.05M ホウ砂 (cc)
6.77	9.7	0.3	8.41	5.5	4.5
7.09	9.4	0.6	8.51	5.0	5.0
7.36	9.0	1.0	8.60	4.5	5.5
7.60	8.5	1.5	8.69	4.0	6.0
7.78	8.0	2.0	8.84	3.0	7.0
7.94	7.5	2.5	8.98	2.0	8.0
8.08	7.0	3.0	9.11	1.0	9.0
8.20	6.5	3.5	9.24	0	10.0
8.31	6.0	4.0			

液の作り方：0.2M ホウ酸−0.05N 塩化ナトリウム液：ホウ酸（H_3BO_3）12.4g と塩化ナトリウム（NaCl）2.9g に蒸留水を加えて 1,000cc にする．
0.05M ホウ砂：ホウ砂（$Na_2B_4O_7 \cdot 10H_2O$）19.1g に蒸留水を加えて 1,000g とする．またはホウ酸（H_3BO_3）12.4g を 1N 水酸化ナトリウム（4g/100cc）100cc にとかし，さらに蒸留水を加えて 1,000cc とする．

Sörensen グリシン−塩化ナトリウム−水酸化ナトリウム緩衝液

pH 18℃	pH 24℃	pH 30℃	0.1M グリシン-塩化ナトリウム (cc)	0.1N 水酸化ナトリウム (cc)	pH 18℃	pH 24℃	pH 30℃	0.1M グリシン-塩化ナトリウム (cc)	0.1N 水酸化ナトリウム (cc)
8.58	8.45	8.32	95	5	11.31	11.14	10.97	50	50
8.93	8.79	8.67	90	10	11.57	11.39	11.22	49	51
9.36	9.22	9.08	80	20	12.10	11.92	11.74	45	55
9.71	9.56	9.42	70	30	12.40	12.21	12.03	40	60
10.14	9.98	9.93	60	40	12.67	12.48	12.29	30	70
10.48	10.32	10.17	55	45	12.86	12.66	12.47	20	80
11.07	10.90	10.74	51	49	12.97	12.77	12.57	10	90

液の作り方：0.1M グリシン-塩化ナトリウム液：グリシン（glycine, Glycin, H_2NCH_2COOH）7.505g, 塩化ナトリウム 5.846g に蒸留水を加えて 1,000cc とする．
0.1N 水酸化ナトリウム：水酸化ナトリウム 4g に蒸留水を加えて 1,000cc とする．

Holmes ホウ酸－ホウ砂緩衝液

pH	0.2M ホウ酸 (cc)	0.05M ホウ砂 (cc)	pH	0.2M ホウ酸 (cc)	0.05M ホウ砂 (cc)
7.4	18	2	8.2	13	7
7.6	17	3	8.4	11	9
7.8	16	4	8.7	8	12
8.0	14	6	9.0	4	16

液の作り方：0.2M ホウ酸：ホウ酸（H_3BO_3）12.4g に蒸留水を加えて 1,000cc にする．
0.05M ホウ砂：ホウ砂（$Na_2B_4O_7 \cdot 10H_2O$）19.0g に蒸留水を加えて 1,000cc にする．

Sorensen 塩酸－ホウ酸－水酸化ナトリウム緩衝液

pH		0.1N 塩酸 (cc)	ホウ酸-水酸化ナトリウム (cc)	0.1N 水酸化ナトリウム (cc)	pH		0.1N 塩酸 (cc)	ホウ酸-水酸化ナトリウム (cc)	0.1N 水酸化ナトリウム (cc)
20℃	30℃				20℃	30℃			
7.61	7.58	475	525		9.15	9.08	50	950	
7.93	7.89	450	550		9.23	9.18		1,000	
8.13	8.09	425	575		22℃	30℃			
8.25	8.23	400	600		9.21	9.15		1,000	
8.49	8.44	350	650		9.33	9.29		900	100
8.67	8.61	300	700		9.46	9.43		800	200
8.79	8.72	250	750		9.63	9.59		700	300
8.89	8.83	200	800		9.91	9.86		600	400
8.99	8.92	150	850		10.99	10.91		500	500
9.07	9.01	100	900		12.25	12.13		400	600

液の作り方：0.1N 塩酸：塩酸（36.7％，比重 1.19）8.4cc に蒸留水を加えて 1,000cc にする．
ホウ酸－水酸化ナトリウム：ホウ酸（H_3BO_3）12.4g＋1N 水酸化ナトリウム 100cc に蒸留水を加えて 1,000cc にする．
0.1N 水酸化ナトリウム：NaOH 4g に蒸留水を加えて 1,000cc にする．

Michaelis ベロナール酢酸－塩酸緩衝液

pH	M/7ベロナール酢酸 (cc)	8.5％塩化ナトリウム (cc)	0.1M塩酸 (cc)	蒸留水 (cc)	pH	M/7ベロナール酢酸 (cc)	8.5％塩化ナトリウム (cc)	0.1M塩酸 (cc)	蒸留水 (cc)
2.62	5	2	16.0	2.0	6.99	5	2	6.0	12.0
3.20	5	2	15.0	3.0	7.25	5	2	5.5	12.5
3.62	5	2	14.0	4.0	7.42	5	2	5.0	13.0
3.88	5	2	13.0	5.0	7.66	5	2	4.0	14.0
4.13	5	2	12.0	6.0	7.90	5	2	3.0	15.0
4.33	5	2	11.0	7.0	8.18	5	2	2.0	16.0
4.66	5	2	10.0	8.0	8.55	5	2	1.0	17.0
4.93	5	2	9.0	9.0	8.65	5	2	0.75	17.25
5.32	5	2	8.0	10.0	8.90	5	2	0.5	17.5
6.12	5	2	7.0	11.0	9.16	5	2	0.25	17.75
6.75	5	2	6.5	11.5	9.64	5	2	0	18.0

液の作り方：M/7 ベロナール・酢酸：ベロナールナトリウム 14.714g＋酢酸ナトリウム（結晶）9.714g に蒸留水を加えて 500cc にする．

Michaelis ベロナール−塩酸緩衝液

pH	0.1M ベロナールナトリウム (cc)	0.1N 塩酸 (cc)	pH	0.1M ベロナールナトリウム (cc)	0.1N 塩酸 (cc)
6.4	5.10	4.90	8.2	7.69	2.31
6.6	5.14	4.86	8.4	8.23	1.77
6.8	5.22	4.78	8.6	8.71	1.29
7.0	5.36	4.64	8.8	9.08	0.92
7.2	5.54	4.46	9.0	9.36	0.64
7.4	5.81	4.19	9.2	9.52	0.48
7.6	6.15	3.85	9.4	9.74	0.26
7.8	6.62	3.38	9.6	9.85	0.15
8.0	7.16	2.84	9.8	9.93	0.07

液の作り方：0.1M ベロナールナトリウム（barbital sodium, sodium diethylbarbitulate, Veronalnatrium）：$(C_2H_5)_2C_4HN_2O_3Na$ 20.6g に蒸留水を加えて 1,000cc とする．
　0.1N 塩酸：塩酸（36.7%，比重 1.19）8.4cc に蒸留水を加えて 1,000cc にする．

Walpole 酢酸−酢酸ナトリウム緩衝液

pH	0.2M 酢酸 (cc)	0.2M 酢酸ナトリウム (cc)	pH	0.2M 酢酸 (cc)	0.2M 酢酸ナトリウム (cc)
3.6	18.5	1.5	4.8	8.0(40)	12.0(60)
3.8	17.6(87)	2.4(13)	5.0	5.9(30)	14.1(70)
4.0	16.4(80)	3.6(20)	5.2	4.2(21)	15.8(79)
4.2	14.7(73)	5.3(27)	5.4	2.9(14.5)	17.1(85.5)
4.4	12.6(62)	7.4(38)	5.6	1.9(11)	18.1(89)
4.6	10.2(51)	9.8(49)			

液の作り方：0.2M 酢酸：氷酢酸（glacial acetic acid, Eisessig）CH_3COOH 12.0g，または 99.5% 氷酢酸（比重 1.0511）11.48cc に蒸留水を加えて 1,000cc とする．
　0.2M 酢酸ナトリウム（sodium acetate, Natriumacetat）$CH_3COONa \cdot 3H_2O$ 27.2g に蒸留水を加えて 1,000cc とする．なお，かっこ内の数字は Gomori によって簡略化されたものである．

E．代表的脱灰法

●ギ酸脱灰法
　10％ギ酸水溶液　50ml
　10％ホルマリン水　50ml
　脱灰時間：1～3日．脱灰後10％ホルマリン水に1日放置後脱水系列に進める

●5％トリクロール酢酸脱灰法
　トリクロール酢酸　5g
　蒸留水　100ml
　脱灰時間：1～3日．脱灰後70％エタノールに直接入れて脱水系列に進める

●5％硝酸脱灰法
　硝酸　5ml
　10％ホルマリン水　100ml
　脱灰時間：1～2日．脱灰後直接5％硫酸ナトリウムに12～24時間入れて中和する．

●プランク・リクロ（Plank-Rychlo）の迅速脱灰法
　塩化アルミニウム（結晶）　7g
　ギ酸　5ml
　濃塩酸　8.5ml
　蒸留水　100ml
　脱灰時間：2～24時間．脱灰後直接5％硫酸ナトリウムに12～24時間入れて中和する．

●EDTA-2Na法（清野法）
　0.1M／リン酸緩衝液（pH7.5）　100ml
　EDTA-2Na　10g
　脱灰時間：2～4日以上

F．単位互換・対応表 (The Merck Index, 8th ed. 1968 より改変)

重　量

略　語					
U.S. Bu. Stand	Pharmaceutical				
kg (kilo)	Kg	one kilogram	=	1,000.0	grams
hg	Hg	one hectogram	=	100.0	grams
dkg	Dg	one dekagram	=	10.0	grams
g	Gm		=	1.0	gram
dg	dg	one decigram	=	0.1	gram
cg	cg	one centigram	=	0.01	gram
mg	mg	one milligram	=	0.001	gram
μg (mg or γ)	mcg	one microgram (gamma)	=	0.000001	gram

容　量

略　語					
U.S. Bu. Stand.	Pharmaceutical				
kl	Kl	one kiloliter	=	1,000.0	liters
hl	Hl	one hectoliter	=	100.0	liters
dkl	Dl	one dekaliter	=	10.0	liters
l	L		=	1.0	liter
dl	dl	one deciliter	=	0.1	liter
cl	cl	one centiliter	=	0.01	liter
ml	ml	one milliliter	=	0.001	liter
μl (λ)	μl	one microliter	=	0.000001	liter

長　さ

略　語		呼　称		1mを基準とした倍数および小数の表現
IUPAC*	慣用表現	IUPAC	常用語	
Km	Km	kilometer	kilometer	1,000
hm	Hm	hectometer	hectometer	100
dam	dkm or Dm	decameter	decameter	10.
m	m	meter	meter	1
dm	dm	decimeter	decimeter	0.1
cm	cm	centimeter	centimeter	0.01
mm	mm	millimeter	millimeter	0.001
μm	μ	micrometer	micron	0.000001
nm	mμ	nanometer	millimicron	0.000000001
–	Å	–	ångström	0.0000000001
pm	$\mu\mu$m	picometer	micromicron	0.000000000001

*International Union of Pure and Applied Chemistry (IUPAC)

単　位　対　応　表

接　頭　語	意　味		単　位
pico― *(one trillionth)*	$\dfrac{1}{1,000,000,000,000}$	$=10^{-12}$	
nano― *(one billionth)*	$\dfrac{1}{1,000,000,000}$	$=10^{-9}$	
micro― *(one millionth)*	$\dfrac{1}{1,000,000}$	$=10^{-6}$	
milli― *(one thousandth)*	$\dfrac{1}{1,000}$	$=10^{-3}$	
centi― *(one hundredth)*	$\dfrac{1}{100}$	$=10^{-2}$	
deci― *(one tenth)*	$\dfrac{1}{10}$	$=10^{-1}$	長さ＝メートル
unit *(one)*	1	1	
deka― *(ten)*	$\dfrac{10}{1}$	$=10$	重量＝グラム
hecto― *(one hundred)*	$\dfrac{100}{1}$	$=10^2$	
kilo― *(one thousand)*	$\dfrac{1,000}{1}$	$=10^3$	容量＝リットル
mega― *(one million)*	$\dfrac{1,000,000}{1}$	$=10^6$	
giga― *(one billion)*	$\dfrac{1,000,000,000}{1}$	$=10^9$	
tera― *(one trillion)*	$\dfrac{1,000,000,000,000}{1}$	$=10^{12}$	

G. アルファベット表現表 (The Merck Index, 8th ed. 1968 より改変)

ローマ数字表現法

I	II	III	IV	V	VI	VII	VIII	IX	X
1	2	3	4	5	6	7	8	9	10
XX	XXX	XL	L	LX	LXX	LXXX	XC	IC	C
20	30	40	50	60	70	80	90	99	100
CC	CCC	CD	D	DC	DCC	DCCC	CM	XM	M
200	300	400	500	600	700	800	900	990	1000

アルファベット（ギリシャ語）

字句名	大文字略語	小文字略語	音訳	字句名	大文字略語	小文字略語	音訳
alpha	A	α	a	nu	N	ν	n
beta	B	β	b	xi	Ξ	ξ	x
gamma	Γ	γ	g	omicron	O	o	o (短)
delta	Δ	δ	d	pi	Π	π	p
epsilon	E	ε	e (短)	rho	P	ρ	r
zeta	Z	ζ	z	sigma	Σ	σ	s
eta	H	η	e (長)	tau	T	τ	t
theta	Θ	θ	th	upsilon	Y	υ	y
iota	I	ι	i	phi	Φ	ϕ	f
kappa	K	κ	k, c	chi	X	χ	ch (h)
lamda	Λ	λ	l	psi	Ψ	ψ	ps
mu	M	μ	m	omega	Ω	ω	o (長)

H. 元素周期律表 （岩波理化学辞典，第3版増補版，1985より）

元素周期律表

長周期型

周期 \ 族	Ia	IIa	IIIa	IVa	Va	VIa	VIIa	VIIIa			Ib	IIb	IIIb	IVb	Vb	VIb	VIIb	O
1	1H 1.0079																	2He 4.00260
2	3Li 6.94	4Be 9.01218											5B 10.81	6C 12.011	7N 14.0067	8O 15.999	9F 18.998403	10Ne 20.17
3	11Na 22.98977	12Mg 24.305											13Al 26.98154	14Si 28.085	15P 30.97376	16S 32.06	17Cl 35.453	18Ar 39.94
4	19K 39.098	20Ca 40.08	21Sc 44.9559	22Ti 47.9	23V 50.9415	24Cr 51.996	25Mn 54.9380	26Fe 55.84	27Co 58.9332	28Ni 58.70	29Cu 63.54	30Zn 65.38	31Ga 69.72	32Ge 72.5	33As 74.9216	34Se 78.9	35Br 79.904	36Kr 83.80
5	37Rb 85.467	38Sr 87.62	39Y 88.9059	40Zr 91.22	41Nb 92.9064	42Mo 95.94	43Tc (98)	44Ru 101.0	45Rh 102.9055	46Pd 106.4	47Ag 107.868	48Cd 112.41	49In 114.82	50Sn 118.6	51Sb 121.7	52Te 127.6	53I 126.9045	54Xe 131.30
6	55Cs 132.9054	56Ba 137.33	57〜71 ランタノイド	72Hf 178.4	73Ta 180.947	74W 183.8	75Re 186.207	76Os 190.2	77Ir 192.2	78Pt 195.0	79Au 196.9665	80Hg 200.5	81Tl 204.3	82Pb 207.2	83Bi 208.9804	84Po (209)	85At (210)	86Rn (222)
7	87Fr (223)	88Ra 226.0254	89〜103 アクチノイド															

57〜71 ランタノイド	57La 138.905	58Ce 140.12	59Pr 140.9077	60Nd 144.2	61Pm (145)	62Sm 150.4	63Eu 151.96	64Gd 157.2	65Tb 158.9254	66Dy 162.5	67Ho 164.9304	68Er 167.2	69Tm 168.9342	70Yb 173.0	71Lu 174.96
89〜103 アクチノイド	89Ac 227.0278	90Th 232.0381	91Pa 231.0359	92U 238.029	93Np 237.0482	94Pu (244)	95Am (243)	96Cm (247)	97Bk (247)	98Cf (251)	99Es (252)	100Fm (257)	101Md (258)	102No (259)	103Lr (260)

( ) の値は最長半減期をもつ同位体の質量数

短周期型

族周期	I a	I b	II a	II b	III a	III b	IV a	IV b	V a	V b	VI a	VI b	VII a	VII b	VIII	O
1	1H															2 He
2	3Li		4Be		5B		6C		7N		8O		9F			10 Ne
3	11Na		12Mg		13Al		14Si		15P		16S		17Cl			18 Ar
4	19K	29Cu	20Ca	30Zn	21Sc	31Ca	22Ti	32Ge	23V	33As	24Cr	34Se	25Mn	35Br	26 Fe 27 Co 28 Ni	36 Kr
5	37Rb	47Ag	38Sr	48Cd	39Y	49In	40Zr	50Sn	41Nb	51Sb	42Mo	52Te	43Tc	53I	44 Ru 45 Rh 46 Pd	54 Xe
6	55Cs	79Au	56Ba	80Hg	57〜71 ランタノイド	81Tl	72Hf	82Pb	73Ta	83Bi	74W	84Po	75Re	85At	76 Os 77 Ir 78 Pt	86 Rn
7	87Fr		88Ra		89〜103 アクチノイド											

I. 試薬の保管と廃棄処理

1. 保 管

　　標本作製に使用する試薬（固定液，色素，染色液，他）を適切に保管管理することは良好な染色標本を作製するために重要なことである．試薬の保管管理が悪く，経時変化等により品質が劣化した試薬を使用すると良好な染色標本は得られない．試薬の適切な管理は試薬の品質保持のためだけでなく，危険防止のためにも重要である．

1）品質保全のために
　試薬の多くは通常密栓暗所保存が望まれる．保管温度（冷蔵，冷所，他）等については，試薬のラベルに保管条件が記載されており，ラベルの注意事項を守って保管する．購入または調製した試薬はその成分の下記事項についての性質を理解してより適切な保管が望まれる．
- ・温度による影響
- ・溶解性（飽和ないし飽和に近い溶液は低温下沈殿生成．また温度による溶解度の変化）
- ・酸化・還元の影響（特に空気酸素による酸化）
- ・光（光による影響）
- ・酸・アルカリ等との反応性
- ・その他（微生物の繁殖，他）

①保管温度
　a．室温保存
　通常の色素（ヘマトキシリン，他）や固定液（ホルマリン，他），また染色液（ヘマトキシリン染色液，他）は室温保存でよい．また冷蔵より室温保存が適する染色液がある．色素の飽和ないし飽和に近い濃度の染色液（例，メイグリンワルド染色液，他）は室温保存する．輸送段階で低温にさらされて，色素の沈殿物が生じた場合，少量の沈殿物ならそのままないし濾過して使用できる．沈殿物が多い場合は少し加温溶解し，徐冷後濾過して使用する．
　また温度により溶解度がかなり変動する成分（例，カリミョウバン）を含む試薬の保存温度も注意が必要である．ヘマトキシリン染色液の処方には種々あるが，カリミョウバンを多量に含むハリスヘマトキシリンは低温下にさらされると，低温で溶解度がかなり減少するカリミョウバンが析出ないし沈殿する．この場合は少し加温すると析出したカリミョウバンは容易に溶解する．
　b．冷所ないし冷蔵保存
　　イ）酸化等の反応を抑制
　酸化反応等は温度が高くなるほど反応は促進される．したがって，特に酸化等で変性しやすい成分を含む染色液（シッフ試薬：酸化によりシッフ試薬成分，ロイコパラローズアニリンが酸化され赤色に着色する）や固定液（例，グルタルアルデヒド：酸化により徐々にグルタル酸が生じて，固定能力が低下する）は冷蔵にて保管する．またジアゾニウム塩やテトラゾリウム塩も熱および光により分解しやすいので冷所ないし冷蔵にて保存する．
　　　注：冷蔵保存の際の注意
　　　　冷蔵庫内で試薬を保存する際，水分が試薬ビンの中で結露する場合があるので注意する．水分の混入を防いで保管したい場合は，ポリ袋等に乾燥剤を入れその中に試薬を入れて，冷蔵庫中で保管するとよい（例，DAB）．

ロ）成分の揮発の抑制

揮発しやすい試薬ないし成分を含む試薬（例，シッフ試薬から二酸化イオウが揮発）は冷蔵ないし冷所保存の方が適している．アンモニア水や過酸化水素水は室温保存でもよいが，夏期高温になるとその成分が揮発し，実際の濃度が減少する．このような試薬も冷所での保存がよい．

ハ）微生物生育の抑制

開封した緩衝液や自家調製した緩衝液，特に中性付近のpH値の緩衝液，また微生物の栄養源となる有機酸や有機塩基を含む緩衝液には微生物が生育しやすいので冷蔵保存し，できるだけ早く使いきることが望ましい．

②密　栓

揮発や蒸発しやすい有機溶媒を含む試薬（例，EA-50，OG-6，ギムザ染色液）や揮発しやすい成分を含む試薬（例，シッフ試薬）は密栓保存を厳守する．また酸化されやすい成分からなる試薬も密栓を厳守する．フェノール性OH基をもつ色素（例，ヘマトキシリン），また芳香族性アミノ基をもつ色素（例，メチレンブルー）を含む染色液（ギムザ染色液）は密栓を厳守する．これらの色素は酸化されるとキノイド系物質になり，色調が変化する．

③遮　光

通常試薬は遮光保存するが，特に光により還元反応等を受けやすい試薬（例，銀を含む試薬：プロテイン銀）は遮光保存する．

2）危険防止のために[1]

試薬には保管や取り扱いを誤ると事故や災害が生じる危険がある．そこで試薬の保管や安全対策に注意をはらう必要がある（注：病理分野で使用される主要な溶媒類の安全性等について**表1**に掲げる）．

①危険物（引火物，爆発物，他）や毒物・劇物に該当する試薬はその関連法規（消防法，毒劇物取締法）に準じて保管しなければならない（例，火気を避けて換気のよい部屋にて保管し，また使用する）．

②品種別に分類して保管

酸やアルカリは分類して保管する．特に揮発や蒸発しやすい試薬の場合は分類して保管する．例えば，塩酸とアンモニア水を隣り合わせに保管しないで，別々に保管する．これは試薬の品質を保つためにも重要である．揮発したアンモニアガスが酸へ溶解することがあるからである．

③地震などによる転倒・落下を防ぐ措置をする．

注：製品安全データーシート（MSDS，Material Safety Data Sheet）

「化学物質の安全性に係わる情報提供に関する指針」が告示され，旧厚生省，旧通産省および旧労働省による行政指導が1993年4月より実施された．そこで現在試薬会社は主要な試薬の安全な使用を目的とした情報（化学物質の性状，危険性や安全性のデータ，緊急時の対応，廃棄法，他）を「製品安全データーシート，通称MSDS」として提供しているので，そのMSDSを試薬会社へ請求するとよい．

表1　溶媒類の安全性について [1)2)3)]

	引火点	許容濃度	主な中毒症状	毒　性	適用法令(注2)
アセトン	−18〜−17℃	200ppm	吐気, 麻酔作用	LD$_{50}$　3g/kg(マウス, 経口)	危4類, 労安
アニリン	70℃	2ppm	チアノーゼ, 失神	LD$_{50}$　250mg/kg(ラット, 経口)	危4類, 劇
エタノール	12.8℃	1,000ppm	頭痛, 皮膚の刺激	LD$_{50}$　10.6g/kg(ラット, 経口)	危4類
キシレン	27.2℃	100ppm	皮膚, 粘膜の刺激	LD$_{50}$　1,700mg/kg(ラット, 皮下)	危4類, 劇, 労安
ホルマリン	60℃(注1)	0.5ppm	頭痛, 気管支炎	LD$_{50}$　100mg/kg(ラット, 経口)	劇, 労安
メタノール	11℃	200ppm	視神経障害, 頭痛	LD$_{50}$　5.628mg/kg(ラット, 経口)	危4類, 劇, 労安

注1）ホルマリンの引火点：ホルマリンには通常約10%のメタノールが含まれ, そのためメタノールが揮発しやすい温度が引火点となっている.
　2）適用法令：危4類（消防法による危険物第4類），劇（毒劇物取締法による劇物），労安（労働安全衛生法）

2. 廃液処理

　病理検査室では種々の廃液ないし廃棄物が出るが，人や環境に害を与える試薬が少なくない．そこで廃棄物の種類ないし性状により分類貯蔵し，ある程度の量以上になったらそれぞれに応じて適切な廃棄処理を行う．使用済の試薬また古くなって不用になった試薬をみだりに捨てたり下水へ流したりすることは法（水質汚濁防止法と下水道法）により規制されており，廃棄の際，法で規定されている基準値を超えないように注意が必要となる．

1）水質汚濁防止法と下水道法[1)]

　水質汚濁防止法は下記事項を目的として制定されている．
　①工場や病院等の特定施設からの水の排出を規制することにより，公共用水域の水質の汚濁の防止を図り，国民の健康を保護し，また生活環境を保全する．
　②工場や病院等の特定施設から排出される廃液に関して，人の健康に害が生じた場合における事業場の損害賠償の責任について定め，被害者の保護を図る．

　水質汚濁防止法では特定施設からの廃液の水質について，人の健康に係わる項目として水銀，6価クロム，PCB，ひ素，シアン，カドミウム等の11種類が，また生活環境の保全に係わる項目としてpH，BOD（生物化学的酸素要求量），COD（化学的酸素要求量），窒素，リン，フェノール類等の9種類がそれぞれ規制されている．これらの規制項目の中で病理分野で使用する試薬に関係する排水基準の一例を**表2**に掲げる．

表2　排水基準の一例

項　目	排水基準
総水銀	0.005mg/l
6価クロム	0.5mg/l
pH値　（河川・湖沼）	pH　5.8〜8.6
（海域）	pH　5.5〜9.0
BOD	160mg/l（最大）
COD	160mg/l（最大）
窒素	120mg/l
リン	16mg/l
フェノール類	5mg/l

注：左記排水基準値は1例であり，各都道府県により上乗せ基準（より厳しい基準値）が設定されている．

病院等の施設からの排水が下水処理場につながる下水に流される場合，国土交通省等が関与する下水道法によりその排水の水質基準が規定されている．その規制項目としてはpH，BOD，リン等があり，下水処理場にて処理される水の水質なので，前述の水質汚濁防止法の排水基準値よりややゆるい規制となっている．

2）処理方法[1]

病理分野では種々の染色液や有機溶媒（エタノール，キシレン，他）等が日常使用されている．試薬はできるだけ有効に利用し，また廃棄の困難な劇物や毒物（例，水銀化合物，クロム化合物）に該当する試薬に代えて，可能な限りより安全な試薬の使用にすることも重要である．使用済の試薬や古くなった試薬を廃棄する場合，その成分の特徴（安全性，他）を考慮してより適した廃棄方法を検討する必要がある．試薬の廃棄には一般的に次の方法が考えられる．

①産業廃棄物処理業者へ廃棄を委託

毒劇物等の処理は病院内で行うことは困難である．そこで同一の廃液をためて，必要に応じて濃縮（溶媒の蒸発）させたり，沈殿濾過したりして廃棄を委託する．

②焼　却

焼却装置のある病院内で，可燃性有機溶媒（エタノール，他）を焼却する．

③排水への廃棄

中和処理したり，また大量の水で希釈して排水へ廃棄する．廃水処理施設（微生物を利用した活性汚泥式処理，他）のある病院施設内では，活性汚泥法に使われている微生物に影響を与えない（殺さない）範囲での廃棄が可能である．廃水処理施設がない場合，排水への廃棄にはより注意が必要となり，その際，前述の水質汚濁防止法ないし下水道法の排水基準値を参考にするが，これらの法規制の中でフェノールや特定の有害金属（例，水銀）の排水基準値はあるものの，エタノールやホルマリン等の排水基準値は直接は規定されていない．しかしこのような有機化合物を排水へ廃棄すると，特にBOD値（生物化学的酸素要求量）に影響を与える．これはその有機物を微生物が分解する際，酸素を要求するが，有機物を廃棄するとBOD値が高くなる．いずれにしても排水へ廃棄する場合は，法の規制を遵守することが大切である．

3）主要試薬の処理方法[1,2]

病理分野の主要試薬の処理方法の一例を記す．

①水溶性アルコール類（エタノール，メタノール，他）
・安全な場所ないし焼却炉で焼却
・大量の水で希釈して排水へ廃棄．ただし，染色液やキシレンが混入している場合は焼却処理がよい．
・量が少ない場合は蒸発
・産業廃棄物処理業者へ廃棄を委託

②キシレン
・安全な場所ないし焼却炉で焼却
・産業廃棄物処理業者へ廃棄を委託

③非水溶性有機溶媒（クロロホルム，アニリン，他）
・産業廃棄物処理業者へ廃棄を委託

・アニリンのような可燃性有機溶媒（引火点が70℃と高いので，常温では引火しない）の場合は他の可燃性溶媒とともに焼却が可能．
④染色液（可燃性アルコール溶液，例：メイグリンワルド染色液，エオシンアルコール溶液）
　　・焼却
　　・大量の水で希釈して排水へ廃棄
　　・産業廃棄物処理業者へ廃棄を委託（必要に応じて蒸発濃縮させる）
⑤ホルマリン
　　・産業廃棄物処理業者へ廃棄を委託
　　・薬剤添加処理法
　固定液として使用された後の廃液としての10〜20％ホルマリンは，通常は焼却処理が困難であり，またそのまま排水に廃棄すると環境に影響を与えたり，活性汚泥処理場での微生物に影響するので，ホルマリンの廃棄には注意が必要である．ホルマリンの廃棄には種々方法があるが，ここでは薬剤添加処理法として酸化処理法および水酸化カルシウム添加処理法について記す．
　a．酸化処理法
　　　ホルマリンをアルカリ条件下酸化しギ酸にする処理方法であり，酸化剤として次亜塩素酸ナトリウムや過酸化水素水が使用される．
　　　　　　HCHO　＋　（O）　→　HCOOH
　〈次亜塩素酸ナトリウム水溶液酸化処理法〉
　　まずホルマリンに水を添加し，ホルムアルデヒド濃度として2％以下になるようにホルマリン廃液を水で希釈する（ホルマリン濃度が高いと次亜塩素酸ナトリウム水溶液を添加したとき発熱するので，ホルマリン廃液を前もって水で希釈する）．
　　　例：10％ホルマリン1 l を処理する場合
　　　　ホルマリン廃液（1 l）とほぼ同量以上の水を加える．次に約5％次亜塩素酸ナトリウム水溶液を約2 l 添加して処理する．
　b．水酸化カルシウム添加処理法[4]
　　　ホルマリンの水溶液に水酸化カルシウムを飽和させ数日間放置すると，ホルマリンの有効成分のホルムアルデヒドが糖関連物質のホルモースに変化する性質を利用した処理法である．
　　　例：20％ホルマリン，1 l を処理する場合
　　　　20％ホルマリン，1 l に約30〜50gの水酸化カルシウムを添加し約1週間放置すると，ホルムアルデヒドの多くがホルモースに変化し，液の色は褐色を呈するようになる．その褐色に着色した液を廃棄する．
⑥染色液（水溶液，例，ヘマトキシリン染色液，エオシン染色液）
　　・大量の水で希釈して排水へ廃棄
　　・産業廃棄物処理業者へ廃棄を委託
⑦酸・アルカリ（毒劇物を除く）
　　・中和処理し，排水へ廃棄
　　　　酸廃液には水酸化ナトリウム水溶液，またアルカリ廃液には塩酸を少しずつ添加して中和する．ただし，酸，アルカリ濃度の高い廃液を中和する際は，前もってその廃液を水で十分希釈してから中和処理する（濃度が高いと発熱し，液が飛散して危険なため）．中和処理し，pH試験紙で中性であることを確認してから排水へ廃棄する．

⑧毒劇物ないし有害重金属（水銀化合物，クロム化合物，他）

・産業廃棄物処理業者へ廃棄を委託（必要に応じて蒸発濃縮または沈殿）

　有害重金属を処理する際，廃液を貯蔵し，廃液がたまった時点で廃棄物処理業者へ廃棄を委託する．この場合，廃液を蒸発濃縮したり，また有害金属を化学処理して沈殿させ，濾過し，濾液は排水へ廃棄し，有害金属を含む濾過物は廃棄物処理業者へ廃棄を委託するとよい．水に溶解している水銀イオン等は硫化物として沈殿濾過する方法がある．

⑨アンモニア銀液や銀を含む溶液

・塩化ナトリウム水溶液を加え，塩化銀として沈殿濾過

　アンモニア銀すなわち銀アンモニア錯体には経時的に黒い沈殿，雷銀が生じてくる．時には液の表面に膜をはることがある．この雷銀は特に光や衝撃により爆発をする危険が高い．そこでアンモニア銀液は使用後できるだけ早く塩化ナトリウム水溶液を添加（塩化銀の沈殿が生じなくなるまで）し，塩化銀として沈殿させ，濾別する．

[参考文献]
1）改訂試薬ガイドブック，通産省基礎産業局生物化学産業課監修，日本試薬連合会編，化学工業日報社，1992.
2）化学物質安全性データブック，化学物質安全情報研究会編，オーム社，1994.
3）第2版　危険物データブック，東京消防庁警防研究会監修，丸善，1993.
4）江尻晴博，他：消石灰を用いたホルマリン廃棄処理法，病理技術，56：7, 1998.

第17章 付　図（アーチファクト）

われわれが組織の構築を観察するとき，組織を薄くスライスし，それに着色して初めて光学的に顕微鏡で観察することができる．その元となるものが病理組織標本である．

病理組織標本はその作製過程が複雑多岐にわたる行程を経て作製されるので，顕微鏡下の像が生体内の像と全く同じではない．また，その行程は組織の採取，切り出し，固定，パラフィン浸透，薄切，染色，封入などの過程を経て作製されるため，いろいろな人工的操作が加わる．言い替えれば病理組織標本はアーチファクトの塊（結果）である．

しかし，ある一定の操作上で常に一定の結果が示され，また，それが標本を観察するのに大きな影響を与えなければ，それは一つの手技手法であるといえる．その手技手法は病理学を初めとする形態学を体系づけ発展させてきた．形態学はありのままの姿を，視覚的に形をもって正しく表現する点で，表やグラフで示すデータより強い説得力がある．

ただし，一定の操作上で常に一定の結果が示されず，誤った予定外の結果の人工的操作結果が出現することがよくある．それは標本を観察するのに悪影響を与えることが多い．一般に標本作製過程上で標本上に予定外に引き起こされた結果，変化が観察に悪影響を与えることをわれわれはアーチファクトと呼んでいる．ここではこのようなアーチファクトについて述べたい．

病理組織標本作製は一部機械による自動化が進んだとはいえ，まだまだ人手に頼らざるを得ないし，個人，施設によっても微妙に操作が異なる．それゆえアーチファクトの種類も複雑多岐に及び，発生確率も増えている．また，これからは機械化による新種のアーチファクトも出現するであろう．

ここではその中のいくつかの例を推測し，解消法を病理組織標本作製過程に沿って提示する．

I．生存中に行った処置に由来するアーチファクト

病理標本中のアーチファクトはすべてが標本作製に関わる技師の責任ではなく，生存中の処置や状況によって発生するものも多い．

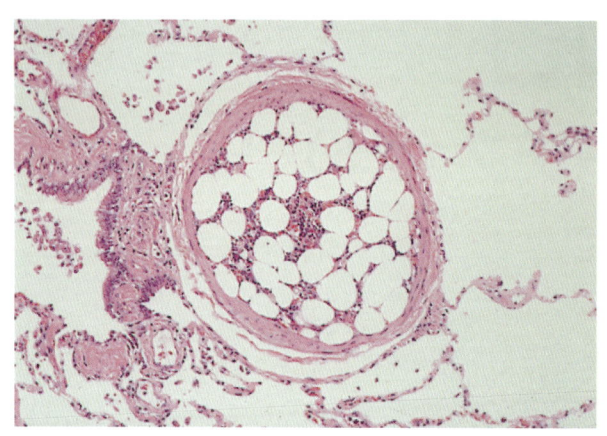

CP299：肺動脈中に骨髄組織が詰まっている，いわゆる骨髄塞栓症（bone marrow embolism）．心マッサージの際に肋骨等が骨折し骨髄内容が血中に流入することがよくある．特に高齢者は骨粗鬆症で骨が脆くなっていて起こりやすい．

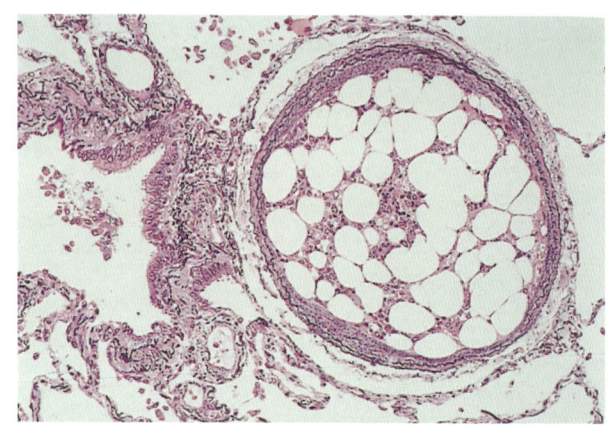

CP300：CP299の同一切片のエラスチカHE染色．肺内動脈内の弾性線維がレゾルシンフクシンで染色されている．

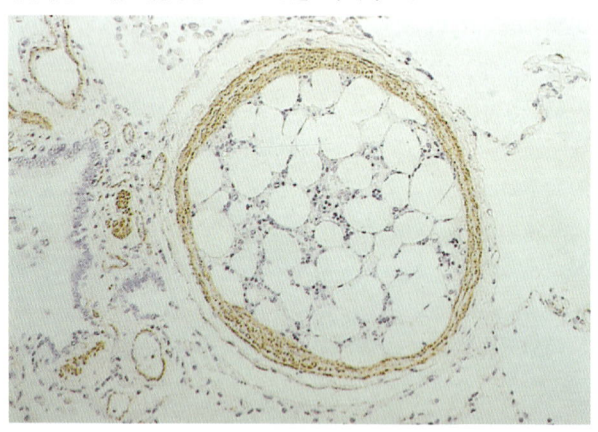

CP301：CP300の隣接切片のsmooth muscle actin酵素抗体染色．血管壁の平滑筋が染色され肺動脈が明瞭に確認できる．

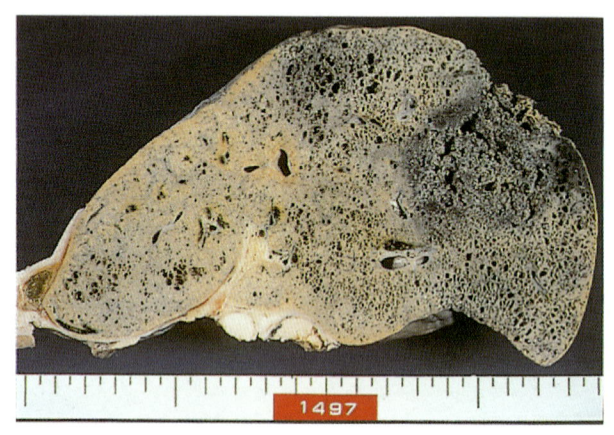

CP302：スポンジ状に大きな空砲のある肝臓の写真．このような状態は死後時間が長く，固定不良や使用する固定液がヘバッていた場合等に起こりやすく，肝や悩のような大きな組織に頻発しやすい．写真の例は死後8時間の解剖例である．

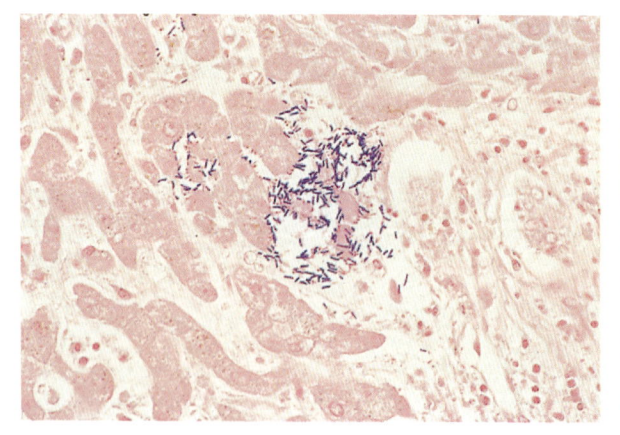

CP303：CP302のGram染色．グラム陽性の大きな桿菌が染色されている．たまたま培養検査によって*Clostridium perfringens*と同定された例である．

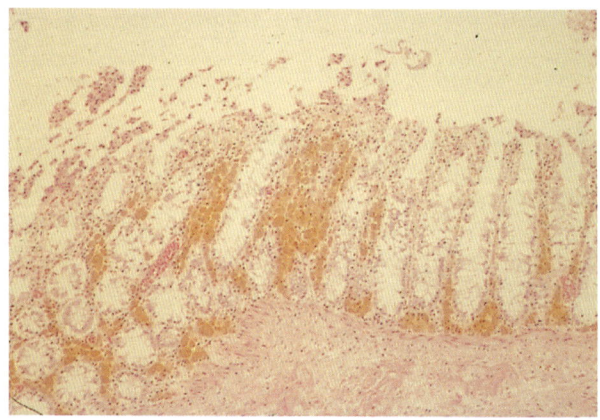

CP304：大腸のMelanosis coliの写真．黄褐色調の色素が組織球に貪食されている．アントラセンを含む下剤の連用や腸の狭窄，閉塞，便秘，鬱血等の際にみられ，由来，性状は明らかではない．

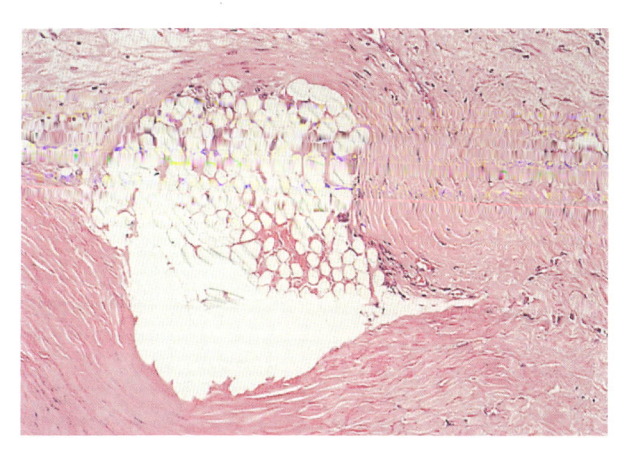

第17章 付 図（アーチファクト） 271

CP305：縫合糸のある組織像．生前の手術時に縫合した糸が残った状態である．最近は体内に吸収される蛋白糸なるものも出現している．差し支えなければ切出し時に糸を取り除くほうが望ましい．

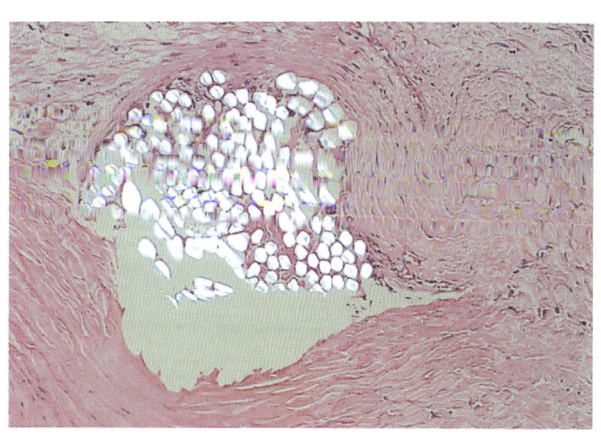

CP306：CP305の偏光像．縫合糸は偏光で重屈折を示すので比較的判定しやすい．糸の周囲には反応性の巨細胞が出現していて生前の反応であることが分かる．

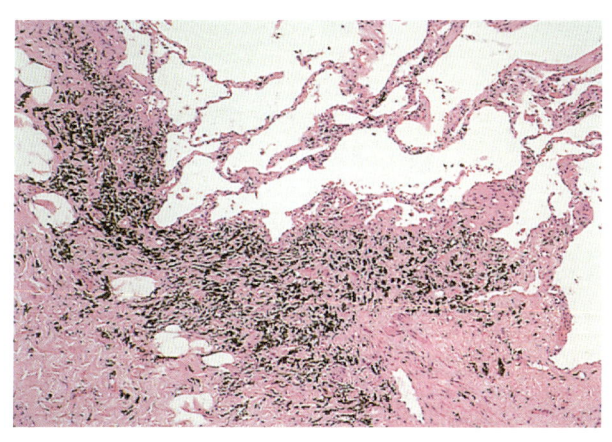

CP307：炭粉の沈着した肺の顕微鏡写真．漂白法や他の染色でははとんど検出されず比較消去していき，最後に残るのが炭粉である．現在の病理学的手法で炭粉を特異的に検出する方法はまだ発表されていない．

II．採取，切除

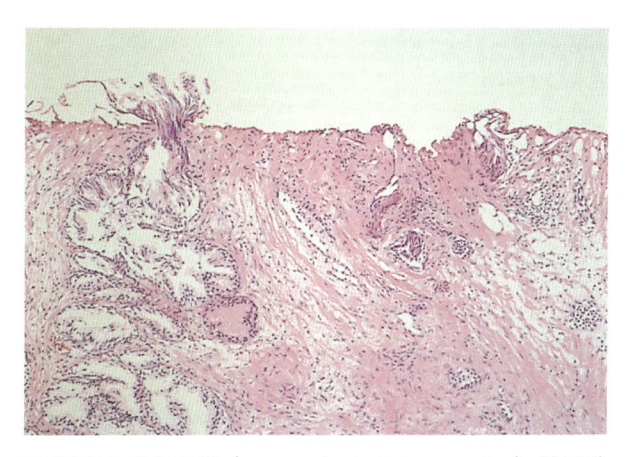

CP308：膀胱TUR（transurethral electro-resection）経尿道（的電気）切除術により採取された膀胱粘膜．
高周波電流で組織を採取するため，組織の周辺が電気により蛋白凝固が起こり，無構造で好酸性を示し，激しいときは間質に空砲形成を起こす．

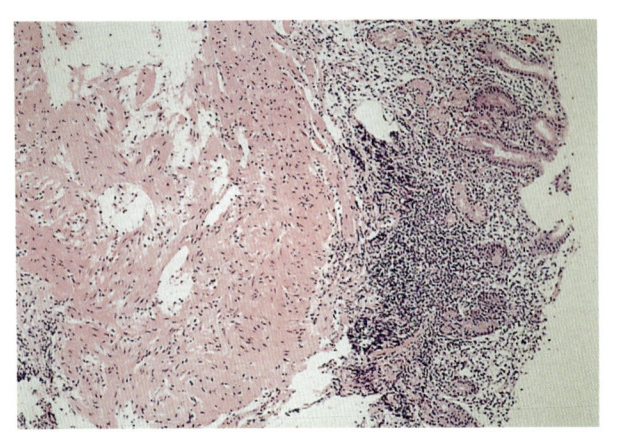

CP309：胃生検の鉗子による核座滅像．細胞核が座滅して核内内容が流出しヘマトキシリンに染まっている．肺小細胞癌の症例は特につぶれやすい感がある．

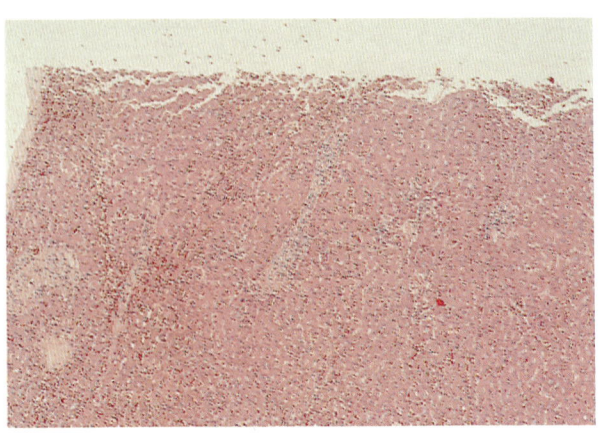

CP310：ハサミを用いて切り出しを行った肝臓の組織．組織周辺が不整でヒビ割れが生じている．

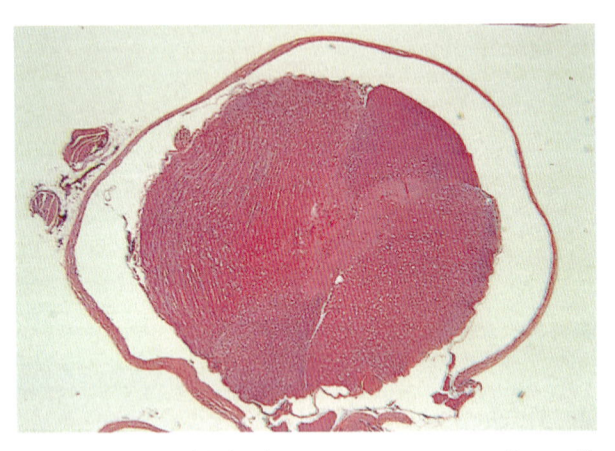

CP311：脊髄の採取時に起こる Toothpaste artifact 像の HE 染色．
脊髄皮質髄質が異常な組織像をとり，あたかも先天性奇形のような所見である．

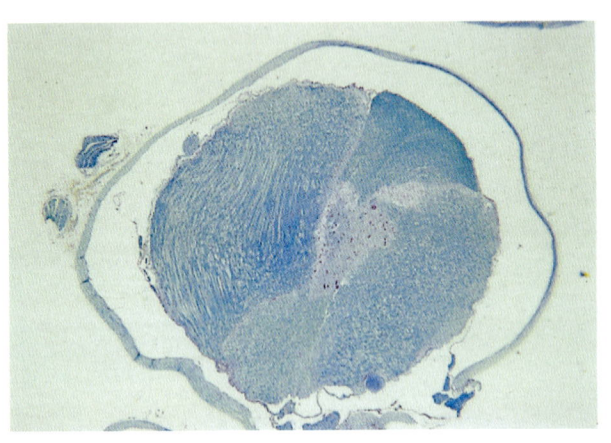

CP312：CP311 の KB 染色．採取時にギュッと握ると脊髄組織が前後の組織中に圧入される．歯磨チューブの移動に似ているところからの命名らしい．軟化巣や壊死巣では，このようなアーチファクトを起こしやすい．

III. 切り出し

CP313：肝組織の乾燥した像．切り出しの時点で最も多いアーチファクトの一つである．最表層の細胞質はエオシンに濃染あるいは全く染まらず，細胞核は収縮凝集し，2～3層目の細胞間は間隙がある．

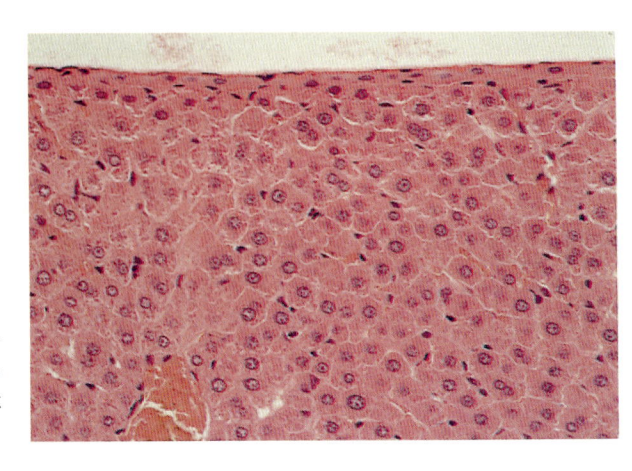

第17章 付 図（アーチファクト） 273

CP314：肺buraの中に小脳皮質が入り込んだ例．切り出し時のナイフやメスに切りカスが付着している場合があるので，材料ごとに刀面を拭き取ることを習慣づけてコンタミを未然に防ぐ．

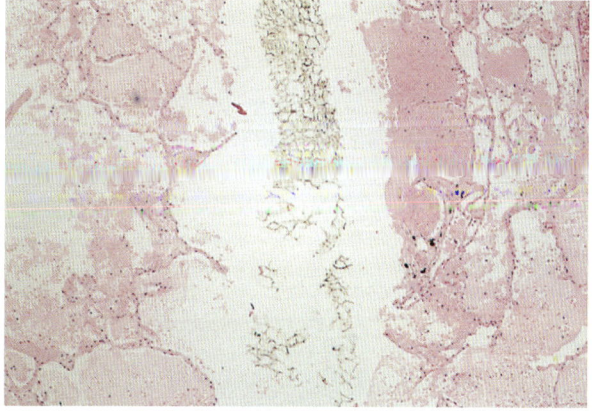

CP315：切り出し時にまな板（コルク板）の切りカスが入り込んだ肺組織．コルク板を使用する場合は予めパラフィンを浸み込ませておくと削りカスもほとんど出ないし，血液の汚染等も簡単に始末でき便利である．最近はプラスチック製のまな板が市販されているので利用するのも一考である．

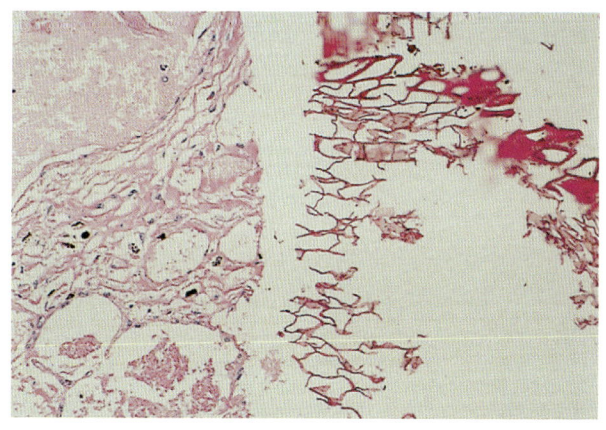

CP316：コルク板の組織はHE染色ではほとんど染まらない．PAS染色で細胞壁が厚く染まってきて識別できる．

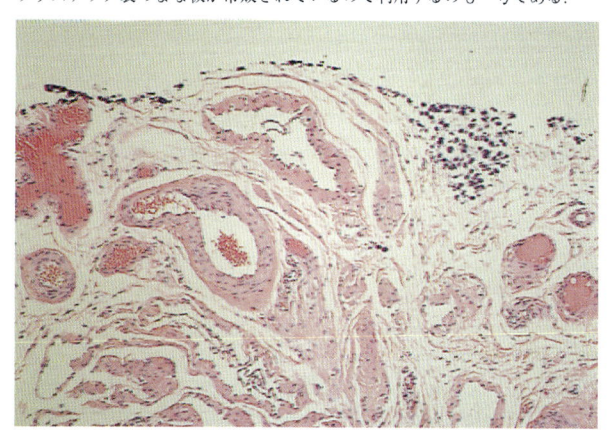

CP317：Seminoma（精上皮腫）の症例の断端．Seminomaの症例の場合は切り出したメスに腫瘍細胞が付着していることがよくある．そのままで使用すると断端がプラスになってしまう．切り出し時はメスを一切ごとに拭うことを習慣づける．

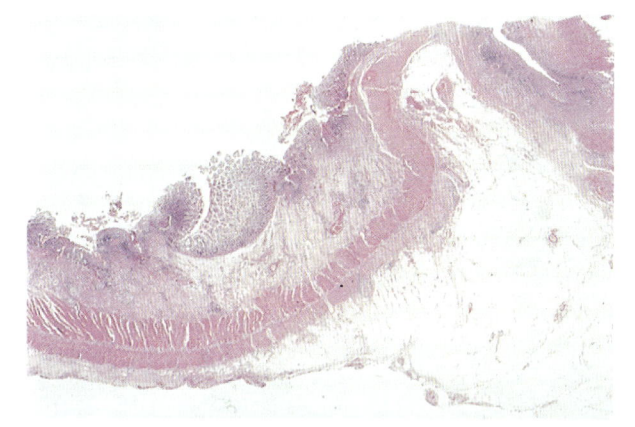

CP318：粘膜が出ていない標本．包埋時のミスでも起こりえるが，胃や腸のような中空臓器を開いただけで固定液に浸漬（CP319）したものを伸ばして切り出しすると，脱水，パラフィン浸透過程で元の丸い状態に戻り面出しが難しくなる．　（MT, Vol.25 No.8, 1997）

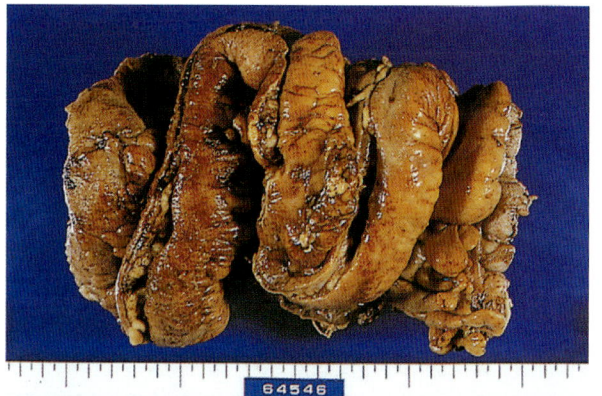

CP319：41歳，男性．イレウスで摘出した小腸のマクロ写真．割を入れただけで粘膜面も固定液が作用しているかどうかあやしい．　　　　　　　　　　　　　　　　　（MT, Vol.25 No.8, 1997）

Ⅳ. 固 定

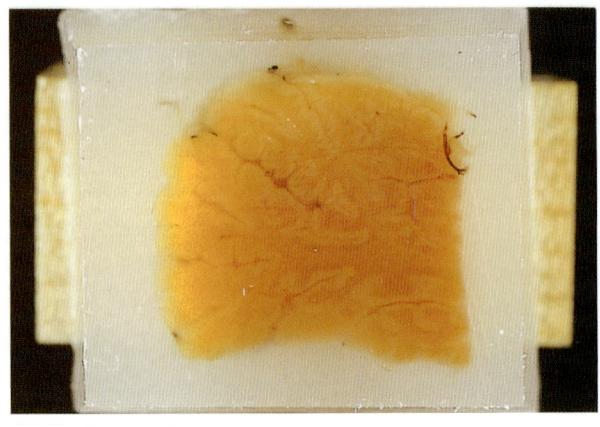

CP320：小脳のパラフィンブロック写真．割を入れずに5年間ホルマリンに入ったままの小脳で周辺部と中心部の色が違う．脳の固定は脳底動脈に糸を通し，吊して約2週間固定し切り出しする．

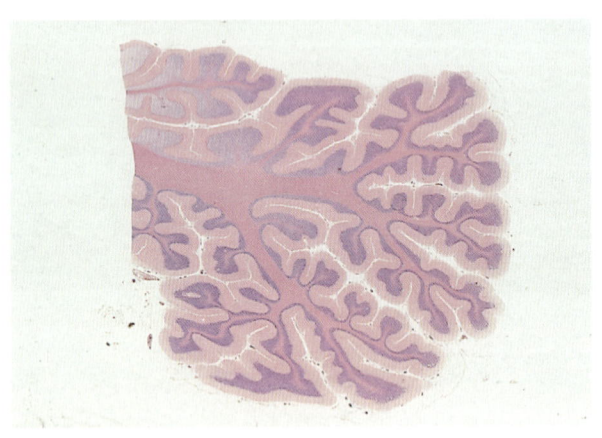

CP321：HE染色．小脳皮質神経細胞，特に顆粒細胞が泡沫状となって消失している．小脳半球の中央部に強く認められ，以前は status bullosus（あぶく状の変化）と呼ばれていた．現在では自己融解（autolysis）といわれている．

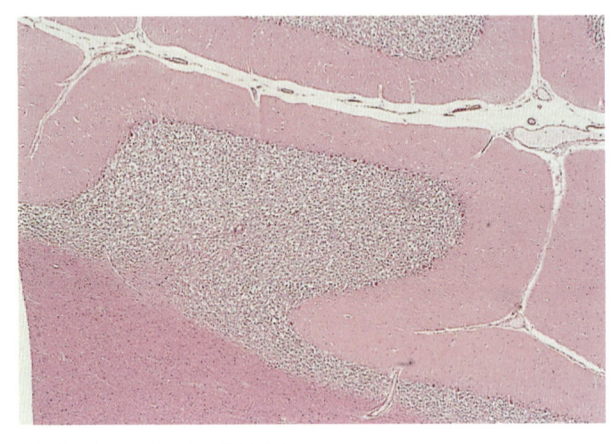

CP322：CP321の一部拡大像．顆粒細胞が脱落しプルキンエ細胞も一部脱落している．

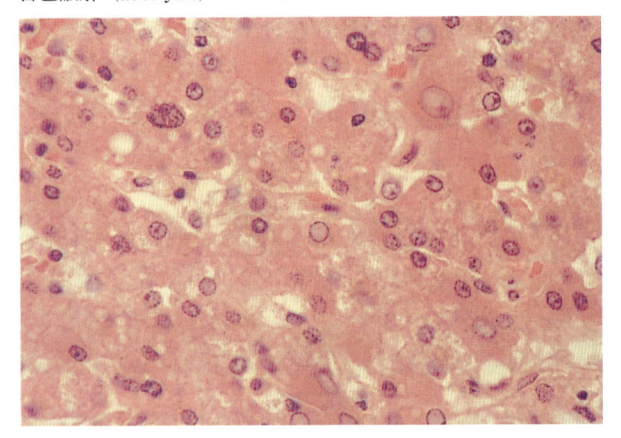

CP323：肝臓のHE染色像．細胞核が抜けている．核内糖原が固定，脱水操作過程で逸脱した状態である．

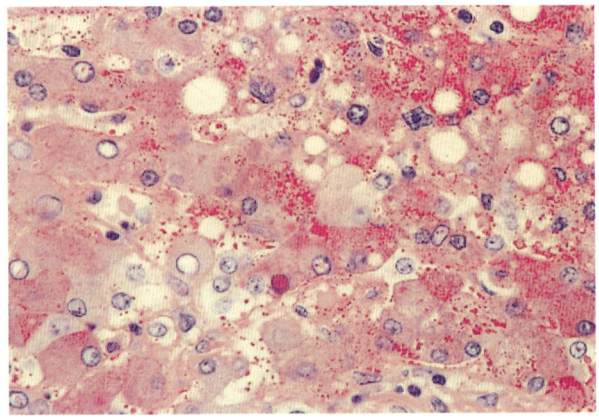

CP324：肝臓，核内糖原の症例　PAS染色．部位によっては核内糖原が保持され程度にもよるがPAS染色で検出される．肝細胞核の核内糖原がPAS染色で赤紫色に染色されている．

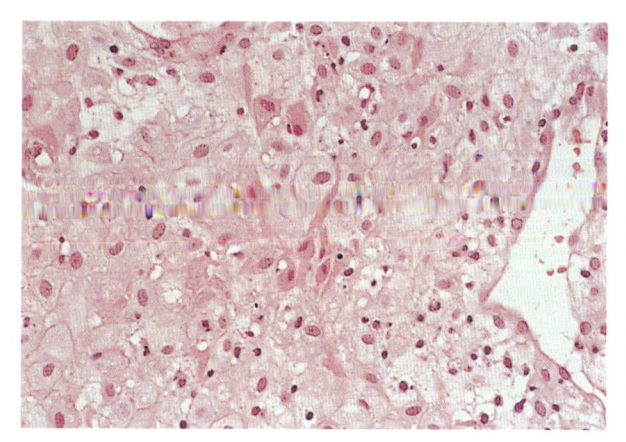

第17章 付 図（アーチファクト） 275

CP325：脱落膜のHE染色．脱落膜や子宮内膜は血液，体液，粘液等と一緒に小さな瓶に詰め濁ったホルマリン液で病理に提出される．そのような標本は染色性が悪く特に塩基性色素に染まりにくくなる．

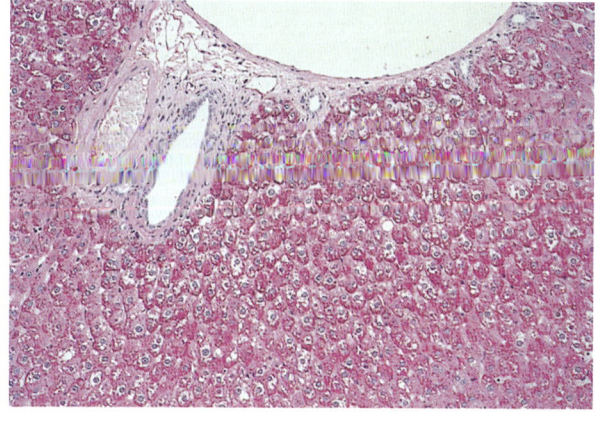

CP326：ラット肝臓のホルマリン浸漬固定．PAS染色．固定の影響でグリコーゲンが細胞の一極側に集簇している．糖原は固定液の侵入側と反対の方向に移動し細胞の他極に追いやられる．すなわちアルコール逃避（Alcohol-Flucht）という現象である． （MT, Vol.25 No.8, 1997）

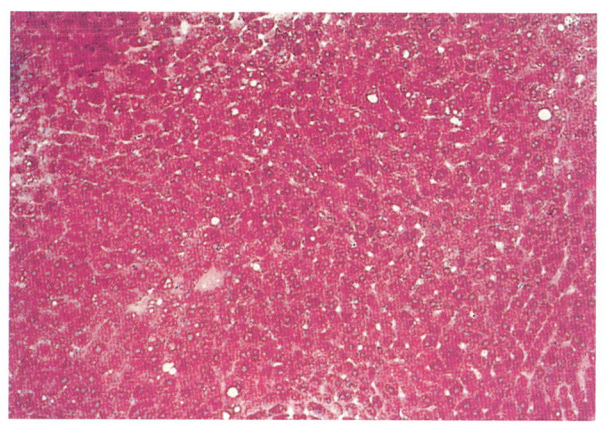

CP327：灌流固定のラット肝臓 PAS染色．灌流固定するとグリコーゲンはよく保存される．灌流固定ができない場合は前もってクリオスタット庫内でスライドグラスとアセトンを冷やしておく．薄切切片を冷スライドグラスに張り付けアセトンに浸漬し，アセトン固定液とともに庫内から取り出し室温に戻して染色． （MT, Vol.25 No.8, 1997）

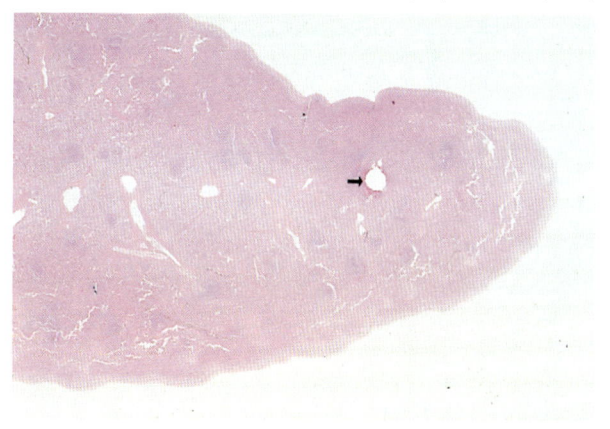

CP328：ホルマリン固定脾臓 HE染色．組織に穴がみられる（矢印→）．検体番号を紙片に記入しその紙片を虫ピンで臓器に刺した痕跡がある．それを長期フォルマリンに浸漬していたため鉄製の虫ピンが錆びて周囲に鉄が溶出沈着した例． （MT, Vol.25 No.13, 1997）

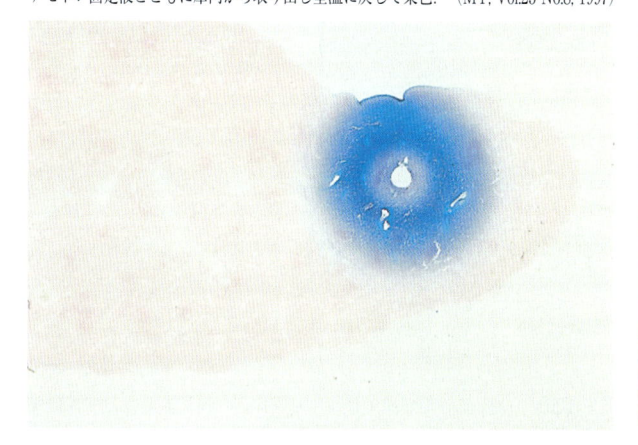

CP329：ホルマリン固定脾臓 ベルリン青染色．鉄がベルリン青染色で青色に染色されている． （MT, Vol.25 No.13, 1997）

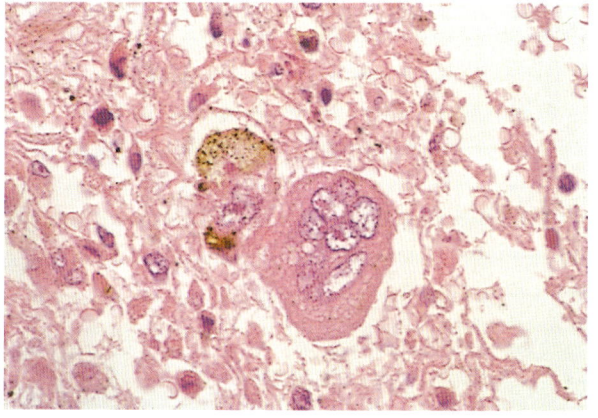

CP330：精巣のteratomaの症例 HE染色．巨細胞の細胞質に褐色の色素が認められる．酸性ホルマリン（pH4.5以下）で固定した場合，赤血球からヘモグロビンが溶出しホルムアルデヒドと反応し，ホルマリン色素が沈着する． （MT, Vol.25 No.13, 1997）

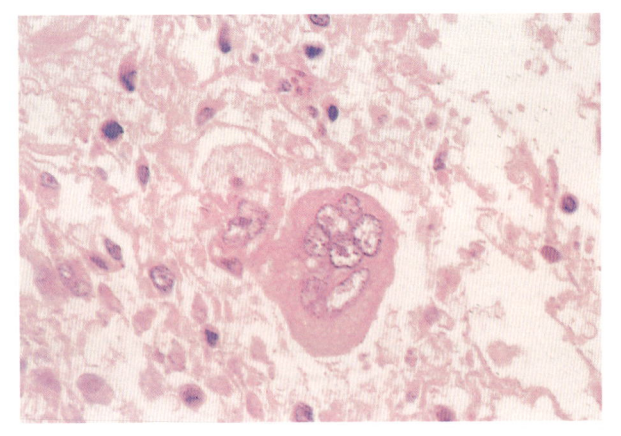

CP331：CP330の標本を脱ホルマリン操作を行いHE染色を施した．ホルマリン色素の除去法はいろいろあるが，ピクリン酸飽和アルコール（8％），2％塩酸95％アルコール液を脱パラ系列に用意し10分浸漬するとよい．　　　（MT, Vol.25 No.13, 1997）

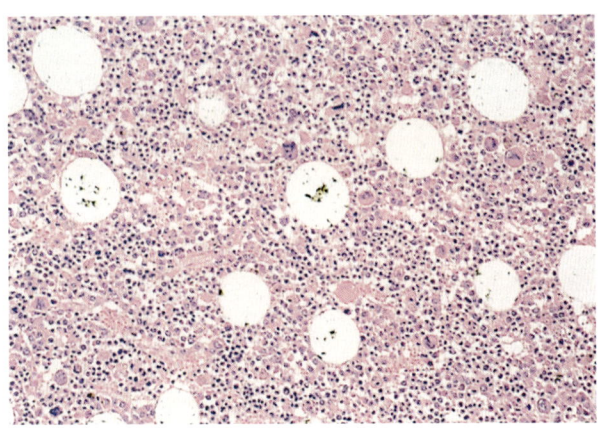

CP332：ラット骨髄のHE染色．長期ホルマリンに保存（赤血球が黒ずんでいる）していた例で脂肪組織中に針状結晶が出現する例がある．ホルマリン色素の除去法で除去され，ホルマリン類似色素，またはホルマリン関連色素と呼ばれている．バッファーでホルマリンの安定化を図るとよい．

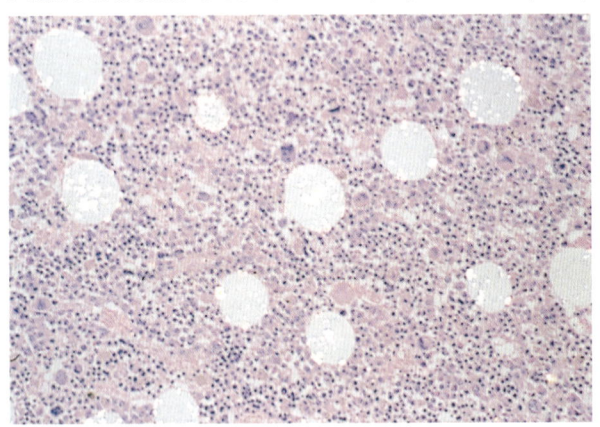

CP333：CP331の偏光像．ホルマリン類似色素は重屈折を示す．

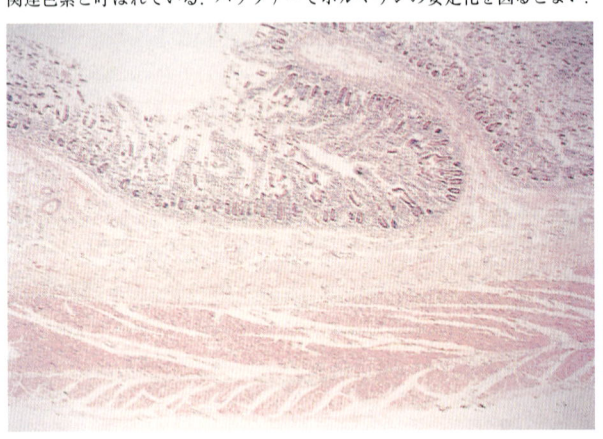

CP334：肝臓癌の症例　死後1時間の小腸　HE染色．冬期の例で腸内容を熱湯で洗った例．粘膜よりむしろ筋層が障害されている．

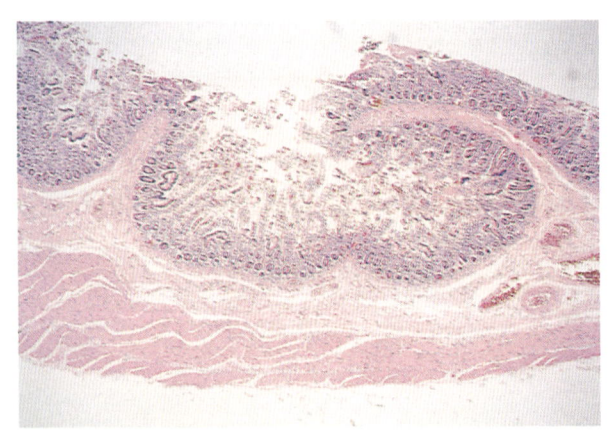

CP335：CP333と同一例を使用済みのホルマリンで腸内容を洗い落とした例．CP333に比べ筋層，粘膜の障害が少ない．

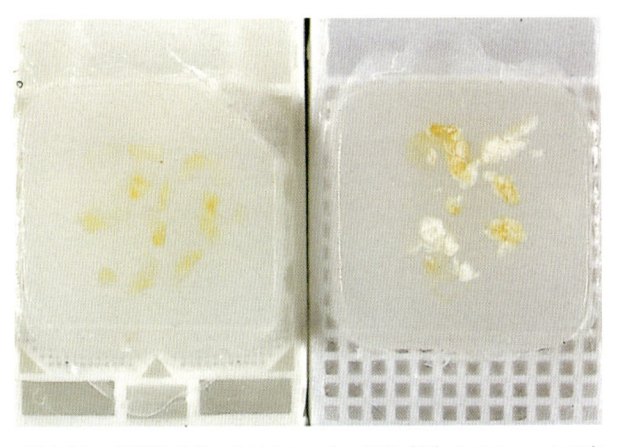

CP336：結節性病変の20％ホルマリン固定（左）とアルコール固定（右）パラフィンブロックの写真．実は痛風結節の組織片である．尿酸塩は1776年ベルグマンによって発見され，1898年フィッシャーによりプリンの誘導体であることが示された．銀を還元し，アルカリ，炭酸リチウムに溶け（Gomori），水に0.0025％溶解する．それ故，尿酸塩を証明するにはアルコール固定が最良とされている．　　　（MT, Vol.25 No.8, 1997）

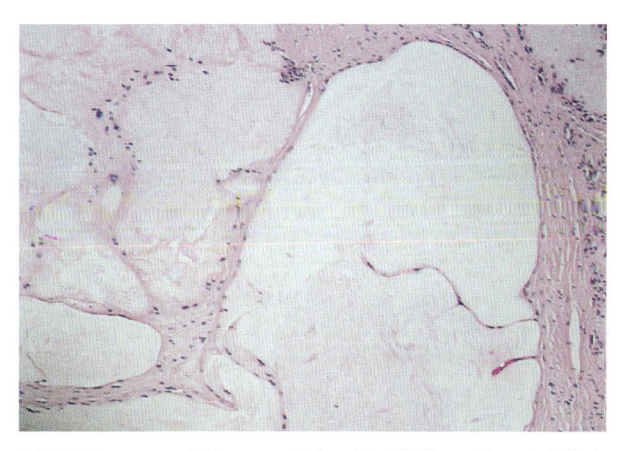

第17章 付　図（アーチファクト）　277

CP337：CP336（左）のHE染色．膠原線維に囲まれた無構造様構造がみられる． （MT, Vol.25 No.8, 1997）

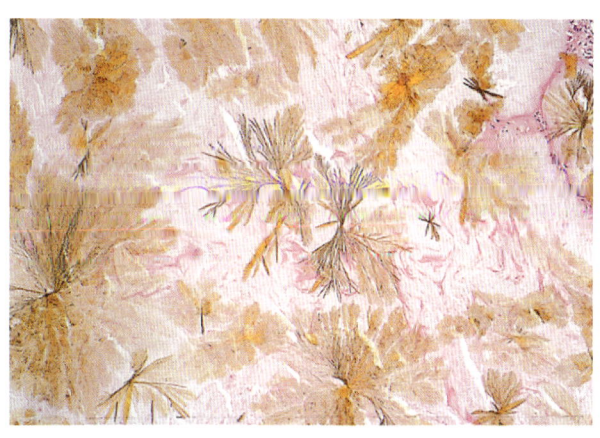

CP338：CP336（右）の炭酸リチウム処理　HE染色．炭酸リチウムで処理した場合尿酸塩の結晶が再析出してくる． （MT, Vol.25 No.8, 1997）

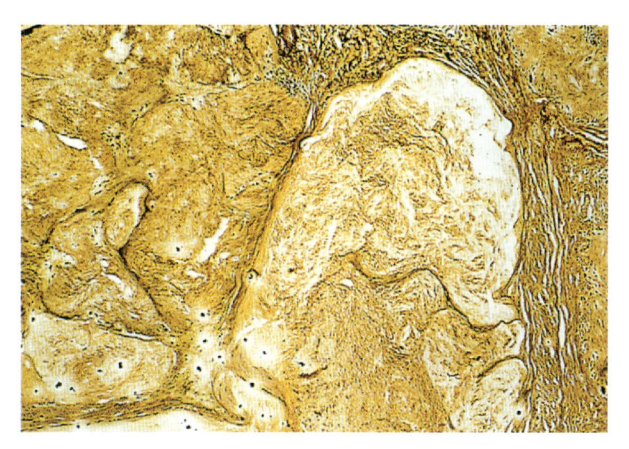

CP339：CP337の連続切片のDe Garantha法．CP340のような銀で染まる針状結晶はみられない．

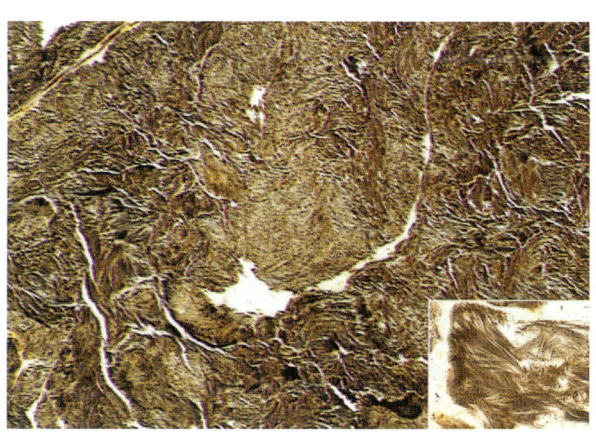

CP340：CP336（右）のDe Garantha法．銀で黒色調に染まった針状結晶がみられる．（挿入図）
（MT, Vol.25 No.8, 1997）

V．脱水，包埋，薄切

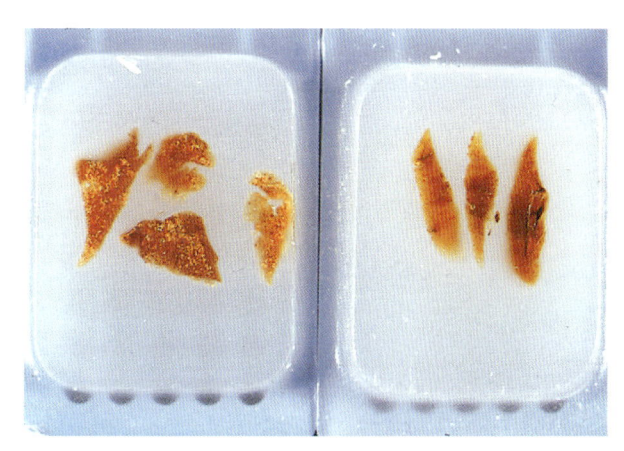

CP341：マウス肺のパラフィンブロック（左：未脱気例，右：脱気例）．右写真は固定液中で脱気した例．50mlのシリンジに固定液と共に肺組織を入れ，軽く陰圧にする．肺組織が固定液中に沈むようになったら次のステップに進む．左はいわゆるドボン固定である．

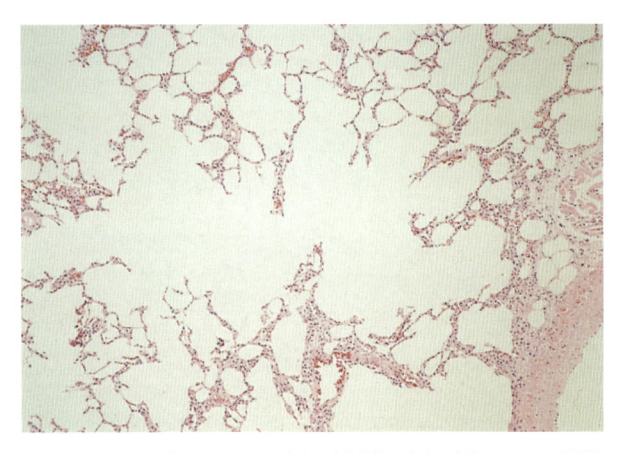

CP342：CP341左ブロックのHE染色．含気状態のままで自動パラフィン浸透装置で処理したとき，中介剤の槽からパラフィン槽に進むと，中介剤の気化による気泡や元々の空気が融合膨化し，肺胞壁を破壊してしまう．クロロホルム使用の場合，吸引による気化熱の低下で沸点が下がり大量に気化する． (MT, Vol.25 No.8, 1997)

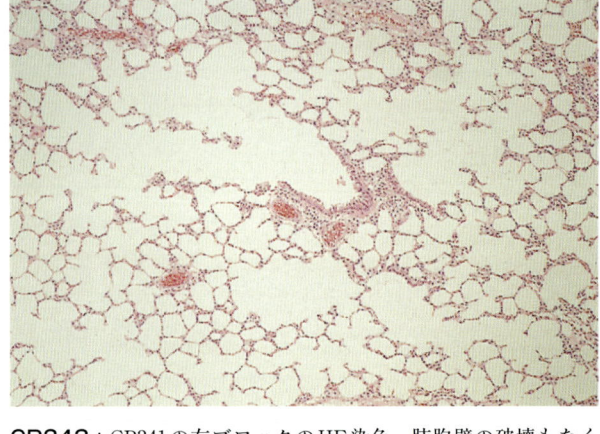

CP343：CP341の右ブロックのHE染色．肺胞壁の破壊もなくきれいな組織像である．含気組織はもちろんのこと，切り出し時大なり小なり空気に曝されることとなるので，固定液中で脱気操作を行うとよい． (MT, Vol.25 No.8, 1997)

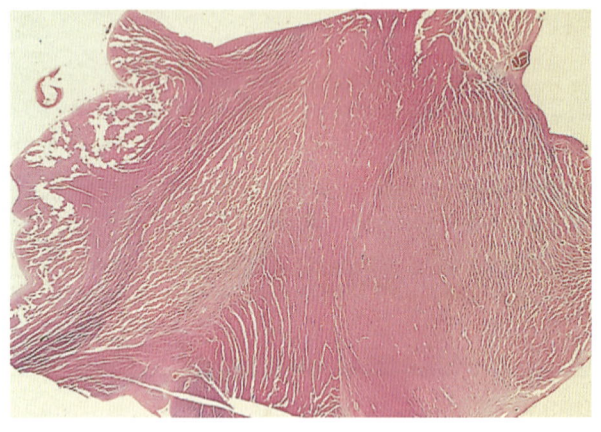

CP344：自動パラフィン浸透装置で中介剤にクロロホルムを使用し処理した大脳組織．パラフィンの第一槽に組織が入ると，クロロホルム(沸点61.2℃)が激しく沸騰気化し，組織を破壊する．パラフィン第一槽目は加圧，吸引機能を解除する．特に脳ではダメージを受けやすい．

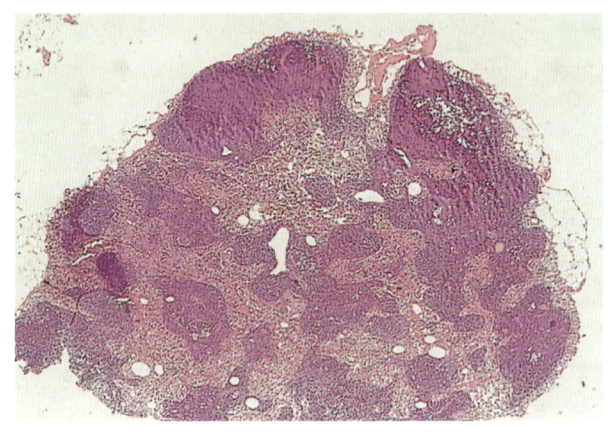

CP345：自動パラフィン浸透装置の故障でメタノール処理後宙吊となり，乾燥してしまったリンパ節のHE染色例．カゴが薬液を移動する装置は，乾燥する事故が多い．沸点は《クロロホルム61.2℃＜メタノール64.5℃＜キシロール144.4℃》でクロロホルムが最も障害が大きい．

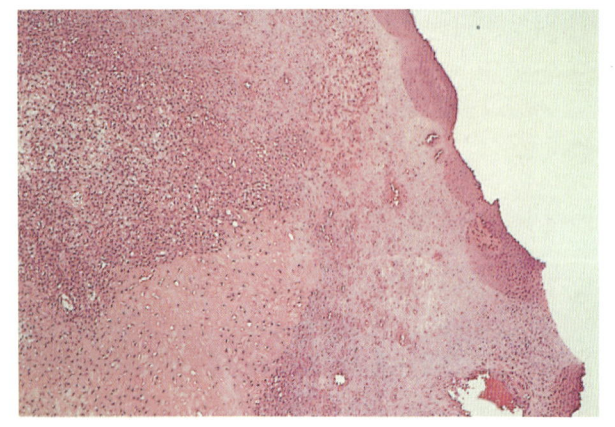

CP346：手回しで処理中キシロール処理後乾燥させてしまった例のHE染色．組織が硬くなり薄切が困難で，エオシンも染まらない．

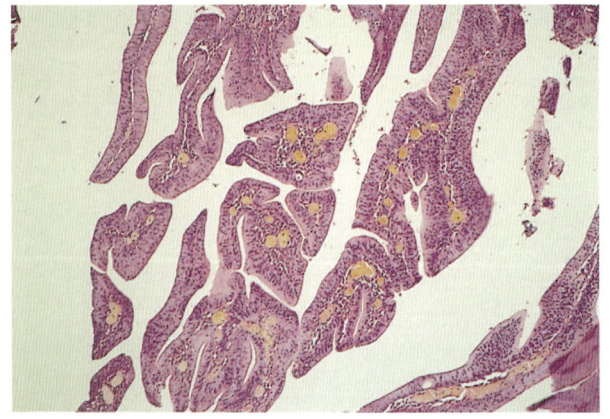

CP347：手回しで処理中クロロホルム処理後乾燥収縮させてしまったHE染色．普通にパラフィンブロック(肝，腎．20mm×20mm×5mm)を作製するときでも《エタノール・メタノール脱水1～2％，中介剤2～5％，パラフィン5～8％，全体で12～16％》収縮する．

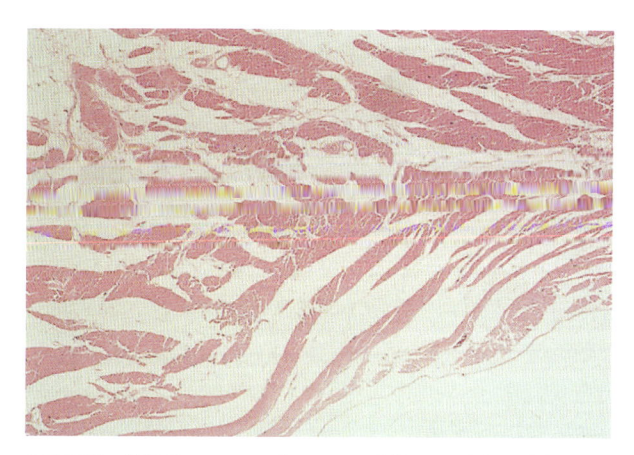

CP348：筋層がバラバラになっている心筋のHE染色．脱水，脱脂不足から続くパラフィンの浸透不良である．組織により差はあるが水に浮かべたり伸展機に乗せたとき全体的に散ってしまう．また，薄切面に水を乗せるとブロックの中まで浸透し，組織が白色調となる．

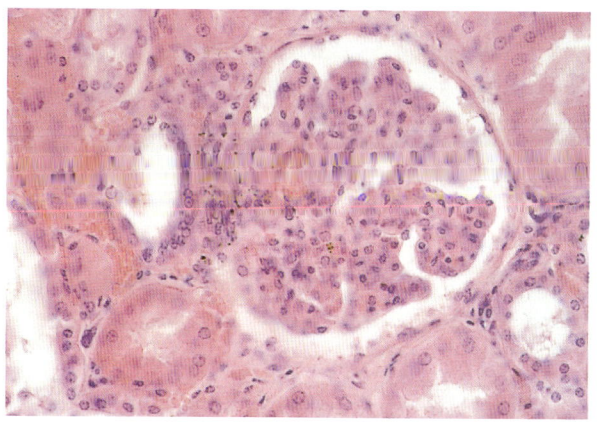

CP349：厚い切片の腎臓HE染色．腎臓のJGA（傍糸球体装置）はよく観察できるが，糸球体の基底膜の構造．構築は観察しにくい．薄切時は一般にブロック面と室温の温度差は約30℃前後とされている．恒温恒湿の管理された薄切専用の部屋があれば最高である．

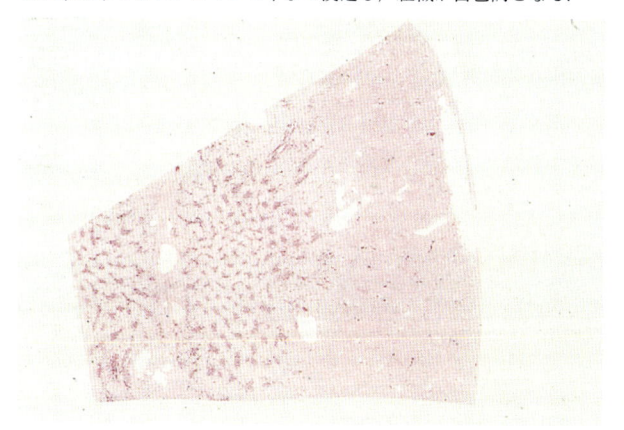

CP350：腎臓のHE染色　ルーペ像．腎被膜下の組織の面出しが不良である．リンパ節だとちょうど辺縁洞に当たる部位で，悪性腫瘍の転移の際の重要な所見を得る場所である．息を吹きかけるか，照明をうまく使いパラフィンブロック面の確認に注意する．

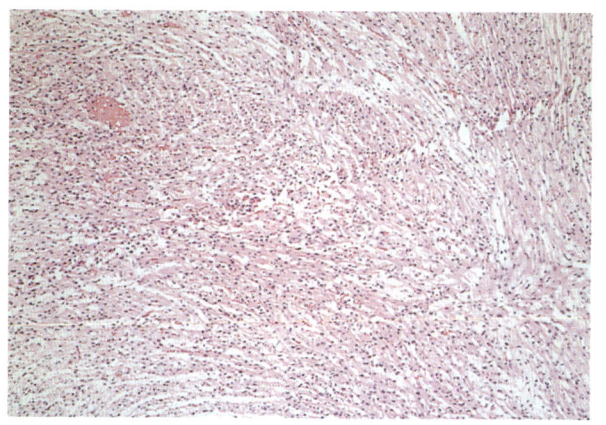

CP351：小児心筋のHE染色のナイフマーク．ナイフマークはナイフの走行と平行に現われる．薄切時のナイフマークができる主な原因はパラフィン中のゴミ，使用ナイフの刃こぼれ，ブロック組織中の異物，石灰化等である．

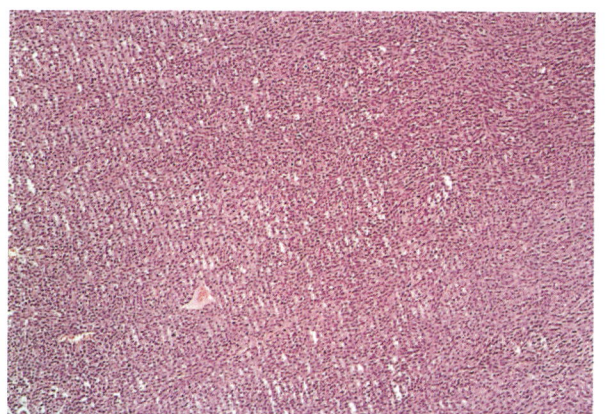

CP352：子宮のHE染色　いわゆるムシクイ像の例．荒削り時に厚く荒削りしたり，ブロック面の十分なる整地不足状態で薄切したときに起こる．

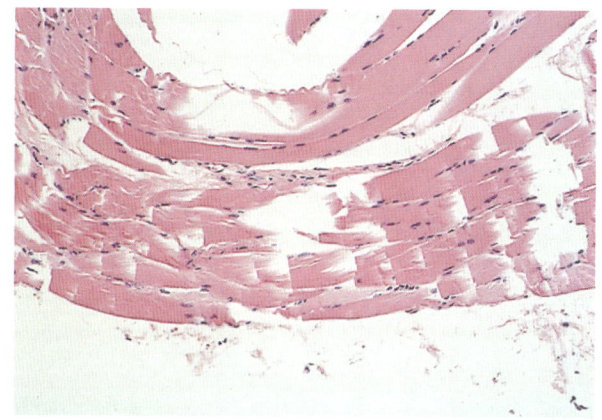

CP353：心筋におけるHE染色　ムシクイ像．走行性のある組織はその走行をも考えて薄切する．逆なで状態で薄切すると写真のようなムシクイ像ができやすい．

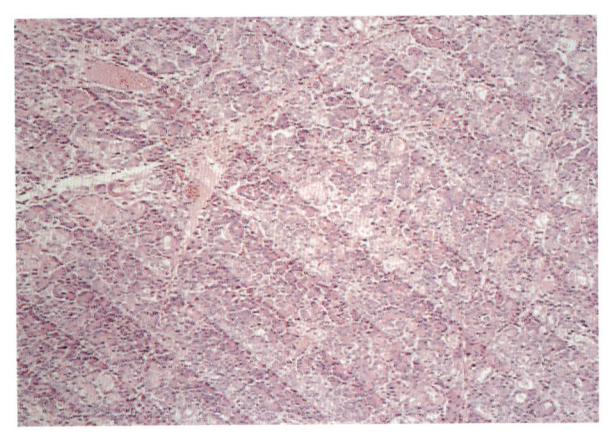

CP354：チャターの入った膵臓 HE染色．薄切時，組織中に硬い組織と柔らかい組織が入り混じっているときや，パラフィンブロックの台木への接着不良，固定支持する部位の締め付け不良等で起こりやすい．

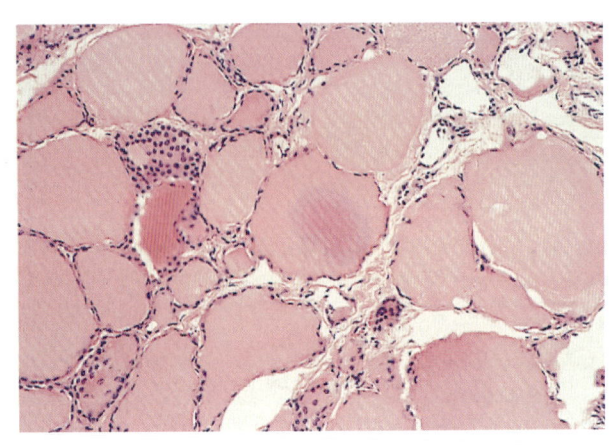

CP355：チャターの入った甲状腺のHE染色例．甲状腺のコロイドは硬いのでチャターが入りやすい．薄く薄切することにより避けることができる．

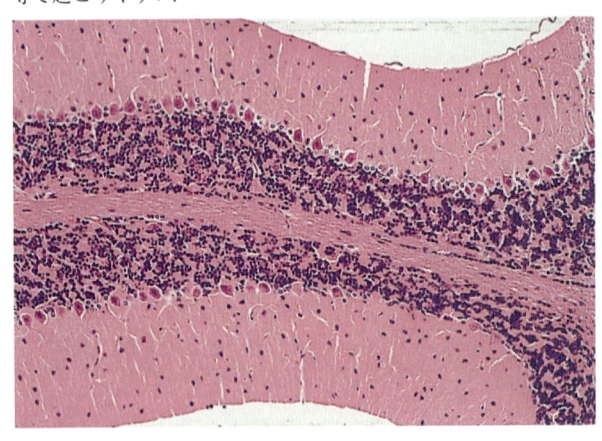

CP356：皮質のひび割れた小脳のHE染色．伸展時の温度が高すぎると皮質のみのひび割れができるようである．

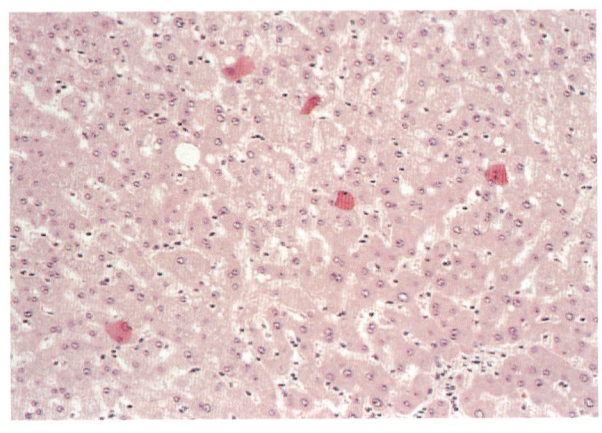

CP357：上皮細胞混入した肝組織のHE染色．薄切時くしゃみをしたり，水槽中に指等を入れたりすると，水槽に上皮が混入する．水槽の水は常にきれいに保ち，スライドガラスは拾い上げる面を決して素手で触らないようにする．

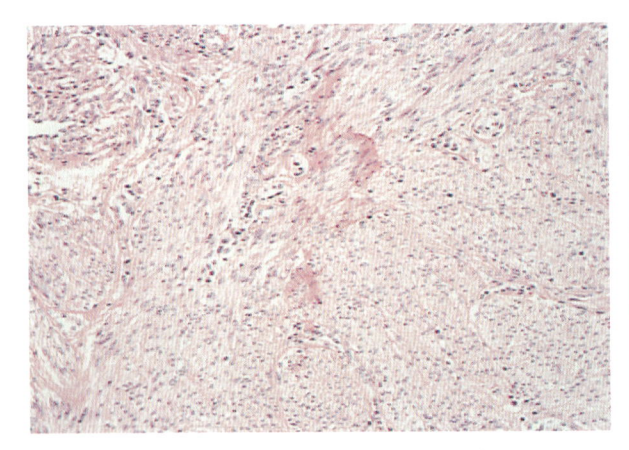

CP358：ゴミの混入した組織のHE染色．由来（原因）不明のゴミの付着がおうおうにしてある．このゴミは薄切以後付着したものと思われるが，具体的に何であるかは不明．水槽だけでなく，スライドガラス，染色液，封入剤，カバーガラス等は常にきれいに保つようにしておく．

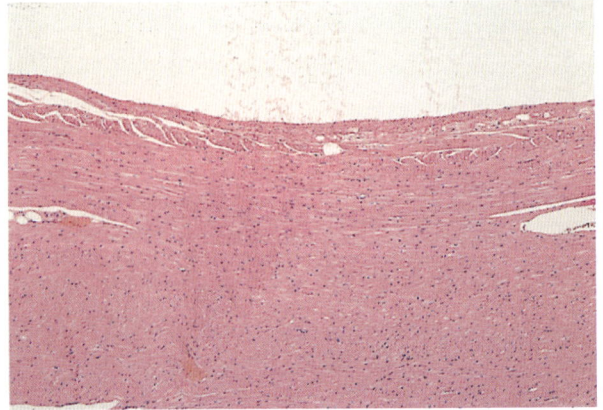

CP359：ゴミの付着した心臓のHE染色．写真のゴミは薄切時メスの裏側に張り付いていた削りカスが，メスを戻すときパラフィンブロック面上にこすり付けた状態で起きたゴミである．組織切片のない部位のスライド上にも同様のゴミが一方向に向いて付着している．

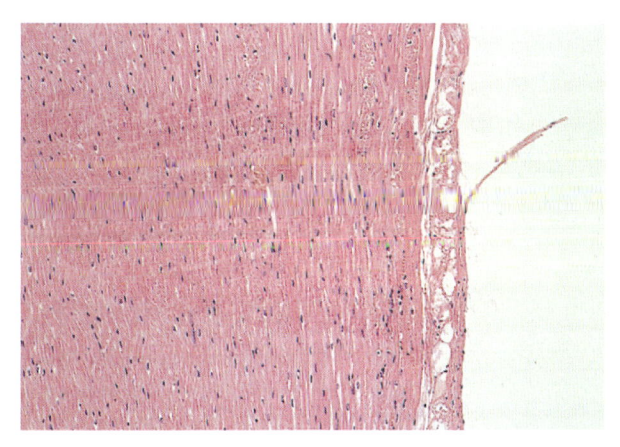

第17章 付 図（アーチファクト） 281

CP360：CP359の拡大像．薄切するとき，薄切面は，わずかに沈下し，刀がブロック面を通りすぎてから再び浮上する．替刃を薄切前の位置に押し戻す際に，ブロック面に刀裏の削りカスをこすり付けていく．逃げ角は薄切可能範囲でできるだけ大きく（5〜10度）する．

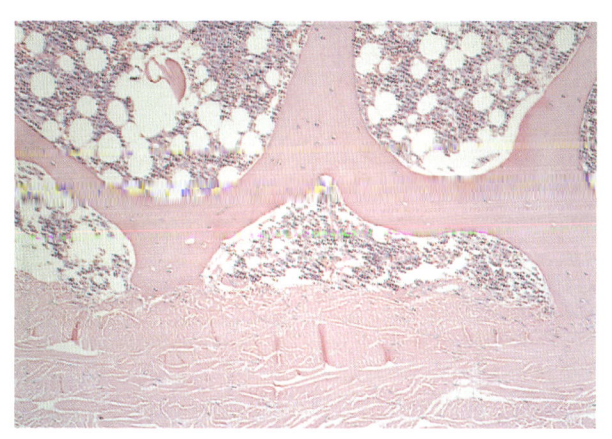

CP361：シワのある骨髄組織のHE染色．シワは伸展時の温度が低い，スライドガラス面の親水性の低下（コーティングスライド使用）等で起りやすい．円形の中が抜けた組織（割の入っていない大動脈の輪切等）は真中のパラフィンをくりぬき薄切するとうまくいく場合がある．

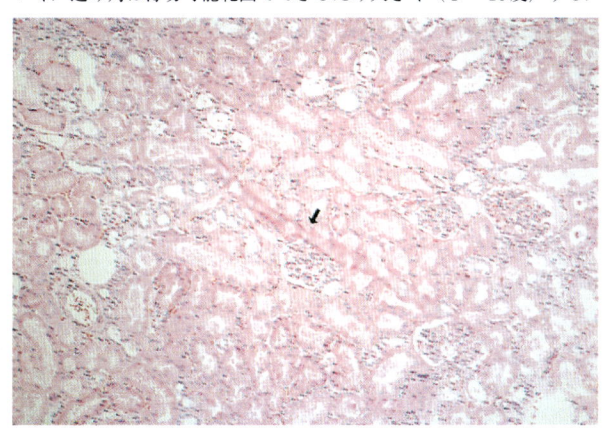

CP362：膨らみをもったシワのある腎組織のHE染色．このようなシワは切片を水槽に浮かべるときちんと伸びておらず（全面が水に触れておらず），伸展時にも一部がガラスに張り付かずできたか異物がはさまれていると思われる．切片全面が水に浸るようにする．

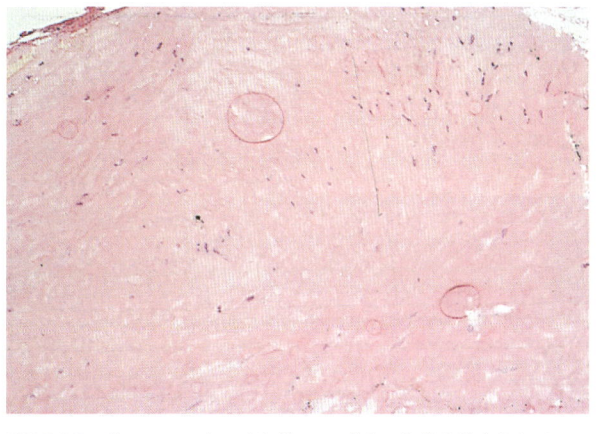

CP363：丸いシワのある心組織のHE染色．切片を拾うときガラスと切片の間に気泡が入ったためにできたシワ．切片乾燥時，気泡が膨化して抜け出て切片に裂け目を作ることが多い．切片の下に気泡がある場合，切片の片方を一度気泡のある所まで持ち上げ再度水に浸す．

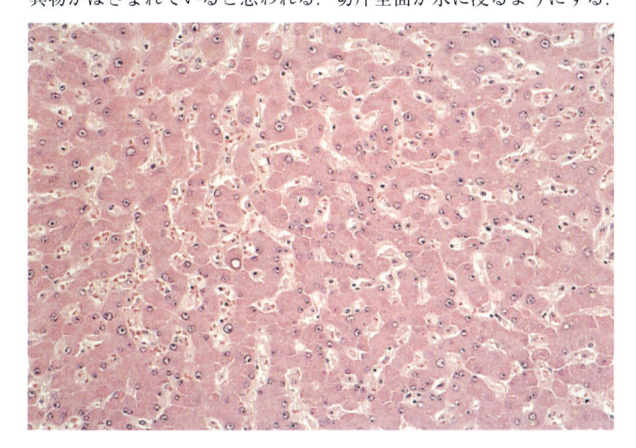

CP364：ひび割れた肝組織のHE染色．固定不良，固定不十分の組織を高濃度の脱水剤で処理するとひび割れを起しやすい．固定をしっかり行うか低濃度よりの脱水を試みる．

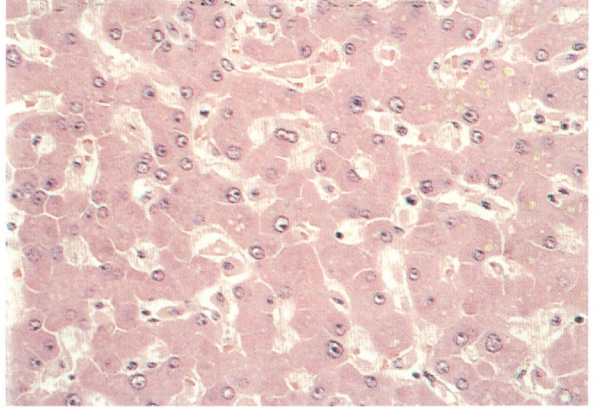

CP365：CP364の強拡大．細胞間とディッセ腔がひび割れている．

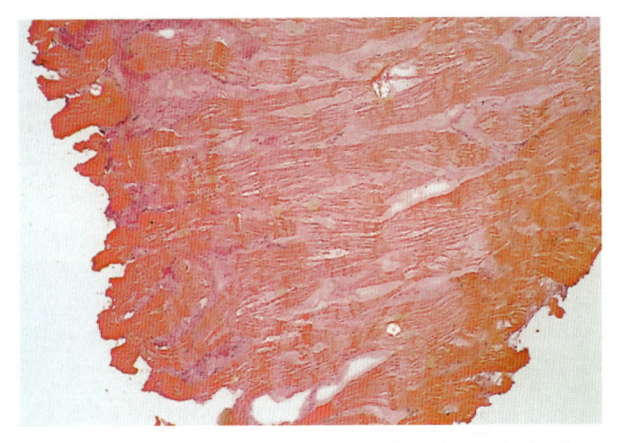

CP366：デンプン粒が混入した偏光像．標本は凍結切片の EVG染色である．クリオスタットでの薄切時に手袋に塗布された滑剤のデンプン粒が付着したものと思われる．特徴的な十文字の重屈折がみられる．PAS染色陽性である．

VI. 染色，封入

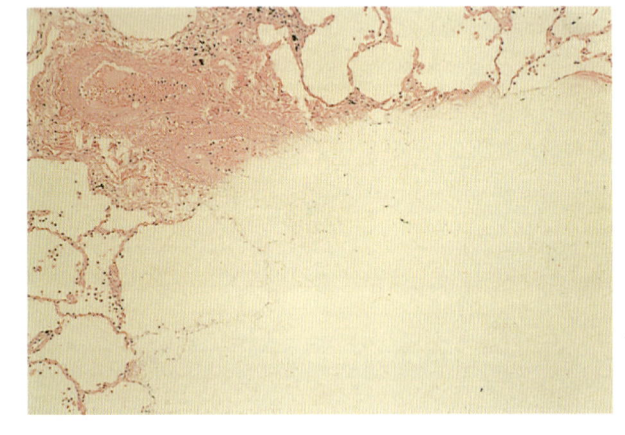

CP367：脱パラ不十分の肺 HE染色．ヘマトキシリンもエオシンも染まってこない．コンデンサを絞り込むと不染部がみえる．切片乾燥時，温度が高すぎるとパラフィンが塊となる．そのような切片をいつもの感覚の時間で脱パラすると，写真のような現象が起こる．

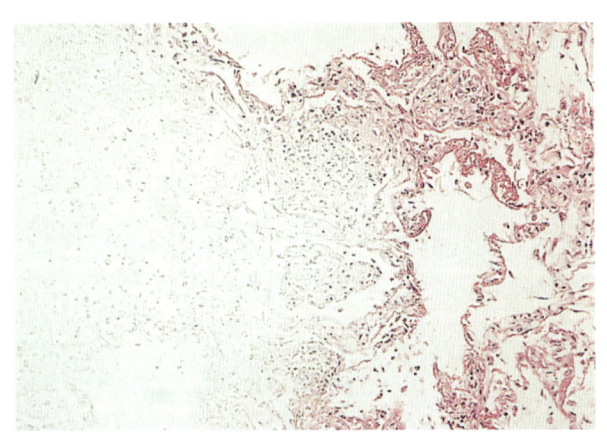

CP368：CP367の拡大像．組織の端の色素がくっきりと染まっておらず，にじむような染まり方でコンデンサを絞り込むと不染部がみえる．

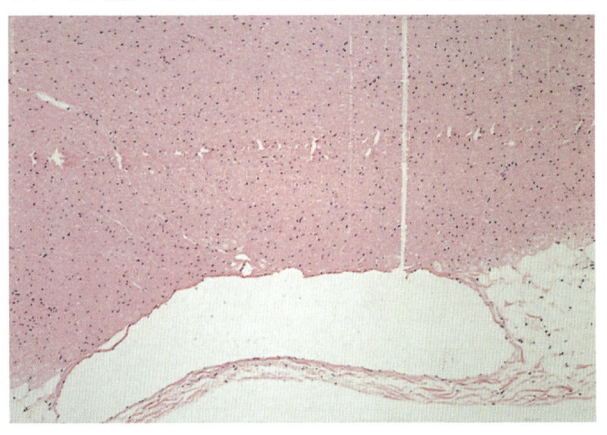

CP369：キズのついたHE標本．横のキズはナイフマークである（CP351参照）．縦のキズはキャリアーに切片を出し入れするときにつけたものである．15枚用キャリアーでは出し入れするときスライドの先端で隣の切片にキズをつけてしまう．

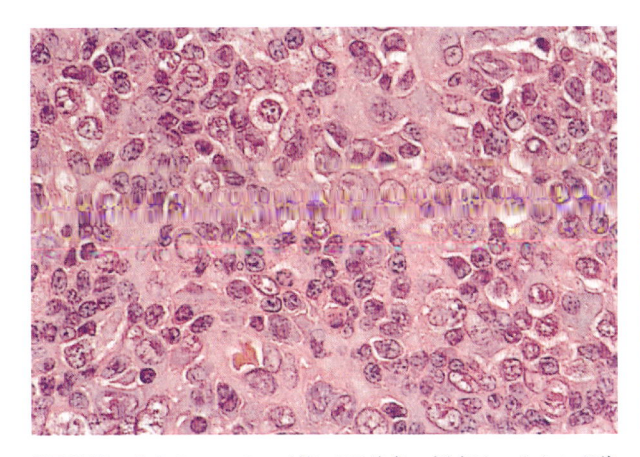

第17章 付　図（アーチファクト）　283

CP370：染色ムラのリンパ節　HE染色．標本はエオシンが染まっていない部位と細胞周囲にすき間がある．切片が厚いと起こりやすい．アルカリ処理後十分水洗せずにエオシン液に入れても同様の現象が起こる．

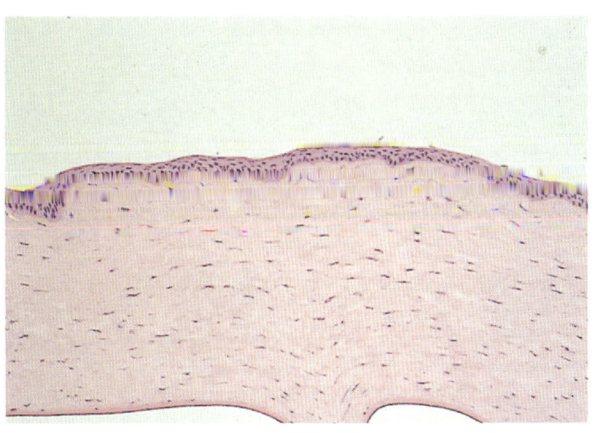

CP371：エオシンの染まっていない角膜上皮　HE染色．角膜上皮はひび割れを防ぐためグルタールアルデヒドで固定することが多い．ところが，グルタールアルデヒドで固定した組織はエオシンに染まりにくい．アルコール性エオシンで染めるとよい．

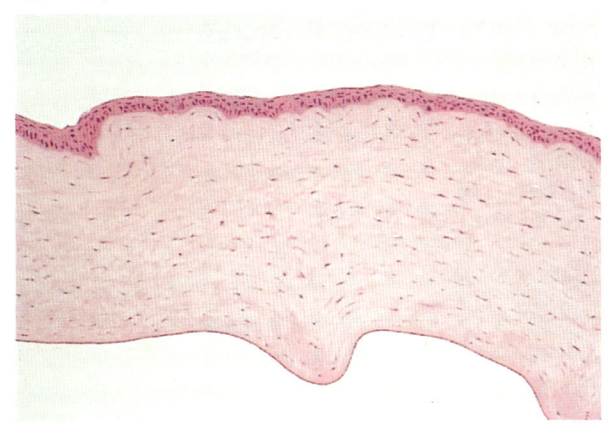

CP372：CP371の隣接切片のHE染色．アルコール性エオシンで染色したCP371の隣接切片である．全体がエオシンに単一的に染まっているが，角膜上皮のエオシン不染は避けられる．

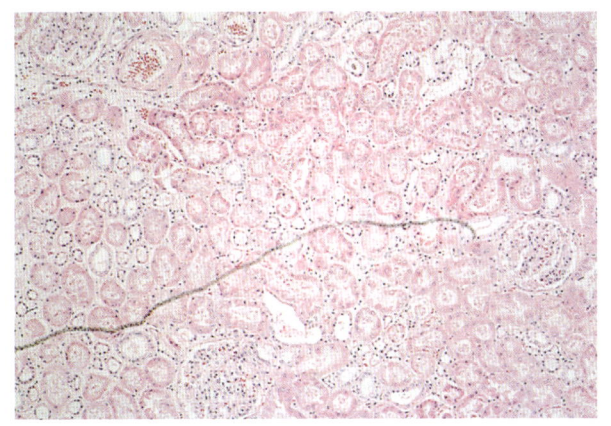

CP373：糸屑の混入した腎　HE染色．染色時かあるいは封入時に混入したものと思われる．余分なキシロールを拭きとるガーゼ等からの混入が一番多い．ガーゼは洗いざらしたものを使用する．偏光で観察すると白色の重屈折性を示す．

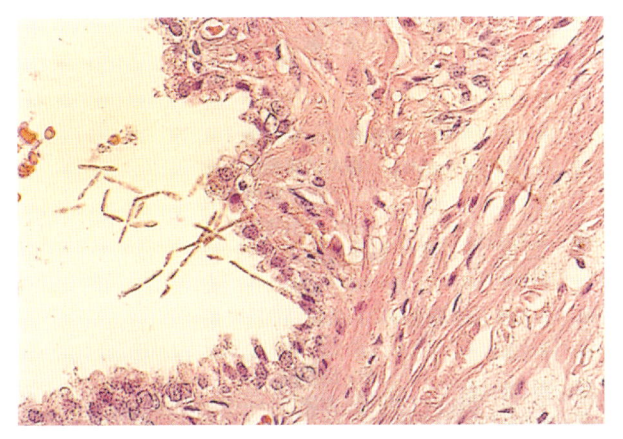

CP374：フサリウムの混入した子宮　HE染色．フサリウム（*Fusarium*）は本来土壌にすんでいる菌で，多くの植物の病害菌であり貯蔵穀物の汚染菌としても知られている．三日月型，多細胞性の大分生子や1細胞性の小分生子を形成する．水槽の角にへばりついていることが多い．

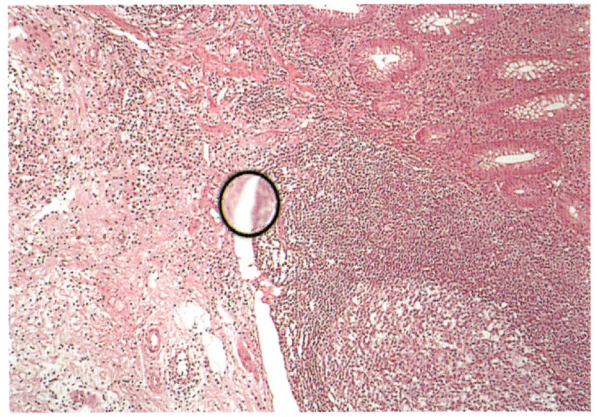

CP375：気泡の混入した大腸　HE染色．標本上に気泡の混入する原因には封入剤の粘稠度が高くすでに封入剤自体に気泡が入っている，封入剤の粘稠度が低い，カバーガラスにゴミが付着している場合等様々ある．写真撮影及び観察の障害や退色の原因となる．

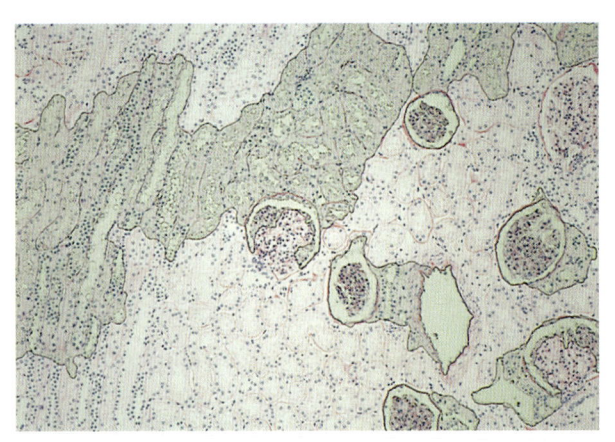

CP376：空気の混入した腎 HE染色．写真のようなケースはゴミの混入が原因の場合が多い．使用器具，器材は可能な限りきれいに保つ．ゴミが混在している場合はキシロール中に標本を浸し，免疫染色用バイブレーター（サクラ精機）で30分間振動処理すると取れる場合が多い．

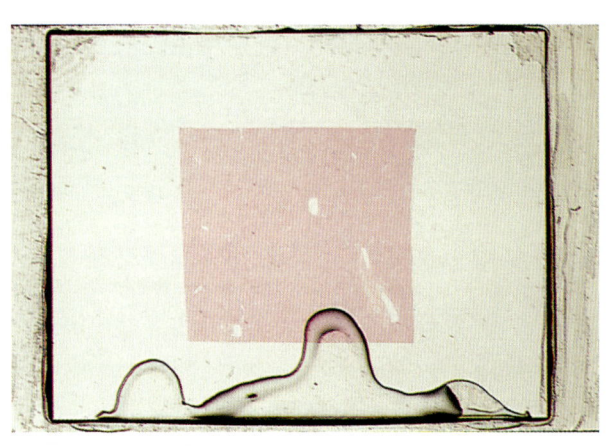

CP377：カバーガラスの上に封入剤がはみ出して被った例．封入剤の量が多いとき，写真のようにはみ出してしまう．キシロールにてカバーを剥がし再封入する．

[参考文献]
南風原英之ら訳：病理組織標本のアーチファクト―正しい標本作製とその鑑別―．医歯薬出版，1985．
前田　明：病理標本の作り方　付録．246-274，文光堂，1992．
平野朝雄：神経病理を学ぶ人のために．7-16，医学書院，1988．
生田房弘ら：「脳死」の神経病理学．神経進歩．36：322-344，1992．

和文索引

あ

アーチファクト　269
アザン染色（変法）　5
アスベスト小体（含鉄小体）　193
アスペルギルス感染　193
アセトン・キシレン　110
アセトンナイル青硫酸塩法　103
アゾカルミンG液　5
アニリン・キシロール混合液　93
アニリン青・オレンジG液　6
アニリン青染色液　9
アルコール逃避　275
アルシアン青染色　40
　　―― pH1.0　42
　　―― pH2.5　40, 43, 185
アルシアン青（pH2.5）- PAS 重染色　45
アルデヒドフクシン法　155
　　―― 染色液　75, 128
アンモニア銀液　26, 70
　　―― フォンタナ　145
移行上皮癌　195
インターロイキン　230
インディアンファイル状配列　196
ウンナ・パッペンハイム染色　63, 187
エラスチカ・ワンギーソン染色　20
塩基性色素　234
塩酸アルシアン青染色法　42
オイル赤O染色　189
　　―― Lillie の方法　97
　　―― 染色液　98
オイル・キシレン液　112
オルセイン染色　131
　　―― 染色液（pH1～2）　132
オルテガの炭酸銀法　95
オレンジG液　9, 11

か

角化型扁平上皮癌細胞　191
核内細胞質封入体　196
核内糖原　274
活性汚泥法　266
カハールの金昇汞法　95
カハール染色　91
過マンガン酸カリウムシュウ酸法　147
過ヨウ素酸（1％）　31
　　―― 使用液　50
　　―― 水溶液（0.5％）　37
　　―― 保存液（1％）　50
過ヨウ素酸酸化細網線維鍍銀法（畠山・川名変法）　26
過ヨウ素酸シッフ染色　36, 48, 130, 182

過ヨウ素酸メセナミン銀染色　31
肝癌　194
癌遺伝子と遺伝子産物　201
癌原遺伝子　201, 203
癌抑制遺伝子　203
ガリアス染色　91
ギムザ染色　164, 181
　　―― 染色液　164, 170
クリスタル紫染色液　93, 107, 110
クリューバー・バレラ染色　81
クルシュマン螺旋体　192
クレシル紫液（0.1％）　82
クロム酸・シッフ反応　129
クロム酸水溶液（5％）　124
グメリン法　152
グラム染色（Hucker-Conn法）　107, 110
グリドリー染色　127
グリメリウス染色　67
グロコット染色　123, 189
蛍光抗体補体法　119
ケルンエヒテロート染色液　17, 40, 71, 134, 136, 138, 186
下水道法　265
コイロサイトーシス　190
好塩基性　241
好酸性　241
抗酸菌染色　189
酵素抗体法　122, 189, 190
　　―― ABC 法　214
　　―― APAAP 法　216
　　―― CSA 法　220
　　―― ISH 法　222
　　―― ENVISION 法　219
　　―― EPOS 法　218
　　―― IGSS 法　217
　　―― PAP 法　213
　　―― SAB 法　215
　　―― 間接法　212
　　―― 直接法　211
　　―― マイクロウェーブ（MW）　221
　　―― 免疫金コロイド・銀蒸着法　217
高鉄ジアミン - pH2.5 アルシアン青染色　43
抗トレポネーマ抗体　120
高度異形成　190
コッサ反応　137
固定　233
コンゴー赤染色　189
　　―― Highman 変法　55
　　―― 染色液　55
ゴモリの One step trichrome 液　155
ゴモリのアルデヒドフクシン染色　74
　　―― 染色液　155
ゴルジ染色　90

さ

サイトメガロウイルス感染　193
細胞増殖因子　205
酢酸アルシアン青染色　40, 185
サフラニン染色液（0.1%）　108
酸化処理法　267
酸性色素　233
酸ヘマティン法　104
シッフ試薬　37, 50, 182
試薬の処理法　266
　──の保管法　263
遮光保存　264
シャルコライデン結晶　192
シュウ酸アンモニウム染色液　107
シュモール反応　160
小細胞癌　194
重亜硫酸ナトリウム水溶液（1%）　124
硝酸銀（10%）・アルコール溶液（pH5.0）　72
硝酸銀液　67, 88, 117, 138
ジアスターゼ（α-アミラーゼ）消化・PAS染色　39, 184
自己融解　274
上皮内癌細胞　191
塵埃細胞（組織球）　192
水酸化カルシウム添加処理法　267
水質汚濁防止法　265
スタインのヨード反応　150
ズダンⅢ染色　189
石炭酸フクシン液　112
石灰化小体　196
線維腺腫　195
双極裸核細胞　195

た

ターンブル青反応（テイルマン・シュメルツァー法変法）　136
耐酸性フクシン法　157
体内膜腺癌細胞　192
弾性線維染色液　16
ダイレクトファーストスカーレット4BS（DFS）染色法　166
チール・ネルゼン染色（Fite法）　112
チオフラビンT染色　59
　──染色液　60
チャター　280
中等度異形成　190
直接色素　235
辻山法　95
テーラー法　110
鉄染色　189
透過性　241
毒劇物　268
トリコモナス感染症　190
トルイジン青染色（大野法）　47

ドーパ反応　189

な

ナイフマーク　279
ナイル青・硫酸塩法　158
ナイル青染色（Cainの方法）　102
ナウタの変性線維染色法　91
乳頭癌　196
濃硝酸・純アルコール等量混合液　152

は

廃液　266
廃棄処理　263, 266
反応性中皮細胞　195
パパニコロウ染色　172
パラジメチルアミノベンチリデンロダニン法　139
　──染色液　140
非角化型扁平上皮癌細胞　191
非定型抗酸菌　117
漂白法（過マンガン酸カリウムシュウ酸法）　147
ビクトリア青・ワンギーソン染色　23
ビクトリア青染色　18, 130
病原体関連抗原　205
ビルショウスキー染色（平野法）　88
ピクリン酸・アセトン液　110
ピロニン水溶液（0.2%）　64, 187
フェリック・フェリシアン液　160
フォイルゲン反応　62, 189
フォンタナ・マッソン染色　70
フクシン・ポンソー液　75
プルシアン青染色　134
プロテイン銀液（1%）　85
ヘマトキシリン　237
　── Gill　172
　── Harris　172
　──カラッチ　1
　──マイヤー　3
ヘマトキシリン・エオジン染色　1, 189, 237
ヘルペスウイルス感染　193
ヘルマン・ヘレルストローム法（好銀性染色）　72
扁平上皮化生細胞　190
ベストのカルミン染色　40
ベルリン青反応　134
ペルオキシダーゼ反応　189
ペンフィールド法　95
ホジキン細胞　197
ホルツァー染色　92
ホルマリン色素　276
ホルモン関連物質　204
ボディアン染色（AFIP変法）　85
ポンソー・酸フクシン・アゾフロキシン混合液　11
ポンソー・ド・キシリジン・酸フクシン液　9

ま

マイヤーのムチカルミン染色（Southgate 変法）　52
マスキング　241
マッソン・トリクローム染色　8
　　──東京逓信病院法　8
　　──右川・三瓶法　11
マッソン・フォンタナ法　144
マン染色　189
ムシクイ（虫食）像　279
ムチカルミン染色　189
　　──染色液　53
メイ・グリュンワルド・ギムザ染色（変法）　178
メセナミン銀液　31, 124
メタニール・イエロー液　128
メタ重亜硫酸ナトリウム液　37
メチル緑・ピロニン染色　63, 187
　　──染色液　64, 188
メチル緑水溶液（0.2%）　64, 187

や・ら

薬剤添加処理法　242
油溶性色素　235
溶媒類の安全性　265
雷銀　268
ライト緑液　75, 124
リンタングステン酸・オレンジG液　75
リンタングステン酸・ヘマトキシリン染色（前田変法）　168
　　──染色液　169
リンモリブデン酸アルコール液　92
リンモリブデン酸液（0.5%）　92
ルクソールファスト青染色液（0.1%）　82
ルベアン酸法　141
冷蔵保存　263
レフレルのメチレン青液　112
ローダミンB・オーラミン重染色・蛍光法（Truant の方法）　115

わ

ワイゲルトのレゾルシンフクシン原液　20
　　──ワイゲルトの線維素染色　170
　　──ワイゲルトの弾性線維染色（前田変法）　16
　　──ワイゲルトの鉄ヘマトキシリン染色液　13, 16
渡辺鍍銀法（変法）　26
ワルチン・スターリー染色（Kerr 変法 AFIP 改良法）　117
ワンギーソン染色　13

欧文索引

ABC 法　*214*
Acid dye　*233*
Al-b stain　*40*
Alcian blue stain　*40*
　── pH1.0　*42*
　── pH2.5　*40, 185*
Alcian blue (pH2.5)-PAS stain　*45*
Aldehyde fuchsin stain　*155*
Alkaline phosphatase-anti alkaline phosphatase method　*216*
APAAP 法　*216*
Avidin-biotine-peroxydase complex method　*214*
Azan stain　*5*

Basic dye　*234*
bcl-2　*230*
Berlin blue stain　*134*
Bielschowsky stain　*88*
Bodian stain　*85*

Cain's Nile blue sulphate method　*102*
Cold Schiff　*37, 182*
Coleman フォイルゲン試薬　*128*
Congo red stain　*55*
CSA 法　*220*

DAB 液　*122*
DFS stain　*166*
Direct dye　*235*
Direct method　*211*
DOPA 反応　*189*

EA-50 液　*174*
Elastica van Gieson　*20*
ENVISION 法　*219*
EPOS 法　*218*
EVG stain　*20*

Feulgen reaction　*62*
FITC・抗ヒト C3 ウサギ血清　*120*
Fontana-Masson's method　*70*
FTA-ABS complement test　*119*

Giemsa stain　*164, 181*
Gmelin's method　*152*
Gomori's aldehyde-fuchsin stain　*74*
Gram stain　*107*
Gridly's stain　*127*
Grimelius method　*67*
Grocott stain　*123*

HE stain　*1*
Hellman-Hellerstrom's method　*72*
Hematoxylin Eosin stain　*1*
HID 溶液　*44*
HID-pH2.5 Al. blue stain　*43*
High iron diamine-pH-2.5 Al-b stain　*43*
Holzer stain　*92*
HPV 感染　*190*
Hucker 液　*110*

IGSS 法　*217*
Immunogold-silver staining method　*217*
In situ hybridization　*222*
Indirect method　*212*
ISH 法　*222*

KB stain　*81*
Kerr's Warthin-Starry method　*117*
Klüver-Barrera stain　*81*
Kossa stain　*137*

LFB 液　*82*

Mann 染色　*189*
Mason trichrome stain　*8*
Masson-Fontana's method　*144*
May-Grünwald-Giemsa stain　*178*
Methylgreen pyronin stain　*63, 187*
MF 法　*144*
MGG stain　*178*
MT stain　*8*

Nile blue sulfate method　*158*

OG-6 液　*173*
Oil red O stain　*97*
oncogene　*201*
Orcein stain　*131*

p53　*230*
PAM stain　*31*
PAP 法　*213*
Pap. stain　*172*
Papanicolaou　*172*
p-dimethylamino-benzylidene-rhodanine　*139*
PAS stain　*36, 48, 130, 182*
Periodic acid Schiff stain　*36, 48, 130, 182*
Periodic acid methenamine silver stain　*31*
Peroxydase-anti peroxydase complex method　*213*
Phosphotungstic acid hematoxylin stain　*168*
protooncogene　*201*
Prussian blue stain　*134*
Psammoma body　*196*

PTAH stain   *95, 168*
PTAH 染色液   *169*
Reed-Sternberg 細胞   *197*
Rhodamine B-Auramine fluorescence method   *115*
Rubeanic acid method   *141*

SAB 法   *215*
Schiff 試薬   *50*
Schmorl method   *160*
Silver implegnation method for reticulin fibers   *26*
Solvent dye   *235*
Southgate のカルミン液（原液）   *52*
Stein's method for bile pigments   *150*
Strept-avidin-biotin method   *215*

Taylor 法   *110*

Thioflavine T stain   *59*
Toluidine blue stain   *47*
Toothpaste artifact   *272*
Turnbull blue stain   *136*

Unna-Pappenheim stain   *187*

Van Gieson's stain   *13*
VB stain   *18, 130*
Victoria blue stain   *18, 130*
Victoria blue van Gieson stain   *23*
VVG stain   *23*

Weigelt's elastic fiber stain   *16*

Ziel-Neelsen stain   *112*

執筆者略歴(執筆順)

三浦妙太(みうら みょうた)
東邦大学医学部卒業
前 東邦大学医学部教授

畠山重春(はたけやま しげはる)
日本衛生技術専門学校(現日本医学技術専門学校)卒業
放送大学卒業
現職:㈲サイパソリサーチセンター(CPR)代表取締役
　　　一級臨床病理技術士
　　　細胞検査士(JSC, IAC)

末吉德芳(すえよし のりよし)
東洋公衆衛生学院卒業
現職:順天堂大学大学院医学研究科研究基盤センター
　　　細胞病理イメージング研究部門
　　　一級臨床病理技術士

塩田 敬(しおだ けい)
千葉大学医学部卒業
現職:埼玉医科大学短期大学臨床検査学科教授

小松京子(こまつ きょうこ)
大東医学技術専門学校卒業
現職:日本大学医学部付属板橋病院病理部
　　　一級臨床病理技術士
　　　細胞検査士(JSC, IAC)

渡辺明朗(わたなべ あきお)
千葉大学工学部合成化学科挙業
前　メルク㈱試薬・ライフサイエンス事業部

実践 病理組織細胞診染色法カラー図鑑〈第三版〉

1993年6月26日	第一版発行
1999年3月15日	改訂版発行
2008年3月15日	第三版発行
2012年3月15日	第三版2刷発行

監　修　者　　三浦　妙太
監修・編著者　畠山　重春
発　行　者　　菅原　律子
発　行　所　　株式会社 近代出版　〒150-0002　東京都渋谷区渋谷2-10-9
　　　　　　　　　　　　　　　　　電話 (03)3499-5191　FAX (03)3499-5204
　　　　　　　　　　　　　　　　　E-mail : mail@kindai-s.co.jp
　　　　　　　　　　　　　　　　　http://www.kindai-s.co.jp
　　　　　　　　　　　　　　　　　振替口座00190-8-168223
印刷・製本　　モリモト印刷株式会社

ISBN978-4-87402-141-5　　©2008　Printed in Japan

乱丁・落丁本がございましたら、小社までお送りください。送料は小社負担でお取り替えいたします。

JCOPY 〈㈳出版者著作権管理機構委託出版物〉
本書の無断複写は著作権法上での例外を除き禁じられています。複写される場合は、そのつど事前に、㈳出版者著作権管理機構(電話 03-3513-6969、FAX 03-3513-6979、e-mail : info@jcopy.or.jp)の許諾を得てください。